Oposiciones Medicina

4.400 preguntas

de examen tipo test

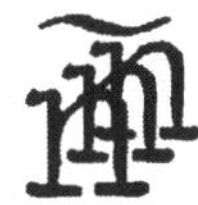

ISBN: 978-84-120196-6-7
Triple Eñe Ediciones / TapaBlanda

Imagen de portada: **Masintos** [Pixabay] Rusia
Maquetación y diseño: **Daniel García** [www.infogarcia.com]

Última revisión: 1 de septiembre de 2020

Yo también pasé por ello

Estimado/a opositor/a; este volumen pretende ayudarte en tu tarea de estudio.
Recopila convocatorias de exámenes reales como repaso

Puedes hacernos llegar cualquier sugerencia de mejora que estimes oportuna

Yo también recorrí el duro camino del opositor y ahora sólo espero
humildemente haber podido facilitarte el tuyo

AgustínOdriozolaKent@gmail.com

Aunque se ha respetado la literalidad de la mayoría de los enunciados originales,
sobre algunos otros se han realizado leves correcciones tanto ortográficas y
redaccionales como de puntuación o formateo, así como una homogeneización
de estilo, simplificaciones y otras pequeñas mejoras

En todos esos casos se ha editado atendiendo al fin último de esta monografía, que
es meramente didáctico, y procurando respetar siempre un equilibrio entre la esencia
del contenido original y las necesidades -más pragmáticas- del opositor

Para hacerlo hemos seguido los criterios del manual:
'Diez Comodines: Cómo redactar mejores exámenes tipo test'
www.diezcomodines.com (Amazon, ISBN: 978-1974349142)

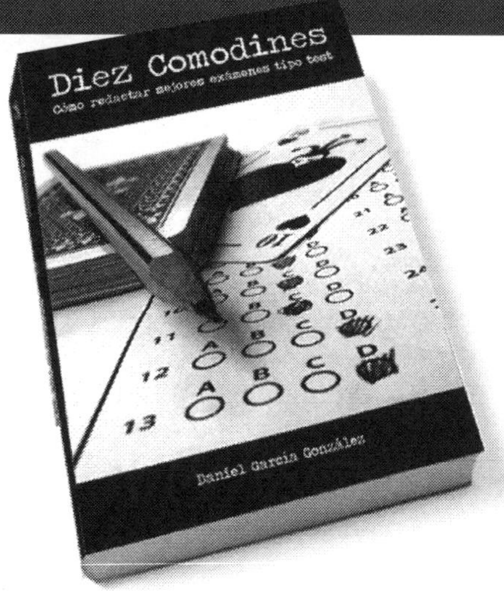

MEDICINA INTERNA

1 A	6 C	11 C	16 C	21 A	26 C	31 C	36 B	41 C	46 A	51 C	56 B	61 C	66 A	71 A	76 A	81 C	86 B
2 B	7 A	12 A	17 B	22 C	27 C	32 B	37 C	42 C	47 C	52 B	57 C	62 C	67 A	72 C	77 B	82 B	87 C
3 A	8 B	13 C	18 A	23 C	28 C	33 A	38 B	43 B	48 B	53 A	58 B	63 A	68 A	73 C	78 B	83 C	88 B
4 C	9 A	14 C	19 B	24 B	29 B	34 B	39 B	44 C	49 C	54 C	59 B	64 C	69 B	74 B	79 C	84 C	89 A
5 A	10 C	15 B	20 B	25 B	30 B	35 C	40 A	45 C	50 C	55 A	60 A	65 A	70 A	75 A	80 B	85 B	90 A

1. Sobre la diarrea relacionada con los viajeros, si el viaje ha sido a San Petersburgo, se estará más expuesto a:

a. Giardia   b. Cyclospora   c. Shigella

2. Una infección de vías urinarias por CMV (citomegalovirus) en un trasplantado renal es más esperable en el periodo...

a. inicial después del trasplante (< 1mes)
b. medio después del trasplante (1-4 meses)
c. tardío después del trasplante (>6 meses)

3. Entre las causas de anafilaxia sistémica no mediada por IgE NO está

a. El ejercicio   b. Alimentos   c. Látex

4. Al examinar una analítica sanguínea de una paciente con anorexia nerviosa, NO es característico encontrar:

a. Alcalosis hipopotasémica
b. Hiponatremia
c. Descenso del colesterol

5. La triada de trombosis venosa portal, hemólisis y pancitopenia sugiere:

a. Hemoglobinuria paroxística nocturna
b. Síndrome hemolítico urémico
c. Leucemia promielocítica aguda

6. Enfermedades con menor tasa de supervivencia a los 5 años tras el trasplante alogénico de médula ósea:

a. Leucemia mieloide crónica en fase crónica
b. Anemia aplásica
c. Mieloma múltiple

7. Síntoma inicial más frecuente de la esclerosis múltiple:

a. Debilidad   b. Diplopia   c. Vértigo

8. En las infecciones de la piel y partes blandas, una de las siguientes no se acompaña de forma característica de vesículas:

a. Rickettsiosis exantemática
b. Síndrome estafilocócico de la piel escaldada
c. Orf

9. En la gastroenteritis por Salmonella no tifoídica la infiltración masiva de polimorfonucleares en la mucosa de colon e intestino delgado parece depender de la inducción por:

a. Interleucina 8 (IL 8)
b. Interleucina 6 (IL 6)
c. Interleucina 1 (IL 1)

10. Los antidepresivos tricíclicos mejoran los siguientes cuadros, pero en uno de ellos los estudios comparativos no han demostrado efecto analgésico:

a. Cefalalgia tensional
b. Jaqueca
c. Dorsalgia baja crónica

11. Algunas enfermedades sistémicas pueden producir un olor amoniacal característico, señale la que no suele presentar este tipo de olor:

a. Gastritis por Helicobacter pylori
b. Insuficiencia renal
c. Insuficiencia hepática

12. El trastorno acido-base característico en el golpe de calor es:

a. Alcalosis respiratoria en el clásico y acidosis láctica en el provocado por ejercicio
b. Acidosis láctica en el clásico y en el provocado por ejercicio
c. Acidosis láctica en el clásico y alcalosis respiratoria en el provocado por ejercicio

13. Cáncer con más incidencia en el embarazo:

a. Leucemia y linfoma
b. Mama
c. Cérvix uterino

14. En el síndrome poliglandular tipo 1es FALSO que:

a. Se observa queratopatía con frecuencia
b. La calcificación de la membrana timpánica es frecuente
c. Es frecuente la miastenia grave

15. En las manifestaciones de la hipotermia:

a. La onda J aparece a una temperatura inferior que las arritmias cardiacas
b. El edema pulmonar aparece con una temperatura inferior que la dilatación pupilar
c. Los lactantes con hipotermia accidental soportan temperaturas inferiores que los adultos

16. La reabsorción renal de magnesio disminuye en todas las siguientes EXCEPTO:

a. Hipercalcemia
b. Depleción de fosfato
c. Alcalosis metabólica

17. En el tratamiento de la diabetes tipo 2, señale la FALSA:

a. Las tiazolidinedionas modifica la resistencia a la insulina
b. Las biguanidas no actúan sobre la producción hepática de glucosa
c. Los inhibidores de la glucosidasa alfa no afectan a la resistencia a la insulina

18. En cuanto a las características del nistagmo en el vértigo:

a. El nistagmo unidireccional y puramente horizontal puede aparecer en el vértigo central

b. La fijación visual inhibe el nistagmo en el central

c. El nistagmo bidireccional sugiere vértigo periférico

19. En la enfermedad de Paget:

a. Es frecuente la enfermedad cardiovascular

b. Es frecuente la fractura de huesos largos

c. Es frecuente la hipercalcemia de la inmovilización

20. De las siguientes situaciones cual es la que con menor probabilidad podemos relacionar con una coagulación intravascular diseminada:

a. Rabdomiólisis

b. Melanoma

c. Esteatosis hepática del embarazo

21. En la diarrea del viajero:

a. La Giardia Lamblia contamina las fuentes de agua en Rusia

b. La Aeromona se relaciona con el consumo de marisco

c. El Campylobacter Jeyuni es más frecuente en verano en las regiones subtropicales

22. La vía principal de excreción es la biliar en los siguientes antimicrobianos, EXCEPTO:

a.Tigeciclina b.Metronidazol c. Daptomicina

23. En cuanto al tratamiento con warfarina en la trombosis venosa profunda, señale la FALSA:

a. Está contraindicado durante el primer trimestre de la gestación debido a su vinculación con la condrodisplasia fetal punteada

b. Está contraindicado durante el segundo trimestre de la gestación ya que puede causar atrofia óptica

c. Está contraindicado en la lactancia

24. De las siguientes localizaciones, la mutación genética que con más frecuencia se asocia a rabdomiolisis es la del:

a. gen lactato deshidrogenasa

b. gen miofosforilasa

c. gen fosfoglicerato cinasa

25. Un paciente con Enfermedad de Hodgkin tiene más posibilidades de presentar una infección por:

a. Neumococo b. Listeria c. H.Influenzae

26. En las miositis con cuerpos de inclusión:

a. Suelen iniciarse en la 2º década de la vida

b. No suele haber disfagia

c. En al menos el 20% de los casos se acompaña de enfermedades autoinmunes o conectivopatías

27. Para tratar los sofocos menopáusicos es significativamente eficaz:

a. Ejercicio b. Fitoestrógenos c. Vitamina E

28. Citocina con menor actividad pirógena:

a. Interleucina 1 (IL-1)

b. Factor de necrosis tumoral

c. Interleucina 6 (IL-6)

29. En las enfermedades por calor, es FALSO que:

a. La miliaria rubra puede complicarse por una infección estafilocócica

b. Los calambres por calor se deben a una pérdida de potasio por el sudor

c. El golpe de calor clásico suele darse en individuos enfermos y comprometidos

30. Entre las características de las deficiencias de linfocitos T está:

a. Mayor incidencia de atopia

b. Retraso de crecimiento

c. Se relaciona con infecciones recidivantes por microorganismos encapsulados

31. Entre los fármacos aniónicos habitualmente secretados por el túbulo proximal está:

a. Cimetidina b. Adrenalina c. Probenecid

32. Ante un paciente no fumador con aumento del hematocrito, masa eritrocitaria elevada, niveles de EPO en suero elevados, saturación de oxígeno arterial normal y afinidad del oxígeno por la hemoglobina normal; debemos realizar con preferencia las siguientes pruebas para completar el diagnóstico, EXCEPTO:

a. TAC de cráneo

b. TAC de tórax

c. TAC abdomino-pélvico

33. Antipalúdico que con menos frecuencia provoca hemólisis en la deficiencia de glucosa-6-fosfato deshidrogenasa:

a. Cloroquina b. Pamaquina c. Primaquina

34. No disminuye la reabsorción tubular de calcio

a. Expansión del volumen extracelular

b. Alcalosis metabólica

c. Síndrome de Bartter

35. Entre las siguientes enfermedades que producen demencia, las alucinaciones visuales suelen estar entre los primeros síntomas en:

a. Enfermedad de Alzheimer

b. Demencia frontotemporal

c. Demencia de cuerpos de Levy

36. Entre los efectos del etanol está:

a. Descenso más acusado de T4 (tiroxina sérica) que de T3 (triyodotironina sérica)

b. Descenso mayor de T3 (triyodotironina sérica) que de de T4 (tiroxina sérica)

c. Descenso similar de T4 y T3

37. Trastorno NO asociado a la enfermedad por depósito de pirofosfato cálcico dihidratado:

a. Hipomagnesemia

b. Hemocromatosis

c. Hiperfosfatasia

38. No es causa de hipopotasemia:

a. Aminoglucósidos

b. Ciclosporina

c. Carboplatino

39. En un paciente con hipertensión arterial mal controlada con un fármaco antihipertensivo, qué asociación de dos fármacos sería más INADECUADA:

a. Betabloqueante y calcioantagonista

b. IECA y Betabloqueante

c. ARA-2 y diurético

40. [ANULADA] En la enfermedad aterotrombótica por cristales de colesterol, es FALSO que:

a. En más del 80% de las veces ocurre tras intervenciones sobre el árbol arterial (arteriografía, angioplastia, cirugía)

b. Hay eosinofilia en la mayoría de los pacientes

c. Se acompaña de signos cutáneos en más de la mitad de los pacientes

41. Se puede detectar la presencia de anticuerpos anti-AChR en el suero de los pacientes miasténicos en:

a. Alrededor del 20% de los pacientes

b. Alrededor del 50% de los pacientes

c. Alrededor del 85% de los pacientes

42. Entre las causas de alcalosis metabólica cloro sensibles NO está:

a. Síndrome de Bartter

b. Síndrome de Gittelman

c. Síndrome de Liddle

43. Es causa de hipomagnesemia:

a. Hipoaldosteronismo

b. Tratamiento con aminoglucósidos

c. Hipercalcemia hipocalciúrica familiar

44. Qué tumor pulmonar neuroendocrino tiene peor pronóstico de los siguientes

a. Carcinoide típico

b. Carcinoide atípico

c. Cáncer neuroendocrino macrocítico

45. Con respecto al mieloma múltiple, señale la FALSA:

a. El síndrome de hiperviscosidad aparece con más frecuencia en relación con las paraproteínas, IgG3 e IgA, además de la IgM

b. Pueden aparecer alteraciones de la coagulación por interacción del componente monoclonal con los factores de la coagulación I, II, V, VII u VIII

c. Suele haber un incremento de células CD4+

46. En la sarcoidosis:

a. Hay afectación de la médula ósea en menos de dos tercios de los pacientes

b. La biopsia hepática muestra granulomas en menos de la mitad de los pacientes

c. La afectación neurológica suele ocurrir en pacientes con larga evolución

47. Cuál de las siguientes distrofias musculares progresivas tiene mecanismo de herencia autosómica dominante:

a. Distrofia muscular de Duchenne

b. Distrofia muscular de Becker

c. Distrofia miotónica

48. Es falso sobre la Hipertensión Arterial:

a. Es correcta la toma de la presión arterial cuando el paciente está en reposo 5 minutos, el manguito se eleva hasta unos 30 mmHg por encima de la presión sistólica obtenida por palpación y se desinfla paulatinamente a una velocidad uniforme de 2 mmHg por segundo

b. En la Hipertensión arterial esencial el 20% de los pacientes tienen una actividad de renina plasmática baja y el 80% elevada

c. En la Hipertensión arterial secundaria a un hiperaldosteronismo primario es característico encontrar una potasuria >30 mEq/24h y un cociente aldosterona/renina >30

49. De los siguientes, el tumor primario que con menos frecuencia da metástasis leptomeníngeas es:

a. Pulmón   b. Mama   c. Tubo digestivo

50. Sobre las manifestaciones que podemos encontrar en la fiebre mediterránea familiar:

a. Hay linfadenopatías y derrame pericárdico en aproximadamente la mitad de los casos

b. La afectación articular característica es la poliartritis simétrica

c. Se pueden presentar lesiones cutáneas nodulares, siendo poco frecuentes las mialgias

51. Sobre los tumores cardiacos metastásicos:

a. La incidencia relativa es alta en el carcinoma de mama

b. En términos absolutos el sitio de origen primario más común es el linfoma

c. Las metástasis cardiacas se manifiestan clínicamente en un 10% de los casos y rara vez causan la muerte del paciente

52. En el tratamiento de las arritmias debemos considerar:

a. La flecainida produce con frecuencia QT largo

b. La procainamida puede inducir taquicardia ventricular helicoidal

c. Un efecto adverso común de la quinidina es la cefalea

53. En los feocromocitomas:

a. Casi nunca aumenta el nivel de adrenalina en los feocromocitomas extrasuprarrenales

b. El análisis en orina de 24 horas de vanilmandélico es más sensible y menos específico que los análisis de las metanefrinas o las catecolaminas

c. Los antidepresivos tricíclicos pueden originar falsos negativos en los estudios bioquímicos para el diagnóstico de feocromocitoma y paraganglioma

54. Entre las manifestaciones del Lupus eritematoso sistémico:

a. Hay esplenomegalia en el 40%

b. Hay trombosis en el 40%

c. Hay fibrosis intersticial pulmonar en el 5%

55. Un paciente con diagnóstico de brucelosis

a. La afección del SNC ocurre en alrededor del 5% de los casos

b. El cultivo del LCR es positivo en más del 80% de los casos de meningitis brucelar

c. Para el diagnóstico de meningitis brucelar podemos usar la prueba de rosa de Bengala en LCR, aunque es poco específica

56. Sobre la gastritis tipo A es FALSO que:

a. La gastritis tipo A afecta a fondo, cuerpo y se asocia anemia perniciosa

b. Es la forma de gastritis más común y se asocia a infección por H pylori

c. Los anticuerpos anticélulas parietales se detectan hasta en el 50% de los pacientes con gastritis tipo A

57. En un paciente con sospecha de intoxicación aguda por antidepresivos cíclicos

a. Son frecuentes las alteraciones electrocardiográficas y si presenta una arritmia supraventricular podré utilizar digoxina para su control

b. En una ingestión muy tóxica de 20-40 mg/kg está indicada una técnica depurativa como diálisis o hemoperfusión

c. Si el paciente presenta hipotensión lo trataré con bolos de bicarbonato sódico y aporte de líquidos

58. En las hemorragias por divertículos, señale la FALSA:

a. La pérdida de sangre en un divertículo de colon es la causa más frecuente de hematoquecia en personas mayores de 60 años

b. Más del 40% de las personas con diverticulosis presentarán hemorragias gastrointestinales

c. Solo una cuarta parte estará en riesgo permanente de nueva hemorragia

59. En la osteogénesis imperfecta la herencia no es siempre autosómica dominante en la tipo...

a. I   b. II   c. IV

60. De las siguientes fiebres hemorrágicas virales NO suele causar hepatitis relevante

a. Fiebre hemorrágica de Argentina

b. Fiebre Lassa

c. Fiebre amarilla

61. La glomerulonefritis membranosa:

a. Afecta proporción mujer/ varón de 2:1

b. Es causa infrecuente de síndrome nefrótico en los ancianos

c. En la biopsia, se demuestran depósitos granulosos difusos de IgG y C3

62. En el síndrome metabólico:

a. Los FFA (ácidos grasos libres) son liberados en su mayor parte desde el hígado

b. Los FFA aumentan la captación de glucosa mediada por insulina en los músculos

c. Los FFA y las citocinas aumentan la producción de fibrinógeno hepático

63. Entre los siguientes síndromes con fiebre periódica la herencia no es autosómica dominante en:

a. Síndrome con hipergammaglobulinemia D y fiebre periódica

b. Síndrome periódico asociado al receptor del factor de necrosis tumoral

c. Síndrome autoinflamatorio familiar al frío

64. Los linfocitos T intervienen en la coordinación de la respuesta inflamatoria en el asma y en la conservación de las células cebadas en las vías respiratorias.:

a. En las vías respiratorias normales predominan las células TH2

b. En los asmáticos predomina el fenotipo TH1

c. Las células cebadas son activadas por alergenos con la mediación de IgE

65. Entre los agentes antipsicóticos siguientes, el que más efectos colaterales anticolinérgicos provoca es:

a. Clorpromacina

b. Trifluoperazina

c. Haloperidol

66. En el gastrinoma:

a. La localización más común en la neoplasia endocrina múltiple es en el duodeno

b. La mayoría son benignos

c. Los malignos con diseminación metastásica presentan metástasis óseas como localización preferente

67. Sobre las lipodistrofias:

a. La lipodistrofia generalizada congénita es una enfermedad autosómica recesiva

b. La lipodistrofia generalizada adquirida se inicia en la madurez

c. Las lipodistrofias parciales congénitas tienen una transmisión autosómica recesiva

68. En la fiebre tifoidea:

a. Hay una infiltración de mononucleares en la mucosa del intestino delgado
b. Hay una infiltración de polimorfonucleares en la mucosa del intestino delgado
c. Ninguna de las anteriores es cierta

69. En un paciente adulto con enfermedad celiaca:

a. La forma infiltrativa de la clasificación de Marsh se caracteriza por un aumento de linfocitos subepiteliales
b. Las manifestaciones clínicas no siempre tienen relación con el grado de lesión histológica
c. El síntoma digestivo más frecuente es la diarrea y la complicación extradigestiva más frecuente es la anemia

70. Cuál de los siguientes alteraciones hepáticas son secundarias de forma característica a estos fármacos

a. Verapamilo produce de forma característica colestasis y hepatitis
b. Acarbosa produce de forma característica esteatosis
c. Amiodarona produce de forma característica granulomas

71. En la enfermedad inflamatoria intestinal:

a. La espondilitis anquilosante se asocia más frecuentemente a enfermedad de Crohn que a Colitis ulcerosa
b. Las artritis periféricas son simétricas y migratorias, afectando con mayor frecuencia a articulaciones pequeñas
c. La sacroileítis es más frecuente en la colitis ulcerosa que en la enfermedad de Crohn

72. La afectación sacroilíaca no suele ser simétrica en

a. Espondilitis anquilosante
b. Artritis enteropática
c. Artritis psoriásica

73. En la nefropatía poliquística autosómica dominante:

a. Es una forma de nefropatía quística hereditaria que no se asocia a aneurismas cerebrales
b. Aparecen síntomas desde la infancia
c. En aproximadamente el 20% de los pacientes se asocia a nefrolitiasis

74. De las siguientes fiebres hemorrágicas virales no causa hemorragia mayor

a. Fiebre hemorrágica de Brasil
b. Fiebre Lassa
c. Fiebre amarilla

75. Entre los siguientes, el síntoma inicial de la enfermedad de Lyme menos frecuente es:

a. Dolor torácico
b. Dolor de garganta
c. Dolor lumbar

76. En el cáncer colorrectal hereditario:

a. El cáncer de colon hereditario no polipósico se puede dar con otros carcinomas como de endometrio
b. La poliposis adenomatosa familiar se dan en pacientes con mutación somática del gen APC
c. Las familias con poliposis atenuada presentan mutaciones del gen APC con un modelo de herencia recesivo

77. Sobre el esprue celiaco:

a. El Ac antiendomisio tiene sensibilidad y especificidad inferior al 70%
b. La incidencia de la enfermedad es del 10% en los parientes de primer grado de los pacientes con esprue
c. El esprue celíaco, se relaciona con déficit de inmunoglobulina D y con diabetes tipo 2

78. En la valoración del paciente anciano:

a. Un índice de Barthel al alta hospitalaria > 30 indica mayor probabilidad de continuar en domicilio a los 6 meses
b. La escala de Lawton valora actividades de la vida diaria como la capacidad para utilizar dinero
c. Una puntuación menor de 10 en la escala de depresión para ancianos GDS de Yesavage indica una depresión establecida

79. Entre los siguientes agentes de meningitis vírica no es vehiculado por artrópodos

a. Togavirus
b. Flavivirus
c. Coxsackie B

80. De las siguientes miopatías la herencia no es autosómica recesiva en

a. Enfermedad de Becker
b. Parálisis periódica hipopotasémica
c. Enfermedad de Brody

81. En el síndrome de Zollinger-Ellison:

a. La tasa de supervivencia sin enfermedad a los 10 años con gastrinomas esporádicos tratados con cirugía es menor del 15% de los casos
b. La diarrea es la manifestación más frecuente
c. Los varones lo sufren con más frecuencia y la edad de diagnóstico más habitual es entre los 30 y 50 años

82. En los síndromes neurológicos paraneoplásicos es FALSA la asociación:

a. La degeneración cerebelosa paraneoplásica se asocia a cáncer de mama
b. La encefalitis límbica se asocia a linfoma
c. La dermatomiositis se suele asociar a cáncer de mama

83. En el síndrome neoplasia endocrina múltiple MEN 1:

a. Los tumores enteropancreáticos son los más frecuentes en el MEN 1
b. Más del 50% de los insulinomas asociados al MEN 1 son malignos
c. Los tumores hipofisarios ocurren en el 20-30% de los MEN 1 y tienden a ser multicéntricos

84. De los siguientes antibacterianos no actúa en la subunidad ribosómica 30S

a. Aminoglucósidos
b. Gliclilglicinas
c. Macrólidos

85. Respecto a la gastroenteritis vírica

a. Los virus más frecuentemente detectados en gastroenteritis agudas víricas en niños son los rotavirus del grupo A y adenovirus
b. Los coronavirus son virus RNA monocatenario y afectan preferentemente a recién nacidos
c. La gastroenteritis por Astrovirus poseen RNA bicatenario y afectan preferentemente a niños menores de 5 años

86. En el síndrome de Dubin-Johnson:

a. La bilirrubina basal suele ser normal
b. La GGT (glutamiltransferasa gamma) en suero suele ser normal
c. Excreta de forma característica niveles aumentados de coproporfirina, con predominio de isómero I

87. La neuropatia sensitivomotora es la neuropatía más frecuente en las siguientes EXCEPTO:

a. LES
b. Artritis reumatoide
c. Crioglobulinemia mixta

88. En la malaria son datos de mal pronóstico:

a. Anemia con hemoglobina <8 g/dL, insuficiencia renal con creatinina >3 mg/dl, parasitemia >100000/ μL
b. Hiperlactasemia > 5mEq/L, aumento de enzimas hepáticos tres veces los valores normales
c. Trombopenia < 100000/L, hipoglucemia < 50 mg/dL y coagulopatía

89. En un paciente con infección por Listeria es FALSO:

a. La mortalidad es mayor en la meningitis por Listeria que en la bacteriemia primaria
b. La bacteriemia de origen desconocido es la presentación clínica más frecuente en el adulto
c. Hay afectación del SNC en el 30-50% de las listeriosis

90. De las siguientes especies de Plasmodium, la resistencia a cloroquina es característica de

a. P. vivax   b. P. ovale   c. P. malariae

NEUMOLOGÍA

1 A	6 C	11 B	16 A	21 C	26 B	31 C	36 A	41 B	46 C	51 B	56 A	61 B	66 C	71 C	76 B	81 C	86 C
2 A	7 A	12 C	17 C	22 C	27 C	32 B	37 A	42 B	47 A	52 B	57 C	62 A	67 A	72 C	77 B	82 C	87 A
3 C	8 A	13 A	18 C	23 A	28 A	33 B	38 C	43 C	48 C	53 B	58 B	63 B	68 C	73 C	78 B	83 A	88 A
4 C	9 B	14 C	19 A	24 A	29 B	34 B	39 B	44 B	49 B	54 A	59 B	64 B	69 B	74 B	79 C	84 A	89 A
5 A	10 A	15 B	20 A	25 C	30 C	35 A	40 B	45 B	50 A	55 B	60 C	65 C	70 B	75 B	80 A	85 B	90 A

1. ¿Qué cantidad de líquido pleural se necesita para borrar el seno costofrénico posterior en una radiografía de tórax?

a. 75 ml   b. 200 ml   c. 500 ml

2. El timoma se puede presentar asociado a las siguientes enfermedades, EXCEPTO:

a. Enfermedad de Reckinghousen
b. Enfermedad de Whipple
c. Aplasia de células rojas

3. Sobre la hemorragia alveolar difusa:

a. El cuadro clínico suele ser insidioso
b. En más del 90% de los casos se detecta hemoptisis desde el principio del cuadro
c. Los episodios recurrentes de hemorragia alveolar difusa originan fibrosis pulmonar

4. En relación a la epidemiología del cáncer de pulmón, es FALSO:

a. La edad de frecuencia máxima de cáncer de pulmón es entre los 55 y los 65 años
b. Para una misma exposición al tabaco, las mujeres presentan un riesgo relativo mayor que los varones de padecer cáncer de pulmón
c. Es la principal causa de muerte por cáncer en varones y la segunda en mujeres

5. En qué cromosoma están los genes determinantes de la aparición de hipertensión arterial pulmonar idiopática:

a. 2   b. 5   c. 7

6. ¿Qué criterio permite realizar el diagnóstico de hemotórax?

a. Extracción de líquido pleural de color rojizo
b. Hematocrito en líquido pleural respecto al sanguíneo entre 20 y 50%
c. Hematocrito en líquido pleural respecto al sanguíneo por encima del 50%

7. Tipo histológico más frecuente de cáncer de pulmón en la actualidad:

a. Adenocarcinoma
b. Carcinoma epidermoide
c. Carcinoma microcítico

8. ¿Cuál es el tumor más frecuente del mediastino anterior?

a. Timoma   b. Teratoma   c. Linfoma

9. ¿Cuál es el tumor benigno pulmonar más frecuente?

a. Adenoma   b. Hamartoma   c. Papiloma

10. ¿Cuál es el síntoma más frecuente en la hipertensión pulmonar primaria?

a. Disnea
b. Episodios sincopales o presincopales con el esfuerzo
c. Dolor torácico

11. NO influye en la patogenia del derrame pleural:

a. Incremento de la presión negativa del espacio pleural
b. Aumento de la presión oncótica en la microcirculación pleural
c. Bloqueo del drenaje linfático

12. Sobre los síndromes paraneoplásicos en el cáncer de pulmón, es FALSO:

a. El síndrome de secreción inadecuada de ADH se asocia más frecuentemente al carcinoma de células pequeñas
b. La hipercarcelmia aparece con más frecuencia en el carcinoma escamoso
c. La osteoartropatía hipertrófica acompaña más frecuentemente al carcinoma de células grandes

13. ¿Cuál es la localización más frecuente del secuestro pulmonar intralobular?

a. A Lóbulo inferior izquierdo
b. Lóbulo inferior derecho
c. C Lóbulo superior derecho

14. Según la séptima edición de la clasificación TNM de cáncer de pulmón se considera como T2b:

a. Tumor mayor de 2 cm pero menor o igual a 3 cm en su dimensión mayor
b. Tumor mayor de 3 cm pero menor o igual a 5 cm en su dimensión mayor
c. Tumor mayor de 5 cm pero menor o igual a 7 cm en su dimensión mayor

15. ¿Cuál es la localización más frecuente del secuestro pulmonar extralobular?

a. Hemitórax derecho
b. Hemitórax izquierdo
c. Mediastino

16. ¿Cuál es la causa más común de derrame pleural?

a. Insuficiencia cardiaca
b. Derrame paraneumónico
c. Derrame secundario a neoplasia

17. Respecto a la histiocitosis pulmonar de células de Langerhans, es FALSO:

a. Afecta principalmente a varones entre 20 y 40 años
b. En cerca del 25% de los pacientes aparece neumotórax
c. El tratamiento clave es interrumpir el tabaquismo, con lo que el 90% de los pacientes mejora desde el punto de vista clínico

18. ¿Cuál de los siguientes fármacos ha demostrado que aumenta la supervivencia en los pacientes con hipertensión arterial pulmonar?

a. Bosentan
b. Sildenafilo
c. Epoprostenol

19. En relación con el hidrotórax hepático señale la FALSA:

a. Aparece en más de la mitad de los pacientes con cirrosis y ascitis
b. El mecanismo dominante es el movimiento directo del líquido peritoneal a través de los pequeños orificios del diafragma hacia el espacio pleural
c. El derrame suele producirse en el lado derecho

20. Criterio que permite confirmar el diagnóstico de quilitórax:

a. Presencia de quilimicrones en el líquido pleural
b. Hallazgo de una concentración de triglicéridos por encima de 50 mg/dl en el líquido pleural
c. Presencia de un cociente colesterol pleura/suero mayor de 1

21. ¿Cuál de los siguientes signos radiológicos aparece con menos frecuencia en el tromboembolismo pulmonar?

a. Elevación del diafragma
b. Derrame pleural
c. Joroba de Hampton

22. ¿Cuáles son los quistes más frecuentes del mediastino?

a. Quistes pericárdicos
b. Quistes entéricos
c. Quistes broncogénicos

23. En relación al valor del dímero-D sérico en el diagnóstico de la enfermedad tromboembólica venosa, es FALSO:

a. Tiene la misma sensibilidad para el diagnóstico de trombosis venosa profunda y tromboembolismo pulmonar
b. Cuando el dímero-D está elevado hay que realizar técnicas de imagen para la confirmación diagnóstica, con independencia de la probabilidad clínica
c. Raras veces es de utilidad en pacientes hospitalizados, pues a menudo está elevado como consecuencia de algunas enfermedades generales

24. En relación al síndrome de Rendu-Osler o telangiectasia hemorrágica hereditaria, es FALSO:

a. Es una enfermedad autonómica recesiva
b. Las manifestaciones clínicas aparecen alrededor de los 40 años
c. Las fístulas pulmonares se presentan como masas homogéneas polilobuladas de varios centímetros de diámetro o nódulos múltiples

25. La característica que mejor define la existencia de un empiema es:

a. Líquido pleural con pH menor de 7,10
b. Glucosa en líquido pleural menor de 40 mg/dl
c. Presencia de pus en la cavidad pleural

26. ¿Cuál de las siguientes anormalidades fisiopatológicas no es característica del tromboembolismo pulmonar?

a. Aumento de la resistencia vascular pulmonar
b. Hipoventilación alveolar
c. Disminución de la distensibilidad pulmonar

27. ¿En cual de los siguientes procesos puede producirse un incremento de amilasa en el líquido pleural?

a. Artritis reumatoide
b. Lupus eritematoso sistémico
c. Rotura esofágica

28. ¿Cuál de los siguientes fármacos no es un inhibidor selectivo de los receptores tipo A de la endotelina-1?

a. Bosentan   b. Sitaxentan   c. Ambrisentan

29. ¿Cuál es la histología más frecuente del tumor de Pancoast?

a. Adenocarcinoma
b. Carcinoma epidermoide
c. Carcinoma de células pequeñas

30. Una paciente de 29 años consulta por fiebre, disnea y tos. Se le realiza una analítica sanguínea en la que se aprecia anemia y leucocitosis. En la radiografía de tórax se observan opacidades alveolares difusas. La gasometría muestra hipoxemia y en las pruebas de función respiratoria se aprecia un aumento de la capacidad de difusión para el monóxido de carbono. Diagnóstico más probable:

a. Proteinosis alveolar pulmonar
b. Linfangioleiomiomatosis pulmonar
c. Hemorragia alveolar difusa

31. NO es característico del síndrome de la cimitarra:

a. Dextrocardica
b. Drenaje venoso anómalo en la vena cava inferior
c. Hipoplasia de arteria y pulmón izquierdos

32. ¿Cuál de los siguientes procesos causa más frecuentemente un derrame pleural exudativo?

a. Derrame secundario a infección vírica
b. Derrame paraneumónico
c. Derrame secundario a neoplasia

33. En un paciente con manifestaciones clínicas sugestivas de síndrome de apneahipopnea del sueño y comorbilidad vascular asociada en el que se objetiva un índice de apnea-hipopnea de 28, ¿cuál es la actitud terapéutica más apropiada?

a. Medidas generales
b. Medidas generales y plantear un ensayo terapéutico con CPAP durante 3 meses, valorando su continuidad según la respuesta clínica obtenida
c. Medidas generales y tratamiento definitivo con CPAP

34. ¿Cuáles son los tumores más frecuentes del mediastino, si se descarta la afectación ganglionar?

a. Timoma
b. Tumores neurogénicos
c. Bocio tiroideo

35. ¿Cuál es la manifestación pulmonar más frecuente en el lupus eritematoso diseminado?

a. Pleuritis, con o sin derrame
b. Enfermedad pulmonar intersticial
c. Neumonía organizativa criptogenética

36. En un paciente no fumador sin factores de riesgo de cáncer se detecta de forma incidental un nódulo pulmonar menor de 5 mm en una tomografía computarizada torácica. ¿Cuál sería la pauta de observación recomendada si el paciente no tuviera un cáncer extrapulmonar ni clínica sistémica?

a. No es preciso realizar seguimiento
b. Se recomienda repetir la TC torácica en 3 meses
c. Se recomienda repetir la TC torácica en 6 meses

37. Alteración que más frecuentemente produce una trombofilia hereditaria:

a. Resistencia a la proteína C activada
b. Déficit de proteína C
c. Déficit de antitrombina III

38. Respecto al síndrome de apnea-hipopnea del sueño señale la FALSA:

a. Las apneas obstructivas se caracterizan por el cese del flujo buco-nasal de aire con persistencia de movimientos respiratorios toraco-abdominales
b. En las apneas centrales el cese del flujo aéreo buco-nasal se acompaña de la disminución o cese de la actividad de los músculos respiratorios
c. Las apneas mixtas habitualmente comienza con un componente obstructivo y terminan con un componente central

39. En pacientes con hipertensión arterial pulmonar primaria que presentan una respuesta positiva en el test de reactividad vascular pulmonar, ¿cuál es el tratamiento más indicado?

a. Óxido nítrico
b. Antagonistas del calcio
c. Inhibidores de la fosfodiesterasa-5

40. Respecto a la linfangioleiomiomatosis pulmonar, es FALSO:

a. Se caracteriza, desde el punto de vista patológico, por la proliferación del músculo liso intersticial pulmonar y la formación de quistes
b. La tomografía axial computarizada de alta resolución muestra, de forma típica, quistes de pared fina, con claro predominio en el centro de las zonas pulmonares media e inferior
c. La enfermedad se acelera durante del embarazo y disminuye después de la ooforectomía

41. ¿Cuál de los siguientes carcinomas pulmonares tiene una localización predominantemente central?

a. Adenocarcinoma
b. Carcinoma de células pequeñas
c. Carcinoma de células grandes

42. Según la clase III de la clasificación de Mallampati, ¿cuál es la amplitud de la luz faríngea?

a. Se ven el paladar blando, las fauces y la úvula parcialmente, que contacta con la base lingual
b. Se ven el paladar blando y la base de la úvula
c. Se ve el paladar duro

43. Sobre la proteinosis alveolar pulmonar:

a. De forma característica, se manifiesta entre los 30 y 50 años de edad y predomina en los varones
b. Se caracteriza por la acumulación de material lipoproteináceo amorfo y positivo para ácido peryódico de Schiff en los espacios aéreos distales
c. En las radiografías, es típica la presencia de opacidades alveolares bilaterales de distribución basal y periférica

44. ¿En cuál de los siguientes procesos es menos frecuente encontrar derrame pleural en un paciente con SIDA?

a. Sarcoma de Kaposi
b. Infección por Pneumocystis jiroveci
c. Tuberculosis

45. Sobre las manifestaciones clínicas del tromboembolismo pulmonar, es FALSO:

a. La disnea es el síntoma más frecuente de tromboembolismo pulmonar
b. La aparición de hemoptisis suele indicar la existencia de un embolismo importante de una arteria central
c. La taquipnea es el signo más común de tromboembolismo pulmonar

46. Respecto a la administración de inhibidores de la enzima convertidora de angiotensina en los pacientes con asma, es FALSO:

a. Estos fármacos inhiben la degradación de las cininas que son broncoconstrictoras
b. Rara vez empeoran el asma
c. La tos característica que producen es más frecuente en personas asmáticas que en individuos no asmáticos

47. Cáncer más frecuentemente relacionado con la exposición al asbesto:

a. Cáncer de pulmón
b. Mesotelioma pleural
c. Mesotelioma peritoneal

48. Se realiza una espirometría a un paciente fumador con insuficiencia respiratoria y se obtienen los siguientes resultados: volumen espiratorio forzado en el primer segundo (FEV1) tras el uso de broncodilatadores del 41% del predicho, capacidad vital forzada (FVC) del 82% del predicho y relación FEV1/FVC del 51%. Según estos resultados espirométricos, el paciente presenta:

a. Una obstrucción al flujo aéreo moderada
b. Una obstrucción al flujo aéreo grave
c. Una obstrucción al flujo aéreo muy grave

49. En relación con la clasificación internacional de las radiografías de las neumoconiosis establecida por la International Labor Organization (ILO), es FALSO:

a. Clasifica las radiografías de tórax de acuerdo con el carácter y el tamaño de las opacidades que se observan y la magnitud de la afectación del parénquima
b. Se califica utilizando un esquema de 20 puntos
c. Aunque es útil para estudios epidemiológicos, su aplicación a la radiografía de un solo trabajador resulta problemática

50. En relación al asma ocupacional:

a. Es raro y no llega a afectar al 5% de adultos jóvenes
b. Se han identificado más de 200 elementos sensibilizantes
c. El disocianato de tolueno y el anhídrido trimetílico provocan sensibilización independiente de la atopia

51. ¿En qué momento está indicado introducir el tratamiento con corticoides inhalados en la EPOC estable?

a. Únicamente en aquellos pacientes con hiperreactividad bronquial documentada
b. En pacientes con EPOC sintomáticos con FEV1 menor del 50% y exacerbaciones repetidas
c. En pacientes con EPOC muy grave, antes de pautar tratamiento con corticoides orales

52. El hallazgo de neumatoceles en la radiografía de tórax sugiere, con más frecuencia, una infección por:

a. Microorganismos anaerobios
b. Staphylococcus aureus
c. Pseudomonas aeruginosa

53. En relación a la neumonía intersticial descamativa, es FALSO:

a. Es una entidad poco frecuente pero bien diferenciada, que se observa exclusivamente en los fumadores de cigarrillos
b. Su incidencia máxima se da entre el sexto y séptimo decenios de la vida
c. Su pronóstico es mejor que el de la fibrosis pulmonar idiopática

54. ¿Cuál de los siguientes no se considera un criterio diagnóstico principal de aspergilosis broncopulmonar alérgica?

a. Cultivo de Aspergillus fumigatus en el esputo
b. Elevación de la IgE sérica
c. Bronquiectasias centrales

55. ¿Por debajo de qué puntuación del cuestionario ACT (Asthma Control Test) se considera que el asma está mal controlada?

a. 20   b. 15   c. 10

56. Las siguientes enfermedades pulmonares intersticiales presentan opacidades nodulares con predilección por las zonas pulmonares superiores en la radiografía de tórax, EXCEPTO una:

a. Proteinosis alveolar pulmonar
b. Neumonitis por hipersensibilidad crónica
c. Beriliosis

57. Lesión anatomopatológica característica del enfisema:

a. Disminución de las células caliciformes
b. Contracción de las fibras elásticas
c. Destrucción de las paredes alveolares

58. ¿En cual de las siguientes enfermedades no posee un valor diagnóstico el lavado broncoalveolar?

a. Proteinosis alveolar
b. Neumonitis por hipersensibilidad
c. Granulomatosis de células de Langerhans

59. Se realiza una tomografía computarizada de alta resolución a un paciente en el que se sospecha la existencia de una fibrosis pulmonar idiopática,

¿Cuál de los siguientes hallazgos radiológicos se considera atípico en esta enfermedad, de manera que su presencia debe sugerir un diagnóstico alternativo?

a. Opacidades reticulares subpleurales predominantemente basales
b. Áreas extensas en vidrio deslustrado
c. Bronquiectasias por tracción

60. ¿Cuál de las siguientes alteraciones radiológicas se detecta con menos frecuencia en la neumonitis por hipersensibilidad?

a. Infiltrados mal definidos
b. Infiltrado reticulonodular difuso
c. Linfadenopatías hiliares

61. ¿Cuál de los siguientes agentes etiológicos causa abscesos de pulmón con más frecuencia:

a. Staphylococcus aureus
b. Bacterias anaeróbicas
c. Bacilos gramnegativos

62. En relación al diagnóstico de neumonía:

a. Se realiza fundamentalmente por criterios clínicos y radiológicos
b. La serología suele proporcionar una información muy útil para decidir el tratamiento a seguir
c. Los hemocultivos proporcionar el diagnóstico etiológico en más de la mitad de los casos, por lo que su realización se recomienda en cualquier paciente diagnosticado de neumonía

63. En relación con la bronquilitis organizativa criptogenética, es FALSO:

a. Aparece generalmente en el quinto o sexto decenio de la vida, en forma de una gripe con tos, fiebre, malestar general, fatiga y pérdida de peso
b. Las manifestaciones radiológicas son claras y revelan opacidades alveolares bilaterales, irregulares o difusas, en presencia de un volumen pulmonar disminuido
c. La biopsia de pulmón exhibe un tejido de granulación dentro de las vías respiratorias pequeñas, los conductos alveolares y los espacios aéreos, con inflamación crónica en los alveolos circundantes

64. Respecto a la discinesia ciliar primaria, es FALSO:

a. Explica entre el 5 y el 10% de los casos de bronquiectasias
b. Se hereda por un mecanismo autosómico dominante
c. Los efectos clínicos comprenden infecciones repetitivas de las vías respiratorias superiores e inferiores como sinusitis, otitis media y bronquiectasias

65. ¿Cuál de las siguientes variables no está incluida en el índice BODE?

a. Índice de masa corporal
b. Obstrucción al flujo aéreo
c. Exacerbaciones

66. ¿Cuál de los siguientes gérmenes causa típicamente infección de las bronquiectasias en las fases más avanzadas de la enfermedad?

a. Streptococcus pneumoniae
b. Staphilococcus aureus
c. Pseudomonas aeruginosa

67. ¿Cuál es la vía más frecuente de llegada de microorganismos a las vías respiratorias bajas en los pacientes con neumonía?

a. Aspiración desde la orofaringe
b. Propagación hematógena
c. Extensión contigua desde los espacios pleural o mediastínico

68. No es propia del asma persistente moderada:

a. Síntomas a diario
b. Agudizaciones que afectan a la actividad o al sueño
c. Variabilidad del PEF o del FEV1 entre el 20 y el 30%

69. En relación al asma intrínseco, es FALSO:

a. El cuadro inmunopatológico es similar al que se observa en el asma extrínseco
b. La enfermedad se manifiesta frecuentemente en etapas tempranas de la vida
c. Este tipo de asma es, a menudo, intenso y persistente

70. ¿Cuál de los siguientes procesos no se caracteriza por la aparición de infiltrados pulmonares con eosinofilia?

a. Aspergilosis broncopulmonar alérgica
b. Alveolitis alérgica extrínseca
c. Síndrome de Loeffler

71. ¿Cuál de las siguientes enfermedades pulmonares intersticiales es más frecuente en los hombres?

a. Complicación pulmonar de la esclerosis tuberosa
b. Enfermedad pulmonar intersticial en el Síndrome de Hermansky-Pudlak
c. Enfermedad pulmonar intersticial en la artritis reumatoide

72. Respecto a la silicosis aguda, es FALSO:

a. Los trabajadores expuestos a chorros de arena en espacios confinados pueden desarrollar una silicosis aguda en menos de 10 meses de exposición
b. Las manifestaciones clínicas y patológicas son similares a las de la proteinosis alveolar pulmonar
c. La enfermedad es muy grave pero su evolución se detiene si se interrumpe la exposición al contaminante

73. ¿Cuál de los siguientes antibióticos se considera más apropiado para el tratamiento del absceso pulmonar?

a. Cefalosporina de tercera generación
b. Levofloxacino
c. Clindamicina

74. ¿Cuál es la forma más común de neumonitis por hipersensibilidad a nivel internacional?

a. El pulmón del granjero
b. La alveolitis de los avicultores
c. El pulmón del trabajador en la industria química

75. En relación a la bisinosis, es FALSO:

a. La exposición tiene lugar durante todo el proceso de fabricación del algodón
b. El síntoma principal es la disnea y el dolor torácico es poco frecuente
c. Hasta un 80% de los empleados pueden mostrar una reducción significativa del FEV1 durante la jornada del lunes

76. ¿Cuál de los siguientes es el principal factor de riesgo para desarrollar asma?

a. Predisposición genética
b. Atopia
c. Hipersensibilidad de las vías respiratorias

77. El hallazgo de un cociente entre los linfocitos T CD4+/CD8+ mayor de 3,5 en el lavado broncoalveolar de un paciente con una enfermedad pulmonar intersticial es muy específico para el diagnóstico de:

a. Histiocitosis de células de Langerhans
b. Sarcoidosis
c. Neumonía organizada criptogenética

78. Respecto a la prevalencia de asma:

a. La enfermedad predomina en las niñas durante la infancia y alcanza su punto más alto en la pubertad
b. Después de los 20 años, la prevalencia se iguala en ambos sexos hasta la cuarta década de la vida
c. Por encima de los 40 años, la enfermedad es más prevalente en los varones

79. ¿Cuál es la principal medida para prevenir la aparición de una neumonía?

a. Evitar cambios bruscos de temperatura
b. Abandono del tabaquismo
c. Vacunación

80. Respecto a la realización de estudios objetivos de la función pulmonar en los pacientes con asma, es FALSO:

a. La reversibilidad de la obstrucción al flujo aéreo se demuestra por un incremento mayor del 12% o de 200 ml en el FEV1, 15 minutos después de inhalar un B2-agonista de acción corta
b. Las curvas de flujo volumen muestran disminución tanto del flujo pico como del flujo espiratorio máximo
c. La difusión de gases es, por lo general, normal

81. En relación a la neumonía intersticial aguda, es FALSO:

a. La mayoría de los pacientes tiene más de 40 años
b. Su diagnóstico exige la presencia de un síndrome de distrés respiratorio agudo clínico idiopático y la confirmación patológica de una lesión alveolar difusa
c. El tratamiento con glucocorticoides permite la recuperación clínica de dos tercios de los pacientes

82. ¿Cuál de los siguientes factores disminuye la eliminación de las teofilinas?

a. Tabaquismo
b. Niñez
c. Dieta con abundantes carbohidratos

83. El mecanismo patogénico que más frecuentemente lleva a la aparición de un absceso pulmonar es:

a. Aspiración del contenido orofaríngeo
b. Evolución de neumonías causadas por gérmenes capaces de producir necrosis del parénquima pulmonar
c. Diseminación hematógena de un foco séptico extrapulmonar

84. En relación al síndrome de Caplan, es FALSO:

a. Es exclusivo de los mineros del carbón
b. Incluye artritis reumatoide seropositiva y nódulos neumoconiósicos
c. En ocasiones se cavitan los nódulos pulmonares

85. En relación al enfisema por déficit de alfa-1 antitripsina, señale la FALSA:

a. Se hereda de modo autosómico codominante
b. El enfisema predomina en los lóbulos superiores
c. En el mismo paciente puede coexistir enfisema y bronquiectasias

86. Respecto al tratamiento de las distintas formas de neumonitis por hipersensibilidad, es FALSO:

a. Los pacientes con la forma aguda recurrente suelen recuperarse sin necesidad de glucocorticoides
b. En las forma subagudas hay que instaurar rápidamente el tratamiento con glucocorticoides
c. Muchos enfermos con neumonitis por hipersensibilidad crónica se benefician del tratamiento prolongado, aunque no se repita la exposición al antígeno

87. ¿En qué momento es máximo el riesgo de aparición de neumonía asociada al ventilador?

a. En los primeros 5 días desde el inicio de la ventilación mecánica
b. Entre los 7 y 10 días del inicio de la ventilación mecánica
c. A partir de las 2 semanas del inicio de la ventilación mecánica

88. En un paciente con EPOC en el que se detectan acropaquias digitales de aparición reciente, ¿Cuál es el diagnóstico más probable?

a. Cáncer de pulmón
b. Bronquiectasias
c. Fibrosis pulmonar

89. ¿Cuál es la causa más frecuente del control inadecuado del asma?

a. A La falta de cumplimiento con el tratamiento
b. La exposición a niveles ambientales elevados de alergenos
c. El reflujo gastroesofágico

90. ¿Cuál de las siguientes enfermedades pulmonares intersticiales de etiología desconocida es menos frecuente?

a. Neumonía organizativa criptogenética
b. Fibrosis pulmonar idiopática
c. Fibrosis pulmonar acompañada de enfermedades del tejido conectivo

APARATO DIGESTIVO

1 C	6 A	11 A	16 C	21 B	26 C	31 A	36 C	41 B	46 B	51 C	56 B	61 A	66 A	71 A	76 B	81 A	86 A
2 C	7 B	12 B	17 C	22 C	27 C	32 C	37 C	42 C	47 C	52 A	57 C	62 C	67 B	72 C	77 C	82 A	87 B
3 A	8 A	13 A	18 B	23 A	28 C	33 A	38 A	43 A	48 A	53 C	58 A	63 A	68 B	73 C	78 B	83 A	88 C
4 A	9 A	14 A	19 C	24 C	29 C	34 C	39 B	44 B	49 B	54 C	59 A	64 C	69 B	74 A	79 B	84 B	89 B
5 C	10 B	15 C	20 B	25 B	30 A	35 A	40 A	45 C	50 C	55 C	60 A	65 B	70 B	75 C	80 B	85 B	90 A

1. Sobre la historia natural de la cirrosis:

a. La presencia de descompensación viene definida por la presencia de varices, hemorragia por varices, ascitis, encefalopatía o icteria
b. La primera descompensación suele ser el desarrollo de varices esofágicas
c. La ascitis es la descompensación más frecuente

2. En el tratamiento del fallo hepático fulminante

a. Debe transfundirse plasma fresco congelado con INR > 2 para evitar sangrado espontáneo
b. En ningún caso debe monitorizarse la presión intracraneal, ya que no modifica el pronóstico ni el tratamiento
c. El desarrollo de encefalopatía hepática grado III-IV aconseja la intubación orotraqueal del paciente

3. Polimorfismos genéticos sobreexpresados en pacientes con síndrome hepatopulmonar:

a. Los de genes asociados a angiogénesis
b. Los de genes asociados a vasodilatación pulmonar
c. Los de genes asociados a fibrosis pulmonar

4. Paciente de 55 años que acude a la consulta por hiperferritinemia (1300 µg/L) con IST 80% y homocigoto para C282Y. Sobre su enfermedad...

a. Los inhibidores de la bomba de protones disminuyen la absorción intestinal de hierro por lo que pueden ayudar a disminuir la necesidad de flebotomías en algunos pacientes
b. Tras el trasplante hepático no hay riesgo de recidiva de la enfermedad en el injerto
c. Un índice hepático de hierro superior a 1.1 es diagnóstico de la enfermedad

5. Cuál de las siguientes opciones es la de elección en un paciente con hepatopatía crónica por VHC con antecedentes de hemorragia por varices, grado B de Child, con un segundo episodio de hemorragia digestiva alta por varices esofágicas grandes desde EES y GPVH de 23 mm Hg

a. profilaxis secundaria únicamente con betabloqueante ya que la ligadura probablemente no sea eficaz
b. profilaxis secundaria con betabloqueante y ligadura endoscópica ya que es la recomendación actual
c. profilaxis secundaria con colocación de TIPS ya que tiene alto riesgo de resangrado

6. Paciente de 61 años, que se trasplantará de manera inmediata por cirrosis VHC descompensada con Síndrome hepatorrenal tipo I. La pauta de inmunosupresión inicial más adecuada es:

a. Inducción con anticuerpos anti-linfocito (OKT3), esteroides y mofetil Micofenolato, e incorporación tardía de anticalcineurínicos
b. Inducción con anticuerpos monoclonales anti-CD25 (basiliximab), mofetil micofenolato y esteroides, con incorporación tardía de anticalcineurínicos
c. En un paciente con hepatitis VHC está totalmente desaconsejado el uso de ac. Monoclonales de ningún tipo, por el riesgo de reactivación grave de la hepatitis VHC

7. La enfermedad de Wilson es:

a. Autosómica dominante ligada al cromosoma 7
b. Autosómica recesiva ligada al cromosoma 13
c. Autosómica recesiva ligada al cromosoma 6

8. El fallo hepático fulminante por paracetamol:

a. Asocia con frecuencia insuficiencia renal
b. Es causa poco frecuente de fallo hepático
c. Debe tratarse lo más precozmente posible con D-penicilamina

9. Mujer diabética de 60 años recientemente diagnosticada de hepatitis autoinmune (asintomática con enfermedad leve):

a. El tratamiento de elección sería iniciar esteroides (budesonida o prednisona) asociados a azatioprina
b. Nunca debemos utilizar budesonida en estos pacientes por presentar mayores efectos secundarios sistémicos
c. La respuesta al tratamiento de los pacientes mayores es peor que la de los jóvenes (menor remisión y respuesta más lenta)

10. Sobre el síndrome hepatorrenal:

a. el tratamiento con terlipresina ha mostrado reducción de mortalidad
b. La miocardiopatía del cirrótico se ha implicado en su fisiopatología
c. La respuesta al tratamiento con furosemida es una herramienta esencial para su diagnóstico

11. Sobre la estimación del gradiente de presión venosa hepática:

a. En las enfermedades colestáticas el gradiente de presión venosa hepática no estima con precisión la presión en el territorio portal
b. El uso de un catéter recto para la medición de la presión enclavada no ofrece ninguna desventaja con respecto a la medición con catéter balón salvo por el hecho de tener que movilizar el catéter
c. El gradiente de presión venosa hepática no ha demostrado asociación con el desarrollo de carcinoma hepatocelular

12. Acerca del manejo de pacientes en tratamiento con quimioterapia y/o inmunosupresores:

a. Los pacientes en tratamiento con rituximab, con HBsAg negativo y AntiHBc positivo, no precisan seguimiento específico puesto que no tienen riesgo de reactivación de VHB

b. Los pacientes HBsAg positivo (independientemente del DNA de VHB) en tratamiento inmunosupresor, precisan tratamiento con análogos de nucleósidos/nucleótidos hasta 12 meses después de cesar la inmunosupresión

c. Los receptores de hígados de donante AntiHBc + no precisan profilaxis de VHB

13. Respecto al tratamiento al tratamiento de la hepatitis B:

a. El objetivo final ideal es la pérdida sostenida de HBsAg con o sin seroconversión a AntiHBs

b. La reducción sostenida de DNA a niveles indetectables no es importante para minimizar las resistencias al tratamiento

c. En pacientes HBeAg negativo mantener un DNA indetectable no es un objetivo satisfactorio

14. Respecto a la historia natural de la hepatitis B:

a. La fase inmunotolerante se caracteriza por HBe Ag +, altos niveles de DNA y transaminasas normales o levemente elevadas

b. La hepatitis B crónica HBeAg negativo se caracteriza por bajo riesgo de progresión a enfermedad avanzada

c. Las sustituciones de nucleótidos en la región precore se asocian a estado de portador inactivo

15. Respecto a las diferentes opciones terapéuticas del VHB:

a. Una vez obtenida la seroconversión AntiHBe con análogos de nucleósidos/nucleótidos, se puede parar el tratamiento y hacer controles a los 6 y 12 meses para comprobar si la respuesta es duradera

b. La no respuesta primaria es más frecuente con lamivudina

c. En pacientes HBeAg positivo, si a las 12 semanas de tratamiento con Peg-IFN alfa el DNA no se ha reducido un logaritmo del basal, se debe interrumpir el tratamiento y reemplazarlo por análogos de nucleósidos/nucleótidos

16. NO es un criterio establecido por la Sociedad Española de Trasplante hepático respecto a la indicación de Trasplante hepático:

a. En la indicación por cirrosis descompensada se exige un MELD mínimo de 10 puntos

b. Se debe evitar el Retrasplante si el MELD es superior o igual a 25 puntos, o el índice de Rosen mayor a 20.5

c. El soporte ventilatorio invasivo constituye una contraindicación al Trasplante hepático

17. En relación con el tratamiento con pentoxifilina en pacientes con cirrosis avanzada grado C de Child:

a. La pentoxifilina carece de eficacia en pacientes sin hepatitis alcohólica

b. La pentoxifilina disminuye la mortalidad a corto plazo en este grupo de pacientes

c. La pentoxifilina disminuye el riesgo de complicaciones a corto plazo en este grupo de pacientes

18. Sobre el tratamiento de la ascitis:

a. El uso de la administración intravenosa de diuréticos y expansores de volumen (albúmina) ha demostrado una mejor respuesta que el tratamiento oral

b. La administración de profilaxis secundaria con nitratos puede empeorar la ascitis

c. Los diuréticos tiacídicos se asocian a una mayor respuesta natriurética

19. En la adecuación entre el injerto y el receptor, es necesario:

a. Compatibilidad RH

b. Compatibilidad HLA en al menos tres haplotipos

c. Compatibilidad ABO

20. El rechazo celular agudo del injerto hepático:

a. Se caracteriza por infiltrado inflamatorio linfoide, con formación de agregados foliculares, cuerpos de Councilman a nivel lobular, y un grado variable de balonización hepatocitaria

b. Se caracteriza por infiltrado inflamatorio mixto, con linfocitos, polinucleares y una proporción variable de eosinófilos

c. Tiene como criterio diagnóstico la obliteración de conductos biliares, y degeneración espumosa arterial

21. Los siguientes criterios hemodinámicas son diagnósticos de hipertensión portopulmonar:

a. Presión arterial pulmonar mayor de 25 mmHg, presión capilar pulmonar menor de 20 mmHg, resistencias vasculares pulmonares mayor de 120 dyn.sg.cm -5

b. Presión arterial pulmonar mayor de 25 mmHg, presión capilar pulmonar menor de 15 mmHg o gradiente transpulmonar mayor de 12 mmHg y resistencias vasculares pulmonares mayores de 240 dyn.sg.cm -5

c. Presión arterial pulmonar mayor de 25 mmHg, presión capilar pulmonar menor de 20 mmHg, gradiente transpulmonar mayor de 10 mmHg y resistencias vasculares pulmonares mayores de 240 dyn.sg.cm -5

22. La hepatitis autoinmune (HAI):

a. Es más frecuente en varones jóvenes

b. La presencia de AMA y Anti-LKM define la HAI tipo 1

c. Un score pretratamiento entre 10 y 15 sugiere HAI probable

23. Cuál de los siguientes fármacos puede ser efectivo en el tratamiento de la hipertensión portopulmonar

a. Iloprost   b. Propranolol   c. Olmesartan

24. Respecto al retratamiento en pacientes con hepatitis C

a. Retratar con el mismo régimen de Peg-IFN y ribavirina a no respondedores puede ser una opción puesto que pueden conseguirse tasas de respuesta viral sostenida de un 25-30%

b. El tratamiento de mantenimiento es una estrategia a seguir con evidencia firme en pacientes no respondedores

c. En pacientes no respondedores a monoterapia con interferón, el retratamiento con el régimen actual habitual puede obtener respuesta viral sostenida en un 20-40% de los pacientes

25. Indique la correcta

a. Un nivel de alfafetoproteína > 800 ng/ml contraindica el trasplante hepático, porque se asocia a un riesgo inaceptable de recurrencia tras el TH

b. La terapia neoadyuvante del hepatocarcinoma se ha de indicar en caso de estadio T2 en que se prevea más de seis meses de espera en lista de Trasplante

c. La resección hepática previa de Hepatocarcinoma y las técnicas ablativas con laparotomía contraindican la realización de trasplante, porque dificultan la hepatectomía

26. En relación con la administración de norfloxacino en pacientes con cirrosis señale la FALSA

a. La administración de norfloxacino en pacientes de riesgo con ascitis incrementa la supervivencia

b. En pacientes con antecedentes de PBE, la administración de norfloxacino se asocia a un descenso de la traslocación bacteriana

c. En pacientes con PBE la administración de norfloxacino disminuye la presión portal

27. La hepatitis C recurrente en el injerto es un problema clínico relevante:

a. El tratamiento antiviral se debe iniciar tan pronto se evidencia hepatitis aguda lobular en el injerto, porque hay más probabilidad de lograr la respuesta virológica sostenida

b. Está indicado cuando se supera una carga viral de 5 log, independientemente del tiempo transcurrido desde el trasplante

c. Respecto a la monitorización de la respuesta al tratamiento, la respuesta virológica a la semana 4 y 12 tienen similar capacidad predictiva respecto a la RVS tras finalizar el tratamiento

28. Sobre la hemorragia digestiva alta por varices:

a. En los pacientes con indicación de TIPS precoz, este debe colocarse en los primeros 10 días

b. El tratamiento con somatostatina ha demostrado un menor riesgo de resangrado y mortalidad

c. El tratamiento antibiótico debe administrarse previamente a la realización de la endoscopia

29. El anillo de Kayser-Fleischer:

a. Aparece exclusivamente en la enfermedad de Wilson

b. Es la causa de la pérdida de visión progresiva característica de los pacientes con enfermedad de Wilson

c. Se encuentra en prácticamente todos los pacientes con enfermedad de Wilson que tienen manifestaciones neurológicas

30. En relación con la realización de una biopsia transyugular hepática:

a. La utilización de aguja de punción corte se asocia a un mejor rendimiento diagnóstico en pacientes con fibrosis avanzada

b. La presencia de trombosis de la vena yugular derecha es una contraindicación para su realización

c. La presencia de trombosis portal incrementa el riesgo de complicaciones

31. Respecto a la hepatitis C es FALSO:

a. No tener respuesta viral precoz significa tener cerca de un 100% de posibilidades de ser no respondedor al final del tratamiento

b. Respuesta viral rápida significa reducir el RNA de VHC en 2 o más logaritmos en la semana 4 de tratamiento

c. Son predictores favorables de respuesta ser afroamericano y tener transaminasas elevadas

32. En qué caso una persona no puede ser donante de un injerto hepático

a. Portador de Hepatitis C

b. Persona con IgG Anticore VHB como único marcador de la hepatitis VHB

c. Portador de HBsAg del VHB positivo

33. Respecto a la historia natural de VHB:

a. La fase de inmunotolerancia se caracteriza por niveles elevados de DNA viral

b. La fase de inmunorreactividad se caracteriza por transaminasas normales

c. En la fase de portador la seroconversión a anti-HBs puede ocurrir espontáneamente en un 15% de los casos por año

34. Paciente de 63 años, trasplantado hace dos meses, por hepatocarcinoma sobre una cirrosis enólica, con hipertensión arterial, nefropatía diabética, y síndrome nefrótico:

a. Está contraindicado el uso de IECAs porque incrementa el deterioro de la función renal en estos pacientes

b. Se debe iniciar precozmente tratamiento inmunosupresor con everolimus, que es un inmunosupresor sin nefrotoxicidad

c. La pauta inmunosuopresora debería minimizar el uso de anticalcineurínicos, favoreciendo el uso de acido micofenólico o micofenolato

35. La utilización de inhibidores de la bomba de protones en pacientes con cirrosis avanzada se asocia a:

a. Incrementa el riesgo de desarrollo de infección por C Difficile

b. Disminuye el riesgo de desarrollo de hemorragia por varices

c. Disminuye el riesgo de desarrollo de encefalopatía hepática mínima

36. En el diagnóstico de un paciente con hemocromatosis hereditaria ligada a HFE (HH)

a. Siempre debemos realizar biopsia hepática para confirmar el diagnóstico

b. El gen que define la HH es el homocigoto H63D

c. Un índice de saturación de transferrina superior al 60% en varones y mujeres postmenopáusicas tiene una sensibilidad superior al 90% en el diagnóstico de HH

37. En relación con el tratamiento con diálisis de albúmina en pacientes con insuficiencia hepática crónica reagudizada

a. El tratamiento con diálisis de albúmina incrementa la probabilidad de recibir trasplante urgente

b. El tratamiento con diálisis de albúmina aumenta la supervivencia a los 28 días

c. El tratamiento con diálisis de albúmina mejora la encefalopatía hepática

38. Acerca de los efectos adversos del tratamiento de la hepatitis C:

a. La anemia alcanza su nadir entre la sexta y la octava semana

b. El empleo de factores de crecimiento en el manejo de los efectos adversos hematológicos ha demostrado aumentar la respuesta viral sostenida

c. El cuadro pseudogripal se presenta en un 5-10% de los pacientes tratados

39. Sobre la miocardiopatía de la cirrosis:

a. La miocardiopatía de la cirrosis se ha asociado a mayores complicaciones cardiacas en el contexto de la hemorragia digestiva alta

b. La miocardiopatía de la cirrosis se ha asociado a la mortalidad tras la colocación de TIPS

c. La miocardiopatía de la cirrosis se ha asociado con la mortalidad tras trasplante hepático

40. Cuál de las siguientes alternativas de tratamiento ha demostrado eficacia en el tratamiento del prurito intratable en pacientes con colestasis crónica

a. Diálisis de albúmina

b. Antihistamínicos

c. Agonistas opioides

41. En el tratamiento de la enfermedad de Wilson:

a. La dosis recomendada de acetato de zinc en adultos es de 150 mg/8 horas, en ayunas

b. Los efectos secundarios del acetato de zinc incluyen elevación de amilasa, lipasa y fosfatasa alcalina, incremento de la reabsorción ósea y diarrea

c. Nunca deben usarse las sales de zinc en el embarazo por ser teratogénicas

42. Respecto al tratamiento de VHC en genotipos 2 y 3:

a. El tratamiento contemplado en las guías clínicas consiste en interferon pegilado semanal con ribavirina ajustada al peso durante 24 semanas

b. Es recomendable realizar una biopsia postratamiento en los pacientes que han obtenido respuesta viral sostenida con fines pronósticos

c. La biopsia hepática para valorar la situación hepática previa al tratamiento es opcional

43. La presencia de encefalopatía hepática mínima se asocia característicamente a:

a. Disminución de la capacidad para conducir vehículos

b. La encefalopatía hepática mínima no altera la calidad de vida de los pacientes

c. La encefalopatía hepática mínima se caracteriza porque no existe alteración de los test psicométricos

44. Señale la afirmación incorrecta, sobre la evaluación y aceptación de injertos hepáticos con esteatosis

a. La microesteatosis hepática no representa una contraindicación para la donación

b. No se puede rechazar un órgano a partir del diagnóstico de visu. Se ha de estadificar la presencia y grado de esteatosis por biopsia incluida en parafina

c. Se desaconseja la utilización de órganos con esteatosis macrovacuolar de más de un 60%

45. En relación con la utilización de diálisis de albúmina mediante el sistema MARS en pacientes con descompensación aguda de la cirrosis:

a. El tratamiento con MARS atenúa la producción endógena de citoquinas proinflamatorias

b. El tratamiento con MARS mejora las alteraciones conformacionales de la albúmina del paciente cirrótico

c. El tratamiento con MARS aumenta el aclaramiento de antibióticos e inmunosupresores

46. Respecto de las medidas de cribado en la poliposis adenomatosa familiar (PAF) señale la FALSA:

a. En los pacientes con PAF las medidas de cribado reducen la incidencia y la mortalidad por cáncer colorrectal

b. En la PAF atenuada los pólipos siempre aparecen de forma difusa por todo el recto

c. La colonoscopia con cromoendoscopia mejora la detección de los pólipos adenomatosos

47. Mujer de 62 años que acude a consulta por vómitos de repetición, dolor epigástrico y pérdida de 10 Kg de peso en 6 meses. Analíticamente destacaba hiperbilirrubinemia así como incremento de FA y GGT. Se realizó TC abdominal en el que se objetivó un páncreas aumentado globalmente de tamaño, hipodenso, con un halo peripancreático hipodenso, con borde liso, sin afectación de la grasa peripancreática. Se realizo ultrasonografía en la que se visualizó un páncreas aumentado de tamaño con una lesión focal de 3 cm a nivel de cabeza y leve dilatación posterior del conducto pancreático. El índice elastográfico fue bajo y citológicamente no se obtuvieron células malignas. Diagnóstico más probable:

a. pseudomasa inflamatoria

b. linfoma pancreático

c. pancreatitis autoinmune

48. La infección por Helicobacter pylori se asocia al desarrollo de gastritis crónica, úlcera gastroduodenal, y también se relaciona con el desarrollo de determinadas neoplasias gástricas como el linfoma gástrico e incluso el adenocarcinoma gástrico. En la etiopatogenia de estas alteraciones se ha involucrado la capacidad inmunosupresora de la bacteria:

a. La gammaglutamil transpeptidasa del Helicobacter pylori inhibe la proliferación de los linfocitos T, deteniendo el ciclo celular en la fase G1

b. Los factores de virulencia del Helicobacter pylori Vac-A y Cag-A, pueden inhibir la proliferación de los linfocitos T, deteniendo el ciclo celular en la fase G1

c. La proteína Bab-A sintetizada por Helicobacter pylori posee la capacidad de detener el ciclo celular de los linfocitos T en la fase S

49. Mujer de 30 años ingresada por un segundo episodio de pancreatitis aguda. En la ecografía abdominal se observa mínima dilatación coledociana con dudosa coledocolitiasis en su interior. Se decide realizar una ecoendoscopia para confirmación diagnóstica. En la misma se visualiza una lesión mixta (sólida y quística) con calcificaciones periféricas de 4cm en cola pancreática. Se realiza PAAF con aguja de 22 en dos pases. Remitiéndose el material a citología. Citológicamente se visualiza células epiteliales atípicas que se disponen a veces sueltas, a veces en grupos poco cohesivos y en numerosas ocasiones formando estructuras papilares ramificadas en las que se observa un centro fibrovascular que está revestido por varias capas de células neoplásicas. Estas células tienen mediano tamaño, citoplasmas basófilos y núcleos redondeados u ovoides aumentados de tamaño con membrana nuclear reforzada y cromatina en grumos finos. ¿Cuál es el diagnóstico más probable de dicha lesión?

a. Tumor papilar mucinoso intraductual

b. Tumor sólido pseudopapilar

c. Cistoadenoma mucinoso con atipia

50. Señale la afirmación FALSA respecto de la epidemiología del cáncer de colon en España:

a. La supervivencia media del cáncer colorrectal en España se sitúa por encima de la media europea

b. La mayoría de los cánceres son esporádicos, mientras que una pequeña proporción corresponde a formas hereditarias

c. Las tasas de mortalidad por cáncer de colon y de recto en varones son inferiores a las de las mujeres

51. Las úlceras pépticas se relacionan con dos factores fundamentales, en primer lugar la infección por Helicobacter pylori y en segundo lugar con la toma de AINE. Sin embargo, en ocasiones no se identifican ninguno de estos dos factores. En esta situación:

a. Con los métodos diagnósticos actuales es raro encontrar un falso negativo para la identificación de Helicobacter pylori

b. La profilaxis de úlceras por estrés, de cualquier paciente ingresado en una unidad de cuidados intensivos, se puede realizar tanto con inhibidores de la bomba de protones como con antagonistas de los receptores H2 de la histamina

c. En el gastrinoma, la administración de secretina se acompaña de una elevación significativa de gastrina

52. ¿Cuál de los siguientes parámetros no se valoran en el índice de gravedad de la Clínica Mayo de la colitis ulcerosa?

a. Hemoglobina

b. Presencia de sangre en las deposiciones

c. Valoración global por parte del médico

53. Según la clasificación de consenso de París de las neoplasias superficiales, una lesión tipo IIb es:

a. Una lesión polipoide sesil

b. Una lesión polipoide sobreelevada

c. Una lesión no polipoide plana

54. En la actualidad la ecoendoscopia y el TC-helicoidal son métodos complementarios para el diagnóstico y estadiaje de neoplasias pancreáticas. No obstante el TC- helicoidal valora mejor que la ultrasonografía:

a. Detección de adenopatías peripancreáticas

b. Afectación de la vena porta

c. Afectación arterial

55. Señale la opción FALSA respecto del manejo de la enfermedad de Crohn:

a. La afectación extensa del intestino delgado debe tratarse con corticoides asociados a tiopurinas o metotrexato

b. Los pacientes con factores predictores de mal pronóstico al diagnóstico pueden valorarse para el inicio temprano de tratamiento con fármacos inmunosupresores o fármacos con acción antifactor de necrosis tumoral alfa

c. La afectación colónica distal por la enfermedad debe tratarse de entrada con budesonida oral

56. Para el estudio del esófago de Barrett mediante instilación con ácido acético, se debe utilizar la siguiente concentración:

a. 0,5%   b. 3%   c. 1%

57. La esofagitis eosinofilica es una entidad clínico-patológica caracterizada por la presencia síntomas digestivos altos, entre los que predomina la disfagia o la impactación, junto con la presencia de un infiltrado eosinofílico. En cuanto al diagnóstico diferencial de esta enfermedad:

a. La presencia de más de 15 eosinófilos por campo se considera diagnóstica de esofagitis eosinofilica

b. La aparición de abscesos eosinofílicos sugiere una esofagitis infecciosa en lugar de esofagitis eosinofilica

c. Para un adecuado diagnóstico se considera necesario la toma de biopsias de estómago y duodeno

58. Un paciente ha presentado ingesta de un líquido cáustico y acude a urgencias. Se le realiza una endoscopia urgente para valorar las lesiones. En la exploración se observan úlceras profundas circunscritas a lo largo de todo el esófago. Estas lesiones corresponderían a un grado según la clasificación de Zargar:

a. IIb   b. IIa   c. IIc

59. Una neoplasia del hilio hepático que infiltra el conducto hepático derecho se trata de un colangiocarcinoma tipo:

a. IIIa según la clasificación de Bismuth-Corlette

b. IIIc según la clasificación de Bismuth-Corlette

c. IIIb según la clasificación de Bismuth-Corlette

60. Es aceptado que la interpretación de imágenes del páncreas, vía y vesícula biliar y el área papilar ecoendoscópicamente es más complejo técnicamente que la valoración de otro tipo de lesiones. Según la ASGE, ¿cuantos procedimientos son necesarios para adquirir la competencia necesaria para realizar ultrasonografía endoscópica pancreatobiliar?

a. 75   b. 95   c. 100

61. En el diagnóstico de la enfermedad celiaca del adulto:

a. El análisis de haplotipos de riesgo (HLA-DQ2 y DQ8) muestra un elevado valor predictivo negativo en el diagnóstico de esta entidad

b. Según las recomendaciones de la Conferencia de Consenso del Instituto Nacional de la Salud (NIH) de los EE.UU. publicadas en 2005, no es necesaria para el diagnóstico la realización de una biopsia intestinal en pacientes con clínica sugestiva y anticuerpos anti-transglutaminasa tisular IgA a títulos elevados

c. Para una adecuada determinación de anticuerpos antiendomisio de alta sensibilidad se considera que no es necesario que el paciente reciba una dieta exenta de gluten

62. Señale la opción FALSA respecto de la influencia de la ingesta de calcio sobre la prevención del cáncer colorrectal:

a. La dieta rica en calcio y la dieta rica en calcio más suplementos se asocia con una reducción de riesgo de cáncer colorrectal en la población de riesgo medio

b. En la población de riesgo elevado, los suplementos de calcio pueden tener un efecto protector en el desarrollo de adenomas colorrectales

c. En la población de riesgo elevado, el folato modifica el riesgo de recurrencia de adenomas colorrectales

63. La profundidad de los efectos de la coagulación con gas argón (APC) es de:

a. 3-4 mm   b. 0,5 mm   c. 1 mm

64. Dosis (i.v.) de ciclosporina A recomendada para pacientes con colitis ulcerosa grave refractaria a esteroides:

a. 8 mg/kg   b. 6 mg/kg   c. 2 mg/kg

65. En relación con los efectos que sobre el metabolismo óseo tienen las modificaciones de la secreción gástrica:

a. La anemia perniciosa no se asocia a un incremento, estadísticamente significativo, de riesgo de fractura de cadera, frente a pacientes controles

b. Estudios epidemiológicos asocian la toma continuada de inhibidores de la bomba de protones con un incremento del riesgo de fracturas

c. La hipergastrinemia inhibe la síntesis de PTH en la paratiroides

66. Con respecto a las manifestaciones extraintestinales de la colitis ulcerosa:

a. El síndrome de Sweet aparece de forma característica en mujeres y se asocia a enfermedad intestinal activa

b. En el tratamiento de la artropatía periférica tipo II debe hacerse especial hincapié en el control de la inflamación intestinal subyacente

c. El diagnóstico de osteoporosis se establece ante la presencia en el estudio densitométrico de una puntuación en el score T igual o menor de -1.5

67. Respecto de las relaciones entre la enfermedad de Crohn y el embarazo:

a. No existe consenso sobre la idoneidad de conseguir la remisión clínica antes de la concepción

b. La enfermedad de Crohn es un factor de riesgo para que se presenten partos pretérmino y bajo peso al nacer

c. Las pacientes portadoras de ileostomía no deben tener partos vía vaginal

68. Respecto de la prevención de la recurrencia de los adenomas colorrectales, señale la opción FALSA:

a. La ingesta de calcio se asocia a un efecto protector en la recurrencia de adenomas colorrectales

b. La ingesta de suplementos de folatos se asocia a una reducción de la recurrencia de adenomas colorrectales

c. Los AINEs reducen la recurrencia de adenomas colorrectales

69. En relación con el diagnóstico del síndrome de Zollinger-Ellison:

a. La hipersecreción de ácido puede provocar diarrea en torno al 25% de los casos por la inactivación de la lipasa pancreática

b. Se observa un incremento significativo de la los niveles de gastrina a los pocos minutos de la infusión de secretina

c. La secretina a nivel antral inhibe la producción de somatostatina, con el consiguiente incremento de la secreción ácida

70. ¿Cuál se considera la pauta antibiótica de elección tras la realización de una USEPAAF de una lesión quística pancreática según las recomendaciones de la ASGE?

a. Quinolonas 7 días

b. Quinolonas 3 días

c. Quinolonas 15 días

71. El índigo carmín es un colorante:

a. de contraste

b. vital

c. indicador coloreado del pH

72. Paciente de 50 años con pancreatitis crónica de larga evolución refractaria al tratamiento analgésico con opioides, motivo por el que se decida la realización de un bloqueo del plexo celiaco guiado por ultasonografía para control algésico. ¿qué sustancias y a qué dosis se debe emplear para la realización del mismo?

a. 60mg de triamcinolona y 3-6ml mepivacaína 0,25-0,75%

b. 15-20ml alcohol al 98% y 3-6ml bupivacaína 0,25-0,75%

c. 80mg triamcinolona y 3-6ml bupivacaína 0,25-0,75%

73. ¿Cuál es la causa más frecuente de síndrome malabsortivo en pacientes con inmunodeficiencia variable común?

a. Síndrome malabsortivo idiopático tipo "sprue-like"

b. Sobrecrecimiento bacteriano

c. Infección por Giardia lamblia

74. Con respecto a la enfermedad inmunoproliferativa del intestino delgado, ¿cuál es FALSA?

a. Se trata de una variante de linfoma de células T y NK (natural killer) que se caracteriza por la presencia en el suero y las secreciones de cadena pesada alfa

b. Se ha asociado a la infección por Campylobacter jejuni y puede responder a tratamiento antibiótico específico prolongado en sus fases iniciales

c. La infiltración de la lamina propia intestinal por células linfoides es de predominio proximal

75. Pauta antibiótica de elección tras la realización de una USEPAAF de una lesión sólida pancreática según las recomendaciones de la ASGE:

a. Quinolonas 7 días

b. Quinolonas 3 días

c. No se requiere antibioterapia

76. Sobre la infección por Helicobacter pylori:

a. La infección aguda produce un estado de hipersecreción ácida, ya que se produce una disfunción de las células D

b. La gastritis crónica de predominio antral produce un estado hipersecretor secundaria al descenso de somatostatina y al incremento de gastrina

c. La pangastritis se observa en el 15% de los pacientes infectados y cursa con una disminución de la secreción ácida secundaria al proceso inflamatorio crónico

77. ¿Cuál es el patrón más frecuente de la colangiopatía asociada al SIDA?

a. Estenosis papilar sin colangitis con dilatación de la vía biliar extrahepática

b. Colangitis esclerosante intrahepática sin otras afectaciones

c. Patrón mixto de colangitis esclerosante intra y extrahepática con estenosis papilar

78. En relación con la fisiología de la secreción ácida gástrica :

a. La gastrina es el principal efector de la secreción ácida en la célula oxíntica

b. La histamina, consigue estimular de forma indirecta la secreción ácida por al unirse a los receptores H3 de las células D

c. La acetilcolina se une a los receptores de tipo M2, de las células oxínticas

79. Indique la FALSA:

a. El uso de AINEs se ha asociado a un incremento del riesgo de exacerbación de la colitis ulcerosa

b. El tratamiento de corta duración con inhibidores selectivos de COX-2 ha demostrado recientemente asociarse con un riesgo significativo de exacerbación leve a modelada de la colitis ulcerosa

c. La apendicectomía por apendicitis aguda en la infancia y adolescencia ha demostrado disminuir el riesgo de desarrollo de colitis ulcerosa

80. Señale la afirmación FALSA respecto del diagnóstico del síndrome de Lynch:

a. Debe sospecharse el diagnóstico cuando un paciente cumple alguno de los criterios de Bethesda revisados

b. La inestabilidad de microsatélites y la pérdida de expresión de las proteínas reparadoras del ADN no se consideran marcadores del síndrome de Lynch

c. La identificación del síndrome de Lynch requiere la identificación de una mutación germinal en genes reparadores del ADN

81. La esofagitis necrosante aguda es una entidad que puede estar desencadenada por una infección por:

a. Candida albicans

b. Streptococo

c. Citomegalovirus

82. Señale la FALSA respecto del diagnóstico de la enfermedad de Crohn:

a. El estudio genético se realiza en la práctica diaria para diferenciar a los pacientes afectados por la enfermedad de los de colitis ulcerosa

b. No existe un método diagnóstico aislado que sirva para confirmar la presencia de la enfermedad

c. El diagnóstico se realiza basándose en una combinación de datos clínicos, radiológicos, endoscópicos, histológicos y analíticos

83. En relación con la patogenia de la enfermedad celiaca:

a. El elevado contenido en prolina de la gliadina de trigo le confiere una notable resistencia a su degradación proteolítica por parte de proteasas pancreáticas y del borde en cepillo intestinal

b. El curso clínico de la enfermedad es significativamente más grave en pacientes con un haplotipo DQ2 en homocigosis que aquellos que heredan HLA-DQ2 en heterocigosis, lo que contribuye a la relevancia del análisis haplotípico de los pacientes celiacos

c. Los linfocitos T activados en la mucosa intestinal de pacientes celiacos presentan de forma característica un patrón de polarización de tipo Th2

84. Paciente de 74 años ingresado por ictericia indolora y síndrome constitucional. Se realiza TC abdominal en que se visualiza lesión tumoral que invade la confluencia de ambos hepáticos y el conducto hepático derecho. Según la clasificación de Bismuth – Corlette a que tipo de tumor perihiliar corresponde:

a. Tipo II

b. Tipo III a

c. Tipo III b

85. El mepoluzimab es un anticuerpo monoclonal que se ha propuesto como tratamiento de le esofagitis eosinofílica. El principal problema para su empleo en la práctica clínica es:

a. En los ensayos clínicos realizados, el tratamiento con mepoluzimab en pacientes con esofagitis eosinofílica provoca un incremento de incidencia de infecciones parasitarias frente al grupo placebo

b. El mepoluzimab es un anticuerpo monoclonal frente a la IL-5, por lo que se asocia a una disminución del TGF-B en la mucosa esofágica

c. El mepoluzimab es un anticuerpo frente a la eotaxina 3, con una eficacia clínica modesta y con un elevado coste

86. Tratamiento MENOS adecuado para el manejo del dolor en el contexto de una pancreatitis crónica:

a. Neurolisis del plexo celiaco

b. Colocación de prótesis pancreática

c. Esfinterotomía pancreática

87. Acerca de las recomendaciones de tratamiento de mantenimiento de la colitis ulcerosa establecidas en el documento de consenso de la Organización Europea de Crohn y Colitis (ECCO) de 2008, es FALSO:

a. Es recomendable el tratamiento de mantenimiento en todos los pacientes independientemente de la extensión de la enfermedad y la gravedad de los brotes

b. La dosis mínima efectiva de mesalazina para el mantenimiento de la remisión en pacientes con afectación rectosigmoidea es de 500 mg

c. Se recomienda el tratamiento de mantenimiento con azatioprina en aquellos pacientes tratados con ciclosporina i.v. durante la inducción de la remisión

88. En relación con el diagnóstico de esófago de Barrett:

a. El Barrett se define como la presencia lengüetas de mucosa asalmonada que se elevan por encima de la línea Z, y que en la anatomía patológica se observa una mucosa con características de metaplasia gástrica

b. El empleo de tinciones especificas de células globulares sobrestima el diagnóstico de esófago de Barrett

c. Los pacientes que presentan una lengüeta de metaplasia gástrica evidente y que no presentan metaplasia intestinal en las biopsias, requieren realizar un control endoscópico para confirmar el diagnóstico, debido al posible error de muestra

89. Señale la opción FALSA respecto del manejo de los pacientes afectados de enfermedad de Crohn:

a. Cuando los pacientes son tratados con fármacos con acción antifactor de necrosis tumoral alfa, si pierden respuesta, se puede acortar el intervalo entre dosis para conseguir recuperar la respuesta del paciente

b. La frecuencia de administración del adalimumab y el infliximab es similar

c. No existe un fármaco con acción antifactor de necrosis tumoral alfa de elección frente a otros fármacos con esta misma acción para el manejo de estos pacientes

90. Para la dilatación de un paciente con acalasia utilizaremos:

a. Balón tipo Rigiflex

b. Bujía tipo Savary

c. Balón neumático tipo C.R.E

CIRUGÍA GENERAL Y DEL APARATO DIGESTIVO

1 B	6 A	11 A	16 C	21 A	26 A	31 B	36 C	41 A	46 B	51 C	56 C	61 B	66 A	71 C	76 B	81 A	86 C
2 C	7 C	12 A	17 A	22 A	27 C	32 B	37 B	42 A	47 A	52 B	57 B	62 B	67 A	72 C	77 A	82 C	87 A
3 B	8 B	13 A	18 B	23 C	28 B	33 C	38 C	43 C	48 B	53 C	58 B	63 C	68 B	73 A	78 B	83 C	88 A
4 B	9 C	14 A	19 B	24 C	29 A	34 C	39 B	44 B	49 C	54 B	59 C	64 A	69 B	74 B	79 C	84 B	89 B
5 C	10 B	15 B	20 C	25 B	30 B	35 B	40 A	45 B	50 A	55 A	60 C	65 A	70 B	75 B	80 B	85 A	90 C

1. ¿Qué patología pancreática se ha encontrado asociada a largo plazo con los pacientes sometidos a by-pass gástrico como tratamiento de la obesidad mórbida?

a. Pancreatitis crónica
b. Nesidioblastosis
c. Insulinoma

2. En caso de un tumor carcinoide de la punta del apéndice de 1,5 cms, el tratamiento quirúrgico más adecuado es:

a. Hemicolectomía derecha
b. Ileocequectomía
c. Apendicectomía

3. ¿Qué factor de la coagulación se determina con los criterios de Clichy y de Paul Brousse en la hepatitis aguda fulminante?

a. II
b. V
c. VII

4. ¿Qué tratamiento NO estaría indicado ó sería el menos indicado para un paciente portador de un adenoma tóxico tiroideo?

a. Radioiodo
b. Antitiroideos
c. Esclerosis con etanol

5. En la enfermedad de Von Hippel-Lindau, encuadrada dentro de los síndromes MEN, la alteración cromosómica asienta ó se localiza en:

a. 11q13
b. 17q22-24
c. 3q25-26

6. La vía patogénica de desarrollo de la mayoría de los cánceres colo-rectales es:

a. La vía supresora
b. La vía mutadora
c. La vía serrada

7. ¿Cuál de las siguientes no es una fístula compleja?

a. Las de localización anterior en las mujeres
b. Las que aparecen en pacientes con SIDA
c. Las fístulas transesfinterianas bajas

8. NO es un factor de riesgo para el cáncer de tiroides en un paciente portador de un nódulo tiroideo:

a. Edad del paciente
b. Tratamiento previo con yodo 131
c. Tratamiento previo con radiación externa

9. Una paciente mujer de 45 años de edad consulta por presentar en un estudio analítico cifras de PTH de 110 pg/ml (N: 55-60 pg./ml) y calcemias de < de 9 mg/dl. ¿Cuál sería la causa ó etiología menos probable?

a. Déficit de vitamina D
b. Síndrome de malabsorción
c. Hipeparatiroidismo primario

10. La Alfa-fetoproteína en el cáncer hepatocelular:

a. Se sintetiza en tejidos mesodérmicos
b. Es útil en cribado, estadificación y pronóstico
c. No es útil en la monitorización de tratamiento

11. ¿Cuál de las siguientes variedades histológicas de carcinoma papilar de tiroides tiene mejor pronóstico?

a. Variante de carcinoma papilar de células claras
b. Variante folicular de carcinoma papila
c. Variante papilar de células columnares

12. Es un indicador de calidad de CMA:

a. N° de intervenciones suspendidas antes de la llegada a la unidad
b. N° de reintervenciones en la primera semana postoperatoria
c. N° retrasos en la hora prevista de la intervención

13. En el paciente crítico se recomienda mantener la glucemia:

a. 130-140 mg/L
b. 150 mg/L
c. 100-110 mg/L

14. ¿En qué consiste el PEVAC?

a. Es una técnica percutánea de tratamiento del quiste hidatídico
b. Es una técnica de tratamiento del síndrome de Caroli
c. Es un tratamiento de la colangitis esclerosante

15. La acción inmunosupresora del tacrolimus se efectúa por:

a. Disminuir la síntesis de interferón
b. Disminuir la producción de IL-2 por los linfocitos T
c. Disminuir la producción de TNF

16. Mujer de 80 años que acude al Servicio de Urgencias por dolor en fosa ilíaca izquierda de 48 horas de evolución y fiebre. A la exploración presenta defensa y PPR izquierda +. Se realiza una TC donde se observa un absceso retroperitoneal de 8x6 cms y un engrosamiento del sigma compatible con diverticulitis. ¿Qué hacer?

a. Tratamiento quirúrgico
b. Ingreso para tratamiento antibiótico intravenoso
c. Drenaje percutáneo del absceso y tratamiento antibiótico intravenoso

17. Los tumores del estroma gastrointestinal (GIST):

a. Derivan de las células GI marcapasos
b. El tratamiento es la resección visceral y linfadenectomía
c. La radioterapia está indicada en las recidivas

18. Durante una apendicectomía laparoscópica encontramos un mucocele apendicular. Opción más correcta:

a. Apendicectomía laparoscópica
b. Reconvertir a cirugía abierta para evitar la ruptura
c. Hemicolectomía derecha

19. Un paciente consulta por un nódulo en el lóbulo tiroideo derecho de 2 cm de diámetro ecográfico, hipocaptante (frío) en la gammagrafía, y con una citología (PAAF) que informan de proliferación folicular con algunos depósitos de sustancia amiloide: ¿Cuál sería seria la opción más indicada?

a. Aconsejar hemitiroidectomía
b. Análisis de calcitonina y catecolaminas
c. Aconsejar tiroidectomía total

20. Un varón de 65 años en el seguimiento de una cirrosis hepática (Child A) se encuentra un tumor de 3,5 cms sin evidencia de satelitosis, ni invasión vascular. El paciente no presenta hipertensión portal y su bilirrubina es de 0,8 mg/dl. Tratamiento más adecuado:

a. TACE
b. Sorafenib
c. Quirúrgico

21. Las milky spot funcionan como:

a. Filtros inmunológicos que atrapan células tumorales
b. Areas de producción de líquido peritoneo
c. Depósitos energéticos compuesto de grasa

22. Ante un paciente de 55 años con dos cánceres sincrónicos en colon se debe realizar:

a. Análisis de inestabilidad de microsatélites en tejido tumoral
b. Estudio de mutaciones del gen MUTYH en sangre periférica
c. Estudio de mutaciones del gen p53 en sangre periférica

23. Para valorar los ganglios linfáticos regionales, en los tumores de recto, la mejor prueba de imagen es:

a. La ecografía endorrectal
b. La resonancia magnética nuclear
c. La ecografía endorrectal y la resonancia magnética tienen un valor similar y limitado para la evaluación de los ganglios linfáticos regionales

24. Respecto al gen p53:

a. Es un oncogen
b. Se encuentra mutado en el 30% de los tumores
c. Su activación induce la apoptosis celular

25. Todos los siguientes enunciados corresponden al síndrome de Caroli, EXCEPTO:

a. Dilatación quística congénita de los conductos biliares segmentarios intrahepáticos
b. Autosómica dominante
c. Fibrosis hepática congénita

26. En el síndrome de Lynch:

a. Un adenoma de colon se convierte en carcinoma en 2-3 años
b. Se desarrollan también cánceres de páncreas y duodeno (tipo II)
c. Los tumores de colon afectan típicamente al lado izquierdo

27. Mujer de 45 años que es diagnosticada de tumor de GIST gástrico de 5 cms a nivel de cuerpo gástrico en curvatura mayor. ¿Cuál es el tratamiento más adecuado?

a. Tratamiento con Imatinip y luego cirugía
b. Gastrectomía total con linfadenectomía D2
c. Resección local del tumor con márgenes libres

28. ¿En cuál de las siguientes causas de hiperaldosteronismo primario no estaría indicada la cirugía como tratamiento?

a. Hiperplasia adrenal primaria
b. Hiperplasia idiopática
c. Hiperplasia adrenal unilateral

29. La poliposis asociada al gen MYH (MAP)

a. Presenta herencia autosómica recesiva
b. El número de pólipos en el colon siempre es menor a 20
c. Se asocia frecuentemente a tumores desmoides

30. Helicobacter pylori

a. No es un factor de riesgo para el desarrollo de cáncer gástrico
b. Su efecto carcinogénico se asocia al gen cag A
c. Produce un fenotipo maligno en las células epiteliales gástricas

31. Paciente varón de 48 años que ha sufrido un accidente de tráfico con el coche, llega al hospital hemodinámicamente estable y se realiza una TC donde se observa una lesión pancreática grado III y una hepática grado II. ¿Qué sería lo más indicado?

a. Como está estable le mantenemos en observación
b. Tratamiento quirúrgico realizando pancreatectomía corporocaudal y hemostasia del hígado
c. CPRE para colocar una prótesis pancreática

32. Según la clasificación de Parks una fístula transesfinteriana media es:

a. El trayecto atraviesa el esfínter interno y el haz subcutáneo del externo
b. El trayecto atraviesa el esfínter interno y el fascículo superficial del externo
c. El trayecto atraviesa el esfínter interno y el fascículo profundo del externo

33. El tratamiento quirúrgico más adecuado del divertículo de Zenker de gran tamaño es:

a. Miotomía y diverticulopexia
b. Miotomía
c. Miotomía y diverticulectomía

34. ¿Cuál es el tratamiento quirúrgico de un tumor carcinoide de ileon terminal?

a. Resección segmentaria
b. Hemicolectomía derecha
c. Ileocequectomía

35. El drenaje linfático de la vesicular biliar:

a. Asciende por el ligamento hepato-duodenal en 40% de los casos
b. Va al ganglio cístico y a los ganglios pericoledocianos
c. Es principalmente retroporta

36. Estos tratamientos pueden usarse en la angiodisplasia de colon, EXCEPTO:

a. Laser de argón
b. Talidomida
c. Procoagulantes

37. Mujer de 40 años que refiere disfagia para líquidos y sólidos acompañado de regurgitación de saliva y de alimentos no digeridos, así como dolor torácico. Refiere pérdida de peso progresiva. Diagnóstico más frecuente:

a. Carcinoma epidermoide esófago
b. Achalasia
c. Adenocarcinoma de cardias

38. El síndrome de Ruvalcaba-Myhre-Smith se caracteriza por la presencia de pólipos en el colon y la lengua asociados a:

a. Microcefalia
b. Lipomas cutáneos
c. Lesiones pigmentadas en pene

39. En el control y seguimiento de un paciente sometido a tiroidectomía total por cáncer diferenciado de tiroides. ¿Cuál es la prueba más sensible para la detección de su recurrencia?

a. Rastreo con iodo 131
b. Niveles de tiroglobulina
c. RMN cervical

40. El hepatocarcinoma:

a. Presenta una mutación 249ser de la p53 si es inducido por aflatoxinas
b. Asociado a virus B presenta con frecuencia la mutación 249ser de la p53
c. Ligado a benceno presenta fenómenos de delección cromosómica

41. Mujer de 20 años precipitada de un tercer piso por intento autolítico. Es trasladada al hospital por los servicio de extrahospitalaria, cuando llega al hospital presenta un GCS de 15, pulso arterial de 120 lpm y tensión arterial de 80/60 tras la infusión de 2000 cc de Ringer lactato. Se realiza una Rx tórax y otra Rx de pelvis en el cuarto de urgencias que evidencia fracturas costales altas, ensanchamiento mediastínico y pelvis normal. Se realiza ecoFAST que es positivo para líquido en cuadrante superior izquierdo y en pelvis. ¿Qué hacer?

a. Laparotomía
b. Aortografía
c. Ingreso en UCI

42. En paciente con pancreatitis aguda:

a. La ausencia de tripsinógeno 2 en orina excluye prácticamente la posibilidad de una pancreatitis aguda
b. La IFABP (intestinal fatty acid binding protein) está presente en sangre y orina de sujetos normales y se correlaciona con la intensidad de la respuesta inflamatoria sistémica
c. La determinación de la PCR al ingreso es útil para predecir la severidad del episodio agudo de pancreatitis

43. La resección local por vía endoanal de los tumores de recto, está indicada en:

a. Tumores T2
b. Tumores limitados a la mitad de la circunferencia rectal
c. Tumores pequeños, menores de 3 cms, situados entre 6-7 cm del margen anal

44. La presencia de anti-Tg (anticuerpos antitiroglobulina) en pacientes intervenidos por cáncer diferenciado de tiroides, limita ó compromete el uso de la tiroglobulina como marcador de recurrencia ó recidiva tumoral. ¿En qué porcentaje están presentes dichos anti-Tg?

a. Entre el 5% -10%
b. Entre el 15%-30%
c. Entre el 30%- 35%

45. La carcinomatosis peritoneal

a. Implica metástasis a distancia
b. Es una enfermedad regional
c. Se acompaña siempre de extensión linfática

46. El tratamiento endoscópico en el divertículo de Zenker está indicado en:

a. En pacientes donde predomina el espasmo del músculo cricofaríngeo con divertículos menores de de 2cm
b. Divertículos mayores de 2 cm y menores de 7cm
c. En cualquier divertículo independiente del tamaño

47. ¿Cuál de las siguientes células pertenecen a la inmunidad adaptativa?

a. Linfocitos
b. Macrófagos
c. Células NK

48. Qué porcentaje de pacientes intervenidos en CMA presenta dolor postoperatorio moderado-severo

a. 40-50% en las primeras 48 horas
b. 30-40% en las primeras 24 horas
c. 20% en las primeras 24 horas

49. El tratamiento de la invaginación de colon en el adulto consiste en:

a. Reducción manual de la invaginación
b. Descompresión radiológica
c. Resección cólica segmentaria del área comprometida

50. La incidencia del cáncer de recto es:

a. 1/3 de los casos de cáncer colorectal
b. 10% de los casos de cáncer colorectal
c. 5% de los casos de cáncer colorectal

51. ¿Cuál es el síndrome debido a la mutación del gen de la p53?

a. Síndrome de von Hippel-Lindau
b. Poliposis adenomatosa familiar (PAF)
c. Síndrome de Li-Fraumeni

52. Varón de 18 años que es traído por el servicio de extrahospitalaria tras sufrir herida por arma blanca en hemotórax izquierdo. A la llegada al hospital está sin pulso con actividad eléctrica en el ECG, y presenta una herida de 2 cms en el 4º espacio intercostal en la línea media axilar que no sopla. También presenta yugulares ingurgitadas. El paciente tiene colocado un tubo de tórax izquierdo por el que han salido 50 cc de sangre. ¿Qué hacer?

a. EcoFAST
b. Toracotomía de reanimación en el cuarto de urgencias
c. Rx tórax

53. El Síndrome de Peutz-Jeghers:

a. Es una enfermedad autosómica recesiva
b. Se caracteriza por el desarrollo de múltiples pólipos adenomatosos en el tracto gastrointestinal asociados a manchas melánicas mucocutáneas
c. Entre los tumores extra-digestivos asociados destaca el cáncer de mama

54. NO es un efecto secundario de los fármacos anticalcineurínicos:

a. Síndrome hemolítico-urémico
b. Estreñimiento
c. Hirsutismo

55. En la Poliposis Adenomatosa Familiar:

a. El cáncer extracólico más frecuente es el duodenal
b. La proctocolectomía cura la enfermedad
c. La primera opción terapéutica en los tumores desmoides intrabdominales es la cirugía

56. ¿Qué virus de la familia de los Herpes virus es responsable del sarcoma de Kaposi de los pacientes trasplantados?

a. Herpes Virus Humano-1
b. Herpes Virus Humano-4
c. Herpes Virus Humano-8

57. El concepto actual de muerte cerebral, fundamental para la donación de órganos de donante cadavérico, fue aceptado en el año:

a. 1967   b. 1968   c. 1969

58. La calcifilaxia es una complicación grave del hiperparatiroidismo secundario, caracterizada por una calcificación de la capa media de arterias de pequeño y mediano calibre. Indique la FALSA:

a. Las mujeres en hemodiálisis tienen el triple de probabilidad de contraer la enfermedad que los hombres
b. La calcifilaxia que afecta al tronco, hombros y muslos tiene mejor pronóstico que la afectación de la parte distal de las extremidades
c. El diagnóstico de la calcifilaxia se confirma por biopsia de lesiones cutáneas

59. El tratamiento del mesotelioma peritoneal maligno:

a. es la cirugía de citorreducción
b. es la quimioterapia intraperitoneal hipertérmica
c. combinación de modalidades de tratamiento da los mejores resultados

60. Pseudomixoma peritoneal es:

a. Un diagnóstico patológico
b. Un tumor mucinoso de ovario roto
c. Un síndrome clínico con mucina en la cavidad peritoneal

61. ¿Cuál de los siguientes no es un criterio de trasplante hepático en el fracaso hepático agudo por acetaminofen según los criterios del King´s College?

a. ph < 7.3
b. Necrosis > 90% en la biopsia hepática
c. Tiempo de protrombina > 6.5

62. Un fracaso hepático fulminante según la UNOS (United Network for Organ Sharing) corresponde al estatus:

a. 0   b. 1   c. 2A

63. La carcinogénesis del hepatocarcinoma por el virus de la hepatitis B (VHB):

a. no se relaciona con la inflamación, necrosis y fibrosis que provoca la infección
b. la proteina X del VHB puede actuar como activador tirosin-kinasa
c. el ADN del virus B se integra en el genoma del carcinoma hepatocelular

64. En cuanto al vólvulo de sigma:

a. Es la obstrucción intestinal más frecuente en la gestación
b. La detorsión con un enema de bario es un método seguro y eficaz
c. Representa el 40% de todas las obstrucciones intestinales

65. En el proceso de carcinogénesis se denomina "fenotipo maligno" a las siguientes características EXCEPTO una:

a. Potencial replicativo limitado
b. Crecimiento incontrolado en presencia de señales inhibitorias o inhibición de las mismas
c. Evasión de los mecanismos de autodestrucción o apoptosis

66. En una masa adrenal izquierda no funcionante de 4 cms de tamaño, con aspecto en el TC abdominal de imagen heterogénea y de baja densidad ó atenuación (<- 40 UH). ¿Cuál es el diagnóstico más probable?

a. Mielolipoma adrenal
b. Metástasis adrenal
c. Carcinoma adrenal

67. El marcador inmunohistoquímico esencial para el diagnóstico de los GIST (gastrointestinal stromal tumor) es:

a. CD117   b. CD123   c. CD118

68. Prevalencia es:

a. Número de casos nuevos por 100.000 habitantes
b. Número de pacientes con una enfermedad en una población
c. Riesgo de desarrollar una enfermedad en una población

69. En una paciente embarazada, en la que se ha realizado una apendicectomía en la semana 37 de gestación, la mejor pauta analgésica se establece con:

a. AINES
b. Paracetamol
c. Metamizol más tramadol

70. El Síndrome de Lynch:

a. Posee un fenotipo característico
b. Es la forma más común de cáncer colorrectal hereditario
c. Está producido por mutación del oncogén p53

71. Las indicaciones absolutas del tratamiento quirúrgico de RGE son todas, EXCEPTO:

a. Pacientes que rechazan el tratamiento médico
b. Hemorragia de repetición
c. Esófago de Barret

72. En la mitad de los casos de síndrome de Boerhaave se presenta la tríada de Mackler, que consiste en enfisema subcutáneo, dolor torácico y:

a. Odinofagia
b. Fiebre
c. Vómitos

73. ¿Cuál de las siguientes es la causa congénita más común de coagulación alterada o tendencia trombótica?

a. Resistencia a la proteína C activada
b. Disfibrinogenemia
c. Insuficiencia de factor XII

74. ¿Cuál de los siguientes inmunosupresores es un inhibidor de la síntesis de nucleosidos?

a. Sirolimus
b. Mofetilmicofenolato
c. Ciclosporina

75. La no función primaria del injerto hepático se presenta con una incidencia del

a. 0-5%   b. 5-10%   c. 10-15%

76. ¿En qué consiste el PAIR?

a. Punción percutánea de un quiste hidatídico
b. Punción, aspiración, inyección de escolicida o producto esclerosante y reaspiración
c. Punción y esclerosis de un quiste simple

77. El síndrome de Gardner asocia las siguientes entidades, EXCEPTO:

a. Tumores neurológicos
b. Tumores desmoides
c. Cáncer de tiroides

78. En relación con los feocromocitomas, ¿Cuál es FALSA?

a. La prevalencia de feocromocitomas malignos es mayor en los de localización extraadrenal
b. Los paragangliomas segregan exclusivamente adrenalina
c. La localización más frecuente de los feocromocitomas extraadrenales es el órgano de Zückerkandl

79. La colonoscopia virtual:

a. Tiene una sensibilidad y especificidad similar a la colonoscopia
b. Su utilidad está limitada al colon, no pudiendo evaluar otros órganos intrabdominales
c. Está indicada en pacientes anticoagulados

80. La prueba de imagen, que permite la valoración de la fascia propia del mesorrecto en los tumores avanzados de recto es:

a. Ecografía endorrectal
b. Resonancia magnética
c. Tomografía computarizada

81. ¿Cuál es el procedimiento diagnóstico con mejor relación coste/beneficio en la osteomielitis del pie diabético?

a. Radiología simple asociada a sondaje de la herida
b. Ecografía de alta resolución
c. Gammagrafía ósea con Tc 99m

82. Los inhibidores de la vía m-TOR actúan bloqueando la actividad de los linfocitos:

a. Linfocitos T
b. Linfocitos B
c. Linfocitos T y B

83. En un paciente con disfagia, la primera prueba a realizar es:

a. Panendoscopia
b. Manometría esofágica-
c. Estudio esofagogastroduodenal

84. Varón de 85 años con antecedentes de cardiopatía isquémica y DM tipo II, acude al Servicio de Urgencias por dolor abdominal intenso en FII acompañado de deposición con sangre, ante la sospecha de colitis isquémica, ¿Cuál es la prueba diagnóstica que nos dará el diagnóstico?

a. TC abdominal
b. Colonoscopia
c. Arteriografía

85. Ante la sospecha de una perforación esofágica, primera prueba a realizar:

a. Estudio con gastrografín en decúbito lateral derecho
b. Estudio con gastrografin en decúbito lateral izquierdo
c. Estudio con gastrografin en posición supina

86. En el cáncer de esófago localmente avanzado (T3-T4 N1) el mejor tratamiento en cuanto a supervivencia es:

a. A .Cirugía
b. Quimioterapia neoadyuvante
c. Quimioradioterapia neoadyuvante

87. Un varón de 27 años es diagnosticado de hepatocarcinoma fibrolamelar, ¿cuál es el tratamiento más adecuado?

a. Resección quirúrgica
b. Quimioembolización
c. Radiofrecuencia

88. En la estadificación de un tumor de recto a 8 cms del margen anal, la prueba de imagen más precisa para evaluar la penetración del tumor en la pared rectal es:

a. Ecografía endorrectal
b. Resonancia magnética nuclear pélvica
c. Tomografía computarizada

89. El cáncer de mama hereditario asociado a mutación del BCRA1 y BCRA2

a. Supone un 30% de todos los cánceres de mama
b. Se acompaña de cáncer de ovario en un 27-60%
c. Los portadores varones tienen más riesgo de cáncer de testículo

90. El tratamiento inicial de un paciente con diagnóstico de síndrome de Ogilvie es:

a. Cecostomía
b. Descompresión colonoscópica
c. Neostigmina

Endocrinología y Nutrición

1 C	6 B	11 B	16 B	21 A	26 B	31 C	36 C	41 A	46 C	51 B	56 C	61 C	66 B	71 C	76 A	81 C	86 B
2 B	7 C	12 B	17 C	22 A	27 A	32 A	37 B	42 B	47 C	52 A	57 A	62 A	67 B	72 A	77 B	82 A	87 B
3 C	8 A	13 C	18 A	23 C	28 C	33 C	38 C	43 C	48 B	53 A	58 B	63 A	68 A	73 C	78 C	83 B	88 A
4 C	9 C	14 B	19 A	24 B	29 A	34 A	39 A	44 B	49 A	54 A	59 B	64 C	69 C	74 A	79 B	84 B	89 C
5 C	10 A	15 C	20 C	25 C	30 C	35 B	40 B	45 C	50 B	55 A	60 A	65 C	70 C	75 C	80 A	85 B	90 C

1. Respecto al contenido de nutrientes de las legumbres:

a. Contienen almidón resistente y por tanto un mayor índice glucémico

b. Contienen ácidos grasos de cadena corta

c. Contienen una mayor proporción de amilosa que las hace menos digeribles

2. Los criterios diagnósticos DSM IV, de la anorexia nerviosa son:

a. Rechazo a mantener el peso corporal igual o por encima del valor mínimo normal considerado para la edad y la talla. Miedo intenso a ganar peso. Alteración de la percepción de la silueta corporal. Amenorrea de 1 año

b. Igual pero con presencia de amenorrea de 3 meses

c. No es necesaria la presencia de amenorrea para ser considerada anorexia nerviosa

3. En el tratamiento con vitamina K, señale la FALSA

a. El uso de formas naturales como la filoquinona es segura en el adulto

b. La menadiona puede ser tóxica en el recién nacido y producir hemólisis

c. Ambas son falsas

4. En relación con la alergia alimentaria (AA), señale la FALSA:

a. La mayoría de las AAs se adquieren en los 2 primeros años de vida

b. La alergia a la leche y al huevo suele ser transitoria

c. La mayoría de las AAs se adquieren entre los 5 y los 15 años de vida

5. El consumo anual per cápita de hortalizas frescas en España ronda los

a. 25kg   b. 30kg   c. 63kg

6. Sobre la vitamina K, es FALSO:

a. La síntesis se realiza por la flora intestinal

b. Es infrecuente el déficit transitorio en el recién nacido

c. La administración vía intramuscular puede tener relación con algún cáncer en la población infantil

7. La fermentación de la fibra

a. Produce 4Kcal/g de energía

b. Se realiza en colon transverso y descendente fundamentalmente

c. Produce acético, propiónico y butírico en una proporción molar casi constante de 60:25:15

8. Los depósitos de glucógeno muscular dependen:

a. Del nivel de entrenamiento del deportista y de la ingesta de hidratos de carbono de la dieta

b. Sólo de la ingesta de hidratos de carbono

c. Sólo del nivel de entrenamiento

9. ¿En qué localización de un tumor carcinoide habrá más posibilidades de que exista un comportamiento maligno con metástasis?

a. Recto

b. Bronquio

c. Yeyunoíleon

10. En cuanto a los FOS:

a. Se obtienen industrialmente de la raíz de la achicoria

b. Son oligosacáridos naturales que contienen glucosa con una molécula de fructosa distintiva en posición terminal

c. La microbiótica intestinal los metaboliza a AGCC preferentemente de forma aerobia

11. Las legumbres son los vegetales con mayor contenido en proteínas y estas son:

a. Fundamentalmente albúmina y trazas de globulina y glutelina

b. 70% globulina, 10-20% albúmina y 10-20% de glutelina

c. No contienen globulina

12. Señale la FALSA

a. Los productos de nutrición enteral contienen cifras bajas de sodio

b. Fármacos como la leche de magnesia tienen bajo contenido en sodio

c. las aceitunas tienen mucho contenido en sodio

13. Las reacciones alérgicas inducidas por alimentos son de tipo

a. I

b. III y IV

c. Ambas son ciertas

14. En cuanto a los síndromes pluriglandulares autoinmunes I y II, es FALSO

a. En el tipo I sigue un patrón de herencia autonómica recesiva

b. El tipo I presenta hipofisitis autoinmune

c. El tipo II es poligénico heredado

15. En cuanto a la prevención de alergia alimentaria es FALSO que:

a. La determinación de IgE en sangre del cordón permite establecer el riesgo alérgico en el recién nacido

b. Los antecedentes familiares de atopia condicionan el desarrollo ulterior de alergia

c. No es beneficioso aconsejar dieta hipoalergénica en la madre lactante de niño con riesgo alérgico

16. El latirismo

a. Es una enfermedad que se manifiesta por la ingestión de toxina de ciertos pescados

b. La sustancia causante es el ácido 3-N-O-1,2,3-diaminopropiónico

c. Los síntomas fundamentales son derivados del fallo cardíaco

17. No produce déficit de piridoxina:

a. Etilismo

b. Isoniacida

c. Ingesta de hígado en exceso

18. Los nitratos se utilizan abundantemente en la agricultura como nutriente esencial para las hortalizas y verduras como fuente de nitrógeno. Es FALSO:

a. Son tóxicos por sí mismos

b. Necesitan ser trasformados en nitritos para ser tóxicos

c. Los lactantes son propensos a intoxicarse produciendo metahemoglobinemia

19. Respecto a la vitamina A

a. Los retinoides están presentes en alimentos de origen animal

b. Los carotenoides están presentes en alimentos de origen animal

c. Los carotenoides no sufren transformación en el intestino

20. En términos de condiciones ambientales, el rango de temperatura en que es más rápido el crecimiento bacteriano está entre:

a. 35-40 °C   b. 25-30 °C   c. 30-37 °C

21. Es un efecto adverso del tratamiento con folato

a. Enmascaramiento del déficit de vitamina B12

b. Sobredosificación de zinc

c. Efecto anticonvulsivante exagerado en pacientes tratados con fenitoína

22. Sobre el tratamiento de los trastornos del comportamiento alimentario, es FALSO:

a. El tratamiento nutricional es fundamental en las pacientes con bulimia nerviosa

b. En las pacientes con anorexia nerviosa se recomienda aportar 30-40 Kcal/Kg al ingreso y aumentar las calorías de forma progresiva durante la hospitalización

c. La ganancia de peso recomendada en pacientes con anorexia nerviosa ingresadas es de 1-1,5 Kg/semana

23. En la evaluación de la deficiencia en acido fólico:

a. La determinación de homocisteína es específica y aporta un diagnóstico de certeza

b. Los niveles de folato eritrocitarios son menos estables que los séricos

c. La prueba de supresión con desoxiuridina es un método indirecto de evaluación del déficit de folato y de vitamina B12

24. Señale la FALSA:

a. La escombrotoxicosis ocurre cuando se ingieren alimentos con cantidades elevadas de histamina

b. El contenido de histamina en el pescado azul y el queso curado es alto y constante independientemente de su estado

c. La presencia de aminoácidos libres en alimentos es un factor determinante de sus niveles de histamina

25. Respecto a la vitamina D:

a. La lactancia natural provee más cantidad de vitamina D de las recomendaciones para el lactante

b. Los ancianos tienen una décima parte de la capacidad de síntesis de vitamina D en relación a los jóvenes tras la exposición solar

c. La radiación ultravioleta artificial es capaz de catalizar la síntesis de vitamina D

26. NO es un alimento rico en folatos:

a. Verduras y hortalizas
b. Salmón
c. Frutos secos

27. Los criterios para definir un PREBIÓTICO son: 1) Resistencia a la digestión, 2) Hidrólisis y fermentación por la flora colónica y ¿cuál es el 3° criterio?

a. Estimulación selectiva de las bacterias del colon

b. Tener un número determinado de bacterias vivas

c. Ambas son ciertas

28. Pueden producir bocio todas menos

a. Verduras crucíferas
b. Rodanida y tiooxizolidonas
c. Maracuyá

29. En la adrenoleucodistrofia

a. Se produce aumento de los ácidos grasos de cadena "muy larga"

b. No se ha encontrado mejoría con la utilización del aceite de Lorenzo

c. No es necesario suplementar oligoelementos

30. Respecto al déficit de vitamina K

a. Los anticoagulantes y la colestiramina pueden producirlo

b. La sobredosificación con vitaminas A y E pueden producirlo

c. Ambas son ciertas

31. El glutamato monosódico

a. Es el responsable del síndrome del restaurante chino

b. Se encuentra en el tomate en cantidad considerable

c. Ambas son ciertas

32. Respecto a la vitamina A

a. Ingestas superiores a 15.000 microgramos de retinol son tóxicas en el adulto

b. Ingestas superiores a 6.000 microgramos en el lactante no son tóxicas

c. Las proteínas y la vitamina E no favorecen su absorción

33. Señale la verdadera:

a. El suplementar con fosfato de creatina al deportista vegetariano puede ser útil

b. La capacidad del músculo para captar creatina muestra un techo

c. Ambas son ciertas

34. ¿Qué tumor endocrino pancreático es el más frecuente?

a. Vipoma
b. Somastotinoma
c. Glucagonoma

35. Señale la FALSA:

a. El déficit aislado de biotina es raro

b. Son alimentos ricos en biotina los vegetales como la lechuga

c. La biotina es termoresistente pero fotolábil a los rayos ultravioleta

36. En pacientes con tumores neuroendocrinos del páncreas en estadio avanzado en tratamiento con análogos de somatostatina de acción prolongada:

a. Producen disminución significativa del tamaño del tumor

b. Prolongan la supervivencia

c. Solo tienen efecto tumoristático

37. Señale la verdadera

a. Los folatos son resistentes a los procesos culinarios

b. La forma de circulación del folato en el organismo es el 5-metil-THF

c. La eliminación fecal de folatos es muy baja

38. En la dieta baja en oxalatos es FALSO que

a. Sea útil en la vestibulitis vulvar
b. No contenga espinacas
c. Deba limitarse la ingesta de calcio

39. Hortaliza con más contenido energético:

a. Ajo   b. Cebolla   c. Repollo

40. La vitamina K

a. Se absorbe exclusivamente en ileon terminal

b. Su almacenamiento corporal es escaso siendo algo mayor en hígado

c. Se excreta fundamentalmente vía renal

41. Contiene muchos flavonoides:

a. Cebolla
b. Queso curado
c. Mollejas

42. En el fitobezoar es falso:

a. El níspero es la causa en el 75% de los casos

b. La celulasa vía oral no es eficiente

c. La extracción quirúrgica es excepcional

43. Son indicaciones de suplementación con biotina:

a. Errores congénitos del metabolismo por déficit de carboxilasas

b. Alopecia asociada al déficit de carboxilasas

c. Ambas

44. Señale la FALSA:

a. A mayor ingesta de ácidos grasos poliinsaturados, mayor necesidad de vitamina E

b. A menor ingesta de ácidos grasos poliinsaturados, mayor necesidad de vitamina E

c. Las necesidades de vitamina E aumentan hasta la edad adulta en función del peso corporal

45. Pueden ser causas de déficit de folato:

a. Embarazo y recién nacidos
b. Tratamiento con etinil estradiol
c. Las dos son ciertas

46. ¿Qué consecuencias clínicas tiene la utilización de ácidos grasos □-3 poliinsaturados (AGPI) en los preparados para la nutrición enteral?

a. La mayor proporción de ácido araquidónico en las membranas celulares da lugar a una mayor inflamación

b. Disminución de los efectos adversos asociados con los requerimientos energéticos

c. Efecto antiinflamatorio

47. El patrón de herencia en los síndromes que incluyen feocromocitoma es

a. Autosómico recesivo en el von Hippel-Lindau

b. Dominante autosómico y, menos frecuente, recesivo en el Men2

c. Ambas son falsas

48. La prevalencia de malnutrición en EPOC es de

a. 12-15%
b. 25-40%
c. más del 70%

49. ¿Qué porcentaje de enfermos médico-quirúrgicos ingresados en la UCI y alimentados vía gástrica presentan algún grado de intolerancia digestiva superior?

a. Entre el 40% y el 79%
b. Entre el 20% y el 40%
c. Entre el 30% y el 40%

50. ¿Por qué una cantidad determinada de triglicéridos proporciona más energía que la misma cantidad de hidratos de carbono?

a. El estado de oxidación de los hidratos de carbono es menor que el de los triglicéridos
b. El estado de oxidación de los triglicéridos es menor que el de los hidratos de carbono
c. En los triglicéridos abundan más los dobles enlaces entre átomos de carbono

51. ¿Cuál de las siguientes medidas es más probable que mejore la ingesta oral de nutrientes en los pacientes con una historia prolongada de pérdida de peso secundaria a ingesta deficiente, náuseas y anorexia?

a. Proporcionar complementos líquidos hipercalóricos por vía oral tres veces al día
b. Realizar seis comidas al día, de poca cantidad y bajo contenido graso
c. Picar entre horas alimentos con fibra tres veces al día

52. Señale la FALSA:

a. El Sd de Carney no se acompaña de acromegalia
b. En el Sd McCune-Albright se puede producir acromegalia
c. La Acromegalia Familiar se produce por mutación de un locus del cromosoma 11q13

53. Respecto a la piridoxina:

a. La piridoxina es muy abundante en los alimentos
b. Es termoestable
c. No es tóxica a pesar de ingestas máximas

54. En relación con el empleo de los ácidos grasos omega 3 del aceite de pescado en los pacientes sépticos:

a. Si se dan por vía parenteral, la respuesta clínica se da en tan sólo 3 horas
b. Retrasan la resolución del estado proinflamatorio
c. Impiden la producción de derivados de las prostaglandinas

55. El factor de trascripción Pit-1 causa la expresión celular específica de todas menos

a. FSH   b. Prolactina   c. TSH

56. Dentro de los diferentes tipos de diabetes, ¿qué porcentaje de pacientes sufre diabetes tipo 2?

a. El 80%
b. Entre el 75% y el 90%
c. Entre el 90% y el 95%

57. ¿Cuáles son las recomendaciones de la ESPEN de ingesta de energía para los pacientes estables con insuficiencia renal crónica en hemodiálisis?

a. 35 kcal/kg/día
b. 40 kcal/kg/día
c. 25 kcal/kg/día

58. Señale qué cambio no se produce tras la pérdida de peso en el paciente obeso

a. Descenso en los niveles de leptina
b. Disminución de la secreción de ghrelina
c. Todos los anteriores

59. La administración de testosterona a varones con deficiencia androgénica puede producir eritrocitosis. Señale la FALSA:

a. Se acompaña de un aumento del 3-5% en la concentración de hemogobina
b. Es más frecuente en jóvenes que en edad madura
c. Es mayor con preparados inyectables que con formulaciones trasdérmicas

60. Señale la FALSA respecto al tratamiento de la acromegalia

a. La concentración de GH se reduce aproximadamente a los dos días de la cirugía transesfenoidal
b. El porcentaje de curación en los macroadenomas es del 50%
c. Un efecto secundario de los análogos de somatostatina es la hipertiroxinemia

61. Entre las intervenciones nutricionales que se deben poner en práctica para promover la curación de las heridas se encuentra:

a. Proporcionar la energía adecuadas 20-30 kcal/kg/día
b. Proporcionar la cantidad de proteínas adecuada: de 0.8 a 1.0 g/kg/día
c. Proporcionar la hidratación adecuada

62. Señale la FALSA respecto del Sd de Kallmann

a. Las anomalías genéticas que lo producen se heredan de manera autosómica recesiva
b. El gen Kal, defectuoso, se encuentra en el cromosoma Xp22
c. Se acompaña de ceguera al color

63. NO es causa de déficit de Niacina:

a. Tratamiento con aminoglucósidos
b. Enfermedad de Hartnup
c. Carcinoide intestinal

64. Es característico de las fórmulas enterales orientadas específicamente a pacientes con cáncer:

a. Contienen normalmente menos hidratos de carbono (34%-40% de las calorías totales), más grasas modificadas (40%-49% de las calorías totales) y entre 10 y 15 g/L de fibra
b. Contienen cantidades Suplementarias de L-arginina, Lglutamina, nucleótidos y ácidos grasos poliinsaturados de cadena larga: ácido eicosapentaenoico (EPA), docosahexaenoico (DHA) y araquidónico, además de los nutrientes esenciales para la nutrición y el metabolismo generales
c. Contienen principalmente ácidos grasos omega 3 derivados de aceites de pescado: ácido eicosapentaenoico (EPA) y docosahexaenoico (DHA)

65. En la enfermedad de Cröhn

a. La nutrición parenteral es el tratamiento de primera elección en la enfermedad activa
b. El reposo intestinal asociado a nutrición parenteral se ha demostrado superior a la nutrición oral o enteral en la enfermedad refractaria
c. Los esteroides y el antiTNF pueden mejorar la composición corporal

66. En los principios generales del soporte nutricional para la curación de heridas es falso que:

a. Son prioritarias las estrategias para aumentar la ingesta oral
b. Se debe aumentar la ingesta oral aunque se hayan alcanzado los objetivos establecidos
c. La NE está reservada a aquellos pacientes que no alcanzan sus necesidades por via oral

67. Indique la correcta:

a. Las soluciones concentradas de dextrosa, por ser de pH básico, no deberán añadirse directamente a las emulsiones grasas parenterales (IVFE), sino que habrán de combinarse primero con las soluciones de aminoácidos para que estos actúen como tampón
b. El calcio el fosfato combinados pueden formar micro precipitados en el seno de la solución para alimentación parenteral que pueden ser nocivos para la salud
c. Se han realizado estudios in vitro que han demostrado que los filtros de 1,2 micrones pueden retener microorganismos patógenos, como Staphylococcus epidermidis, Escherichia coli y Candida albicans

68. ¿Qué hormona aparece más tarde en el desarrollo fetal?

a. Prolactina
b. ACTH
c. GH

69. ¿Qué receptor hormonal de membrana no pertenece a la familia de los acoplados a la proteína G?

a. Somatostaina
b. ACTH
c. Prolactina

70. ¿En qué síndrome esperaría encontrar más frecuentemente una localización torácica de un feocromocitoma?

a. Von Hippel-Lindau
b. Neurofibromatosis
c. Paraganglioma 1

71. ¿Qué porcentaje de pacientes con diabetes desconocen su enfermedad?

a. Entre el 5% y el 10%
b. Entre el 10% y el 20%
c. Entre el 25% y el 33%

72. ¿Qué complicación de la diabetes tipo 1 mejoró en mayor porcentaje en el estudio DCCT?

a. Neuropatía
b. Retinopatía
c. Microalbuminuria

73. ¿Cuándo debe iniciarse la nutrición enteral en un paciente con lesión cerebral traumática?

a. A partir de las primeras 48 horas
b. El momento en que se inicie no es importante
c. Dentro de las primeras 48 horas

74. Las recomendaciones de soporte nutricional para los pacientes con traumatismo craneoencefálico son:

a. Dar el 140% del gasto energético basal y proteínas en un rango de 1,5 a 2,0 g/kg/dia
b. Dar el 160% del gasto energético basal y proteínas en un rango de 2,0 a 2,5 g/kg/dia
c. Dar el 120% del gasto energético basal y proteínas en un rango de 1,2 a 1,5 g/kg/dia

75. Señale la correcta

a. La administración de leptina en humanos origina un aumento en el gasto energético, sin cambios evidentes sobre la ingesta
b. El descenso relativo del gasto energético predice la ganancia de peso en los niños
c. La hipoleptinemia no predice la ganancia de peso

76. ¿Cuál de los siguientes compuestos se incorpora a las soluciones de rehidratación para promover la absorción del Na+ en los pacientes con diarrea?

a. Glucosa
b. Aminoácidos
c. Fibra soluble

77. En cuanto a la gestación en las pacientes que han sido sometidas a cirugía bariátrica:

a. Se debe desaconsejar hasta que hayan pasado 3 años tras la cirugía
b. Obliga a la realización de una cesárea
c. Se asocia con mayor riesgo de macrosomía fetal que en las pacientes no operadas

78. La fibra fermentable puede ser un suplemento beneficioso de las fórmulas enterales porque:

a. La flora del colon actúa sobre la fibra para producir ácidos grasos de cadena corta (AGCC) que proporcionan una fuente de energía a la mucosa intestinal
b. La fibra fermentable puede ayudar a controlar la diarrea ralentizando el vaciado gástrico
c. Las dos son correctas

79. ¿Qué porcentaje de pacientes sufre diabetes insípida permanente tras la cirugía transesfenoidal?

a. 20%
b. 10%
c. 1%

80. ¿Qué son los lípidos estructurados?

a. Lípidos (triglicéridos) sintetizados in vitro por métodos químicos, enzimáticos o de ingeniería genética
b. Lípidos que presentan ácidos grasos ω-6 y ω-3 de manera alternante en la posición sn-4
c. Fosfolípidos que el colesterol fija a la membrana plasmática

81. ¿Qué pacientes son candidatos a recibir soporte nutricional domiciliario?

a. Todos los que lo necesiten
b. Los pacientes no estabilizados que cuenten con un cuidador que se responsabilice del cuidado
c. Los pacientes estabilizados que comprendan su tratamiento o que cuenten con un cuidador que asuma la responsabilidad

82. ¿Qué interpretación clínica tiene un valor de índice de masa corporal de 16,6 en un paciente de 45 años?

a. Malnutrición energético-proteica de grado II
b. Normopeso
c. Ninguna de las anteriores

83. ¿Cuál es la cantidad de vitamina A recomendada para la curación de las heridas?

a. 10.000-50.000 UI orales por día durante un mes
b. 10.000-50.000 UI orales por día durante no más de 10 días
c. Ninguna de las dos

84. El estudio UKPDS demostró que la el control estricto de la presión arterial disminuía

a. Las complicaciones macrovasulares
b. Las complicaciones micro y macrovasculares
c. La mortalidad cardiovascular

85. ¿Cuáles son las recomendaciones de la ESPEN de ingesta de proteína para los pacientes estables con insuficiencia renal crónica en diálisis peritoneal?

a. 0.8 g/Kg/día
b. 1.2-1.5 g/Kg/día
c. 1.0 g/Kg/día

86. ¿En qué porcentaje aumenta el gasto energético del metabolismo durante la sepsis?

a. Entre un 5% y un 10%
b. Entre un 20% y un 60%
c. Entre un 60% y un 80%

87. Son características de las fórmulas enterales todas las siguientes menos:

a. Existen fórmulas enterales que se utilizan como suplementos orales en forma líquida o en polvos que deben ser reconstituidos con agua
b. La prevalencia de las alergias e intolerancias alimentarias es aproximadamente de un 60% en la población general
c. Normalmente la osmolalidad de las fórmulas enterales oscila entre 270 y 700 mOsm/kg

88. La prevalencia de caquexia cardíaca en pacientes con insuficiencia cardíaca grado IIIV es de

a. 12-15%
b. 25-30%
c. 5%

89. ¿Qué elementos de los siguientes no se utilizan habitualmente en la preparación de fórmulas parenterales?

a. Cobre, cinc, cromo, manganeso y selenio
b. Ácido ascórbico, retinol, ergocalciferol y tiamina
c. Glutamina

90. Sobre las guías prácticas de la Sociedad Americana de Nutrición Parenteral Enteral (ASPEN) para el soporte nutricional de los pacientes con cáncer:

a. El soporte nutricional especializado debe utilizarse rutinariamente en pacientes que van a someterse a irradiación de cabeza y cuello, abdominal o pélvica
b. El soporte nutricional especializado se debe emplear de forma rutinaria como complemento de la quimioterapia
c. El soporte nutricional especializado puede ser beneficioso en los pacientes malnutridos si se prevé que van a ser incapaces de satisfacer sus necesidades nutricionales por un período prolongado de tiempo

NEFROLOGÍA

1 C	6 A	11 C	16 A	21 C	26 A	31 C	36 B	41 A	46 B	51 A	56 A	61 C	66 A	71 A	76 C	81 B	86 C
2 C	7 C	12 A	17 A	22 A	27 B	32 B	37 C	42 B	47 C	52 C	57 A	62 B	67 B	72 C	77 C	82 B	87 C
3 A	8 B	13 C	18 A	23 B	28 C	33 B	38 C	43 A	48 B	53 A	58 C	63 C	68 A	73 B	78 B	83 B	88 A
4 B	9 C	14 B	19 C	24 B	29 A	34 A	39 C	44 B	49 C	54 A	59 C	64 A	69 C	74 C	79 C	84 B	89 C
5 C	10 C	15 A	20 A	25 C	30 B	35 A	40 C	45 C	50 A	55 A	60 C	65 C	70 B	75 B	80 C	85 B	90 C

1. Es un medio de cultivo recomendados para controlar la contaminación bacteriana del agua para hemodiálisis:

a. Agar sangre
b. SWC23
c. R2A

2. Respecto a la nutrición del paciente en hemodiálisis:

a. Con frecuencia es necesario suplementar su dieta con vitaminas lipo e hidrosolubles
b. Si el paciente tiene tendencia a la hiperpotasemia, sería conveniente restringir las proteínas animales y evitar el ayuno prolongado
c. Valores de fósforo por encima de 5,5 mg/dl se asocian a mayor mortalidad

3. ¿Cuál de las siguientes alteraciones cardiovasculares es la más frecuente en la insuficiencia renal crónica?

a. Hipertensión arterial
b. Cardiopatía isquémica
c. Edema agudo de pulmón

4. En el tratamiento de la dislipemia en diálisis peritoneal:

a. Se debe evitar el uso de estatinas por el riesgo de rabdomiolisis
b. Se debe evitar el uso de soluciones hipertónicas
c. El empleo de nuevas soluciones con bicarbonato, han demostrado un efecto claramente beneficioso en este tema

5. La modulación de una de las siguientes moléculas relacionadas con el fenómeno inflamatorio ha mostrado efectos beneficiosos en el contexto clínico de la nefropatía diabética:

a. Interleukina-1
b. Interleukina -18
c. Factor de necrosis tumoral-alfa

6. Las Guías de Centros de Hemodiálisis de la S.E.N. indican que el tiempo mínimo por sesión de hemodiálisis es:

a. Cuatro horas para la mayoría de los pacientes
b. Tres horas y media con igualdad entre los sexos
c. Tres horas en pacientes tratados con diálisis de alto flujo

7. Es característica de los nuevos agentes osmóticos empleados en diálisis peritoneal:

a. Con la icodextrina, se mejora la ultrafiltración pero hay mayor absorción de glucosa
b. Las soluciones con aminoácidos pueden mejorar el estado nutricional al corregir mejor la acidosis
c. Las principales indicaciones del uso de soluciones con aminoácidos serían los diabéticos desnutridos y pacientes con peritonitis recurrente

8. Trastorno ácido-base que presenta un paciente con esta gasometría e ionograma: pH: 7.38, pCO2. 35 mmHg, Bic: 20 mEq/l, Na: 135 mEq/l, Cl: 95 mEq/L:

a. Acidosis metabólica, hiperclorémica
b. Acidosis metabólica y alcalosis metabólica
c. Acidosis metabólica con anión GAP normal

9. En relación a la hiperlipidemia en pacientes en hemodiálisis:

a. Lo característico es la elevación de los triglicéridos y el HDL colesterol
b. Al igual que en la población general, el uso de estatinas reduce la mortalidad en ensayos clínicos controlados realizados en estos pacientes
c. Las guías para hemodiálisis recomiendan el uso de estatinas en pacientes con hiperlipidemia, extrapolando resultados de la población general

10. Por el fenómeno del equilibrio túbuloglomerular, un aumento en la filtración glomerular, sin alteración en volumen:

a. Aumentará la reabsorción fraccional de sodio
b. Disminuirá la reabsorción absoluta de sodio
c. Aumentará la reabsorción absoluta de sodio, dado que se reabsorbe una fracción constante de una carga mayor

11. Si fuese necesario incrementar el aclaramiento de la urea, qué procedimiento es el MENOS eficaz:

a. Incrementar el tiempo de duración de la sesión de diálisis
b. Aumentar el flujo sanguíneo y del líquido de diálisis
c. Utilizar un dializador de alta permeabilidad, aunque sea de menor superficie

12. En el diagnóstico diferencial del fallo de ultrafiltración en pacientes en diálisis peritoneal:

a. El fallo de ultrafiltración tipo II se asocia al descenso de la permeabilidad peritoneal
b. El fallo de ultrafiltración tipo III se asocia a un descenso de reabsoción peritoneal por aumento de la permeabilidad del peritoneo
c. El fallo de ultrafiltración transcelular se asocia a la ausencia de cribado del sodio, secundario a un exceso de acuoporinas

13. Respecto a la dosis mínima de tratamiento recomendada en hemodiálisis, indique la FALSA:

a. Basándose en el estudio HEMO, se recomienda una dosis más elevada en mujeres que en hombres
b. En diabéticos, se sugiere un Kt/V superior a 1.4
c. En pacientes obesos, se debería considerar aumentar la dosis con un Kt/V mínimo de 1.5

14. Sobre los siguientes contaminantes del agua para diálisis:

a. Los niveles de cloraminas en el agua para hemodiálisis deben ser inferiores a 0.5 mg/l
b. Los niveles de aluminio en el agua para hemodiálisis deben ser inferiores a 0.01 mg/l
c. Niveles de fluor de 2 ppm

15. Respecto al metabolismo mineral, los valores bioquímicos recomendados en hemodiálisis son:

a. Calcidiol mayor de 30 ng/ml. Calcio entre 8.4-9.5 (hasta10) mg/dl. iPTH entre 150-300 pg/ml
b. Calcio entre 8.4-10 mg/dl. Fósforo entre 2.5 y 4.5 mg/dl. iPTH entre 70-110 pg/ml
c. Calcidiol mayor de 20 ng/ml. Calcio entre 8.4-10 mg/dl. iPTH menor de 300 pg/ml

16. La concentración más frecuente de Mg en el líquido de diálisis es:

a. 0,5 mmol/L   b. 0,5 mEq/L   c. 1 mEq/L

17. Lo más característico de la glomerulonefritis rápidamente progresiva idiopática es:

a. Proliferación extracapilar extensa
b. Necrosis y proliferación endocapilar
c. Depósito lineal IgG

18. Respecto al FGF23:

a. Se produce en el hueso bajo el estímulo de la hiperfosforemia y el calcitriol

b. A nivel renal, induce fosfaturia y aumento de la síntesis de calcitriol

c. Presenta receptores a nivel renal y óseo pero no a nivel de las glándulas paratiroides

19. En un paciente con trombopenia tipo 2 asociada a la heparina. ¿cual de los siguientes métodos de anticoagulación usaría durante las sesiones de hemodiálisis?

a. HBPM

b. Anticoagulantes orales

c. lepirudina

20. En diálisis peritoneal, la hipoalbuminemia es la alteración más frecuente del metabolismo protéico. Indique la FALSA:

a. Es menos frecuente que en hemodiálisis

b. Se debe fundamentalmente a malnutrición protéica

c. Se agrava por pérdida peritoneal de proteínas

21. En el estudio AVOID en pacientes diabéticos:

a. Losartan fue más efectivo que aliskieren en la disminución de la PA en diabéticos tipo 2 con proteinuria

b. Las diferencias de efecto antiproteinúrico de aliskiren se debieron a que existieron diferencias de PA al final del estudio con respecto al grupo losartan+placebo

c. La tasa de reducción del cociente albúmina/creatinina en orina > 50% sobre el valor basal fue mayor en el grupo de aliskiren que en el grupo losartan+placebo

22. Respecto al estado inflamatorio crónico del paciente en hemodiálisis:

a. Se produce un déficit funcional de hierro mediado por el aumento de la hepcidina

b. Las citoquinas reducen el apetito disminuyendo la leptina

c. Las citoquinas disminuyen el remodelado óseo y aumentan la proliferación de las células musculares lisas

23. Un paciente diabético de 60 años, hipertenso con mal control de las cifras de PA y con proteinuria, presenta episodios de angor de repetición. Tratamiento más eficaz:

a. Un betabloqueante

b. Un betabloqueante asociado a un IECA o ARAII

c. Un betabloqueante asociado a un calcioantagonista

24. Son factores estimulantes de las calcificaciones vasculares en pacientes en hemodiálisis:

a. Fetuina, osteopontina y pirofosfatos

b. Leptina, fibronectina y TNF alfa

c. Osteoprotegerina y colágeno IV

25. La eficacia depuradora de las membranas de hemodiálisis depende en gran medida de sus características estructurales:

a. Las membranas hidrofóbicas son más bioincompatibles

b. Las membranas hidrofóbicas son más porosas, pero tienen un bajo coeficiente de ultrafiltración

c. Las membranas hidrofóbicas adsorben proteínas

26. Respecto a la medición de los biomarcadores: BNP y NT-proBNP señale la FALSA:

a. La función renal afecta más a los niveles de BNP

b. BNP y NT-proBNP aumentan en pacientes asintomáticos en diálisis

c. Los niveles de BNP varian con membranas de alto y bajo flujo, los de NT-proBNP sólo con membranas de alto flujo

27. ¿Qué efectos tiene sobre el equilibrio hidroelectrolítico la presión espiratoria positiva usada en los respiradores para evitar el colapso alveolar?

a. Producir alcalosis respiratoria

b. Producir hiponatremia

c. Causar barotrauma

28. ¿Cuál de estas acciones mediadas por la endotelina no está implicada en la progresión de la ERC?

a. quimiotaxis de macrófagos

b. aumento de la expresión del gen del colágeno

c. lesión tubular distal

29. ¿En qué pacientes estaría más indicada la DPA (diálisis peritoneal automatizada?

a. Transportador alto

b. Transportador medio-bajo

c. Transportador bajo

30. Qué factor no puede desencadenar fracaso renal agudo:

a. Toxinas

b. Vasodilatación renal

c. Vasodilatación periférica

31. Son factores de riesgos de calcifilaxis en pacientes en hemodiálisis, EXCEPTO:

a. Sexo femenino y obesidad, con IMC mayor a 30 Kg/m2

b. Síndrome metabólico y anticoagulación con dicumarínicos

c. Hipertensión arterial y el tratamiento con fibratos

32. ¿Qué dializador tiene mayor capacidad de eliminar moléculas medias?

a. Dializador con diámetro interno de capilar de 250 micras

b. Dializador con diámetro interno de capilar de 175 micras

c. Dializador con diámetro interno de capilar de 200 micras

33. Respecto a las indicaciones de la aféresis terapéutica, se consideran incluidas en la categoría I de la ASFA:

a. Rinón de mieloma

b. Microangiopatía trombótica asociada a clopidogrel

c. Lupus eritematoso sistémico

34. El control analítico de un paciente con disminución del nivel de conciencia muestra una natremia de 110 mEq/L. Los iones en orina son: Na 156 mEq/L y K 20 mEq.:

a. Los iones en orina me dicen que tiene ganancia de agua libre

b. Los iones en orina me están diciendo que tiene eliminación de agua libre

c. Los iones en orina me dicen que la eliminación de agua es neutra

35. NO es una forma de afectación renal que suele verse en los enfermos con artritis reumatoide de larga evolución:

a. Necrosis tubular

b. Vasculitis renal

c. Nefropatía membranosa asociada al tratamiento con sales de oro

36. Las guías de centros de hemodiálisis de la SEN recomiendan:

a. Que haya una superficie mínima de 6 metros2 por cada puesto de diálisis y un monitor de reserva por cada 10 monitores funcionantes

b. Sala de mantenimiento con una superficie mínima de 10 m2

c. Ambas son ciertas

37. Sobre la microalbuminuria, es FALSO:

a. Se define microalbuminuria como la eliminación urinaria mayor de 30 mg/24 horas

b. Se define microalbuminuria como un cociente albúmina/creatinina en orina mayor de 30 mg/g

c. Sólo hay un mayor riesgo cardiovascular cuando la albuminuria es > 30 mg/día

38. Sobre la supervivencia de pacientes críticos sometidos a técnicas continuas de depuración extrarrenal (TCDE):

a. Las TCDE muestran una mejor supervivencia en pacientes críticos con fracaso renal agudo en comparación a la hemodiálisis intermitente

b. En ensayos clínicos multicéntricos y randomizados realizados en pacientes críticos, con fracaso renal agudo, se ha demostrado que una dosis de depuración más intensiva conlleva una mejor supervivencia

c. El añadir transporte difusivo al convectivo parece mejorar la supervivencia de pacientes críticos con fracaso renal agudo

39. El diagnóstico diferencial de hipopotasemia inexplicada, pérdida urinaria de potasio y alcalosis metabólica en un paciente normotenso no incluye:

a. Uso subrepticio de diuréticos

b. Síndrome de Bartter

c. Hiperaldosteronismo primario

40. Sobre la forma membranosa de la glomerulonefritis lúpica, es FALSA:

a. En el sedimento urinario se observa micro-hematuria

b. Evoluciona muy lentamente hacia la insuficiencia renal

c. Es muy frecuente que se presente como insuficiencia renal aguda o rápidamente progresiva

41. ¿En cual de los siguientes pacientes estaría más indicada la diálisis peritoneal?

a. Paciente con insuficiencia cardíaca refractaria

b. Paciente con lupus eritematoso sistémico

c. Paciente con infección por el VIH

42. ¿Cuál de los siguientes fármacos precisa ajuste de dosis en hemodiálisis?

a. Propanolol

b. Quinidina

c. Propafenona

43. Los hallazgos de inmunofluorescencia son indispensables para el diagnóstico de:

a. Enfermedad de Berger

b. Glomerulonefritis membranoproliferativa

c. Glomerulonefritis aguda postestreptocócica

44. Ante la existencia de fiebre en un paciente portador de un catéter para hemodiálisis, ¿Cuál de las siguientes exploraciones no es necesaria realizar para su diagnóstico?

a. Hemocultivos periféricos (cualitativos y cuantitativos) y de las luces del catéter

b. Cultivo de la punta del catéter de diálisis

c. Cultivos de exudado de la piel pericatéter

45. En relación con la albuminuria en la nefropatía diabética es FALSO:

a. El control glucémico y de presión arterial, y el tratamiento con fármacos que bloqueen el sistema renina-angiotensina-aldosterona son factores que pueden favorecer la regresión de microalbuminuria a normoalbuminuria en el diabético

b. El tratamiento precoz de la albuminuria previene el desarrollo de la enfermedad renal y disminuye la incidencia de acontecimientos cardiovasculares

c. Hay evidencias suficientes para tratar pacientes diabéticos tipo 1 normotensos y normoalbuminúricos con el objetivo de prevención primaria de la microalbuminuria

46. Señale la afirmación FALSA respecto a las interacciones de la ciclosporina:

a. El levofloxacino aumenta la concentración de la ciclosporina

b. La amiodarona disminuye la concentración de la ciclosporina

c. La paroxetina aumenta la concentración de la ciclosporina

47. En el paciente diabético es útil la administración de diuréticos para controlar la presión arterial por todos los siguientes factores menos uno:

a. La hiperinsulinemia, bien por resistencia a la insulina o por administración exógena, favorece la retención de sodio

b. El paciente diabético presenta un manejo tubular del sodio inadecuado

c. La hiperglucemia actúa sobre el túbulo distal aumentando la reabsorción de sodio

48. Según las Guías de la European Renal Best Practice de 2010 ante un paciente con fiebre y signos de infección localizados en el orificio externo de un catéter tunelizado para hemodiálisis, ¿Cuál debe ser la actitud terapéutica?

a. Tratamiento con mupirocina local

b. Tratamiento con vancomicina intravenosa

c. Retirada del catéter y tratamiento sistémico con Vancomicina

49. ¿Cuál de las siguientes NO es una indicación categoría I de la Asociación Americana de Aféresis (ASFA)?

a. Miastenia gravis

b. Polirradiculoneuropatía desmielinizante inflamatoria crónica

c. Esclerodermia

50. Señale la afirmación FALSA respecto al número de trasplantes renales realizados en España en 2010 frente a los realizados en 2009, según datos de la ONT:

a. En 2010 se han realizado más trasplantes de donante cadáver que en 2009 pero menos de donante vivo

b. En 2010 se han realizado menos trasplantes de donante cadáver que en 2009

c. En 2010 se han realizado más trasplantes de donante vivo que en 2009

51. Respecto al papel de la aspirina en las infecciones relacionadas con catéteres de hemodiálisis:

a. Ha demostrado reducir las infecciones por Staphylococcus aureus

b. Ha demostrado reducir las infecciones por Staphylococcus epidermidis

c. No ha demostrado ningún papel sobre las infecciones por Staphylococcus epidermidis ni Staphylococcus aureus

52. Respecto a las inmunofilinas:

a. Sirolimus y ciclosporina comparten inmunofilina

b. Tacrolimus y ciclosporina comparten inmunofilina

c. Tacrolimus y sirolimus comparten inmunofilina

53. En los niños con síndrome nefrótico puro, el empleo de esteroides:

a. Puede hacerse sin disponer de biopsia

b. Induce remisión completa en un 50% de los casos

c. Debe asociarse siempre a diuréticos

54. Constituye una técnica quirúrgica indicada en el tratamiento de las fístulas urinarias a nivel de la pelvis renal:

a. La técnica de Boari

b. La técnica de Politano

c. La técnica de Bennett

55. Sobre los efectos adversos de los anticuerpos monoclonales anti-CD3, es FALSO:

a. El síndrome de liberación de citoquinas se produce únicamente con la primera dosis

b. Los anticuerpos OKT3 pueden producir una meningitis aséptica

c. Puede producirse nefropatía inducida por OKT3

56. Sobre la nefropatía lúpica proliferativa difusa, es FALSO:

a. La aparición de síndrome nefrótico es raro

b. Existe microhematuria, cilindruria y leucocituria

c. Las manifestaciones clínicas renales suelen coexistir con hipocomplementemia

57. Sobre el desarrollo del riñón humano:

a. El pronefros es una estructura evidente entre la 3ª y 4ª semana de gestación

b. El pronefros es una estructura evidente entre la 6ª y 7ª semana de gestación

c. El pronefros es una estructura evidente entre la 9ª y 10ª semana de gestación

58. Situación clínica asociada con poliuria y NO con diabetes insípida:

a. Empleo anestésico de metoxifluorano

b. Enfermedad quística medular

c. Uso de contrastes yodados

59. El fracaso renal agudo no oligúrico:

a. Constituye una rareza

b. Es el más frecuente de tipo prerrenal

c. Puede seguir a una primera fase de fracaso renal agudo oligúrico

60. Sobre la recurrencia de la hialinosis focal y segmentaria en el trasplante renal, es FALSO:

a. Las lesiones y la proteinuria se desarrollan precozmente, con una mediana de 10 – 18 días postrasplante

b. La remisión espontanea es excepcional

c. Se ha aislado un factor circulante de 5.000 daltons relacionado con la recurrencia de la hialinosis

61. Sobre los procesos linfoproliferativos en el trasplante renal, es FALSO:

a. El síntoma más frecuente es la fiebre

b. La afectación de intestino delgado aparece en más del 40% de los casos

c. Aparecen adenopatías en más del 60% de los casos

62. Señala la FALSA:

a. La dosis de micofenolato mofetil intravenosa es equivalente a la oral

b. La dosis de tacrolimus intravenosa es la mitad de la oral

c. La dosis de ciclosporina intravenosa es un tercio de la oral

63. De las siguientes hormonas que están elevadas en la insuficiencia renal crónica, ¿cuál ha sido considerada una toxina urémica?

a. Insulina
b. Hormona del crecimiento
c. Paratohormona

64. La denominada "curva de dilución" evidenciada en un renograma a las 24 horas de realizarse un trasplante renal es característica de:

a. Injerto procedente de donante en asistolia
b. Trombosis arterial aguda
c. Necrosis tubular aguda

65. Según las Guías de la Sociedad Americana de Enfermedades Infecciosas y de la European Renal Best Practice de 2010 referentes a las infecciones relacionadas con catéter que fármaco está contraindicado como tratamiento empírico:

a. Daptomicina b. Teicoplanina c. Linezolid

66. Respecto al rechazo agudo:

a. La infiltración de células mononucleares bajo el endotelio arteriolar es patognomónica
b. La endotelialitis per sé se asocia a mal pronóstico
c. En el rechazo agudo el infiltrado celular del cortex está representado principalmente por células CD4

67. Señale la FALSA respecto a los efectos secundarios de los anticalcineurínicos:

a. La ciclosporina produce más efectos cosméticos que el tacrolimus
b. La ciclosporina produce más frecuentemente neurotoxicidad que tacrolimus
c. La ciclosporina produce más frecuentemente hiperplasia gingival que tacrolimus

68. Determina la llamada "segunda señal" de activación de linfocitos T en la respuesta inmunológica del trasplante renal:

a. Interacción entre B7 y CD28
b. Unión de IL-2 con su receptor
c. Interacción entre Jak1 y Stat5a

69. Qué fármaco requiere ajuste de dosis en un paciente en hemodiálisis:

a. Cloxacilina
b. Clindamicina
c. Cefuroxima

70. Señale la afirmación FALSA respecto al uréter en el trasplante renal:

a. La longitud del uréter implantado es uno de los factores más importantes en relación al desarrollo de fístulas urinarias
b. Al carecer de irrigación, el uréter se encuentra protegido de fenómenos inmunológicos a este nivel
c. Las infecciones constituyen una de las causas determinantes del desarrollo de fugas urinarias a nivel ureteral

71. La proteinuria masiva es un signo de lesión glomerular siempre que se descarte:

a. Mieloma
b. Diabetes
c. Hematuria macroscópica

72. Respecto a la arginina vasopresina:

a. Es un péptido de 12 aminoácidos
b. Está controlada por un gen situado en el cromosoma 16
c. Actúa sobre tres receptores: V1a, V1b y V2, siendo el V2 el que controla la inserción de las acuaporinas 2

73. Ante un paciente portador de trasplante renal que presenta una antigenemia para citomegalovirus con 100 células qué actitud le parece la más indicada:

a. Iniciar tratamiento con Ganciclovir oral
b. Iniciar tratamiento con Ganciclovir intravenoso
c. Se debe valorar la clínica, ya que ese número de células no es indicativo de infección

74. En el 7° día postrasplante renal un paciente comienza a drenar espontáneamente a través de la herida quirúrgica un líquido cuya composición es la siguiente: Cr 19 mg/dl; Urea 421 mg/dl; Na 112 mEq/l; K 17 mEq/l. Como antecedente debe destacarse importante sangrado en postoperatorio. ¿Cuál sería el diagnóstico más probable?

a. Linfocele
b. Hematoma postquirúrgico en fase de reabsorción
c. Fístula urinaria

75. Sobre el síndrome urémico-hemolítico:

a. La forma atípica es consecuencia de la unión de un antígeno a los receptores Gb3 de las células endoteliales
b. Un factor desencadenante de la forma atípica puede ser el empleo de anticonceptivos orales
c. La evolución es mala, tanto en la forma típica como en la atípica

76. ¿Cuál es la dosis recomendada de Daptomicina en una infección relacionada con catéter en un paciente en hemodiálisis?

a. 10 mg/kg/posthemodiálisis
b. 8 mg/kg/posthemodiálisis
c. 6 mg/kg/posthemodiálisis

77. La granulomatosis de Wegener:

a. Muestra un patrón específico en la inmunofluorescencia renal
b. Cursa inexorablemente hacia la uremia en 1-2 años
c. Puede producir glomerulonefritis proliferativa extracapilar

78. Sobre la asepsia al implantar un catéter central para hemodiálisis:

a. La povidona yodada ha demostrado una reducción de la incidencia de infecciones respecto a la clorhexidina alcohólica al 2%
b. La clorhexidina alcohólica al 2% ha demostrado una reducción de la incidencia de infecciones respecto a la povidona yodada
c. No existen diferencias en los principales estudios realizados entre povidona yodada y clorhexidina alcohólica al 2% en este campo

79. Un índice de resistencias Doppler menor de 0,5 a nivel del parénquima renal es sugestivo en el trasplante renal de:

a. Rechazo agudo vascular
b. Rechazo agudo celular
c. Estenosis de arteria del injerto renal

80. Respecto a los anticuerpos anti-CD25 señale la afirmación FALSA:

a. Estos anticuerpos actuan especificamente contra linfocitos activados, ya que estos son los únicos que expresan la cadena alfa del receptor IL-2
b. La forma quimérica (Basiliximab) es 10 veces más potente que la humanizada (Daclizumab)
c. Se han descrito un mayor porcentaje de anticuerpos anti-idiotipo con Basiliximab que con Daclizumab

81. Sobre el raquitismo dependiente de la vitamina D, es FALSA:

a. Se presenta antes de los dos años de edad
b. El calcio en orina está aumentado y en heces está disminuido
c. El calcio sérico es bajo, la PTH y la fosfatasa alcalina están aumentadas

82. Referente al HLA, cuál NO corresponde con un antígeno HLA clase I:

a. HLA-A b. HLA-DR c. HLA-F

83. Cuál de los siguientes fármacos ha demostrado eficacia frente al virus BK:

a. Ganciclovir
b. Ciprofloxacino
c. Aciclovir

84. Con respecto al tratamiento de la hipertensión:

a. La aminopeptidasa hidroliza la angiotensina III
b. La ECA 2 hidroliza la angiotensina I en angiotensina 1-9 y la angiotensina II en angiotensina 1-7
c. El omapratilato es un inhibidor de la endopeptidasa y la ECA que presenta pocos efectos secundarios

85. Señala la afirmación FALSA:

a. El gen NPHS2 codifica la podocina
b. El gen NPHS2 codifica la nefrina
c. Las mutaciones del gen NPHS2 causan síndrome nefrótico con herencia autosómica recesiva

86. Respecto a las fístulas arteriovenosas en el injerto renal señale la FALSA:

a. Debe sospecharse ante la presencia de hematuria postbiopsia

b. La embolización es el único tratamiento efectivo para el cierre de la fístula

c. La cirugía es el tratamiento de elección cuando existe insuficiencia renal, para evitar la toxicidad por contraste durante el procedimiento de embolización

87. Señale la FALSA respecto al estudio Doppler en el trasplante renal:

a. En la necrosis tubular aguda se elevan los índices de resistencia intrarreales

b. En el rechazo agudo se produce elevación de los índices de resistencia intrarrenales

c. En la obstrucción aguda de la vía urinaria el índice de resistencias intrarrenal no varía

88. Según las Guías de la Sociedad Americana de Enfermedades Infecciosas y de la European Renal Best Practice de 2010, cuál debe ser el tratamiento de elección en un paciente de hemodiálisis diagnosticado de una fungemia por Candida glabrata relacionada con el catéter de hemodiálisis:

a. Retirada del catéter y tratamiento con equinocandinas

b. Retirada del catéter y tratamiento con azoles

c. Debe tratarse inicialmente con azoles, y en caso de persistencia de la fungemia se retirará el catéter, salvo en casos de endocarditis donde el catéter debe retirarse inmediatamente

89. Señale qué lesión histológica le parece más sugestiva de rechazo agudo que de toxicidad por ciclosporina:

a. Arteriolopatía

b. Fibrosis intersticial parcheada

c. Vacuolización irregular

90. En relación al aliskiren es FALSO:

a. Es un inhibidor oral de la renina

b. Neutraliza la elevación reactiva de la actividad de renina plasmática asociada a otras clases de antihipertensivos

c. Su eliminación en un 70% es por vía renal

Urología

1 B	6 C	11 A	16 B	21 B	26 B	31 C	36 C	41 A	46 C	51 A	56 B	61 B	66 C	71 B	76 B	81 C	86 B
2 C	7 A	12 B	17 C	22 C	27 A	32 C	37 C	42 A	47 B	52 B	57 B	62 B	67 A	72 A	77 C	82 B	87 C
3 B	8 A	13 C	18 C	23 A	28 A	33 B	38 C	43 C	48 B	53 B	58 C	63 B	68 A	73 C	78 A	83 B	88 A
4 C	9 C	14 A	19 B	24 A	29 A	34 C	39 A	44 C	49 C	54 C	59 C	64 C	69 C	74 A	79 A	84 B	89 C
5 A	10 B	15 A	20 B	25 C	30 B	35 A	40 A	45 B	50 C	55 C	60 B	65 C	70 C	75 A	80 B	85 A	90 C

1. El licopeno es una molécula presente en la dieta que se ha relacionado como factor de riesgo de cáncer de próstata:

a. Positivo

b. Negativo

c. No altera el riesgo de padecer cáncer de próstata

2. La isoforma más frecuente de 5 -reductasa en la próstata, se denomina:

a. Tipo 1   b. Tipo 3   c. Tipo 2

3. En las mujeres, la relación fibras de contracción lenta/rápida del esfínter uretral estriado (externo) es:

a. 50% / 50%

b. 87% / 13%

c. 35% / 65%

4. La inervación motora somática del tracto urinario inferior, originada en S2-S3, manda fibras al esfínter uretral estriado a través del nervio:

a. Pélvico   b. Ambos   c. Pudendo

5. El régimen quimioterápico con múltiples agentes más común para el tratamiento del tumor de células germinales testicular es una combinación de:

a. Cisplatino-VP16-Bleomicina

b. Cisplatino-Etopósido-Metotrexato

c. Cisplatino-Metotrexato-Vinblastina

6. En cirugía reconstructiva uretral el principio de Heineke-Miculicz se refiere a:

a. Incisión transversal y cierre longitudinal

b. Incisión longitudinal simple

c. Incisión longitudinal y cierre transversal

7. Los receptores muscarínicos mayormente expresados en el músculo detrusor vesical son:

a. M2 y M3

b. M1 y M2

c. M3 y M5

8. Las roturas intraperitoneales vesicales puras constituyen el siguiente porcentaje del total de roturas vesicales:

a. 25%   b. 40%   c. 12%

9. La isoforma extraprostática de la enzima 5α-reductasa se encuentra predominantemente en:

a. Pulmón y piel

b. Páncreas y pulmón

c. Hígado y piel

10. En la hipercalciuria renal, es característico detectar en ayunas:

a. Calcio urinario elevado

b. Calcio urinario normal

c. Calcio urinario disminuido

11. En el cáncer de próstata, es FALSO:

a. La vitamina D inhibe la diferenciación de líneas celulares del cáncer de próstata

b. El gen receptor de andrógenos (AR) presenta dos polimorfismos que desempeñan un papel en la iniciación y progresión del cáncer de próstata

c. El factor de crecimiento similar a la insulina-1 (IGF-1) se relaciona con el riesgo de cáncer de próstata

12. La probabilidad de que un segundo hijo padezca espina bífida cuando el primero presenta dicho trastorno es:

a. 25%   b. 5%   c. 15%

13. Sobre el tumor renal quístico multilocular:

a. Esta entidad es generalmente maligna

b. Se suele presentar exclusivamente en la edad pediátrica entre los 3 meses y los 4 años de edad

c. Se refiere a dos tipos de tumores quísticos, el nefroma quístico y el nefroblastoma quístico parcialmente diferenciado

14. El tratamiento quimioterápico coadyuvante debe haber demostrado disminuir el índice de recaída e incrementar el intervalo libre de enfermedad en un ensayo de fase:

a. III   b. II   c. IV

15. Para el tratamiento de hemodiálisis prolongado:

a. Una fístula arteriovenosa antóloga es la forma más fiable de acceso vascular

b. Un injerto arteriovenoso sintético es la forma más fiable de acceso vascular

c. Tanto la fístula arteriovenosa antóloga como la sintética son ingualmente óptimas

16. Uno de los siguientes incrementa el riesgo de padecer cáncer de próstata:

a. Selenio   b. Calcio   c. α-tocoferol

17. En el tratamiento endoscópico de los tumores vesicales, es FALSO:

a. Si se detecta un tumor de vejiga, puede omitirse la cistoscopia para caracterizar pre-operatoriamente la lesión y planificar la estrategia quirúrgica

b. Es importante considerar el tamaño, número, apariencia y alteraciones mucosas asociadas

c. Los tumores de vejiga deben ser en general extirpados considerando la lesión tumoral, la base y los bordes tumorales, y enviados al patólogo en frascos independientes para su estudio

18. La afectación microscópica de la próstata en el cáncer de vejiga se clasifica según el sistema TNM como:

a. T3a   b. T3b   c. T4a

19. En la hipercalciuria absortiva los niveles plasmáticos de 1,25-dihidroxivitamina D3 se encuentran:

a. Reducidos   b. Elevados   c. Normales

20. No produce incremento en los niveles plasmáticos de la globulina transportadora de hormona sexual (SHBG):

a. Hipertiroidismo

b. Acromegalia

c. Cirrosis hepática

21. Sobre el rechazo agudo:

a. El rechazo hiperagudo del injerto renal muestra histológicamente tubulitis, vasculitis e infiltrados inflamatorios

b. La expresión de IL-2 e IFN-gamma aumenta antes del desarrollo del infiltrado intersticial típico en el rechazo agudo

c. El infiltrado celular del rechazo agudo acelerado es más intenso que el del rechazo agudo

22. No es causa de hiperprolactinemia:

a. Insuficiencia Renal Crónica

b. Meningioma

c. Agonistas dopaminérgios

23. Sobre la hipercalciuria, es FALSO:

a. La teoría unificada de Cole sobre la hipercalciuria atribuye un nexo común a todos los subtipos de hipercalciuria basado en un incremento en la absorción intestinal del calcio alimentario y un aumento en la reabsorción tubular de calcio

b. La teoría unificada de Cole sobre la hipercalciuria plantea que la mayoría de pacientes con litiasis cálcica presentan desmineralización ósea

c. Pak en 1987 definió la hipercalciuria como la excreción superior a 200 mg de calcio en 24 horas después de seguir una semana una dieta de 400 mg de calcio y 100 mEq de sodio

24. Un riñón duplicado es un riñón con dos sistemas pielocaliciales separados que tiene un polo superior y un polo inferior. Los uréteres pueden unirse en cualquier sitio. Si se unen a la altura de la unión pielo-ureteral la configuración se llama:

a. Sistema bífido

b. Uréteres bífidos

c. Uréteres dobles

25. En el cáncer de próstata hereditario se identifica un locus de mayor susceptibilidad en:

a. Brazo largo del cromosoma 1 (1q22-23)

b. Brazo corto del cromosoma 1 (1q24-25)

c. Brazo largo del cromosoma 1 (1q24-25)

26. El núcleo de Onuf se localiza en:

a. Borde anterior del cuerno dorsal en médula espinal sacra

b. Borde lateral del cuerno ventral en médula espinal sacra

c. Borde posterior del cuerno ventral en médula espinal sacra

27. Durante el primer año de vida la neoplasia renal más frecuente es:

a. Nefroma Mesoblástico

b. Tumor de Wilms

c. Sarcoma de células claras

28. El sarcoma de células claras:

a. Es de peor pronóstico que el tumor de Wilms

b. Es una variante altamente agresiva del tumor de Wilms

c. Su pico de incidencia se da en grupos de edad mayores que el tumor de Wilms dentro de la población pediátrica

29. La técnica de reparación simplificada del hipospadias denominada plastia del glande en M invertida (MIV) fue diseñada por:

a. Decter   b. Duckett   c. Gittes

30. La poliquistosis renal autosómica dominante suele asociar las siguientes anomalías salvo:

a. Diverticulitis

b. Retinitis pigmentaria

c. Reflujo de vávula mitral

31. El estadío T3 del cáncer de pene (invasión de uretra) con ganglios inguinales palpables precisa como tratamiento:

a. Amputación parcial peneana con reconstrucción seguida de linfadenectomía

b. Quimioterapia neoadyuvante con cirugía posterior seguida de linfadenectomía

c. Amputación total peneana con uretrostomía perineal seguida de linfadenectomía

32. El adenoma prostático se desarrolla en las glándulas periuretrales de los lóbulos:

a. Lóbulo medio, laterales y anterior

b. Lóbulo medio, laterales y posterior

c. Lóbulo medio y laterales

33. El neuroblastoma muestra niveles elevados de metabolitos urinarios de catecolaminas, ácido vainillilmandélico y ácido homovainíllico en:

a. 70% pacientes

b. 90% pacientes

c. 50% pacientes

34. La causa más frecuente de disfunción vesical neurogénica en niños es:

a. Lesiones traumáticas en el canal del parto

b. Tumores medulares

c. Desarrollo anormal del conducto medular

35. Las biopsias randomizadas de la mucosa vesical:

a. Revelan un 25% de casos de CIS

b. La administración intravesical de ácido 5 amino-levulínico y cistoscopia con fluorescencia aumenta la sensibilidad para detectar CIS hasta un en un 85%

c. Cuando se visualizan áreas de mucosa vesical anormal deben tomarse biopsias "frías", no con asa de resección

36. La enzima 5α-reductasa prostática permite la conversión de la testosterona en su forma activa, dihidrotestosterona. Este proceso se produce en:

a. Citoplasma de las células glandulares

b. Intersticio prostático (medio extracelular con difusión posterior por transportador específico de membrana)

c. Citoplasma de las células del estroma prostático

37. El aumento de presión intrabdominal durante la cirugía laparoscópica:

a. No modifica el gasto cardiaco

b. Reduce el gasto cardiaco

c. Incrementa el gasto cardiaco

38. La actividad aferente vesical a través del nervio pelviano no produce:

a. Inhibición ganglionar (nervios simpáticos)

b. Inhibición del flujo parasimpático

c. Activación del flujo simpático

39. Los estudios de screening en busca de bacteriuria han demostrado una incidencia en niñas de 5-14 años de:

a. 1%   b. 3%   c. 4%

40. Los músculos isquio-cavernoso y bulbo-cavernoso son inervados por:

a. Nervio pudendo
b. Nervio hipogástrico
c. Nervio pelviano

41. A qué valores de presión intrabdominal se produce el neumoperitoneo " a tensión"?

a. >40 mmHg   b. >25 mmHg   c. >50 mmHg

42. En relación a la cistinuria, es FALSO que:

a. La acidosis metabólica reduce la oxidación mitocondrial de cistina
b. Es absorbido por el intestino a partir de fuentes alimentarias y transformado a partir de la metionina
c. En individuos normales, la cistina filtrada es casi completamente reabsorbida en la nefrona proximal

43. La enzima 5 α reductasa-1 es muy frecuente en:

a. Páncreas   b. Próstata   c. Hígado

44. En el estudio previo al trasplante renal el método más sensible para la detección de un anticuerpo es:

a. Globulina antihumana
b. Enzimoinmunoensayo
c. Citometría de flujo

45. Sobre el citrato en relación a la formación de litiasis renales, es FALSO:

a. La acidosis metabólica inhibe la salida de citrato de la mitocondria
b. Forma complejos de calcio en la orina y aumenta la concentración de calcio iónico
c. La acidosis metabólica reduce la excreción de citrato al aumentar su reabsorción y la oxidación mitocondrial

46. La cápsula de Bowman y el glomérulo derivan embriológicamente de:

a. Metanefros
b. Pronefros
c. Mesonefros

47. Como alternativa menos tóxica frente a M-VAC (cisplatino-metotrexatevinblastina-doxorrubicina) para pacientes con carcinoma de células transicionales metastático (N+ y/o M+) podemos elegir el esquema:

a. VP-16+Etopósido
b. Gemcitabina+Cisplatino
c. Cisplatino+Vinblastina

48. El nervio pelviano aferente, que controla el volumen vesical y la amplitud de sus contracciones está constituido por:

a. Axones mielinizados tipo B y desmielinizados tipo A
b. Axones mielinizados tipo A y desmielinizados tipo C
c. Axones mielinizados tipo C y desmielinizados tipo A

49. El crecimiento del brote ureteral derivado del conducto wolffiano hacia la condensación de células mesenquimatosas adyacentes que, agrupadas, formarán el riñón metanéfrico se produce en la semana de gestación:

a. 2   b. 6   c. 4

50. En cuanto al diagnóstico de la eyaculación precoz:

a. El tiempo de latencia eyaculatoria intravaginal (IELT) auto-calculado no es objetivamente suficiente para el diagnóstico
b. La utilización de cuestionarios (PEDT, PEP, IPE, MSHQ-EjD) es necesaria para completar un diagnóstico específico
c. La utilización del tiempo de latencia eyaculatoria intravaginal (IELT) como único parámetro diagnóstico no es aceptable

51. La técnica quirúrgica micrográfica de Mohs está indicada en el cáncer de pene en:

a. Tis, G1 Ta
b. T1b (G3) y T2
c. T2 con invasión de cuerpo cavernoso

52. La patogénesis del rechazo agudo del injerto renal se fundamenta en:

a. Inmunoglobulinas G anti HLA clase I
b. Respuesta inmune celular y humoral
c. Aloantígeno dependiente y aloantigeno independiente

53. Uno de los siguientes no es factor de riesgo del cáncer de pene:

a. Balanitis Xerótica Obliterans
b. Human Papiloma Virus 15
c. Tratamiento con fotoquimioterapia

54. El gen del tumor de Wilms (WT1):

a. La expresión de WT1 coincide con el incremento en la actividad del factor de crecimiento similar a la insulina en un 75% de los tumores de Wilms esporádicos
b. Los niveles de factor de crecimiento similar a la insulina están incrementados en un pequeño porcentaje de los tumores de Wilms familiares
c. Es un protooncogén localizado en el cromosoma 11

55. La clasificación de Shimada es una clasificación histopatológica referida a:

a. Ganglioneuroblastomas
b. Ganglioneuromas
c. Neuroblastomas

56. La presencia de adenopatías metastásicas en el cáncer vesical de tamaño 2-5 cm se clasifica según el sistema TNM como:

a. N1   b. N2   c. N3

57. La presencia en el carcinoma vesical de masa tumoral macroscópica extravesical queda encuadrada en la clasificación TNM como:

a. T3a   b. T3b   c. T4a

58. El diagnóstico de algunos tumores de vejiga como: "Neoplasias uroteliales papilares de bajo potencial maligno" (PUNLMP) pertenece al sistema de diagnóstico histológico:

a. 1973 WHO Grading
b. 2005 WHO Grading
c. 2004 WHO Grading

59. Un carcinoma de pene que invade el tejido conectivo subepitelial, poco diferenciado y con afectación linfovascular, con ganglios inguinales palpables móviles unilaterales tendría un estadío TN:

a. T1bN1   b. T2N1   c. T1bN2

60. Sobre la hemodiálisis, es FALSO:

a. La eficacia de la eliminación de solutos disminuye al aumentar su peso molecular
b. Para pacientes con 12-15 horas de hemodiálisis a la semana, se consigue un aclaración adecuado de soluto de un 40% de una semana de 168 horas
c. Durante la hemodiálisis se alcanzan sin esfuerzo aclaramientos de urea de 180-240 ml/min

61. La primera nefrectomía debidamente documentada se atribuye a:

a. Simon (1869)
b. Wolcott (1861)
c. Spiegelberg (1867)

62. La prevalencia global de bacteriuria se ha estimado en:

a. 2%   b. 3,50%   c. 5%

63. De qué segmento deriva embriológicamente el epidídimo?

a. Conducto Mesonéfrico
b. Túbulo mesonéfrico
c. Seno urogenital

64. Según la clasificación de Blyth y Ockenden de la poliquistosis renal autosómica recesiva, la forma infantil:

a. Se presenta al nacimiento
b. No suele evolucionar a la hipertensión portal
c. El grado de compromiso renal es de un 25%

65. Anatómicamente, la rama anterior de la arteria renal irriga:

a. El polo superior y segmento medio de la cara anterior renal
b. Los polos superior e inferior renales
c. Los polos superior e inferior, así como la cara anterior del riñón

66. La incidencia del riñón en esponja medular en la población general es de:

a. 1:25.000-30.000
b. 1:12.000-25.000
c. 1:5.000-20.000

67. La tuberculosis genito-urinaria activa es una enfermedad que afecta fundamentalmente a pacientes...

a. de 20-40 años (60% casos)
b. de menos de 20 años (60% casos)
c. de más de 40 años (60% casos)

68. Durante el desarrollo de procedimientos quirúrgicos laparoscópicos transperitoneales la resistencia vascular sistémica:

a. aumenta   b. disminuye   c. no varía

69. En el hipospadias distal la localización más frecuente es:

a. Balánico   b. Subcoronal   c. Coronal

70. La disinergia vesico-esfinteriana no se presenta en las lesiones:

a. Tracto espino-talámico lateral
b. Médula toraco-lumbar
c. Centro pontino medial

71. En relación a la eyaculación precoz, es falso:

a. Es la disfunción sexual masculina más frecuente
b. La primaria está definida en base a un tiempo de latencia eyaculatoria intravaginal (IELT) inferior a 3 minutos
c. La prevalencia de la eyaculación precoz no está afectada por la edad

72. Los neuroblastomas presentan metástasis en el momento del diagnóstico, aproximadamente, en cuántos casos:

a. 70%   b. 50%   c. 30%

73. Cuando tratamos de confirmar o descartar el diagnóstico de seudotumor renal, la mejor prueba a realizar es:

a. Tomografía axial computarizada con contraste
b. Ecografía Renal
c. Gammagrafía Renal con radioisótopo

74. En relación a la quimioterapia sistémica para cánceres urológicos, uno de los siguientes fármacos no suele emplearse en el cáncer de vejiga:

a. Etopósido   b. Metotrexate   c. Vinblastina

75. Los efectos vasodilatadores producidos por los ▢-bloqueantes en l tratamiento de los síntomas del tracto urinario inferior (LUTS)son más pronunciados con el uso de:

a. Doxazosina   b. Terazosina   c. Alfuzosina

76. Sobre el tratamiento de los síntomas noneurogénicos del tracto urinario inferior, es FALSO:

a. Diversos meta-análisis han demostrado que los fármacos α-bloqueantes deberían ser ofrecidos a los pacientes con LUTS moderados a severos
b. Al menos un meta-análisis ha demostrado que los fármacos inhibidores de la enzima 5α-reductasa pueden prevenir la progresión de la enfermedad prostática, reduciendo la incidencia de retención aguda de orina y necesidad de cirugía
c. Tras 4 años de tratamiento, los fármacos inhibidores de la enzima 5α-reductasa disminuyen la puntuación IPSS una media de 15-30% y el volumen prostático una media de 18-28%

77. ¿De dónde se origina embriológicamente el metanefros?

a. Mesodermo intermedio
b. Pronefros
c. Mesodermo intermedio y conducto mesonéfrico

78. El rabdomiosarcoma genitourinario es el sarcoma de tejidos blandos más frecuente en lactantes y niños. Se localiza con más frecuencia en:

a. Próstata, vejiga y epidídimo
b. Próstata, vejiga y útero
c. Vagina, epidídimo y próstata

79. Sobre el tratamiento de los síntomas del tracto urinario inferior no neurogénicos (LUTS) con antagonistas de los receptores muscarínicos, es FALSO:

a. Se ha demostrado en estudios randomizados que los antagonistas muscarínicos pueden ser considerados en el tratamiento de los pacientes con LUTS moderados a severos que padecen predominantemente síntomas de almacenamiento vesical
b. No existen estudios de buena calidad que evidencien que no se deben administrar estos fármacos a pacientes con obstrucción del tracto urinario inferior
c. El tiempo medio de eliminación plasmática del cloruro de trospio es de 5-15 horas

80. En la inervación parasimpático del tracto urinario inferior, la transmisión postganglionar entre neurona y músculo liso está mediada por:

a. Acetilcolina y receptores nicotínicos
b. Acetilcolina y receptores muscarínicos
c. Acetilcolina y purinoceptores

81. La BLCA-4, expresada en el 75% de tejidos tumorales de vejiga es:

a. Un subtipo de telomerasa
b. Un subtipo de hialuronidasa
c. Un componente de matriz nuclear

82. En las pautas de vigilancia de lactantes con mielodisplasia y actividad esfinteriana con denervación completa, se recomienda ecografía renal cada:

a. 6 meses   b. 12 meses   c. 4 meses

83. Como parte de la enfermedad de Von Hippel Lindau el hallazgo patológico de carcinoma renal de células claras se produce en cuántos casos:

a. 45-50%   b. 35-38%   c. 10-15%

84. La pielonefritis xantogranulomatosa:

a. Compromete el riñón de forma difusa en menos de la mitad de los casos
b. Los gérmenes aislados más frecuentes son E Coli, Proteus, Klebsiella y Pseudomona
c. Anatomopatológicamente se detectan fundamentalmente histiocitos cargados de lípidos

85. El subtipo de receptor muscarínico más involucrado en las contracciones no inhibidas vesicales es:

a. M3   b. M4   c. M5

86. El quimerismo como respuesta al injerto consiste en:

a. Tolerancia al xenoinjerto sólido
b. Circulación de células linfoides extrañas en el receptor de forma indemne
c. Ausencia de rechazo agudo acelerado ante el xenoinjerto

87. Sobre los ganglioneuromas es FALSO:

a. Suelen ser diagnosticados cuando, por compresión de estructuras adyacentes
b. Habitualmente se localizan en el mediastino posterior y retroperitoneo
c. Se diagnostican más a menudo en los niños más pequeños (lactantes)

88. La relación del cáncer de próstata con la dieta rica en grasas:

a. La inhibición del ácido 5-hidroxieicosatetranoico (5-HETE) detiene el crecimiento de líneas celulares del cáncer de próstata
b. Una dieta rica en grasas desaturadas puede inhibir el crecimiento de las líneas LnCap del cáncer prostático
c. Existe evidencia científica con nivel 1-a de que las dietas con alto contenido graso constituyen un factor de riesgo para el cáncer de próstata

89. La clasificación de Lowsley divide la próstata en:

a. 4 zonas   b. 4 lóbulos   c. 5 lóbulos

90. Según las Guías Clínicas de la Asociación Europea de Urología, en el diagnóstico del cáncer de pene, es FALSO:

a. Hay que realizar TAC pélvico en los pacientes con ganglios inguinales palpables
b. El grado de recomendación de la utilidad del PET-SCAN para el diagnóstico de metástasis a distancia es C
c. Cuando la exploración de ambas regiones inguinales es normal, no hay que realizar siempre estudio citológico del ganglio centinela

ONCOLOGÍA MÉDICA

1 A	6 A	11 A	16 C	21 B	26 B	31 C	36 C	41 B	46 C	51 A	56 C	61 B	66 B	71 B	76 C	81 B	86 A
2 B	7 C	12 A	17 B	22 B	27 C	32 C	37 B	42 B	47 C	52 A	57 C	62 A	67 C	72 B	77 B	82 C	87 A
3 B	8 A	13 B	18 C	23 C	28 A	33 A	38 B	43 C	48 C	53 B	58 B	63 C	68 A	73 A	78 B	83 B	88 B
4 B	9 B	14 B	19 B	24 B	29 A	34 C	39 A	44 B	49 A	54 A	59 A	64 B	69 A	74 C	79 C	84 C	89 C
5 C	10 C	15 B	20 C	25 A	30 A	35 B	40 B	45 C	50 B	55 B	60 B	65 B	70 A	75 C	80 A	85 C	90 C

1. Sobre las metástasis ganglionares cervicales superiores de origen desconocido:

a. el índice de supervivencia a los 5 años es mayor si nunca se localiza el tumor primario

b. la mayoría de los tumores epidermoides que se manifiestan de esta forma tienen como localización primaria el pulmón

c. se asocian a una supervivencia corta, sólo subsidiaria de tratamiento paliativo

2. ¿Cuál de los siguientes enunciados es falso con respecto a la estadificación del cáncer de endometrio?

a. estadio II: invasión del estroma cervical

b. estadio IIIb: afectación de ganglios pélvicos y paraaórticos

c. estadio IVa: invasión de la mucosa vesical y/o mucosa rectal

3. Los niveles de Clark especifican la profundidad anatómica de la invasión por un melanoma. Señale la FALSA:

a. Nivel I de Clark: lesión limitada a la epidermis

b. Nivel II de Clark: lesión que forma una placa en la dermis reticular

c. Nivel V de Clark: lesión que invade la grasa subcutánea

4. El marcador tumoral betaHCG:

a. se encuentra muy elevado en pacientes con tumores seminomatosos puros

b. se encuentra muy elevado en el coriocarcinoma

c. en pacientes tratados, la ausencia de betaHCG descarta la presencia de cáncer activo

5. Las naúseas y los vómitos son un síntoma frecuente en el paciente oncológico, ¿Cuál de los siguientes fármacos NO tiene propiedades antieméticas?

a. los antihistamínicos

b. los neurolépticos

c. AINES

6. ¿Cuál de las siguientes alteraciones NO es típica en un síndrome de lisis tumoral?

a. hipercalcemia

b. hiperfosfatemia

c. hiperpotasemia

7. Los casos de cáncer de mama hereditario asociados al gen mutado BRCA-1 suelen:

a. Ser tumores con receptores estrogénico positivos

b. Tender a presentar características tubulares

c. Ser tumores c-erbB2 negativo

8. Señale la FALSA:

a. El cáncer de cuello uterino metastatiza principalmente en órganos a distancia, vía hematógena

b. Hay datos que apoyan que el tabaquismo aumenta el riesgo de sufrir cáncer de cuello uterino

c. La edad media de las mujeres con CIN es de 15 años menos que la de las mujeres con carcinoma invasor

9. En relación con el cáncer de ovario:

a. el uso de anticonceptivos orales aumenta el riesgo de ovario

b. los síndromes neurológicos paraneoplásicos son muy infrecuentes

c. el CA-125 es útil con fines de detección sistemática del cáncer de ovario

10. En el tratamiento del cáncer se han descrito los siguientes mecanismos de resistencia farmacológica, EXCEPTO:

a. mecanismos de multirresistencia

b. inducción, por un fármaco, de la producción de proteínas de transporte causantes de resistencia farmacológica

c. Homogeneidad celular

11. Sobre el erlotinib, es FALSO:

a. Más del 90% de sus metabolitos se excreta vía urinaria

b. La diarrea es un efecto limitante de dosis

c. el exantema acneiforme pustuloso es un efecto frecuente

12. Opioide eficaz para tratar la disnea del paciente con cáncer avanzado:

a. Oxicodona

b. Codeína

c. Ambos son eficaces

13. El Coriocarcinoma:

a. Su hallazgo en un tumor mixto confiere a éste un peor pronóstico

b. Si no hay citotrofoblasto el diagnóstico no puede establecerse

c. Aparece en un 30% de los tumores germinales no seminomatosos

14. Después de haber padecido cáncer de testículo, el riesgo de desarrollar cáncer en el testículo contralateral:

a. Es 10 veces mayor que en la población general

b. Es mayor si se trataba de un seminoma

c. Ambas son ciertas

15. Uno de los siguientes esquemas de quimioterapia adyuvante en el cáncer de mama se limita a pacientes con 4 o más ganglios axilares positivos:

a. FEC x 6 ciclos

b. A x 4 + CMF x 8 ciclos

c. DAC x 4 ciclos

16. NO se considera de riesgo para sufrir cáncer de páncreas:

a. el consumo de cigarrillos

b. la colecistocinina

c. amigdalectomía

17. En cuanto al marcador sérico alfa-fetoproteina es FALSO:

a. puede elevarse en la hepatopatía crónica benigna

b. no tiene un valor predictivo para la aparición de hepatocarcinoma en el seguimiento de los pacientes con cirrosis

c. la determinación de las fracciones L3, P4 y P5 puede diferenciar entre el carcinoma hepatocelular y la cirrosis

18. En cuanto al pemetrexed:

a. no es ciclo-específico

b. los AINES aumentan la excreción renal

c. el ácido folínico disminuye su efecto antitumoral

19. Sobre la clasificación molecular de los tumores malignos de mama:

a. luminal A: el pronóstico es favorable y suelen responder más a la quimioterapia antineoplásica

b. Luminal B: su pronóstico es algo peor que el luminal A

c. Basal: son tumores negativos para RE y RP, pero positivos para HER2

20. ¿En qué tumor no parece existir beneficio con la resección quirúrgica de metástasis pulmonares?

a. sarcomas   b. colon   c. melanoma

21. En cuanto al melanoma:

a. las metástasis en tránsito son lesiones cutáneas o subcutáneas en los 2 cm que rodean al tumor primario

b. el melanoma se disemina a distancia vía hemática

c. las lesiones satélites se encuentran a más de 2 cm del tumor primario

22. Sobre el cáncer vaginal, es FALSO:

a. el 80-90% de los casos de cáncer de vagina tienen un origen metastásico

b. el 85% de los carcinomas vaginales son adenocarcinomas

c. el antecedente de cáncer de cérvix se asocia a una mayor probabilidad de sufrir un carcinoma vaginal

23. La causa más frecuente de Síndrome de Vena Cava Superior es:

a. el linfoma maligno

b. trombosis de la vena cava

c. el carcinoma broncopulmonar

24. En los análisis de subgrupos del estudio ATAC (hormonoterapia adyuvante), se ha observado que los pacientes con una de las siguientes características obtienen un beneficio superior con el tratamiento con anastrozol:

a. Tumores con ER+/PgR+

b. Tumores con ER+/PgR-

c. Tumores HER2 positivos y ER+/PgR+

25. ¿Cuál de los siguientes tipos de sarcoma casi nunca producen metástasis?

a. sarcoma de tejidos blandos alveolares

b. osteosarcoma paróstico

c. dermatofibrosarcoma protuberante

26. El Sarcoma de Ewing presenta una serie de características entre las que no se encuentra:

a. se observa predominantemente diáfisis de húmero, fémur, tibia y peroné

b. las metástasis óseas tienen mejor pronóstico

c. las metástasis pulmonares son las más frecuentes

27. Sobre el Imatinib, es FALSO:

a. inhibe el metabolismo de la warfarina

b. el efecto adverso limitante de dosis es la mielosupresión

c. se elimina fundamentalmente en la orina

28. NO es un efecto limitante de dosis del cisplatino:

a. nauseas y vómitos

b. neuropatía sensitiva periférica

c. ototoxicidad

29. En el tratamiento de la disnea en el paciente con cáncer avanzado, los opioides:

a. Disminuyen la precarga

b. Disminuyen la tolerancia al ejercicio

c. Aumentan la respuesta a la hipercapnia

30. No es un problema clínico habitual del síndrome carcinoide:

a. el estreñimiento

b. el rubor

c. la hipertensión

31. En pacientes con cáncer de mama metastásico, la adición de trastuzumab a la combinación adriamicina – ciclofosfamida (AT) en primera línea de tratamiento produce un porcentaje de disfunción cardíaca significativa de aproximadamente:

a. 8%   b. 13%   c. 27%

32. ¿Cuáles de estos síndromes se asocia a la aparición de tumores neurológicos?

a. la neurofibromatosis tipo I y el síndrome de Li-Fraumeni

b. el síndrome de Gorlin y el síndrome de Turcot

c. A y B

33. NO se considera un criterio mayor en el síndrome de Cowden:

a. Tumores genitourinarios

b. Carcinoma no medular de tiroides

c. Cáncer de endometrio

34. Indique la FALSA:

a. BCRA 1 y BCRA 2 están implicados en el síndrome de cáncer de mama y ovario hereditario

b. MHL1 y MSH2 están asociados al cáncer de colon no poliposico

c. el gen APC está implicado en el cáncer de colon no poliposico

35. En cuanto al gen BCRA-1, es FALSO:

a. frecuentemente se asocian a un fenotipo de cáncer de mama "basal"

b. suelen expresar receptores de estrógenos y progesterona

c. suelen carecer de la amplificación del gen HER2

36. En relación con el cáncer testicular:

a. el cáncer testicular es más frecuente en hombres de raza caucásica

b. la criptorquidia aumenta la probabilidad de sufrir cáncer de testículo

c. los hombres mayores de 60 años presentan ,con mayor frecuencia, tumores testiculares originados a partir de células germinales

37. En cuanto a los casos de mujeres con alto riesgo familiar de cáncer de mama, es FALSO:

a. una opción preventiva es la cirugía de la mama (mastectomía total)

b. los planteamientos preventivos no quirúrgicos se han demostrado igualmente eficaces que el quirúrgico

c. las imágenes de RM de mama suponen un avance en el caso de mujeres que eligen someterse a vigilancia

38. Sobre el cáncer de mama en el sexo masculino, es FALSO:

a. El subtipo histológico más frecuente es el carcinoma ductal infiltrante

b. Los casos familiares tienen una asociación mayor al gen BRCA1 que al gen BRCA2

c. El 90% de los tumores suelen poseer receptores hormonales positivos

39. En cuanto a la hipercalcemia tumoral, es falso:

a. siempre se asocia a la presencia de metástasis óseas

b. el cáncer es el responsable de gran parte de los casos de hipercalcemia en los pacientes ingresados en un hospital

c. se asocia con un mal pronóstico

40. Sobre el síndrome carcinoide:

a. los carcinoides de intestino delgado pueden producir síndrome carcinoide sin que existan metástasis hepáticas

b. los carcinoides bronquiales que producen ACTH pueden ser benignos

c. los carcinoides pulmonares no pueden producir efectos hormonales sin la existencia de metástasis hepáticas

41. En relación a la oclusión intestinal en el paciente con cáncer avanzado

a. Se produce un aumento de la presión endoluminal de hasta 50 veces la normal

b. La supervivencia media de los enfermos ocluidos no supera las nueve semanas

c. En la mitad de los casos están comprometidos el intestino delgado y el intestino grueso

42. Cuál de los siguientes se considera un criterio menor en el Síndrome de Sotos:

a. Retraso psicomotor

b. Neuroblastoma

c. Facies característica

43. Los astrocitomas se clasifican en distintos grados según su nivel de anaplasia.

a. astrocitomas anaplásicos, grado IV de la OMS

b. glioblastomas, grado II de la OMS

c. astrocitomas pielocíticos, grado I de la OMS

44. Sobre las metástasis de origen desconocido (MOD), es FALSO:

a. el pronóstico no se ve afectado por la localización de la lesión primaria

b. el 20% de los casos de MOD que se presentan con afectación de ganglios axilares en mujeres se debe a un cáncer de mama

c. la linfadenopatía de la línea media por carcinomas indiferenciados puede presentar mayor respuesta al tratamiento

45. En el cáncer de mama:

a. los tumores que hiperexpresan HER2 tienen mejor pronóstico

b. la proteína Ki-67 está asociada a la proliferación celular y se encuentra durante la fase G0

c. los tumores que muestran amplificación del gen HER2 tienen mayor posibilidad de responder al tratamiento con trastuzumab

46. En relación al carcinoma renal hereditario

a. Leiomiomatosis asociada al carcinoma de células renales – Carcinoma renal papilar tipo 2

b. Carcinoma papilar renal hereditario – Carcinoma renal papilar tipo 1

c. Síndrome de Von Hippel Lindau – Carcinoma renal papilar tipos 1 y 2

47. En el tratamiento neoadyuvante de las metástasis hepáticas, en el estudio de Gruenberger:

a. La tasa de respuestas objetivas fue superior al 60%

b. La tasa de resecabilidad es superior al 90%

c. Las anteriores son ciertas

48. Fármaco que no actúa sobre el huso mitótico:

a. Docetaxel   b. Estramustina   c. Mitomicina

49. En el cáncer colorrectal metastásico el factor predictivo de respuesta obligatorio en la practica clínica es:

a. K-ras

b. BRAF

c. Inestabilidad Microsatélite

50. ¿Cuál de los siguientes se considera factor de riesgo para desarrollar cáncer de riñón?

a. Infecciones de orina de repetición

b. Hipertensión arterial

c. A y B

51. señale la FALSA en relación a los efectos secundarios de los opioides utilizados en el control del dolor oncológico

a. Cuando aparece delirium debe tratarse con Naloxona

b. Algunos de los efectos secundarios deben tratarse con benzodiacepinas

c. La hidratación es útil en el tratamiento de los efectos secundarios

52. De los siguientes genes supresores; ¿Cuál está alterado en el cáncer infiltrante de vejiga?

a. PTEN   b. PCTH   c. DBC1

53. En cuanto al cáncer anal, es FALSO:

a. el consumo de cigarrillos aumenta el riesgo de sufrir cáncer anal

b. el carcinoma de células de transición es el tipo histológico más frecuente

c. el VPH parece desempeñar un factor etiológico

54. En el cáncer de colon estadio II:

a. El estudio QUASAR demostró un incremento en la supervivencia global estadísticamente significativo del 3% con 5FU

b. Todos los estudios han demostrado un incremento significativo en la supervivencia con cualquier esquema de quimioterapia adyuvante

c. Todas las anteriores son ciertas

55. NO se considera factor pronóstico independiente según la clasificación de Motzer en el Carcinoma de células renales

a. Hiperalcemia

b. Linfocitosis

c. Anemia

56. El Irinotecán:

a. Inhibe la Topoisomerasa II

b. no es ciclo específico

c. se metaboliza por la enzima UGT1A1

57. Respecto a los términos utilizados para describir la frecuencia de las neoplasias:

a. Tasa de mortalidad es el porcentaje de personas con una neoplasia determinada que fallece por esa neoplasia

b. Tasa de letalidad es el número de personas que fallece a causa del cáncer por cada 100.000 al año

c. Tasa de incidencia es el número de personas es el número de personas que sufren neoplasias por cada 100.000 al año

58. ¿Cuál es el estadío de un tumor de cabeza y cuello T4a N1 Mo?

a. estadio III

b. estadio IVA

c. estadio IVB

59. Los siguientes signos indican que un carcinoma no microcítico de pulmón(CNMP) no puede extirparse, EXCEPTO uno:

a. derrame pleural tipo trasudado

b. afectación de ganglios mediastínicos contralaterales

c. obstruccion vena cava superior

60. El bloqueo androgénico intermitente en el paciente con cáncer de próstata avanzado:

a. Se ha demostrado que consigue un mejor control de la enfermedad

b. Facilita la recuperación de la función sexual

c. Retrasa el inicio del tratamiento con Quimioterapia

61. Uno de los siguientes es un inhibidor reversible de la enzima aromatasa utilizado en el tratamiento del cáncer de mama hormonodependiente en mujeres postmenopáusicas:

a. Exemestano

b. Letrozol

c. Fulvestrant

62. Tratamiento de elección de primera línea en los pacientes con carcinoma de células renales metastásico de pronóstico intermedio:

a. Interferón – Bevacizumab

b. Sorafenib

c. Everolimus

63. ¿Cuál de los siguientes tipos de pólipos no se considera neoplásico?

a. adenomas tubulares

b. adenomas vellosos

c. adenomas hiperplásicos

64. En la estadificación del cáncer de mama, se considera micrometástasis ganglionar (pN1mi) la presencia de nidos de celulas tumorales de un tamaño aproximado:

a. De 0.01 a 0.05 cm

b. De 0.02 a 0.2 cm

c. De 0.03 cm a 0.3 cm

65. ¿Cuál de los siguientes fármacos no es un antimetabolito?

a. Pemetrexed

b. Temozolamida

c. Decitabina

66. En el estudio de Braun et al se analizó el pronóstico de la presencia de micrometástasis en la médula ósea de 4.703 pacientes con cáncer de mama completamente resecado estadios I, II y III. ¿Qué porcentaje aproximadamente de pacientes presentaron micrometástasis en la médula ósea?

a. 25%   b. 36%   c. 48%

67. Cuál de los siguientes neurotransmisores está implicado en la activación de los receptores emetogénicos en el paciente con cáncer:

a. Dopamina

b. Histamina

c. A y B están implicados

68. Cuál de los siguientes no se considera un factor pronóstico molecular en el cáncer no microcítico de pulmón:

a. c-met   b. K-ras   c. c-myc

69. En el metabolismo de los hidratos de carbono, en situación de caquexia neoplásica:

a. Disminuye la sensibilidad a la insulina

b. Disminuye la actividad del ciclo del ácido láctico

c. Disminuye la neoglucogénesis

70. ¿Cuál es el tratamiento "estándar" de primera línea actualmente en el cáncer de ovario avanzado?

a. Taxol – Carboplatino

b. Carboplatino – Adriamicina liposomal

c. Taxol – Carboplatino – Bevacizumab

71. Señale la FALSA sobre los alquilantes:

a. Su principal modo de acción es a través de los enlaces cruzados de las cadenas de ADN

b. Muestran especificidad por fases concretas del ciclo celular

c. Son fármacos citotóxicos, mutágenos y carcinógenos

72. Los pacientes con metastasis hepaticas irresecables de Cáncer colorrectal tratados con quimioterapia más Cetuximab en el estudio CELIM obtuvieron:

a. Tasa de respuestas en k-ras nativo del 53%

b. Tasa de resecabilidad del 34%

c. Las dos anteriores son ciertas

73. La observación estrecha tras la orquiectomía en el tratamiento de los Tumores Germinales no seminomatosos estadio I:

a. Detecta una tasa de recaídas del 15-35%

b. Puede ser una opción válida siempre que no existan factores de riesgo

c. No debe considerarse nunca si hay invasión vascular

74. En relación al oncogen HER2 en los pacientes con cáncer de próstata:

a. Se ha detectado sobreexpresión de la proteína que produce en el 80% de los pacientes previo al tratamiento hormonal

b. Apenas está sobreexpresado en pacientes después de la deprivación androgénica

c. Su papel en la patogénesis del cáncer de próstata aun no está bien establecido

75. Señale la FALSA:

a. Las células capaces de reproducirse suelen detenerse en fases específicas del ciclo celular denominados puntos de referencia (control)

b. Los puntos de referencia más importantes preceden el inicio de la síntesis del ADN y la mitosis

c. Los puntos de referencia más importantes se encuentran al final de la síntesis del ADN y la mitosis

76. El EES (Edmonton Staging System):

a. Sirve para estadiar el dolor y la disnea en el paciente oncológico

b. Consta de tres estadios pronósticos

c. El antecedente de enolismo determina peor pronóstico

77. ¿Cuál es la N (clasificación TNM) correspondiente de los carcinomas nasofaríngeos que presentan metástasis bilaterales en ganglios linfáticos menor o igual a 6 cm por encima de la fosa supraclavicular?

a. N1   b. N2   c. N3

78. ¿Cuál de los siguientes coanalgésicos está indicado como primera elección en el tratamiento de dolor oncológico neuropático con características lancinantes?

a. Amitriptilina

b. Pregabalina

c. Los dos pueden estar indicados como primera opción

79. Señale la probabilidad de recurrencia que tiene un tumor de vejiga estadio patológico T1G3

a. 20%   b. 50%   c. 70%

80. ¿Cuál de los siguientes fármacos podría ser útil para mejorar el apetito en el paciente oncológico?

a. Metilfenidato

b. Sulfato de hidralazina

c. Dronabinol

81. Señale qué T (clasificación TNM) corresponde a un tumor limitado a la laringe, con fijación de las cuerdas vocales o invasión de los tejidos poscricoideos o preepiglóticos:

a. T2   b. T3   c. T4a

82. El carcinoma de células renales:

a. Hasta en un 30% de los pacientes se asocia a síndromes paraneoplásicos

b. Hasta en un 30% de los pacientes se observan alteraciones de la función hepática sin evidencia de afectación metastática

c. A y B son ciertas

83. Varios investigadores han intentado mejorar los resultados combinando CMF y esquemas que contienen antraciclinas en el tratamiento adyuvante del cáncer de mama. El tratamiento secuencial con adriamicina x 4 y CMF x 8 ha demostrado ser superior al tratamiento con 2 ciclos de CMF alternando con 1 ciclo de adriamicina (total de 12 ciclos) en pacientes con una de las siguientes características:

a. Mujeres posmenopáusicas

b. Mujeres con más de tres ganglios afectados

c. Mujeres premenopáusicas

84. Señale la correcta:

a. Algunos estudios han demostrado que el polimorfismo UGT1A1*28 se asocia a un incremento del riesgo de desarrollo de leucopenia y de diarrea retardada severa después del tratamiento con irinotecan

b. La UGT1A1*28 se asociacon una menor eficiencia de la glucoronidación de SN-38

c. Las dos son verdaderas

85. En relación a la proteína P-170, señale la FALSA

a. Puede intervenir en la resistencia a las antraciclinas

b. Es el producto genético del gen mdr-1

c. Interviene en la resistencia de las células tumorales a los alquilantes

86. Sobre la supresión del antiandrógeno en el cáncer de próstata avanzado:

a. Se considera la segunda maniobra hormonal de elección en pacientes en tratamiento con análogos de LHRH

b. Un 50% de los pacientes puede presentar una mejoría clínica con esta maniobra

c. Hasta en un 70% de los pacientes desciende el PSA al suspender el antiandrógeno

87. Actualmente se utiliza la técnica de inmunohistoquímica para determinar el estado del receptor hormonal en el cáncer de mama. Indique el porcentaje (%) mínimo de células con tinción positiva requerido para considerar un tumor hormonosensible:

a. 10%   b. 30%   c. 50%

88. Cuál de los siguientes fármacos es un alquilante:

a. Gemcitabina

b. Procarbacina

c. Hidroxiurea

89. ¿En cual de las siguientes técnicas invasivas utilizadas en el control del dolor oncológico se utiliza la clonidina?

a. Espinal neurolítico

b. Espinal epidural

c. Espinal intradural

90. Señale la verdadera:

a. Antineoplásicos como el erlotinib y lapatinib activan las tirosin cinasas de los EGFFR

b. P53 es una proteina de supresión tumoral y un potente inhibidor de la apoptosis

c. Bcl-2 es un potente supresor de la muerte celular apoptótica

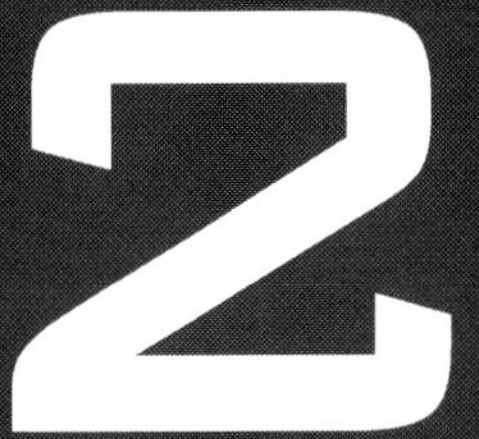

CARDIOLOGÍA

1 C	6 C	11 C	16 A	21 C	26 C	31 C	36 A	41 C	46 C	51 B	56 A	61 C	66 B	71 B	76 A	81 C	86 B
2 C	7 C	12 B	17 B	22 A	27 C	32 C	37 A	42 B	47 A	52 C	57 C	62 C	67 A	72 A	77 C	82 A	87 B
3 A	8 C	13 B	18 C	23 C	28 C	33 C	38 A	43 A	48 B	53 A	58 B	63 A	68 A	73 A	78 C	83 A	88 B
4 C	9 B	14 B	19 C	24 A	29 C	34 A	39 A	44 C	49 C	54 B	59 C	64 B	69 B	74 C	79 C	84 B	89 B
5 B	10 C	15 B	20 A	25 A	30 C	35 B	40 C	45 A	50 C	55 B	60 B	65 B	70 B	75 C	80 C	85 B	90 A

1. Varón de 50 años con cardiopatía isquémica, FEVI del 35% y episodios de insuficiencia cardiaca. ¿Qué tratamiento ha demostrado mejorar la supervivencia en este tipo de pacientes?

a. Propafenona
b. Hidralazina
c. Espironolactona

2. Con respecto a los tumores cardíacos:

a. El mixoma es el tumor cardiaco más frecuente también en niños
b. En el caso de metástasis cardíacas el derrame pericárdico sule ser seroso
c. El mixoma puede debutar como un accidente cerebrovascular

3. señale la FALSA en relación a los aneurismas de aorta torácica:

a. Los aneurismas de aorta torácica no complicados y que no producen síntomas tienen una probabilidad de rotura a los 5 años que oscila entre el 3 y el 5%
b. Pueden producir disfonía
c. A mayor tamaño mayor probabilidad de rotura

4. ¿Qué NO es cierto acerca del tratamiento de la hipertensión arterial?

a. En pacientes con enfermedad renal y/o diabetes mellitus el objetivo de las cifras de tensión arterial son menores que en la población general
b. El tratamiento con inhibidores de la ECA es de elección en pacientes con diabetes mellitus y proteinuria
c. Los ARA-II están indicados en caso de hiperpotasemia secundaria al tratamiento con inhibidores de la ECA

5. La digoxina es un fármaco de uso frecuente en pacientes cardiológicos. ¿Cuál es FALSA?

a. Tiene efecto inotropo positivo y cronotropo negativo
b. Tiene un importante primer paso hepático
c. La intoxicación digitálica puede producir múltiples arritmias, aunque lo más frecuente son los extrasístoles ventriculares

6. En la miocardiopatía hipertrófica:

a. La visualización de movimiento sistólico anterior de la válvula mitral en el ecocardiograma es patognomónico de esta entidad
b. La perfusión de nitroglicerina intravenosa es el tratamiento de elección en un episodio de edema agudo de pulmón en estos pacientes
c. Los pacientes con taquicardias ventriculares y muerte súbita deben ser tratados con un desfibrilador

7. Señale la FALSA acerca de la HTA:

a. La HTA es una patología que cursa, en la mayoría de las ocasiones, de forma asintomática
b. La repercusión orgánica puede ser producida tanto por la HTA esencial como por la secundaria
c. La encefalopatía hipertensiva se acompaña típicamente de focalidad neurológica

8. NO encontraremos en un paciente con taponamiento cardiaco:

a. Colapso del ventrículo y aurícula derecha en diástole
b. Variación respiratoria del flujo mitral > 20%
c. Movimiento anterior sistólico anterior de la válvula mitral

9. En el tratamiento de la hipertensión arterial, ¿Qué cifra considera mejor?

a. PAS <140 mmHg y PAD<90 mmHg
b. PAS <120 mmHg y PAD<80 mmHg
c. PAS <100 mmHg y PAD<70 mmHg

10. ¿Qué fármaco es más efectivo para convertir una fibrilación auricular paroxística de unas dos horas de evolución, en ritmo sinusal?

a. Digoxina   b. Atenolol   c. Amiodarona

11. ¿En qué paciente indicaría un tratamiento de resincronización cardíaca?

a. Varón de 45 años con IAM septal, FEVI del 45%, que ingresa por un episodio de angina
b. Varón de 48 años con un QRS ancho de 160 mseg, que ingresa por un episodio de insuficiencia cardiaca, actualmente en tratamiento con digoxina y furosemida
c. Varón de 61 años con disfunción ventricular izquierda severa, QRS de 140 ms que pese a tratamiento con carvedidol y enalapril a dosis plenas se encuentra en clase funcional II de la NYHA

12. Síntoma más frecuente en un tromboembolismo pulmonar agudo:

a. Síntomas de trombosis venosa profunda
b. Disnea
c. Fiebre

13. Paciente de 83 años intervenido de sustitución válvula aórtica por prótesis biológica. Un mes después de la operación presenta fiebre persistente. ¿Cuál es el microorganismo más probable responsable del cuadro?

a. Streptococcus faecium
b. Staphylococcus epidermidis
c. Streptococcus pnuemoniae

14. ¿Cuál de estos parámetros NO está incluido en el índice revisado de riesgo cardíaco para distinguir a los pacientes con riesgo elevado de complicaciones cardiovasculares perioperatorias?

a. Creatinina basal mayor a 2.0 mg/100 ml
b. El tabaquismo activo
c. El tratamiento con insulina para diabetes mellitus

15. Tratamiento ante la sospecha clínica de Staphylococcus epidermidis:

a. Cefriaxona
b. Vancomicina
c. Ampilicina y gentamicina

16. Sobre el transplante cardiaco, es FALSO:

a. No es necesario valorar la clase funcional previamente a la indicación del transplante
b. La enfermedad vascular de injerto es la causa más frecuente de mortalidad a largo plazo
c. Está contraindicado si no existe compatibilidad ABO

17. De entre los siguientes pacientes hipertensos revisados en nuestra consulta ¿En cuál intentaremos una mayor reducción de las cifras tensionales?

a. Varón de 80 años con hipertensión sistólica aislada
b. Varón de 72 años con nefropatía diabética de diagnóstico reciente
c. Mujer de 41 años con estenosis de la arteria renal

18. Señale de entre las siguientes opciones cual NO es un predictor de mal pronóstico en el seguimiento de un paciente con una infarto crónico anterior de miocardio:

a. Episodios repetidos de edema agudo de pulmón
b. Enfermedad de tres vasos no revascularizable
c. Respuesta hipertensiva en una ergometría, que obliga a detener la prueba

19. ¿Qué prueba diagnóstica solicitaría en primer lugar ante un dolor torácico agudo en un paciente de 47 años?

a. Determinación de troponinas
b. Radiografía de tórax
c. Electrocardiograma

20. ¿Cuál es el motivo de intentar diferenciar entre la pericarditis constrictiva y la miocardiopatía restrictiva?

a. Porque el tratamiento quirúrgico puede ser curativo en la pericarditis constrictiva
b. Con fines pronósticos, ya que la miocardiopatía restrictiva evoluciona rápidamente a pesar del tratamiento
c. Ninguno, sólo es importante por motivos académicos, ya que el tratamiento es el mismo

21. Ingresa un paciente en la Unidad Coronaria, en shock cardiogénico. Al colocar un catéter de Swan-Ganz obtendremos los siguientes parámetros, EXCEPTO:

a. Presión capilar pulmonar
b. Presión venosa central
c. Presión arterial sistémica

22. ¿Con cuál de los siguientes hallazgos se asocia con más frecuencia un aneurisma del tabique interauricular?

a. Foramen oval permeable
b. Aneurisma del seno de Valsava
c. Comunicación interauricular tipo ostium secundum

23. El valor normal del intervalo QT corregido es:

a. Menos de 120 mseg
b. Entre 400 y 500 mseg
c. Menos de 450 mseg

24. Señale la opción FALSA con respecto a la estenosis aórtica (EA):

a. La enfermedad reumática es la causa más común de EA en Norteamérica y Europa occidental
b. La EA sintomática es más frecuente en varones adultos
c. Los gradientes de presión transvalvular pueden estar aumentados durante años sin que se produzca un deterioro de la función ventricular izquierda

25. Varón de 43 años con antecedentes de infarto anterior hace seis semanas. En una revisión de control en la consulta usted objetiva una elevación persistente del segemento ST, estando el paciente asintomático. ¿Cuál es el diagnóstico más probable?

a. Aneurisma ventricular
b. Comunicación interventricular
c. Nuevo infarto silente

26. Varón de 75 años, EPOC severo y antecedentes de cólicos biliares. En la ecografía abdominal se diagnostica, de forma casual, de un aneurisma de aorta infrarrenal de 4,2 cm de diámetro. ¿Cuál es su siguiente paso a seguir?

a. Cirugía electiva ya que no existen contraindicaciones
b. TAC abdominal y aortografía
c. Seguimiento programado cada 6 meses con ecografía

27. Señale la opción FALSA con respecto a la miocarditis:

a. Las enzimas cardiacas pueden estar elevadas
b. La miocarditis vírica puede asociarse a pericarditis y derrame pericárdico
c. La enfermedad de Changas suele debutar como insuficiencia cardíaca aguda

28. Varón de 80 años, EPOC severo con oxígeno crónico domiciliario. Acude a Urgencias por disnea y palpitaciones. En el ECG se observa taquicardia regular a 150 lpm, con QRS de 120 mseg, R dominante en V1 y V2 y S profundas en V5 y V6, y ondas F a 300 lpm. ¿Cuál es el ritmo más probable del paciente?

a. Probablemente se trate de una fibrilación auricular
b. Probablemente se trata de una taquicardia auricular multifocal en un paciente con EPOC agudizado
c. Un flutter auricular

29. ¿Qué relación es FALSA acerca de un aneurisma aórtico y su localización más frecuente?

a. Ateroesclerosis – aorta infrarrenal
b. Marfan – aorta ascendente
c. Traumatismo torácico – aorta ascendente

30. Sobre el taponamiento cardiaco:

a. Los signos patognomónicos de esta patología y que, nos dan el diagnóstico, son el signo de Kussmaul y el pulso arterial paradójico
b. Se produce si el derrame intrapericárdico supera los 1000 ml
c. Es una urgencia vital

31. NO se relaciona con aneurisma de aorta torácica:

a. Osteogénesis imperfecta
b. Síndrome de Ehlers-Danlos
c. Síndrome de Klinefelter

32. Sólo uno de los siguientes tratamientos ha demostrado una mayor reducción de la mortalidad en pacientes con infarto de miocardio y disfunción ventricular severa:

a. Sotalol
b. Amiodarona
c. Desfibrilador automático implantable (DAI)

33. ¿Cuál de los siguientes fármacos antihipertensivo NO indicaría en la patología concomitante?

a. IECAS – insuficiencia renal
b. Bloqueadores beta – cardiopatía isquémica
c. Diuréticos de asa – gota

34. El consumo excesivo de alcohol puede provocar una de las siguientes patologías:

a. Hipertensión arterial
b. Síndrome de Horner
c. Síndrome de Takosubo

35. ¿Qué característica diferencia a los bloqueadores de Angiotensina II con respecto a los inhibidores del enzima conversor de la Angiotensina?

a. Son más potentes y de vida media más larga
b. Producen menos tos
c. Se pueden dar en embarazadas

36. ¿Cuál de estas clases de medicamentos se prioriza como opción inicial en el tratamiento de la hipertensión sin complicaciones, en el VII informe del Joint National Committee estadounidense?

a. Diuréticos y betabloqueantes
b. Bloqueadores de los canales de calcio
c. Inhibidores de la ECA

37. ¿En qué patología encontraremos el signo de Kussmaul?

a. Pericarditis constrictiva
b. Miocardiopatía hipertrófica obstructiva
c. Doble lesión mitral severa

38. ¿Cuál de los siguientes NO es un factor de riesgo para tromboembolia en pacientes con fibrilación auricular?

a. Hipercolesterolemia
b. Insuficiencia cardíaca congestiva
c. Hipertensión arterial

39. ¿En cuál de los siguientes pacientes NO sería prudente la administración de digoxina?

a. Varón con fibrilación auricular permanente, con respuesta ventricular ritmica a 40 lpm y signos de insuficiencia cardiaca
b. Varón con fibrilación auricular permanente, respuesta ventricular a 140-160 lpm y signos de insuficiencia cardiaca
c. Varón con flutter auricular, respuesta ventricular a 150 lpm y sincope

40. Señale, de entre las siguientes, cual NO es una emergencia hipertensiva y por tanto NO precisa tratamiento antihipertensivo intravenoso:

a. Gestante de 35 semanas con sospecha de eclampsia
b. Varón de 56 años con cifras tensionales de 210/110 mmHg que se acompañan de obnubilación y cefalea severa y fondo de ojo con papiledema, exudados y hemorragias
c. Mujer de 73 años con un ictus hemorrágico agudo, con hemiplejia derecha, estable en las últimas horas y que presenta cifras tensionales de 200/120 mmHg

41. Señale la opción FALSA acerca de la aneurisma de aorta:

a. La ruptura de aorta abdominal es una emergencia vital
b. La mayoría de los aneurismas de aorta abdominal son asintomáticos
c. La intervención quirúrgica de los pacientes con aneurismas de aorta abdominal se realiza siempre con circulación extracorpórea

42. ¿Cuál de las siguientes patologías es menos probable que produzca una elevación de la troponina sérica?

a. Infarto a agudo de miocardio
b. Neumonía
c. Tromboembolismo pulmonar agudo

43. Mujer de 66 años, hipertensa, que refiere disnea desde hace unos meses. La exploración física y la radiografía de tórax son normales, y solamente destacan signos de crecimiento de VI en el ECG realizado en la consulta ¿Cuál es el diagnóstico más probable?

a. Disfunción diastólica secundaria a hipertensión arterial de larga evolución
b. Disfunción sistólica secundaria hipertensión arterial de larga evolución
c. Insuficiencia mitral funcional secundaria a dilatación del anillo valvular mitral

44. En un pacientes diagnosticado de lupus eritematoso sistémico ¿Cuál es la patología cardiaca más frecuente?

a. Endocarditis de Libman-Sachs
b. Endocarditis infecciosa secundaria a la inmunosupresión por corticoides
c. Pericarditis lúpica

45. Señale la respuesta CORRECTA:

a. En la insuficiencia tricúspide encontramos una onda "v" prominente en el pulso venoso yugular
b. El pulso parvus et tardus es típico de la insuficiencia aórtica severa
c. El pulso celer es típico de la miocardiopatía hipertrófica obstructiva

46. Paciente mujer de 70 años con estenosis mitral reumática asintomática. En el último ecocardiograma se objetiva un área valvular mitral de 1.1 cm2 y una Presión sistólica de arteria pulmonar de 45 mmHg ¿Qué actitud le parece más adecuada?

a. Valvuloplastia con balón
b. Comisurotomía quirúrgica
c. Vigilancia periódica

47. Señale la opción FALSA sobre la miocardiopatía hipertrófica:

a. La transmisión genética está ligada al cromosoma X
b. En un porcentaje no desdeñable de pacientes podría detectarse obstrucción al tracto de salida del ventrículo izquierdo
c. Una de las formas de presentación es la muerte súbita

48. La clínica de un infarto de ventrículo derecho puede superponerse con las siguientes entidades dignósticas, EXCEPTO:

a. Taponamiento cardíaco
b. Miocardiopatía hipertrófica
c. Miocardiopatía restrictiva

49. De los siguientes fármacos utilizados en la trombolisis ¿Cuál produce con mayor frecuencia reacciones de hipersensibilidad?

a. tPA
b. TNK
c. Estreptoquinasa

50. Qué fármaco NO aumenta la supervivencia en pacientes con insuficiencia cardíaca:

a. Espinolactona
b. Carvedilol
c. Digoxina

51. Varón de 80 años con estenosis aórtica severa que acude a la consulta por angina. Se realiza cateterismo que muestra coronarias sin lesiones. ¿Cuál es el tratamiento más adecuado?

a. Tratamiento antianginoso con nitratos, betabloqueantes y/o antagonistas del calcio
b. Sustitución valvular aórtica por bioprótesis
c. Si la anatomía es adecuada valvuloplastia con balón

52. Nos indicaría que una insufuciencia cardiaca es de origen diastólico:

a. Líneas B de Kerley en la radiografía de tórax
b. Oliguria y edemas en miembros inferiores
c. Corazón de tamaño normal y fracción de eyección normal

53. ¿Si sospechamos un taponamiento cardíaco cuál de las siguientes medidas NO tomaría?

a. Diuréticos
b. Expansores del plasma
c. Pericardiocentesis urgente

54. En una prueba de esfuerzo con inyección de un isótopo de talio (TI-201) se encuentra un área de actividad reducida en la cara inferior del ventrículo izquierdo. La exploración, repetida 4 horas más tarde en reposo, muestra una actividad homogénea en toda la cara inferior. Este hallazgo sugiere:

a. Un infarto reciente de la zona inferior
b. Estenosis significativa de la arteria coronaria derecha o circunfleja
c. Miocardio hibernado sin isquemia

55. Acude a nuestra consulta una mujer de 55 años que refiere disnea progresiva hasta hacerse de mínimos esfuerzos. Además, desde hace un mes necesita dos almohadas para dormir. En la exploración destaca un soplo sistólico en foco mitral. Decidimos realizar un ecocardiograma que muestra un prolapso del velo posterior mitral secundario a una rotura de cuerdas tendinosas. La función sistólica está moderadamente deprimida con una FEVI del 40%. ¿Qué tratamiento deberíamos indicar a nuestro pacientes?

a. Tratamiento médico y seguimiento estrecho con ecocardiogramas seriados, hasta que se detecte que la fracción de eyección ventricular izquierda sea menor del 35%
b. Reparación de la válvula mitral mediante resección del segmento del velo posterior afectado por la rotura de las cuerdas y anuloplastia mitral
c. Recambio valvular mitral por prótesis

56. Acude a la consulta una madre con su hijo de 8 años porque en un reconocimiento escolar le han detectado "un soplo". El niño se encuentra asintomático. En el electrocardiograma encontramos un patrón rSR' en precordiales derechas y en la exploración se ausculta un soplo sistólico eyectivo en borde esternal izquierdo con un desdoblamiento fijo del segundo tono. ¿Qué debemos decir a la madre acerca del diagnóstico de su hijo?

a. Que la patología más probable es una comunicación interauricular tipo ostium secundum

b. Que su hijo tiene, muy probablemente, un ductus arterioso persistente

c. Tranquilizarla, ya que lo más probable es que se trate de un "soplo inocente"

57. En una aneurisma apical tras un infarto, ¿Qué técnica emplearía para la detección de un trombo intraventricular?

a. Ventriculografía de contraste con cateterismo izquierdo

b. Ecocardiograma transesofágico

c. Ecocardiograma transtorácico

58. Una de las siguientes cardiopatías congénitas se acompaña de cianosis central y aumento del flujo arterial pulmonar:

a. Comunicación interauricular tipo ostium primum

b. Drenaje venoso anómalo total

c. Estenosis pulmonar

59. La hipertensión arterial es una patología muy prevalente en consultas de Cardiología y una enfermedad con una elevada morbimortalidad a largo plazo. Acerca de dicha patología:

a. La reducción de peso en pacientes obesos, aunque es aconsejable, no disminuye por sí sola las cifras de presión arterial

b. En pacientes tratados con IECAS que presentan hiperpotasemia como efecto secundario, la actitud más correcta es cambiar el tratamiento por ARA II

c. Los estudios a largo plazo han demostrado que los diuréticos disminuyen la morbimortalidad en pacientes con HTA

60. Señale la opción FALSA respecto al tratamiento con nitratos:

a. El tratamiento crónico con nitratos es capaz de disminuir el número de episodios de angina

b. El tratamiento con nitratos aumenta la supervivencia en pacientes con cardiopatía isquémica

c. El tratamiento con nitratos es capaz de mejorar la capacidad funcional en la ergometría

61. Respecto a las pruebas de detección de isquemia miocárdica, ¿Cuál de estas respuestas es FALSA?

a. Si se alcanza el 85% de la frecuencia cardiaca máxima teórica una ergometría es concluyente

b. Hay que considerar un falso positivo en una ergometría si existe hipertrofia ventricular izquierda, tratamiento con digoxina o nuestra paciente es una mujer

c. Las derivaciones con descenso del ST en una ergometría son útiles para localizar la isquemia y por tanto la arteria responsable del cuadro

62. Si durante una exploración física en su consulta detecta un thrill en la región precordial, que cruza la palma de su mano hacia el lado derecho del cuello, el diagnóstico más probable sería:

a. Insuficiencia mitral

b. Estonosis pulmonar

c. Estenosis aórtica

63. ¿Qué NO haría en caso de encontrarse ante un paciente con sospecha de pericarditis aguda?

a. Anticoagular al paciente a dosis bajas, ya que se trata de un estado protrombótico

b. En ciertos casos será necesario hospitalizar al paciente

c. En caso de sospechar derrame pericárdico realizar un ecocardiograma

64. ¿En cuál de las siguientes situaciones NO indicaría el implante de un marcapasos?

a. Pausas sinusales diurnas superiores a 2.5 segundos, en un paciente con deterioro de clase funcional y síncopes

b. Paciente con bloqueo completo de rama derecha y hemibloqueo anterior de rama izquierda, asintomático

c. Bloqueo auriculoventricular completo, con frecuencia de escape, de 40 latidos por minuto y QRS estrecho

65. Mujer de 30 años con doble lesión mitral reumática severa y clase funcional II, sin mejoría tras tratamiento medico. En el ecocardiograma la válvula no presenta calcificación severa ni afectación importante del aparato subvalvular. ¿Cuál es el procedimiento más adecuado?

a. Valvuloplastia mitral con balón dado que la edad de la paciente y la anatomía es favorable

b. Recambio valvular por una prótesis

c. Hay que esperar que aparezca hipertensión pulmonar severa o disfunción ventricular

66. ¿Cuál es la etiología más frecuente de la insuficiencia tricúspide orgánica?

a. Síndrome carcinoide

b. Endocarditis infecciosa

c. Congénita

67. Respecto a la angina:

a. Una anamnesis detallada proporciona el diagnóstico

b. Si el electrocardiograma es normal prácticamente se puede excluir el diagnóstico

c. No se puede realizar el diagnóstico sin una coronariografía

68. En un paciente se inicia tratamiento con mononitrato de isosorbide en presentación "retard", cuyo efecto dura 12 horas, por angina de pecho:

a. Debe administrarse una vez al día

b. Debe administrarse a demanda

c. Debe administrarse cada 12 horas

69. Varón de 17 años, con signos de preexcitación en el ECG. Ha ingresado por varios episodios de fibrilación auricular con respuesta ventricular rápida que han precisado cardioversión eléctrica. ¿Qué tratamiento indicaría a este paciente?

a. Tratamiento crónico con digoxina

b. Estudio electrofisiológico y eventual ablación de la vía anómala

c. Marcapasos DDD-R y desfibrilador para evitar los episodios de fibrilación auricular y prevención primaria de muerte súbita

70. Varón de 40 años diagnosticado de miocardiopatía dilatada. En la última revisión en nuestra consulta refiere estar asintomático, en clase I de la NYHA. Realizamos un ecocardiograma que muestra una disfunción sistólica leve con una FEVI estimada del 40%. ¿Qué tratamiento indicaría a su paciente?

a. Digoxina

b. Inhibidores de la enzima convertidora de la angiotensina

c. Antagonistas del calcio

71. ¿En cuál de estos pacientes estaría contraindicada la fibrinolisis?

a. Paciente con antecedentes de ictus isquémico hace 7 meses

b. Paciente con un carcinoma de tiroides, pendiente de cirugía de metástasis en el lóbulo parietal

c. Paciente IAM inferior revascularizado con stent hace 10 meses y disfunción ventricular severa

72. ¿Cuál de los siguientes fármacos es capaz de disminuir el gradiente en el tracto de salida del ventrículo izquierdo en un paciente con miocardiopatía hipertrófica obstructiva?

a. Bloqueadores Beta

b. Nitroglicerina

c. Nitroprusiato

73. ¿A qué grupo de la clasificación de fármacos antiarrítmicos de Vaughan-Williams pertenece la quinidina?

a. IA   b. III   c. IV

74. El consumo de ATP en cada contracción muscular cardíaca se emplea fundamentalmente en:

a. El golpe de remo de la contracción
b. El deslizamiento de la actina sobre la miosina
c. La separación de la miosina de la actina en la relajación

75. ¿Cuál es la consecuencia del aumento de la frecuencia de descarga de los barorreceptores del seno carotídeo?

a. Activación del centro vasoconstrictor del bulbo
b. Vasoconstricción arteriolar
c. Disminución de la frecuencia cardíaca

76. Sobre la miocardiopatía hipertrófica, es FALSO:

a. La digoxina oral es el tratamiento de elección los pacientes con miocardiopatía hipertrófica obstructiva e insuficiencia cardíaca, aunque se encuentren en ritmo sinusal
b. En un paciente con miocardiopatía hipertrófica e insuficiencia cardiaca uno de los factores precipitantes podría ser la fibrilación auricular
c. Los pacientes con angina podrían ser tratados con betabloqueantes

77. Varón de 50 años que ingresa en la Unidad Coronaria con un IAM inferior. En la exploración presenta una FC de 80 lpm y una PA 80/40 mmHg, con auscultación pulmonar normal. El tratamiento más adecuado para este paciente es:

a. Perfusión de isoproterenol
b. Balón de contrapulsación y cirugía urgente
c. Liquidos intravenosos

78. Acude a Urgencias una mujer de 62 años, nigeriana, que refiere dos horas de dolor interescapular intenso. En la exploración física destaca un soplo diastólico en el 4º espacio intercostal izquierdo y derrame pleural izquierdo la radiografía. ¿Qué patología tendría que descartar de forma urgente?

a. Infarto de miocardio inferior agudo
b. Miocardiopatía chagásica
c. Disección aneurísmática de aorta ascendente

79. Paciente de 18 años, jugador activo de baloncesto que consulta por disnea de grandes esfuerzos. A la exploración física destaca pectus excavatum y aranodactilia. Se realiza un ecocardiograma que muestra un VI dilatado (65 mm) con disfunción ventricular (FEVI estimada del 45%), además de una insuficiencia aórtica severa. La aorta ascecente tiene un diámetro de 5 cm. ¿Qué tratamiento indicaría?

a. Recambio valvular por prótesis aórtica aislado en el momento actual
b. Seguimiento estrecho cada 6 meses, con ecocardiogramas seriados hasta la aparición de los síntomas
c. Recambio de la válvula aórtica y la aorta ascendente por un tubo valvulado (Operación de Bentall)

80. ¿En cuál de estos pacientes indicaría una valvuloplastia percutánea con balón?

a. Varón de 70 años con estenosis mitral severa e insuficiencia severa
b. Mujer de 58 años con trombo auricular izquierdo en el ecocardiograma transtorácico
c. Mujer de 47 años con estenosis mitral reumática severa sintomática son fusión comisural

81. Un varón de 35 años es diagnosticado de coartación de la aorta en su consulta. ¿Cuál es el motivo de consulta más frecuente por el que el paciente acudió a la consulta?

a. Claudicación intermitente
b. Síncopes
c. Hipertensión arterial

82. Señale, entre las siguientes, la causa más frecuente de cardioembolia:

a. Fibrilación auricular en paciente con estenosis mitral
b. La miocardiopatía dilatada con disfunción sistólica
c. La endocarditis infecciosa subaguda

83. La valvuloplastia percutánea con balón está indicada en:

a. La estenosis pulmonar congénita como tratamiento de elección
b. Está contraindicada en niños con estenosis aórtica congénita
c. En la estenosis mitral sólo cuando existe contraindicación a la comisurotomía quirúrgica

84. Sobre la miocarditis vírica:

a. La fase aguda se caracteriza por una alta mortalidad
b. La mayoría de los casos son de buen pronóstico recuperándose los pacientes de forma completa y sin secuelas
c. La población que más se afecta son los pacientes ancianos

85. ¿Cuál es la arritmia final más frecuente en la muerte súbita de pacientes con antecedentes de infarto?

a. Taquicardia ventricular idiopática
b. Fibrilación ventricular
c. Taquicardia ventricular sostenida rápida

86. ¿A cuál de las siguientes cardiopatías congénitaa se asocia la insuficiencia mitral con más frecuencia?

a. CIA Ostium secundum
b. CIA Ostium primum
c. Aorta bicúspide

87. Indique la correcta:

a. En la insuficiencia mitral aguda se produce una dilatación en la aurícula izquierda que disminuye la presión intracavitaria, y, por tanto, la presión capilar pulmonar
b. En la insuficiencia aórtica crónica se produce una dilatación del ventrículo izquierdo que disminuye la elevación de su presión telediastólica
c. En la estenosis aórtica crónica se produce una disfunción sistólica que, si es severa, contraindica el tratamiento quirúrgico

88. ¿Qué esperaría encontrar en un paciente que presenta un soplo pansistólico agudo?

a. Rotura de un aneurisma del seno de Valsava, secundaria a una endocarditis infecciosa, que fistuliza en la aurícula derecha
b. Rotura de un músculo papilar del ventrículo izquierdo por infarto agudo de miocardio
c. Una fístula arteriovenosa periférica

89. Nos consulta un paciente de 83 años que refiere pérdida de conciencia brusca mientras subía un tramo de escaleras. En la auscultación cardiaca destaca un sistólico eyectivo IV/VI, y en el electrocardiograma un ritmo sinusal normal a 70 lpm y signos de hipertrofia del ventrículo izquierdo. Prueba diagnóstica que haríamos en primer lugar:

a. Un Holter de 24 horas
b. Un ecocardiograma-Doppler
c. Una ergometría convencional

90. En relación con el taponamiento cardiaco:

a. En la exploración física encontraremos ingurgitación yugular
b. Con la inspiración se produce una disminución del retorno venoso a las cavidades derechas
c. Lo más frecuente es encontrar una frecuencia cardiaca normal

CIRUGÍA VASCULAR Y ANGIOLOGÍA

1 A	6 C	11 B	16 C	21 B	26 B	31 A	36 B	41 B	46 A	51 C	56 B	61 C	66 A	71 B	76 C	81 B	86 C
2 C	7 C	12 B	17 C	22 A	27 C	32 A	37 A	42 C	47 C	52 C	57 C	62 B	67 C	72 A	77 B	82 B	87 C
3 C	8 A	13 A	18 B	23 B	28 C	33 B	38 C	43 A	48 B	53 A	58 C	63 B	68 B	73 A	78 C	83 B	88 B
4 C	9 B	14 B	19 C	24 B	29 C	34 A	39 C	44 B	49 A	54 A	59 C	64 C	69 C	74 A	79 B	84 B	89 B
5 A	10 C	15 B	20 A	25 B	30 B	35 C	40 A	45 B	50 A	55 B	60 B	65 C	70 C	75 C	80 C	85 B	90 A

1. El acceso femoral anterógrado está especialmente indicado en las siguientes situaciones, EXCEPTO:

a. En lesiones cercanas al ostium de la arteria femoral superficial

b. Presencia de arterias ilíacas muy tortuosas

c. Existencia previa de stent en bifurcación aórtica

2. En relación a los beneficios del ejercicio supervisado sobre la distancia de claudicación y calidad de vida de los pacientes con enfermedad vascular periférica, es FALSO:

a. Se han demostrado mediante estudios aleatorizados

b. Aparecen tras seis meses de ejercicio y son duraderos ya que permanecen a los dos años

c. Sólo modifican la distancia de claudicación tras la revascularización del sector afectado

3. señale la FALSA en la recanalización de las lesiones largas de AFS:

a. Usaremos preferiblemente una guía rígida hidrófila soportados por un catéter hidrófilo o similar, o bien por el balón de angioplastia si la misma no es muy extensa

b. Evitaremos el uso de guías y catéteres con la misma configuración terminal por un mayor riesgo de disección subintimal

c. Una vez estemos dentro de la zona ocluida, realizaremos preferiblemente las inyecciones de contraste desde el catéter con el que recanalizamos para detectar el final de la lesión

4. Con respecto al stent carotídeo, es FALSO:

a. La tasa de restenosis intrastent es relativamente baja con respecto a otras localizaciones

b. La eficacia de la detección de estenosis intrastent con eco-doppler ha sido cuestionada, especialmente en estenosis moderadas

c. El tratamiento de elección de una reestenosis sintomática intrastent es la endarterectomía carotídea con extracción del stent previo

5. La coexistencia de arteriopatía coronaria y periférica es frecuente, la primera pudiendo aumentar la morbimortalidad en caso de tener que intervenir por la segunda. Indique la FALSA:

a. La angioplastia coronaria preoperatoria ha demostrado ser beneficiosa en los pacientes programados para revascularización de miembros inferiores y portadores de patología coronaria

b. Los pacientes con arteriopatía periférica presentan entre 2 y 4 veces más riesgo de padecer enfermedad coronaria que los que no la tienen, lo cual se traduce en una menor supervivencia

c. La técnica de revascularización coronaria puede depender de la severidad de la enfermedad en miembros inferiores y de la posibilidad de diferir la cirugía un tiempo mayor o menor

6. Con respecto al manejo de los traumatismos vasculares en las heridas por asta de toro, es FALSO:

a. La asistencia quirúrgica inicial perseguirá el control inmediato de la hemorragia

b. La vena safena interna a menudo no se puede utilizar como conducto sustitutivo arterial, debido a ligaduras o trombosis previa de la misma por traumatismos repetidos

c. En caso de traumatismos venosos graves de extremidades, la reparación venosa es más frecuente que la ligadura

7. Señale la respuesta correcta:

a. Aunque se ha observado un aumento de enfermedad arterial periférica (EAP) en pacientes con infección por VIH, la relación se debe a la comorbilidad asociada, más que a un efecto directo de la enfermedad

b. La medicación antirretroviral consigue un control de la infección por VIH, y regula el metabolismo lipídico

c. Tanto la infección, el tratamiento antirretroviral, como la comorbilidad se han descrito para explicar el aumento de EAP en pacientes con infección por VIH

8. ¿Cuál de los siguientes métodos considera imprescindible realizar en la evaluación inicial de cualquier úlcera de MMII?

a. Palpar pulsos

b. Eco-doppler

c. Flebografía o arteriografía

9. Entre las principales características de las úlceras venosas no se incluye:

a. Cronicidad y recurrencia

b. Intenso dolor local

c. Reflujo en el sistema venoso superficial

10. ¿Cuál sería el tratamiento médico más adecuado en una arteritis de Takayasu en fase aguda?

a. Antiinflamatorios y antiagregantes

b. Glucocorticoides y prostaglandina E1

c. Glucocorticoides, y añadir ciclofosfamida y/o methotrexate si hay una recurrencia de los síntomas

11. Respecto a la utilización de fibrinolíticos en la TVP de la extremidad superior:

a. La administración de rt-PA en bolos es más eficaz y segura que la infusión continua

b. La eficacia de los fibrinolíticos es mayor cuanto más precoz sea su administración

c. La tasa de hemorragias mayores con el empleo de infusión local de fibrinolíticos mediante catéter es superior al 20%, incluso en pacientes seleccionados

12. En un paciente varón de 59 años, con un ictus isquémico agudo e indicación de cirugía carotídea, ¿cuándo realizaría dicha cirugía?

a. En la fase aguda, tras normalización de la hemostasia

b. En las 2 primeras semanas tras el episodio

c. Tras 4 semanas del episodio

13. ¿Cuáles de las siguientes exploraciones considera que sería necesario realizar en la evaluación inicial de paciente con edema en MMII?

a. Examen físico más Eco-doppler venoso

b. Examen físico más Tonometría

c. Examen físico más Resonancia magnética nuclear

14. ¿Cuál de las siguientes pruebas diagnósticas ha resultado ser de menor utilidad en los pacientes diabéticos con isquemia crítica?

a. Exploración vascular y estudio con doppler continuo (curvas)

b. Índice tobillo/brazo

c. Medida de la presión transcutánea de oxígeno (PcTO2)

15. Aunque todas las neoplasias aumentan el riesgo de enfermedad tromboembólica, ¿cuál de los siguientes tumores considera que se asocia con un menor riesgo?

a. Ovario   b. Vejiga   c. Colon

16. Tipo de dispositivo NO indicado en el tratamiento de lesiones cortas en la arteria femoral superficial:

a. Dispositivos de aterectomía
b. Angioplastia simple
c. Stent balón expandible de acero

17. En relación al implante de un stent en arterias ilíacas, es FALSO:

a. Generalmente utilizamos stent entre 7-10 mm de diámetro
b. Los stents balón expandibles gozan de mayor fuerza radial
c. Los stents autoexpandibles son más precisos

18. El principal problema del tratamiento endovascular mediante angioplastia de las lesiones de la arteria femoral superficial es:

a. La alta tasa de complicaciones inmediatas
b. La reestenosis a corto y medio plazo
c. La incidencia de rotura en caso de implantación de stent

19. ¿Cuál es el lugar más común de las lesiones traumáticas de la aorta torácica?

a. Arco aórtico
b. Aorta ascendente
c. Istmo aórtico

20. En un paciente varón de 77 años con una isquemia crítica de miembro inferior izquierdo por trombosis de una revascularización protésica infrapoplítea previa, ¿qué tratamiento ofrece los mejores resultados a largo plazo?

a. Realización de un nuevo bypass con injerto venoso a vaso permeable no abordado previamente
b. Trombectomía quirúrgica de la prótesis
c. Fibrinolisis y tratamiento endovascular de cualquier lesión detectada

21. Un paciente varón de 67 años acude a urgencias por dolor lumbar intenso, de instauración brusca junto con hipotensión arterial. En la exploración física se objetiva la existencia de una masa abdominal pulsátil:

a. Ante el cuadro descrito de síndrome aórtico agudo, hay que realizar una aortografía inmediata para a continuación proceder a la reparación quirúrgica
b. Se debe realizar estudio inmediato con TAC abdominal por probable existencia de aneurisma aórtico abdominal complicado y tratamiento urgente
c. El diagnóstico más probable es la existencia de un cólico nefrítico, debiendo pautar analgesia y espasmolíticos

22. Señale la incorrecta:

a. Utilizaremos los dispositivos de aterectomía preferiblemente en lesiones cortas y muy calcificadas
b. Los dispositivos "cutting balloon" y balón de crioplastia serán utilizados preferiblemente en estenosis cortas y calcificadas en sector poplíteo
c. En oclusiones extensas y arteria de pequeño diámetro utilizaremos preferiblemente stents de nitinol

23. Referente al laboratorio de diagnóstico vascular no invasivo:

a. Es obligatorio realizar seguimiento no invasivo de las reconstrucciones abiertas en el sector aortoilíaco al menos una vez al año, mediante Eco-Doppler, tanto de la anastomosis aórtica como de las femorales
b. El Eco-Doppler debe ser la primera prueba de imagen en pacientes candidatos a revascularización, y según su resultado proceder con la intervención o realizar alguna otra prueba diagnóstica
c. En el seguimiento de un injerto venoso infrainguinal, un ratio de velocidad sistólica de 2 representa una estenosis superior al 70% en dicha localización

24. ¿Qué entendemos por fenómeno de Raynaud incompleto o Raynaud-like?

a. Cuando está ausente la fase sincopal (palidez-frialdad-dolor)
b. Cuando está ausente la fase de rubor o hiperémica
c. Cuando está ausente la fase de cianosis

25. En un paciente de 41 años que presenta oclusión de la arteria poplítea por atrapamiento, ¿qué tratamiento indicaría?

a. División del músculo causante y endarterectomía de la arteria poplítea
b. División del músculo causante del atrapamiento y bypass con vena
c. División del músculo causante e implantación de stent

26. Los estudios controlados y aleatorizados sobre implantación primaria de stent versus angioplastia simple, en lesiones de la arteria femoral superficial han demostrado una mejoría significativa de la permeabilidad:

a. En lesiones cortas< 5 cm
b. En lesiones medias 6-12 cm
c. En lesiones largas >15 cm

27. Cuando se implanta un stent ilíaco autoexpandible se suele sobredimensionar su tamaño con respecto al segmento de referencia:

a. No se sobredimensiona
b. Entre un 0-5%
c. Entre un 10-15%

28. En los estudios controlados y aleatorizados que comparan tratamiento quirúrgico con el endovascular en el sector aortoiliaco:

a. La cirugía tiene superior permeabilidad primaria y éxito clínico
b. La terapia endovascular en lesiones cortas tratadas con angioplastia y stent tiene una tasa de éxito técnico inicial similar al tratamiento quirúrgico
c. No existen estudios controlados y aleatorizados que comparen estos tratamientos

29. En cuanto al tratamiento endovascular de las arterias distales de las extremidades inferiores, es FALSO:

a. La angiopatía diabética está presente en el 60-90% de los pacientes sometidos a tratamiento endovascular infrapoplíteo por isquemia crítica
b. En la actualidad no tenemos el nivel de evidencia adecuado que justifique el stenting primario en lesiones tibioperoneas, siendo la ATP simple la primera estrategia endovascular
c. En la mayoría de las ocasiones, la recanalización de los ejes distales se realiza a través de un abordaje y punción a nivel poplíteo

30. Respecto a la técnica subintimal en las recanalizaciones largas de arteria iliaca primitiva:

a. Es la técnica de elección por su seguridad y alto índice de éxito
b. Es una técnica de recurso, sólo hay que utilizarla en casos extremos o cuando hay disección no intencional
c. Nunca hay que poner stent una vez realizada la angioplastia, por el alto índice de rotura arterial

31. Con respecto al tratamiento de las lesiones traumáticas de la aorta torácica, es FALSO:

a. La reparación endovascular no ha disminuido las tasas de mortalidad de la reparación abierta
b. En la reparación abierta de lesiones traumáticas de la aorta descendente, la vía de abordaje suele ser una toracotomía posterolateral izquierda
c. La mortalidad tras reparación abierta, en la mayoría de las ocasiones, no se debe al propio traumatismo aórtico sino que está en relación directa con las lesiones asociadas que presentan estos pacientes

32. Respecto a las lesiones vasculares en las heridas por asta de toro, es FALSO:

a. Es infrecuente que el pitón al penetrar en la vaina vascular provoque la disección del paquete vascular sin lesionarlo
b. A las lesiones que aparecen a gran distancia de la puerta de entrada del pitón se les denominan " heridas despistantes "
c. En la cornada cerrada la lesión más frecuente es la rotura de pequeños vasos venosos y linfáticos suprafasciales (síndrome de Morel-Lavallé)

33. Con respecto a las úlceras venosas de miembros inferiores:

a. La presencia de características clínicas específicas de úlcera venosa permite excluir otras etiologías

b. Los pacientes que han sufrido una TVP tienen un riesgo al menos tres veces mayor de desarrollar una úlcera en la extremidad con respecto a pacientes sin trombosis

c. Las úlceras venosas se deben a la presencia de un cuff de fibrina perivenosa que impide la adecuada oxigenación celular

34. Las úlceras en las extremidades inferiores tienen una elevada prevalencia en la población. ¿Qué porcentaje de las mismas considera que está producido por patología venosa?

a. 75-80%

b. 45-50%

c. 5-10%

35. La arteria femoral superficial es de difícil tratamiento endovascular debido a lo siguiente EXCEPTO:

a. Suele presentar lesiones múltiples que dificultan su tratamiento

b. Está sometida a una biomecánica compleja

c. Precisa un abordaje anterógrado

36. Sobre la cirugía del sector infrainguinal:

a. El by pass de safena invertida a vasos distales tiene peores resultados que el by pass "in situ"

b. El tronco tibioperoneo es el vaso utilizado con menor frecuencia como arteria receptora en el by pass distal

c. El by pass a segmento aislado de poplítea no está justificado porque la permeabilidad de cualquier by pass depende del "run off"

37. señale la FALSA

a. La presentación clínica de una isquemia aguda se produce antes de 24 horas tras el episodio de disminución brusca de la perfusión de la extremidad

b. La administración de heparina intenta prevenir la formación de trombo de aposición o secundario a una oclusión arterial

c. Las oclusiones de arterias distales pueden cursar con escasa o nula sintomatología

38. Con respecto a la reparación endovascular de las lesiones traumáticas de la aorta torácica, es FALSO:

a. En la mayoría de los pacientes la oclusión del ostium de la arteria subclavia izquierda durante el procedimiento es bien tolerada

b. Ante un diámetro de arterias femorales e ilíacas < de 7 mm debemos considerar un acceso ilíaco o aórtico vía retroperitoneal

c. En el seguimiento a corto-medio plazo de estos pacientes la tasa de aparición de fuga tipo II es elevada

39. ¿Como definiría el síndrome de robo coronario-subclavio?

a. La oclusión del by-pass con arteria mamaria interna izquierda a descendente anterior por estenosis de arteria subclavia izquierda, provocando isquemia coronaria

b. El flujo reverso en la arteria vertebral izquierda por estenosis subclavia izquierda proximal en un paciente portador de un by-pass subclavio-coronario con mamaria interna, provocando isquemia coronaria

c. El flujo reverso a nivel de arteria mamaria interna, desde la arteria descendente anterior hacia la arteria subclavia izquierda, provocando isquemia coronaria

40. De los siguientes estudios sobre revascularización endovascular de la arteria femoral superficial (AFS), ¿cuál ha sido publicado y ha demostrado una mejoría significativa de la permeabilidad y de los resultados clínicos a 24 meses del stenting con respecto a la angioplastia simple?

a. ABSOLUTE   b. FAST   c. SIROCCO

41. Con respecto a las medidas adyuvantes para la cicatrización de un lecho de amputación en pie tras realizar con éxito un procedimiento revascularizador, ¿cuál no recomendaría?

a. Aplicación tópica de factores de crecimiento

b. Terapia VAC + vendaje compresivo multicapa

c. Sustitutos cutáneos derivados de fibroblastos humanos cultivados

42. Sobre la cirugía del sector infrainguinal:

a. En los bypass de PTFE en posición supragenicular, los parches venosos y manguitos mejoran significativamente la permeabilidad

b. En los bypass fémoro-poplíteos suprageniculares, no hay diferencia en la permeabilidad de las prótesis de PTFE, las de Dacron y los injertos venosos

c. En los bypass de PTFE por debajo de la rodilla, los parches venosos y manguitos mejoran significativamente la permeabilidad

43. ¿Cuál de estas medidas NO es útil en la prevención de la nefropatía por contraste?

a. Administración de nifedipino periprocedimiento

b. Utilización de contraste isoosmolar

c. Reducción del volumen de contraste

44. En un paciente varón de 32 años sin factores de riesgo vascular que presenta dolor gemelar al correr, ¿cuál sería su primera sospecha diagnóstica?

a. Estenosis arterioesclerótica de arteria femoral superficial

b. Síndrome de atrapamiento de la arteria poplítea

c. Endofibrosis de la arteria ilíaca

45. El sistema inmune juega, aparentemente, un importante papel en el desarrollo de la arteriosclerosis. A este respecto, es FALSO:

a. La arteriosclerosis implica al sistema inmunitario y la presencia de abundantes macrófagos y leucocitos en la placa de ateroma lo confirma

b. Se ha demostrado que la Chlamydia pneumoniae es causante de la arteriosclerosis, gracias a lo cual se está diseñando una vacuna para esta enfermedad

c. El metabolismo lipídico y la inflamación están muy interconectados funcionalmente, de manera que para el desarrollo de la arteriosclerosis se requiere la participación de ambos sistemas

46. Sobre el aneurisma femoral anastomótico:

a. Los aneurismas no infectados de las anastomosis de un bypass aortobifemoral suelen aparecer varios años después del procedimiento

b. Los aneurismas anastomóticos son aneurismas verdaderos de la arteria femoral

c. Deben ser reparados sólo cuando su diámetro exceda los 3,5 cm

47. En el uso de shunt carotídeo durante la endarterectomía ¿qué es FALSO?

a. Pueden ocurrir embolismos aéreos con el shunt

b. El shunt podría revertir anomalías en el EEG que aparezcan durante el clampaje carotídeo

c. El uso rutinario de shunt reduce la tasa de ictus perioperatorio

48. La arteria humeral es un vaso único con una bifurcación en flexura del codo en el:

a. 30% de los casos

b. 80% de los casos

c. 95% de los casos

49. ¿Cuál de las siguientes no es una anomalía posible en la disposición del arco aórtico y sus ramas?

a. Ostium de origen común de arterias carótida primitiva izquierda y subclavia izquierda

b. Ostium de origen común de tronco braquiocefálico y arteria carótida primitiva izquierda

c. Arteria subclavia derecha aberrante originada de la aorta torácica descendente proximal

50. ¿Cuál es la patología más frecuentemente asociada al aneurisma toracoabdominal?

a. Aneurismas de otros sectores

b. Enfermedad renal crónica

c. Enfermedad arterial oclusiva periférica

51. Un paciente con síndrome de Raynaud, ulceración digital y enfermedad del tejido conjuntivo debe ser avisado de que:

a. Requerirá amputación de múltiples dedos en la evolución del síndrome

b. Una vez que las úlceras curen no recurrirán

c. Aunque las úlceras recurran a lo largo de los años, la amputación de dedos es ráramente necesaria

52. La compresión dirigida por eco-doppler de un pseudoaneurisma es un tratamiento adecuado para las siguientes situaciones EXCEPTO:

a. Pseudoaneurisma femoral tras cateterismo cardiaco

b. Pseudoaneurisma tras punción de una prótesis arterial para arteriografía

c. Pseudoaneurisma anastomótico

53. Causa de muerte más frecuente en el perioperatorio de una amputación:

a. Infarto de miocardio

b. Tromboembolismo pulmonar

c. Hemorragia

54. Los siguientes problemas son manifestaciones frecuentes de la trombosis venosa esplácnica EXCEPTO:

a. Infarto colónico

b. Puede ser asintomática

c. Dolor abdominal

55. En un paciente con aneurisma de arteria cubital y evidencia clínica y arteriográfica de embolización distal con isquemia digital profunda, el tratamiento más aceptable incluiría:

a. Anticoagulación con sintrom

b. Resección del aneurisma

c. Simpatectomía cervicodorsal

56. El mejor método de diagnóstico de la tromboflebitis superficial del antebrazo es:

a. Eco-doppler

b. Examen físico

c. Flebografía

57. Las lesiones del tronco arterial braquiocefálico usualmente:

a. Deben ser reparadas profilácticamente incluso cuando son asintomáticas

b. Se presentan con síntomas en la extremidad superior pero no cerebrovasculares

c. Se presentan con síntomas neurológicos de circulación cerebral tanto anterior como posterior, pero también como isquemia de la extremidad superior

58. Sobre la tromboflebitis superficial de la extremidad inferior, es FALSO:

a. Es generalmente un proceso limitado que se resolverá espontáneamente

b. Puede ocurrir su extensión al sistema venoso profundo

c. Está asociada usualmente a una infección bacteriana demostrable

59. La prueba diagnóstica de elección en el linfedema es:

a. Tomografía computerizada

b. Resonancia magnética

c. Linfografía isotópica

60. La isquemia mesentérica no oclusiva está asociada más frecuentemente con:

a. Shock hemorrágico hipovolémico

b. Vasoespasmo persitente inducido por shock

c. Envenenamiento ergotamínico

61. Respecto al síndrome de robo en una fístula arterio-venosa para hemodiálisis en antebrazo:

a. Los síntomas pueden simular un síndrome del túnel carpiano

b. Es más probable cuando no hay una adecuada suplencia por arteria cubital, lo que aconseja la comprobación previa a la cirugía con la maniobra de Allen

c. Todo es cierto

62. Los pseudoaneurismas infectados postpunción en adictos a drogas:

a. Se tratan adecuadamente con excisión y reconstrucción arterial in situ con prótesis de PTFE

b. Se tratan con excisión y ligadura sin reconstrucción arterial cuando la afectada es la femoral profunda

c. Curan con tratamiento antibiótico y eventual tratamiento con oxígeno hiperbárico suplementario

63. ¿Cuál de los siguientes métodos no es útil para reducir el linfedema de una extremidad?

a. Reposo en cama con elevación de la extremidad

b. Uso intensivo de diuréticos

c. Masaje drenaje linfático

64. El mayor factor relacionado con el desarrollo de síntomas cardiológicos por una fístula arterio-venosa es:

a. La proximidad de la FAV a la válvula aórtica

b. La duración de la FAV

c. El tamaño de la FAV

65. La arteria de la extremidad superior más frecuentemente afectada por oclusión embólica es:

a. La arteria subclavia

b. La arteria axilar

c. La arteria humeral

66. Una fístula crónica entre la arteria femoral superficial y la vena del mismo nombre puede presentar los signos siguientes EXCEPTO:

a. Aumento de la frecuencia cardíaca con la compresión de la arteria femoral común

b. Varices en el sistema safeno

c. Un thrill palpable en el muslo

67. Los aneurismas de arteria hepática:

a. Son intraparenquimatosos en el 80% de los casos

b. Son más frecuentes en mujeres que en hombres

c. Generalmente son asintomáticos

68. Todas las siguientes son complicaciones del aneurisma subclavio EXCEPTO:

a. Gangrena de la punta de los dedos homolateral

b. Infarto cerebral hemisférico

c. Dolor y fatiga de la extremidad superior con el ejercicio (fatiga de esfuerzo)

69. De acuerdo con la clasificación de los aneurismas toracoabdominales (del tipo I al IV) ¿cuál tiene la menor incidencia de isquemia espinal y déficit neurológico de miembros inferiores tras la intervención quirúrgica?

a. El tipo II

b. El tipo III

c. El tipo IV

70. ¿Cuál de las siguientes no es causa potencial de isquemia mesentérica no oclusiva?

a. Poliarteritis nodosa

b. Toxicidad digitálica

c. Fibrilación auricular

71. Las siguientes circunstancias han demostrado influencia en los resultados de una endarterectomía de la carótida externa EXCEPTO:

a. Oclusión sintomática de la carótida interna

b. Enfermedad en las arterias vertebrales

c. Síntomas específicos hemisféricos o retinianos

72. Sobre el diagnóstico de la insuficiencia vértebrobasilar, es FALSO:

a. La presencia de hipotensión ortostática con una caída de 20 mm Hg de la tensión arterial sistólica al ponerse de pie excluye al paciente de posteriores estudios

b. Es obligado realizar un TAC craneal para descartar tumores y comprobar la integridad cerebral

c. Se debe realizar un ECG Holter de 24 horas en todos los pacientes estudiados por insuficiencia vértebro-basilar

73. La complicación a largo plazo más frecuente en los accesos venosos permanentes es:

a. La infección

b. La trombosis del vaso

c. Migración del catéter o dislocación

74. Sobre el embolismo y trombosis de la arteria mesentérica superior (AMS):

a. El embolismo puede proceder desde el corazón o una arteria proximal o como complicación de dispositivos intraarteriales como catéteres, guías, etc. La trombosis está generalmente causada por una estenosis arteriosclerótica progresiva de larga duración en la AMS proximal

b. Los pacientes con oclusión embólica de AMS presentan típicamente una historia de dolor abdominal crónico y pérdida de peso, mientras que estas manifestaciones son raras en la trombosis

c. Los pacientes con embolismo de la AMS tienen asociación típica de enfermedad oclusiva en otras ramas viscerales mientras que esas lesiones son raras en las trombosis

75. La causa más frecuente de aneurisma de carótida extracraneal es:

a. Infección

b. Displasia fibromuscular

c. Arteriosclerosis

76. El test más seguro para diagnosticar la rotura retroperitoneal de un aneurisma aórtico abdominal es:

a. Ecografía urgente

b. Angiografía

c. Tomografía computerizada

77. El descubrimiento del sistema linfático es atribuido a:

a. William Harvey

b. Gasparo Asellius

c. Jean Pecquet

78. La arteria más frecuentemente afectada en el síndrome del martillo hipotenar es:

a. Arteria radial

b. Arco palmar profundo de la mano

c. Rama terminal de la arteria cubital

79. Estrategia terapéutica más apropiada para los pseudoaneurismas anastomóticos femorales infecciosos:

a. Ligadura arterial triple

b. Excisión y reconstrucción con vena safena autóloga

c. Rotación de un flap muscular de cobertura sólo

80. Forma de presentación más frecuente de un aneurisma poplíteo:

a. Rotura del aneurisma en el espacio poplíteo

b. Claudicación crónica del muslo y pantorrilla

c. Hallazgo de un pulso poplíteo prominente asintomático

81. El mecanismo primario por el que se impulsa la linfa es:

a. Respiración

b. La contracción intrínseca linfática del linfangión

c. La pulsación arterial

82. Sobre la costilla cervical, es FALSO:

a. Es bilateral en más del 50% de los sujetos afectados

b. Tiene la misma prevalencia en hombres y mujeres

c. El aneurisma asociado a la costilla cervical es debido a una compresión y dilatación postestenótica de la arteria subclavia distal

83. ¿Qué hecho no es característico en el Síndrome de Klippel-Trenaunay?

a. Fístulas arterio-venosas extensas

b. Drenaje venoso anómalo del miembro inferior

c. Afectación bilateral

84. Sobre la displasia fibromuscular de la arteria carótida interna:

a. Es la tercera localización más frecuente de la displasia fibromuscular

b. El tipo más común en esta localización es la fibrodisplasia de la media

c. A diferencia de la de arteria renal, no hay predilección de género en esta localización

85. Las lesiones oclusivas de la arteria carótida común son:

a. Siempre asintomáticas

b. Generalmente tratadas con bypass subclavio-carotídeo

c. Generalmente tratadas con una endarterectomía retrógrada a través de una incisión cervical

86. ¿Cuál de los siguientes métodos ha demostrado objetivamente ser superior en la valoración de la viabilidad intestinal tras isquemia?

a. Velocimetría láser-doppler y oximetría de superficie

b. Fotopletismografía infrarrojos

c. Ninguna de la anteriores

87. Sobre los efectos sistémicos de las fístulas arterio-venosas crónicas:

a. El gasto cardiaco se incrementa ampliamente como resultado de un ritmo cardíaco aumentado

b. La caída de la presión arterial se compensa por una vasoconstricción periférica

c. Los efectos sistémicos son independientes de la localización de la fístula

88. Las lesiones oclusivas aisladas de arteria subclavia son:

a. Habitualmente del lado derecho

b. Generalmente tratadas con bypass carótido-subclavio o con transposición de subclavia

c. Generalmente tratadas con endarterectomía subclavia a través de una toracotomía

89. El aneurisma de arteria esplénica es:

a. Más frecuente en mujeres que en hombres

b. Si está calcificado, tiene menos riesgo de rotura

c. Está asociado con una mortalidad operatoria del 40% en caso de rotura

90. Forma de presentación más frecuente del aneurisma de carótida extracraneal:

a. Masa cervical asintomática

b. Disfunción de nervios cervicales

c. Masa cervical dolorosa

Cirugía Cardiovascular

1. Es FALSO que en la tetralogía de Fallot con estenosis pulmonar:

a. Es frecuente la presencia de válvula pulmonar bicúspide
b. Se observa comunicación interventricular del tipo subpulmonar
c. Es frecuentes el estrechamiento de la unión sinutubular

2. Referente al implante de marcapasos auriculares, es FALSO:

a. El umbral de estimulo auricular debe por debajo de 2 voltios
b. La amplitud de la onda P debe ser igual o superior a 2 milivoltios
c. La colocación de la punta del electrodo auricular debe evitar la zona de conjunción entre aurícula y vena cava inferior

3. En la endocarditis valvular cardiaca, es FALSO

a. La endocarditis valvular nativa es más frecuentes en mitral que aortica
b. La endocarditis protésica es mas frecuente en la válvula protésica mitral que aortica
c. La incidencia de endocarditis es similar en prótesis mecánicas que biológica

4. ¿Cuál de los siguientes tumores se relaciona con la esclerosis tuberosa?

a. Rabdomioma   b. Fibromas   c. Teratoma

5. La sustitución de arco aórtico y aorta torácica descendente con la técnica conocida como "trompa de elefante", fue descrita inicialmente por:

a. D. Cooley
b. E.Stanley Crawford
c. Hans G. Borst

6. En un traumatismo torácico cerrado que produce rotura de estructuras vasculares en el arco aórtico ¿cual de las siguientes se afectaría con menor frecuencia?

a. Base del tronco arterial innominado
b. Base de la arteria carótida izquierda
c. Base de la arteria subclavia izquierda

7. En cuál de los siguientes efectos el tacrolimus y la ciclosporina se observan resultados similares

a. Hipertensión
b. Efecto diabetogeno
c. Nefrotoxicidad

8. En la clasificación de Van Praagh del ventrículo único, la transposición corregida de grandes arterias sería:

a. IDD   b. SLL   c. SDD

9. En los mixomas de localización ventricular ¿Cuál es FALSA?

a. Son mas frecuentes en mujeres y niños
b. En el ventrículo izquierdo se localizan cercanos al tracto de salida
c. En el ventriculo derecho suelen localizarse en la pared libre

10. En las arteritis que afectan a la aorta ascendente, es FALSO:

a. La enfermedad de Takayasu comúnmente afecta al arco aórtico pero rara vez a los troncos supraaortico
b. En la arteritis de células gigantes se ha observado un aumento importante en la frecuencia de aneurismas de aorta torácica
c. La arteritis de Takayasu produce lesiones obstructivas y con menor frecuencia dilatación aortica

11. En la anomalía aortica congénita conocida como tronco bovino:

a. La arteria subclavia y carótida izquierda nacen de un tronco común
b. La arteria carótida izquierda y el tronco braquicefalico derecho nacen de un tronco común
c. Ambas arterias carótidas nacen de un tronco común

12. En los pacientes con asistencia circulatoria de largo plazo es FALSO que:

a. Se observa un aumento en la inmunidad celular
b. Se observa hiperreactividad de las células B
c. Se detectan con frecuencia anticuerpos antifosfolipidos

13. En niños con ventrículo único y válvula auriculo-ventricular común incluyendo variantes heterotaxicas:

a. En niños con asplenia y polisplenia es frecuente la estenosis valvular tanto pulmonar como subpulmonar
b. La stresia vlavular pulmonar es más frecuente en los casos de polisplenia
c. En los casos de polisplenia la morfología de ambos pulmones suele aparecer como Derecha

14. En la clasificación de Rastelli del canal auriculo-ventricular completo, ¿Qué tipo se relaciona frecuentemente con la tetralogía de Fallot?

a. Rastelli tipo A
b. Rastelli tipo B
c. Rastelli tipo C

15. En la anomalía congénita del canal auriculo-ventricular, es FALSO:

a. La obstrucción del tracto de salida del ventrículo izquierdo es rara en niños con síndrome de Down
b. La obstrucción del tracto de salida del ventrículo izquierdo en general es mas frecuente en presencia de canal auriculo-ventricular completo
c. La presencia de una coartación de aorta en un niño con una canal auriculo-ventricular indica una posible obstrucción del tracto de salida del ventrículo izquierdo

16. Cuál de estas anomalías congénitas NO pertenece al síndrome de Shone:

a. Hipoplasia del ventrículo izquierdo
b. Comunicación interventricular no restrictiva
c. Coartación de aorta

17. Lesión predisponente más común para la endocarditis de la válvula aórtica:

a. Válvula aórtica bicúspide
b. Válvula aórtica calcificada degenerativa
c. Insuficiencia valvular aórtica secundaria a enfermedades del tejido conectivo

18. Los aneurismas micóticos tienden a localizarse con mayor frecuencia en:

a. Aorta ascendente cercanos a la unión sinotubular
b. En la curvatura mayor del arco aórtico
c. En la aorta abdominal superior

19. En la clasificación de Carpentier de la anomalía de Ebstein, ¿cual corresponde al tipo C de dicha clasificación?

a. Gran parte del ventrículo derecho se encuentra atrializado, pero la valva anterior de la válvula tricúspide se mueve libremente
b. La valva anterior de la válvula tricúspide es severamente restrictiva pudiendo producir obstrucción del tracto de salida del ventrículo derecho
c. El ventrículo derecho se encuentra casi completamente atrializado, a excepción de una pequeña porción de su tracto de salida

20. En la taquicardia con reentrada en el nodo auriculoventricular:

a. Es la segunda taquicardia supraventricular más frecuente
b. La vía de conducción rápida corresponde a la vía anterograda y conducción lenta corresponde a la vía retrograda
c. La localización anatómica de la vía de conducción rápida se localiza en el tercio anterior del triangulo de Koch

21. Técnica de imagen considerada menos especifica en el diagnostico de la disección aguda de la aorta:

a. Tomografía axial computarizada
b. Resonancia magnética nuclear
c. Ultrasonido intravascular

22. De los tumores metastásicos en pericardio que afectan a la mujer ¿cual de los siguientes es el que se presenta con mayor frecuencia?

a. Pulmón   b. Linfomas   c. Mama

23. Referente al síndrome aórtico agudo, es FALSO:

a. La presencia de accidentes cerebrovasculares no contraindican la cirugía de aorta
b. La rotura aguda de la aorta es más frecuente en el hematoma intramural que en la ulcera penetrante
c. En la disección de aorta tipo B, entre un 70 y un 80% de pacientes sobreviven a la fase aguda y subaguda del proceso con tratamiento médico

24. Referente al implante de marcapasos cardiacos endocavitarios ¿cual de las siguientes respuestas es FALSA?

a. El umbral de estimulo auricular debe por debajo de 2 voltios
b. La amplitud de la onda P debe ser igual o superior a 2 milivoltios
c. La profilaxis antibiótica rutinaria esta indicada al igual que las prótesis valvulares en procedimientos dentales y otros procedimientos invasivos

25. En las alteraciones de la coagulación que predisponen a trombosis venosa y embolismos pulmonares ¿Cuál de las siguientes respuestas es FALSA?

a. La proteína C es vitamina K dependiente pero no la proteína S
b. El factor V de la coagulación previene la degradación de la proteína C
c. En presencia del factor V de Leiden, tanto las forma mutantes homocigoticas como heterocigóticas se relacionan con trombosis venosas y embolia pulmonar pero no con Infartos de miocardio ni accidentes cerebrovasculares

26. En el síndrome carcinoide es FALSO:

a. Los depósitos de tejido fibrosos de distribuyen de forma focal o difusa
b. La intima de los grandes vasos se encuentra respetada por el proceso
c. El seno coronario suele encontrarse afectado

27. En el síndrome del corazón izquierdo hipoplásico, es FALSO:

a. La presentación con atresia de las válvulas aortica y mitral es más frecuente que su presentación como estenosis de dichas válvulas
b. La salida de la arteria pulmonar izquierda es muy precoz, emergiendo del tronco pulmonar entre 2-3 mm de las comisuras de la válvula pulmonar
c. La comunicación interventricular con atresia de la válvula aórtica es infrecuente, observándose en un 5% de casos

28. Sobre la velocidad de expansión de los aneurismas de aorta torácica:

a. Los aneurismas de aorta ascendente presentan usualmente una velocidad de expansión mayor que los localizados en la aorta descendente
b. Los aneurismas de aorta descendente presentan usualmente una velocidad de expansión mayor que los localizados en la aorta ascendente
c. No existen diferencias en la velocidad de crecimiento de los aneurismas entre las localizaciones aortica ascendente y descendente

29. En el rechazo vascular agudo del trasplante cardiaco:

a. Es mediado fundamentalmente por la inmunidad celular
b. Produce mayor inestabilidad hemodinámica que la agresión a las células contráctiles miocardicas
c. Aun en pacientes sintomáticos es facilmente controlable con baja mortalidad

30. En la insuficiencia mitral ¿Cuál de estos parámetros se correlaciona mejor con los resultados postoperatorios?

a. Fracción de eyección del ventrículo izquierdo
b. Presiones telediastólicas del ventrículo izquierdo
c. Volumen telesistólico del ventrículo izquierdo

31. Referente al antígeno leucocitario humano (HLA) ¿Cuál de las siguientes aseveraciones es FALSA?

a. El HLA clase I se encuentra en las células que expresan el receptor de superficie CD8
b. El HLA clase II se encuentra en las células que expresan el receptor de superficie CD4
c. El HLA clase I incluye tres tipos A,B y C mientras que el HLA clase II presenta dos tipos el DR y DQ

32. Según la clasificación de Crawford en los aneurismas de aorta toraco-abdominal, un aneurisma que afecte a la aorta torácica descendente un su totalidad y se extienda hasta una localización inferior a las arterias renales se clasificaría como de extensión:

a. I   b. II   c. IV

33. En la rotura traumática de la aorta, localización que se observa con mayor frecuencia:

a. Aorta ascendente
b. Arco aórtico
c. Aorta torácica descendente distal

34. El shunt de Sano comunica:

a. Infundíbulo del ventrículo derecho con la bifurcación de las arterias pulmonares
b. La arteria aorta ascendente con la arteria pulmonar derecha mediante anastomosis latero-lateral
c. Tronco de la arteria pulmonar con arteria pulmonar derecha distal

35. En la endocarditis bacteriana, NO corresponde a fenómenos inmunológicos:

a. Lesiones de Janeway
b. Nódulos de Osler
c. C-Manchas de Roth

36. Interleuquina que suele encontrarse elevada en pacientes con mixomas cardiacos:

a. La 8   b. La 2   c. La 6

37. El antibiótico de elección en la profilaxis de la infecciones durante el implante de dispositivos marcapasos o desfibriladores implantables es:

a. Vancomicina
b. Cefazolina
c. Eritromicina

38. En el trasplante de corazón y pulmón se ha encontrado relación en la supervivencia de los injertos a 1,5 y 10 años con la compatibilidad de uno de los siguientes antígenos leucocitarios humanos(HLA):

a. HLA- A   b. HLA-B   c. HLA-DR

39. En la formación de aneurismas micóticos de la aorta ascendente ¿cual es el germen que se observa con menor frecuencia?

a. Estafilococo epidermidis
b. Salmonella
c. Estreptococo

40. Analisis genotípicos muestran una relación autosómica dominante en el prolapso de la válvula mitral localizado en el cromosoma:

a. 15   b. 13   c. 11

41. ¿Cuál de estos inmunosupresores se considera anticalcineurínico?

a. Tacrolimus   b. Sirolimus   c. Everolimus

42. En rechazo del trasplante cardiaco ¿Cuál de las siguientes es FALSA?

a. El rechazo agudo esta mediado fundamentalmente por la inmunidad celular
b. El método optimo para el diagnostico del rechazo crónico vascular son los ultrasonidos intravasculares
c. En la enfermedad vascular del injerto las células endoteliales generalmente permanecen intactas

43. En la estenosis mitral:

a. El grado de dilatación de la aurícula izquierda no se correlaciona con la severidad de la estenosis valvular

b. La endocarditis valvular mitral es más frecuente en estenosis severas que en estenosis ligeras

c. Raramente la masa del ventrículo izquierdo es normal en estos pacientes

44. De las siguientes formas de presentación del tromboembolismo pulmonar crónico, ¿cual es la más frecuente?

a. Tipo I   b. Tipo II   c. C-Tipo III

45. En la disección aguda de la aorta, señalar la FALSA:

a. La degeneración de la capa media de la aorta se encuentra en una minoría de casos

b. Entre un 10 y un 20% la disección aguda de la aorta se relaciona con la presencia de un hematoma intramural

c. Las ultimas teorías consideran la ulcera penetrante de la aorta como un mecanismo importante en la generación de esta patología

46. El aporte de oxigeno para mantener la supervivencia de la célula miocardia en un miocardio hibernado es:

a. 1.3 ml / 100 g de miocardio

b. 3.7 ml / 100 g de miocardio

c. 10 ml / 100 g de miocardio

47. Respecto a la clasificación segmentaría diseñada por Richard Van Praagh, cuál de las siguientes opciones le parece FALSA

a. Según esta clasificación el corazón normal podría definirse con las letras: SDL

b. La trasposición corregida de los grandes vasos podría definirse con las letras SLL

c. Todas son falsas

48. ¿A cual de los receptores específicos de la membrana plaquetaria se fija el factor de von Willebrand?

a. GPIIIa   b. GPIB   c. GPIIb

49. ¿Cuál de los siguientes mecanismos es el más frecuente en el shock cardiogénico de origen isquémico?

a. Infarto del ventrículo derecho

b. Rotura de pared libre del ventrículo izquierdo

c. Rotura del tabique interventricular

50. ¿Cuál de los siguientes tratamientos ha demostrado ser eficaz para la prevención primaria de la muerte súbita en pacientes con enfermedad coronaria e infarto reciente?

a. DAI   b. Betabloqueantes   c. Amiodarona

51. ¿Cuál de las vías del complemento es activada más intensamente por el complejo heparina-protamina?

a. Clásica

b. Alternativa

c. Ambas vías son estimuladas con similar intensidad

52. En relación con las prótesis valvulares cardiacas, a los 10 años del implante, el porcentaje de pacientes que presentan complicaciones importantes es aproximadamente del:

a. 10%   b. 30%   c. 60%

53. En la tetralogía de Fallot ¿en que porcentaje se observa la presencia de un arco aórtico derecho?

a. 5%   b. 15%   c. 25%

54. Referente a la arteria radial como injerto coronario, es falso que:

a. Se ha demostrado cambios arterioscleróticos hasta en un 28% de los injertos extraidos

b. En el tratamiento profilácticos del espasmo de la arteria radial en la revascularización miocardica, la nitroglicerina es mejor tolerada clínicamente que el dialtiazen

c. En el tratamiento profilácticos del espasmo de la arteria radial en la revascularización miocardica, la nitroglicerina es menos efectiva que el diltiazen

55. Qué Fármaco no reduce la incidencia de FA postoperatoria:

a. Digoxina

b. Nitroprusiato sódico

c. Estatinas

56. De las siguientes patologías congénitas de las aorta, ¿Cuál se relaciona con alteraciones del cromosoma 22?

a. Interrupción del arco aórtico proximal a la subclavia izquierda

b. Coartación de aorta distal a la subclavia izquierda

c. Interrupción de la aorta tipo A

57. Referente a la arteria coronaria descendente anterior; ¿en qué porcentaje de casos se presenta como dos vasos paralelos de similar tamaño?

a. 0.75%   b. 2%   c. 4%

58. Referente a la anticoagulación en circulación extracorpórea:

a. La heparina de origen bovino tiene un mayor poder antigénico que la heparina de origen porcino para la producción de anticuerpos IgG antiplaquetarios

b. En pacientes en los que se utiliza la aprotinina como antifibrinolotico, se debe utilizar el celíte como reactivo para los controles de anticoagulación

c. El complejo protamina-heparina activa fundamentalmente la vía alternativa del complemento

59. En el implante de válvulas aórticas guiadas mediante catéter ¿Cuál de las siguientes técnicas de implante se ha abandonado en la actualidad?

a. Percutánea Anterograda

b. Percutanea retrograda

c. Transapical

60. ¿Cuál de los siguientes fármacos tiene efecto de precondicionamiento isquémico miocardico?

a. Bradiquinina

b. Aminofilina

c. Glibenclamida

61. Son predictores de mortalidad en pacientes con infecciones de dispositivos implantados todos EXCEPTO:

a. Regurgitación tricúspide significativa

b. Insuficiencia renal

c. Tamaño y movilidad de las vegetaciones

62. El uso de la hipotermia profunda y parada circulatoria permite realizar reparaciones en cardiopatías congénitas complejas, con un margen de seguridad aceptable. Cuál de los siguientes enunciados es falso respecto a la hipotermia profunda:

a. El uso de niveles de hematocrito bajos durante la hipotermia profunda, ayuda a disminuir la viscosidad sanguínea y disminuye el daño cerebral durante la parada circulatoria

b. El uso de la estrategia pH Stat durante la hipotermia provoca la pérdida de la autoregulación cerebral y convierte el flujo cerebral en presión dependiente

c. En contraste con lo anterior, el uso de la estrategia Alpha Stat para control del pH preserva la auto-regulación cerebral a bajas temperaturas

63. En la clínica de la insuficiencia valvular aórtica, la pulsación de la úvula se conoce como signo de:

a. Traube   b. Muller   c. Musset

64. Referente al fibroelastoma papilar es falso que:

a. La cara ventricular es la localización mas frecuente en las válvulas semilunares

b. La cara auricular es la localización más frecuente en las válvulas auriculoventriculares

c. Es más frecuente en localización valvular mitral, seguido de la válvula aórtica

65. La administración adenosina en un paciente con trasplante cardíaco reciente:

a. Carece de efecto

b. Menor efecto

c. Mayor efecto

66. Respecto al ductus arterioso, es FALSO:

a. Tras el nacimiento el aumento de flujo pulmonar aumenta el metabolismo de las prostaglandinas

b. El alumbramiento placentario disminuye sensiblemente las prostaglandinas séricas circulantes

c. El ductus arterioso del prematuro presenta una gran reactividad a las prostaglandinas

67. Los circuitos de circulación extracorpórea que incorporan un revestimiento interno de heparina han demostrado:

a. Reducir el Sangrado perioperatorio en niños

b. Disminuir la activación del complemento durante la circulación extracorpórea

c. Aumentan la supervivencia en cirugía cardiaca infantil con Aristóteles Score mayor de 10

68. Los pacientes portadores de un marcapasos pueden utilizar con seguridad los siguientes dispositivos EXCEPTO:

a. Teléfonos móviles

b. Equipos de soldadura

c. Hornos microondas

69. Respecto a los desfibriladores implantables (DAIs), es FALSO:

a. La implantación pectoral derecha se asocia con umbrales de desfibrilación más elevados

b. Las descargas bifásicas requieren más energía para lograr la cardioversión que los choques monofásicos

c. La realización de una resonancia magnética está contraindicada en portadores de DAI

70. Sobre los injertos coronarios utilizados más habitualmente en la revascularización miocardica, es FALSO:

a. La arteria mamaria interna responde con vasodilatación a la milrinona

b. La arteria mamaria interna No responde con vasoconstricción a la norepinefrina

c. La nitroglicerina produce vasodilatación en la arteria mamaria interna y en los injertos de vena safena

71. Es FALSO que en un niño con presencia de divertículo de Kommerel:

a. Suele aparecer por la persistencia del arco aórtico embrionario derecho

b. El divertículo de Kommerell se localiza anterior al esófago

c. El ductus arterioso y la arteria subclavia izquierda nacen conjuntamente

72. Referente a la comunicación interventricular postinfarto en falso que:

a. Las comunicaciones posteriores presentan una incidencia de enfermedad multivasos mayor que en las comunicaciones anteriores

b. La revascularización concomitante mejora la supervivencia

c. La utilización de asistencias circulatorias de flujo axial ha ofrecido buenos resultados en la estabilización hemodinámica de estos pacientes

73. Sobre el rabdomioma cardiaco, es FALSO:

a. Es el tumor primario cardiaco infantil más frecuente

b. Se presenta de forma solitaria

c. Tiende a regresar espontáneamente

74. El síndrome de ventrículo izquierdo hipoplásico (SVIH) puede definirse como una anomalía en la que las estructuras izquierdas del corazón no tienen el desarrollo adecuado para mantener la circulación sistémica. Respecto al SVIH, es FALSO:

a. La forma más frecuente de SVIH es la atresia mitroaórtica

b. Varios estudios demuestran un importante aumento en la musculatura vascular pulmonar de los niños con SVIH

c. Todas las anteriores son falsas

75. Referente a la mortalidad de los aneurismas de ventrículo izquierdo tras infarto de miocardio, causa más frecuente de mortalidad:

a. Arritmias

b. Insuficiencia cardiaca

c. Infartos de miocardio recurrentes

76. Sobre las bombas de intercambio iónico en la célula miocardica, es FALSO:

a. Entran en la célula dos iones de potasio por cada tres iones de sodio que salen

b. Entran en la célula tres iones de sodio por cada ion de calcio que sale de esta

c. Por cada ion de hidrogeno que sale de la célula entran dos de sodio

77. Citoquina con efecto antiinflamtorio

a. Interleuquina 6

b. Interleuquina 8

c. Interleuquina 10

78. Durante la circulación extracopórea es falso que:

a. En pacientes con enfermedad coronaria tienden a presentar elevadas resistencias periféricas

b. El tono venoso suele disminuir

c. En hipotermia moderada el consumo de oxigeno cerebral disminuye en mayor medida que el flujo arterial

79. Respecto a la incidencia de FA en pacientes sometidos a trasplante cardíaco y/o pulmonar es FALSO:

a. Los pacientes sometidos a doble trasplante pulmonar presentan una incidencia de FA a largo plazo similar a los pacientes sometidos a trasplante cardíaco

b. La incidencia de FA a largo plazo tras el trasplante pulmonar bilateral es del 18%

c. La FA en pacientes trasplantados cardíacos es secundaria a disfunción del ventrículo izquierdo y/o rechazo del injerto

80. Complicación mecánica del infarto de miocardio más común:

a. Rotura de la pared ventricular libre

b. Rotura del tabique interventricular

c. Rotura de los músculos papilares

81. Síntoma que se presenta con mayor frecuencia en pacientes con aneurisma ventricular izquierdo tras infarto de miocardio:

a. Angina   b. Disnea   c. Sincope por arritmias

82. Mecanismo responsable más frecuente de la fibrilación auricular que ocurre inmediatamente después del postoperatorio de un procedimiento de Maze auricular:

a. Alteración de los periodos refractarios auriculares consecuencia de la manipulaciónquirúrgica

b. Alteraciones del tono autonómico en el contexto de la cirugía cardíaca

c. Presencia de gaps de conducción residual por reconexión precoz post crioablación

83. Sobre la heterotaxia:

a. El isomerísmo auricular izquierdo se asocia con frecuencia a la poliesplenia

b. Resulta aconsejable vacunar contra el neumococo a los niños con isomerismo auricular izquierdo

c. Todas las anteriores son verdaderas

84. Clasificación de Carpentier para la insuficiencia mitral ¿Cuál de estos tipos coincide con la insuficiencia mitral crónica de origen isquémico?

a. Tipo I   b. Tipo II   c. Tipo IIIa

85. Sobre el recuento plaquetario tras la circulación extracorpórea, es FALSO:

a. El oxigenador de membrana tiende a disminuir más el número de plaquetas que el oxigenador de burbujas

b. El recuento plaquetario disminuye alrededor de un 60% con respecto a los valores previos a la circulación extracorpórea

c. El descenso del número de plaquetas se correlaciona con la duración de la circulación extracorpórea

86. Incidencia de infección nosocomial tras cirugía cardiaca:

a. 3-5%   b. 6-8%   c. 10-20%

87. Tumores cardiac menos frecuente:

a. Mixoma

b. Fibroelastoma papilar

c. Lipoma

88. Área del cerebro más vulnerable al daño tras una hipotermia profunda y parada circulatoria prolongada:

a. Cerebelo

b. Hipocampo

c. Ganglios basales

89. De las siguientes complicaciones mecánicas del infarto de miocardio, cuál tiende a producirse más tardiamente:

a. Rotura de músculos papilares

b. Rotura de pared libre

c. Rotura del tabique interventricular

90. La arteria subclavia derecha se origina del remanente de uno de los arcos aórticos embrionarios derechos

a. Tercer arco aórtico derecho

b. Cuarto aórtico derecho

c. Sexto arco aórtico derecho

1 B	6 C	11 B	16 A	21 C	26 A	31 C	36 B	41 B	46 C	51 C	56 C	61 C	66 A	71 B	76 A	81 A	86 C
2 C	7 C	12 C	17 C	22 A	27 C	32 B	37 A	42 B	47 B	52 B	57 B	62 B	67 A	72 A	77 C	82 B	87 C
3 C	8 C	13 A	18 C	23 B	28 B	33 A	38 A	43 A	48 B	53 B	58 A	63 B	68 B	73 B	78 A	83 B	88 C
4 C	9 B	14 B	19 C	24 A	29 C	34 C	39 A	44 A	49 B	54 C	59 B	64 A	69 A	74 C	79 C	84 A	89 B
5 C	10 A	15 A	20 C	25 C	30 A	35 C	40 C	45 B	50 A	55 C	60 A	65 B	70 C	75 C	80 B	85 A	90 C

1. El estudio del polimorfismo genético:

a. Tiene importancia solo en estudio de respuesta farmacológica

b. Trata de explicar la variabilidad individual de la respuesta a la sepsis

c. Solo se aplica en enfermedades con elevada carga genética

2. El objetivo final de la resucitación en el trauma grave es:

a. El tratamiento de las lesiones orgánicas

b. Normalización de los parámetros hemodinámicos

c. Optimización de la perfusión tisular

3. Una fracción de eyección del ventriculo izquierdo mayor del 40% en paciente con insuficiencia cardíaca indica:

a. Miocardiopatía dilatada

b. Insuficiencia diastólica

c. Un volumen telediastólico del VI no aumentado

4. Respecto al soporte nutricional en el paciente grave, es incorrecto:

a. Debe hacerse una valoración metabólica y nutricional precoz, empleando ecuaciones predictivas estandarizadas o sistemas de medida

b. La nutrición enteral debe administrarse precozmente, aún en pacientes inestables

c. Aunque se prevea tolerancia oral a corto plazo, la nutrición artificial no debe demorarse más allá de 48 horas

5. En un paciente con SCACEST la intervención percutánea:

a. Está indicada tras fibrinólisis con éxito en menos de 24 horas

b. Debe hacerse lo más precoz posible tras fallo de la fibrinólisis

c. Los 2 supuestos son ciertos

6. Sobre la encefalitis herpética, es FALSO:

a. La PCR en LCR presenta una proporción de falsos negativos inferior al 5%

b. Las secuelas más frecuentes son la amnesia y los trastornos de conducta

c. Está producida por VHS – 2

7. El uso de PGI2 en la depuración extrarrenal para prolongar la vida del circuito NO se basa en que:

a. Inhibe la adhesión y agregación plaquetar

b. Tiene una vida media muy corta (2-3 min)

c. Habitualmente no se filtra

8. Varón joven con miopericarditis aguda, disfunción de VD y shock refractario, cuál de los siguientes dispositivos de soporte considerarías más indicado:

a. Balón Ao de contrapulsación

b. ECMO

c. Asistencia ventricular

9. Respecto a la eclampsia, es FALSO:

a. El tratamiento definitivo es la finalización del embarazo

b. El cuadro convulsivo se resuelve 48-72 horas tras el parto

c. La paciente puede sufrir HTA crónica, especialmente en multíparas

10. Desde el punto de vista pk/pD, las fluorquinolonas:

a. Tienen cinética Concentración dependiente y efecto postantibiótico moderado-persistente

b. Tienen cinética Tiempo dependiente y efecto postantibiótico moderado-mínimo

c. Tienen cinética Tiempo dependiente y efecto postantibiótico moderado-persistente

11. La intoxicación por baclofeno produce característicamente:

a. Un síndrome colinérgico

b. Un síndrome anticolinérgico

c. Un síndrome serotoninérgico

12. Cuál de estos transplantes de precursores hemopoyéticos tiene más riesgo de EICH aguda

a. TPH singénico

b. TPH autólogo

c. TPH alogénico

13. La lesión pulmonar inducida por el respirador incluye:

a. Volotrauma, barotrauma, atelectrauma y biotrauma

b. Volotrauma y barotrauma

c. Volotrauma, barotrauma, SRIS y lesión infecciosa

14. Un paciente expuesto a humo, con restos de combustión en fosas nasales, acidosis metabólica, importante hiperlactacidemia y COHb > 15%, probablemente sufre:

a. Intoxicación por CO

b. Intoxicación por cianuro

c. Intoxicación por CO2

15. Tratamiento de la Diabetes Insípida:

a. Corregir la depleción de volumen y los trastornos iónicos

b. Administrar desmopresina de manera simultánea desde el inicio

c. Ambas son correctas

16. En la evolución de una neumonía asociada a ventilación mecánica por Pseudomonas aeruginosa ¿Qué factor ha demostrado menor impacto?

a. Cultivos de vigilancia

b. Tratamiento precoz y adecuado

c. Evitar tratamientos ATB prolondados

17. ¿Qué antibiótico añadirías a vancomicina para tratar una endocarditis sobre válvula nativa por S. Aureus meticilin resistente?

a. Rifampicina

b. Gentamicina

c. Ninguno de ellos

18. Vasopresor con mayor efecto alfa:

a. Epinefrina

b. Norepinefrina

c. Fenilefrina

19. Respecto al diagnóstico de neumonía asociada a ventilación mecánica:

a. Los cultivos de vigilancia de secreciones respiratorias permiten un tratamiento empírico de menor espectro ante un episodio de NAVM

b. Son de elección la toma de muestras dirigidas (broncoscópicas)

c. La tinción de GRAM de una muestra respiratoria tiene un buen valor predictivo negativo

20. Estrategia que ha mejorado de manera consistente la capacidad predictiva de los modelos de gravedad

a. Inclusión de nuevas variables

b. Modelos de daño celular

c. Puntuación diaria / secuencial de los modelos

21. Respecto a la interrupción de la Proteína C activada recombinante:

a. Ante una intervención quirúrgica suspender 2 horas antes y reiniciar 24 h. después

b. Ante un procedimiento invasivo (nefrostomía) suspender 2 horas antes y reiniciar 12 horas después

c. Ante procedimientos invasivos menores (canulación arterial) suspender 2 horas antes y reiniciar inmediatamente tras procedimiento

22. En el donante de pulmón, es FALSO:

a. Estrategia de resucitación con fluidos con PVC 8 – 10, PCP 12 – 15

b. Administración profiláctica de antibióticos

c. Soporte ventilatorio con Vt 7-8 cc/kg, P meseta < 30, Peep > 5 para PO2 de 100 y PCO2 de 35 – 40

23. Varón sano sufre accidente de tráfico con traumatismo grave, está taquicardico (130 lpm), hipotenso, taquipneico (35 rpm), ansioso y confuso. ¿Qué cantidad de sangre podemos estimar como pérdidas en este paciente?

a. 1250 cc   b. 1750 cc   c. 2250 cc

24. En la disección aórtica es indicación de tratamiento endovascular:

a. Disección tipo B inestable

b. Disección retrograda a Aorta ascendente

c. Disección aislada y estable del arco aórtico

25. Qué medida NO previene la aparición de neumonía asociada a ventilación mecánica:

a. Presión del balón de neumotaponamiento 20 – 30 ctms / H20

b. Tubo con neumotaponamiento de pared ultrafina

c. Cambios frecuentes de tubuladuras, especialmente en VM con sistemas de humidificación

26. Son considerados patrones electroencefalográficos de mal pronóstico en el coma anóxico:

a. Patrón de salvas-supresión, alfa coma y patrón delta de bajo voltaje

b. Patrón de salvas-supresión, theta-delta coma y spindel coma

c. Patrón de salvas-supresión, alfa-theta y patrón delta

27. Señale la FALSA. El poder explicativo de un modelo de predicción

a. Muestra que tanto por ciento del la variable dependiente (desenlace) no se explica por las variables incluidas en dicho modelo

b. Se calcula mediante el coeficiente de determinación

c. Equivale a la correlación entre los desenlaces observados y esperados

28. Una acidosis láctica por ingesta de tóxicos estaría encuadrada dentro del subtipo A. láctica...

a. B1   b. B2   c. B3

29. Entidad clínica que cursa con alcalosis metabólica resistente al cloro

a. Alcalosis posthipercapnia

b. Vómitos prolongados

c. Hiperaldosteronismo primario

30. Cuál de los siguientes factores pronóstico en un paciente con insuficiencia cardiaca tiene mayor importancia:

a. QRS ancho

b. Fibrilación auricular

c. Presencia de Estenosis aórtica

31. En la encefalopatía hepática, el patrón clínico tipo B:

a. Se relaciona con el fracaso hepático agudo

b. Se produce en situaciones de cirrosis hepática

c. Se produce en situaciones de bypass vascular a nivel hepático

32. NO es un resultado final de un metaanálisis de pruebas diagnósticas:

a. Promedio de sensibilidad y especificidad

b. Cálculo del efecto umbral

c. Determinación de AUROC y punto Q

33. Respecto a las escalas de gravedad, la prueba de bondad de ajuste de Hosmer-Lemeshow sirve para:

a. Calibrar dicha escala

b. Analizar su capacidad discriminante

c. Analizar su validación

34. Técnica que no provoca analgesia a nivel de médula espinal

a. Analgesia epidural

b. Estimulación eléctrica nerviosa transcutánea

c. Bloqueos paravertebrales

35. Al tratar una candidemia en el paciente crítico no neutropenico, es FALSO:

a. Las equinocandinas son preferibles a los azoles en pacientes con sepsis grave

b. El tratamiento debe mantenerse 2 semanas tras la desaparición de los síntomas atribuibles a la infección y la desaparición de Candida de hemocultivos

c. En infecciones por C. glabrata es recomendable el uso de azoles

36. En el síndrome de realimentación la sintomatología es debida a:

a. Hipomagnesemia grave

b. Hipofosfatemia grave

c. Ambas

37. En un paciente adulto con insuficiencia respiratoria hipoxémica grave que requiere asistencia con ECMO, los parámetros a emplear serían:

a. Flujo de sangre 60 -80 cc/Kg. Flujo de O2 3 – 6 L/min, relación 1:1, técnica veno-venosa

b. Flujo de sangre 40-60 cc/Kg. Flujo de O2 3 – 6 L/min, relación 1:1, técnica veno-arterial

c. Flujo de sangre 80-100 cc/Kg. Flujo de O2 8-10 – 6 L/min, relación 1:1, técnica veno-venosa

38. Escala RASS (Richmond Agitation Sedation Scale) de sedación / agitación. Una puntuación de –2 equivale a:

a. Sedación ligera

b. Agitación

c. No existen puntuaciones negativas

39. Una paciente de 70 años, HTA, DM, sin cardiopatía valvular ni episodios de ICC, en FA permanente, el tratamiento antitrombótico recomendado sería:

a. Anticoagulantes orales

b. Antiagregantes

c. Ambos

40. En pacientes con insuficiencia cardíaca y fibrilación auricular, es FALSO:

a. La digoxina ayuda al control inicial de la FC en pacientes con IC descompensada y FA rápida previo al tratamiento con B-bloqueantes

b. Los B-bloqueantes solos o combinados con digoxina son el tratamiento de elección para el control de la FC en pacientes con FEVI < 40%

c. La administración de digoxina es útil para el control de la frecuencia ventricular en reposo y en ejercicio

41. Cuál de las siguientes relaciones antídoto – tóxico es errónea:

a. Pralidoxima – organofosforados

b. EDTA – arsénico

c. Dimercaprol – Mercurio

42. La presencia de una hemorragia subaracnoidea interhemisférica anterior con componente intraparenquimatoso frontal orienta a una localización aneurismática en:

a. Art. Comunicante anterior

b. Art. Cerebral anterior

c. Art. Cerebral media

43. Respecto a la terapia de resincronización cardiaca:

a. Está indicada en pacientes con IC a pesar de tratamiento médico optimo, FEVI < 35% y QRS > 120 mseg

b. Está indicada en pacientes con IC controlada con tratamiento médico, FEVI < 35% y QRS < 120 mseg

c. Está indicada en pacientes con IC independientemente de la respuesta al tratamiento médico sin tiene FEVI < 35% y QRS > 120 mseg dada su mala evolución a corto plazo

44. Respecto a la meningitis TBC:

a. Es secundaria a infecciones de otros órganos

b. La tinción de auramina en LCR suele ser positiva

c. El LCR mejora rápidamente tras instaurar tratamiento

45. Respecto al tratamiento de la diarrea por Clostridium difficile:

a. El tramiento de elección es metronidazol 500 mg/iv/8 horas

b. La recaída con frecuencia se debe a reinfección y debe usarse la misma pauta inicial

c. La retirada de los ATB sistémicos o la reducción en su espectro de acción resuelve la diarrea en torno al 40% de los casos

46. En un paciente con heridas por aplastamiento en ambos miembros inferiores, que ha recibido vacunación antitetánica correcta hace más de diez años, es recomendable:

a. Administrar toxoide tetánico e IG específica

b. No administrar ni toxoide tetánico ni IG específica

c. Administrar toxoide tetánico pero no IG específica

47. La profilaxis antitrombótica en la hemorragia cerebral espontánea debe hacerse con:

a. Medias elásticas + medidas de compresión neumática y HBPM a partir de la primera semana
b. Medias elásticas + medidas de compresión neumática y HBPM a partir del 1-4º día
c. Medias elásticas o medidas de compresión neumática y HBPM a partir del 5-7º día

48. En el manejo posoperatorio del paciente con cirugía abdominal, es falso:

a. Aproximadamente un 10% de pacientes operados con cirugía abierta sufren, en mayor o menor medida cuadros obstructivos
b. Los cuadros de obstrucción intestinal de ID, en la primera semana tras cirugía laparoscópica se manejan de forma conservadora
c. El íleo adinámico que afecta a ID se resuelve de forma más precoz que el que afecta a colon o estómago

49. El factor de más riesgo de resangrado tras un primer episodio de hemorragia cerebral espontánea es:

a. Vasculopatía hipertensiva
b. Localización lobar del hematoma previo
c. Presencia de microhemorragias en estudio de RMN

50. La lesión oculta (no diagnosticada) más frecuente en el trauma grave afecta a:

a. Estructuras músculoesqueléticas
b. Lesiones de víscera hueca
c. Lesiones vasculares

51. En un paciente inestable con traumatismo abdominal cerrado, el manejo quirúrgico inicial de las lesiones hepáticas consiste en:

a. Sutura primaria
b. Ligadura arterial
c. "Empaquetado" perihepático

52. Respecto a la aspergilosis broncopulmonar alérgica, es FALSO:

a. Es una neumopatía por hipersensibilidad asociada a la destrucción inflamatoria de vías respiratorias
b. El tratamiento corticoideo está contraindicado y predispone a progresar a formas invasoras
c. El tratamiento recomendado es itraconazol

53. Para disminuir la incidencia de infecciones por Enterobacterias productoras de BLEE, medida MENOS eficaz:

a. Lavado de manos
b. Descontaminación digestiva
c. Restricción del uso de Cefalosporinas de 3ª generación

54. Sobre los equipos de atención rápida dentro de las actividades extra-UCI de los Servicios de Medicina Intensiva, es FALSO:

a. Los estudios observacionales han mostrado un claro efecto beneficioso al reducir situaciones de riesgo vital
b. El mayor ensayo clínico aleatorizado con asignación grupal (estudio MERIT) no encontró una reducción significativa de la mortalidad de los pacientes hospitalizados
c. Un meta-análisis recientemente publicado tampoco mostró una reducción del riesgo de PCR tras implantación de equipos de atención rápida

55. Estenosis aórtica (EAo). Es FALSO:

a. La muerte súbita cardiaca es baja en pacientes asintomáticos
b. El estudio de la reserva contráctil del corazón es importante en pacientes con EAo y bajo gradiente (gradiente presión medio < 40 mmHg)
c. La prueba de esfuerzo en pacientes sintomáticos puede ser útil para descartar coronariopatía asociada

56. Respecto a la administración de vancomicina, es FALSO:

a. En infecciones graves (meningitis, endocarditis, neumonía) es recomendable una dosis inicial 25-30 mg/Kg de peso actual, si se sospecha infección por SAMR
b. Los niveles valle buscados con el tratamiento son de 15-20 μgr/ml
c. El uso de vancomicina en perfusión contínua está fuertemente indicado

57. En relación al uso de papaverina intraarterial en el tratamiento del vasoespasmo cerebral, es FALSO que:

a. La papaverina es un opiode que provoca vasodilatación arterial por mecanismos no claramente conocidos
b. Su efecto sobre el vaso irrigado es prolongado
c. La disminución de la tensión cerebral de oxigeno contrarresta el potencial efecto beneficioso de la regresión del vasoespasmo

58. Sobre la mortalidad de los pacientes críticos con infección por virus H1N1 durante la fase epidémica de 2009:

a. La mortalidad global fue del 20-25%
b. La mortalidad fue especialmente elevada en la fase tardía
c. Los pacientes que requirieron VM invasiva presentaron mayor mortalidad, relacionada con la gravedad y el fallo orgánico

59. Según el ENVIN, señale en orden decreciente los antobióticos más efectivos frente a Acinetobacter Baumannii

a. Colistina, meropenem, amikacina
b. Colistina, cotrimoxazol, meropenem
c. Colistina, piperacilina–tazobactam, meropenem

60. Qué puntuación de BIS (Bispectra index) se correlaciona con un patrón de salvas-supresión en EEG

a. 30   b. 20   c. 10

61. Sobre la infección por CMV en el paciente crítico inmunocompetente, es FALSO:

a. La incidencia oscila entre 10-25%
b. Es mayor en pacientes con serología IgG antiCMV positiva
c. Es mayor en pacientes críticos médicos

62. Respecto a la cistatina C, es FALSO:

a. Es una proteína producida por las células nucleadas del organismo
b. Es absorbida y excretada por el túbulo renal de manera constante
c. Los niveles plasmáticos son un buen reflejo del filtrado glomerular en pacientes críticos

63. El mecanismo más frecuente de resistencia de Peudomonas aeruginosa frente a quinolonas es debido a:

a. Mutaciones genéticas del gen regulador de sistemas de eflujo
b. Mutación en las topoisomerasas
c. Cambios en la membrana exterior

64. Señale lo falso respecto al papel de la cirugía en el TCE grave:

a. Estudios europeos confirman la indicación de evacuación quirúrgica de lesiones intraparenquimatosas de un volumen > a 25 ml
b. Las lesiones epidurales tiene buen pronóstico y deber ser evacuadas, sobre todo si son voluminosas
c. Las lesiones subdurales no deben evacuarse si desvían la línea media menos de 5 mm o tienen un volumen inferior a 10 ml

65. En un paciente con traumatismo severo exanguinante, es FALSO que:

a. Debe recibir plasma fresco congelado con los primeros concentrados de hematíes para evitar la coagulopatía dilucional
b. La administración de plaquetas se debe iniciar con recuentos inferiores a 50.000 ya que los concentrados plaquetarios muestran una potente función trombótica
c. Se debe administrar fibrinógeno para evitar fibrinogenemía manteniendo un ratio 1:1 con plasma y hematíes

66. Respecto a la presión de perfusión cerebral como diana terapéutica para controlar la hipertensión endocraneal:

a. Los niveles de PPC buscados oscilan entre 50 -70 mmHg
b. Se debe evitar hipoosmolaridad plasmática y la hipovolemia, considerando al SS hipertónico un buen expansor plasmático para elevar la PPC
c. La noradrenalina debe evitarse, por el riesgo de isquemia cerebral por vasoconstricción

67. Las valvulopatías más frecuentes en la actualidad son:

a. La estenosis aórtica y la insuficiencia mitral
b. La estenosis aórtica y la estenosis mitral
c. La estenosis y la insuficiencia aórticas

68. En el momento de la intubación mediante laringoscopia, un grado 3 de Cormack-Lehane implica:

a. Que se ve la parte posterior de la glotis
b. Que solo se ve la epiglotis
c. Que no se ve la epiglotis ni la glotis

69. En pacientes inestables con fractura de pelvis, tras descartar la presencia de líquido libre intraperitoneal, actitud terapéutica más recomendable:

a. Arteriografía y embolización
b. Fijación externa
c. "Paking" pélvico

70. En un estudio de doppler transcraneal en la HSA, ¿Qué valor de Lindegaard ratio (velocidad arteria intracraneal estudiada/velocidad en arteria carótida interna ipsilateral)debemos encontrar para considerar vasoespasmo severo?

a. Ratio > 2   b. Ratio > 4   c. Ratio > 6

71. Consideramos fracaso terapéutico de vancomicina en un tratamiento de bacteriemia por SAMR si persiste aislamiento sanguíneo pasados:

a. 4 días   b. 7 días   c. 2 días

72. Señale lo incorrecto. Respecto a los aneurismas cerebrales incidentales, tienen más riesgo de ruptura:

a. Los aneurismas de circulación anterior
b. Los aneurismas de tamaño mayor a 7 mm
c. Los aneurismas en pacientes con historia previa de HSA

73. Se considera hipertensión intra-abdominal grado III aquella cuyas cifras de presión intra-abdominal son de:

a. De 16 a 20 mmHg
b. De 21 a 25 mmHg
c. De más de 25 mmHg

74. Sobre el levetiracetam, en el tratamiento del estatus convulsivo, es FALSO:

a. Se puede administrar vía intravenosa, con bolo inicial entre 1-2 gramos (dosis máxima diaria de 3 gr) con buena tolerancia clínica
b. Su puede emplear como 2ª línea (tras adm inicial de benzodiacepinas intravenosas) o como tercera línea (tras adm de fenitoína o valproico)
c. Ha mostrado efectos beneficiosos tanto en estatus convulsivo parcial complejo como en estatus generalizado

75. El tratamiento quirúrgico de la tromboflebitis supurativa NO estaría indicado en:

a. Tromboflebitis de venas superficiales
b. Extensión del proceso infeccioso más allá de estructuras vasculares
c. Persistencia del cuadro tras 2 semanas de tratamiento

76. En un paciente politraumatizado, cuál de estos criterios no es compatible con un síndrome compartimental:

a. Presión en el compartimento estudiado > 20 mmHg
b. Diferencia entre PAM y presión en el compartimento < 40 mmHg
c. Diferencia PAD y presión en el compartimento < 20 mmHg

77. Respecto a las infecciones por Burkholderia cepacia, es FALSO:

a. Es un bacilo gram negativo no fermentador emergente y multiresistente
b. En un 20% de los casos, las infecciones por burkholderia provoca neumías fulminantes
c. Es sensible a colistina

78. En el trauma abdominal penetrante, ¿Qué situación clínica se asocia con más frecuencia a una actitud terapéutica tras realizar laparotomía?

a. Shock   b. Peritonitis   c. Evisceración

79. La aspergilosis traqueobronquial:

a. Es una complicación exclusiva de trasplantes cardíacos y sobretodo pulmonares
b. Siempre cursa con traqueobronquitis ulcerativa
c. El tratamiento es voriconazol

80. En un traumatismo torácico cerrado de alta intensidad, la aorta se lesiona con más frecuencia:

a. A nivel de la raíz aórtica entre la válvula aórtica y el seno coronario
b. En la proximidad de la arteria subclavia izquierda
c. En la unión de la aorta torácica y abdominal, a nivel del hiato diafragmático

81. El concepto PIRO como nuevo método de clasificación en el paciente séptico incluye:

a. P (predisposición), I (Infección), R (respuesta), O (disfunción orgánica)
b. P (lugar presentación), I (Infección), R (resistencia ATB), O (disfunción orgánica)
c. P (predisposición), I (Intensidad/gravedad infecc), R (respuesta), O (pronóstico "outcome")

82. Tratamiento de un paciente con hemólisis y fuga paravalvular protésica:

a. La indicación es quirúrgica salvo en endocarditis que se recomienda tratamiento médico
b. En contraindicaciones quirúrgicas el tratamiento incluye hierro y eritropoyetina
c. El cierre percutáneo es actualmente la técnica de elección en estos pacientes

83. Señale lo incorrecto respecto al síndrome de infusión del propofol

a. Se caracteriza por hiperpotasemia, IC, trastornos de la conducción eléctrica, acidosis metabólica, rabdomiolisis e insuficiencia renal
b. Se produce a dosis mayores de 10 mg/Kg/h
c. Puede aparecer tras 48 horas de tratamiento con propofol

84. Un paciente con arterioesclerosis intracraneal tiene más riesgo de muerte si su lesión se encuentra en:

a. Art. Carótida
b. Sistema vertebrobasilar
c. Art. Cerebral media

85. Respecto al delirio en los pacientes críticos, es falso:

a. El delirio hiperactivo (alucinaciones, agitación psicomtriz,...) es el más frecuente
b. Los síntomas psicóticos deben tratarse con neurolépticos tales como el haloperidol o la risperidona
c. El uso de benzodiacepinas en el delirio no alcohólico deben emplearse con moderación por el riesgo de perpetuarlo

86. Cuál de las siguientes pruebas diagnósticas tiene menor rendimiento diagnóstico para la detección de estenosis intracraneales:

a. Angiografía de sustracción digital
b. Angio-TC
c. Angioresonancia

87. En relación al impacto en la mortalidad del TEP, es FALSO que:

a. En pacientes no seleccionados, los fibrinolíticos no reducen significativamente la mortalidad respecto a la heparina no fraccionada
b. La indicación principal de fibrinólisis es el TEP masivo con inestabilidad hemodinámica
c. En pacientes con TEP submasivo, la presencia de disfunción ventricular derecha no se ha asociado a un mayor riesgo de muerte

88. Respecto a la hemicranectomía descompresiva en el infarto maligno de arteria cerebral media, es falso:

a. Estudios no aleatorizados han mostrado menor mortalidad con mejor resultado funcional en comparación con manejo conservador
b. El análisis agrupado de los estudios randomizados llevados a cabo muestra una reducción significativa del riesgo de muerte con mejores resultados funcionales respecto al grupo de tratamiento conservador
c. La edad, la presencia de afasia o el tiempo hasta la cirugía disminuyen el beneficio quirúrgico

89. La mortalidad quirúrgica es más elevada en:

a. Recambio valvular aórtico + cirugía de revascularización coronaria
b. Reparación o recambio valvular mitral + revascularización coronaria
c. Sustitución valvular mitral sin revascularización coronaria

90. En un paciente con bacteriemia relacionada con catéter venoso central por SAMR, señale lo falso:

a. El catéter debe ser retirado inmediatamente
b. La duración del tratamiento debe ser, al menos 14 días, salvo complicaciones
c. Debe hacerse estudio ecográfico transesofágico precoz para descartar endocarditis

1 A	6 A	11 C	16 B	21 A	26 A	31 B	36 A	41 A	46 C	51 A	56 A	61 A	66 A	71 B	76 A	81 A	86 A
2 A	7 A	12 B	17 B	22 C	27 B	32 A	37 B	42 A	47 C	52 B	57 C	62 B	67 B	72 A	77 B	82 A	87 C
3 C	8 A	13 A	18 B	23 C	28 C	33 C	38 C	43 C	48 C	53 C	58 C	63 C	68 B	73 C	78 C	83 B	88 A
4 B	9 C	14 C	19 A	24 A	29 C	34 C	39 B	44 A	49 C	54 A	59 A	64 A	69 C	74 B	79 C	84 A	89 A
5 C	10 B	15 C	20 B	25 C	30 C	35 C	40 A	45 B	50 B	55 C	60 C	65 B	70 B	75 B	80 A	85 A	90 C

1. Según la extracción hepática de los diferentes fármacos

a. Ketamina, nifedipino y lidocaína tienen una extracción alta

b. Midazolam, alfentanil y fentanil tienen una extracción alta

c. Diacepam, vecuronio y rocuronio tienen una extracción intermedia

2. Sobre la cirugía laparoscópica:

a. La dosis letal del CO_2 es aproximadamente 5 veces mayor que la del aire

b. En la mayoría de los estudios se observa una caída del gasto cardíaco del 10-30% durante la insuflación peritoneal, que es mayor cuando el paciente se encuentra en posición de anti-Trendelemburg

c. El aumento de la presión intra-abdominal y la posición de Trendelemburg favorecen el estancamiento venoso en las extremidades inferiores, aumentando la incidencia de embolia

3. Sobre fisiopatología de la coagulación:

a. La vitamina K permite la incorporación de un grupo hidroxilo a los factores Vitamina K necesario para que sean funcionales

b. Los factores V y VIII son los que más perduran en la sangre almacenada

c. Las plaquetas se unen al factor von Willebrand a través de su glicoproteína (1b)

4. señale la FALSA en relación con la cirugía laparoscópica:

a. Las alteraciones hemodinámicas inducidas por el neumoperitoneo son similares en las mujeres gestantes y en las no gestantes

b. Durante la laparoscopia ginecológica las complicaciones son más infrecuentes en el momento de la creación del neumoperitoneo y la introducción de los trocares, debido a la menor repercusión hemodinámica

c. La cirugía laparoscópica puede hacerse sin peligro en los pacientes con derivación ventrículo-peritoneal y peritoneo-yugular, siempre que se pince la derivación antes de insuflar el peritoneo

5. En la estenosis mitral:

a. La presión capilar pulmonar es un buen indicador de la presión telediastólica del ventrículo izquierdo

b. Un THP (tiempo de hemipresión < 220 ms) indica estenosis mitral severa

c. En caso de hipotensión arterial en preferible usar efedrina en lugar de fenilefrina

6. En relación a los cambios en la fisiología cardiovascular en el anciano sano en reposo, señale la FALSA:

a. Aumenta el volumen ventricular izquierdo telediastólico y telesistólico en hombres y mujeres por igual

b. La fracción de eyección no se modifica

c. El volumen de eyección aumente en los varones pero no en las mujeres

7. En relación al contenido de agua del organismo, es FALSO que:

a. El líquido intracelular supone el 70% del peso corporal

b. El líquido intersticial supone el 15% del peso corporal

c. El líquido intravascular supone el 5% del peso corporal

8. En cirugía laparoscópica, es FALSO:

a. El enfisema subcutáneo por CO_2 se mantiene cuando cesa la insuflación, y el enfisema cervical importante contraindica la extubación

b. La apertura de los conductos peritoneo-pleurales produce neumotórax sobre todo en el lado derecho

c. El capnotórax aumenta la presión en las vías respiratorias y la presión espirada de CO_2, pues la absorción es mayor en la cavidad pleural que en la peritoneal

9. Sobre la cirugía laparoscópica:

a. Las variables hemodinámicas se normalizan generalmente al finalizar la insuflación del neumoperitoneo, recuperándose rápidamente los valores basales

b. La insuflación con CO_2 provoca menos molestias postoperatorias que cuando se utiliza N_2O para producir el neumoperitoneo

c. En los pacientes ancianos, obesos, fumadores y con EPOC se describen reducciones mayores de los volúmenes espiratorios y una recuperación más lenta de la función pulmonar tras la laparoscopia que en los pacientes sanos

10. Con respecto a los circuitos de circulación extracorpórea:

a. El flujo que proporcionan las bombas centrífugas es independiente de la postcarga

b. Las bombas de rodillo son más hemolíticas

c. En los oxigenadores de membrana, la eliminación de CO_2 es independiente del flujo de gas fresco debido al alto coeficiente de difusión

11. Equilibrio ácido-base: es FALSO:

a. La ecuación de Henderson- Hasselbach es: [H+] =

b. Un aumento en el pH de 0,1 unidad reduce la [H+] 0,8 veces la concentración inicial de [H+]

c. Un descenso en el pH de 0,1 unidad aumenta la [H+] por 2,5

12. No es una medida terapéutica habitual para mejorar la oxigenación:

a. Ventilación controlada con relación inversa I:E (inspiración: espiración)

b. Aplicación de oxigeno suplementario externo a la mezcla del ventilador

c. Aplicación de PEEP alta

13. En cuanto a la sonografía Doppler transcraneal, es FALSO:

a. El Doppler Color utiliza una mezcla de imágenes en modo-B cuyos puntos de color indican la dirección del flujo pero no su velocidad en tiempo real

b. El Power Doppler proporciona información del flujo basándose en la amplitud y potencia del movimiento de las células sanguíneas

c. El Doppler continuo emplea dos tipos de cristales y la imposibilidad de definición de la profundidad de la región estudiada es uno de sus inconvenientes

14. Son recomendaciones para la prevención de las bacteriemias asociadas a catéter venoso central (con nivel de evidencia IA):

a. Se recomiendan cambios rutinarios de los catéteres venosos centrales cada 7 días

b. Se recomiendan cambios rutinarios de los catéteres venosos centrales cada 14 días

c. Se recomienda evitar los cambios rutinarios de catéteres venosos centrales

15. Síndrome compartimental. Es FALSO:

a. El dolor aumenta con la elevación pasiva del miembro afecto

b. La alteración de la sensibilidad es un signo precoz y fiable del síndrome

c. El déficit motor es un signo que suele producirse al comienzo del síndrome

16. ¿Cuál es el orden correcto en cuanto al volumen de distribución de los siguientes fármacos?

a. Vecuronio < bupivacaína < tiopental < ketamina

b. Propofol > Clonidina > edrofonio > rocuronio

c. Alfentanil < diacepam < lidocaína < midazolam

17. Sobre la anatomía del globo ocular:

a. La cisura orbitaria superior permite la entrada de las ramas medial e inferior del nervio motor ocular común
b. La cisura orbitaria esfenomaxilar permite el paso de los nervios infraorbitario y cigomático
c. El músculo dilatador del iris está inervado por el parasimpático y el músculo ciliar por el simpático

18. Respecto al mecanismo de acción de los anestésicos:

a. Los anestésicos volátiles disminuyen la afinidad de los receptores de glicina
b. El propofol y el pentobarbital potencian las corrientes activadas de glicina
c. El etomidato y la ketamina potencian las corrientes activadas de glicina

19. Respecto a los anestésicos locales:

a. El pK de la lidocaína es 7,8
b. El pK de la mepivacaína es 7,1
c. El pK de la bupivacaína es 7,9

20. Respecto a la farmacología de las benzodiacepinas, señale la FALSA:

a. El inicio de acción de un bolo único de benzodiacepinas depende de su liposolubilidad
b. La vida media de equilibrio entre la concentración plasmática y el efecto electroencefalográfico de midazolam se afecta por la edad
c. La vida media de equilibrio entre la concentración plasmática y el efecto electroencefalográfico es aproximadamente 2 veces mayor con midazolam que con diacepam

21. Sobre la monitorización intraoperatoria de la isquemia miocárdica:

a. La relación Presión arterial media / frecuencia cardiaca (PAM/FC) no tiene mayor capacidad predictiva para detectar isquemia miocárdica intraoperatoria que el doble producto (frecuencia cardiaca x Presión sistólica)
b. Existe buena correlación entre el aumento de la PCP (Presión capilar pulmonar) y las anomalías de la contractilidad segmentaria detectadas por ECO en caso de isquemia miocárdica
c. Las anomalías de la contractilidad segmentaria detectadas por ecocardiografía intraoperatoria (ETE) son diagnósticas de isquemia miocárdica

22. Sobre cirugía laparoscópica, es FALSO:

a. La analgesia epidural dorsal no mejora la función pulmonar tras una colecistectomía laparoscópica
b. Los cambios de posición en el paciente durante la laparoscopia producen solo mínimas alteraciones del intercambio gaseoso y de la distensibilidad toracopulmonar
c. La anestesia combinada general y epidural de la colecistectomía laparoscópica conlleva una reducción de la respuesta de estrés en comparación con la que se produce con la anestesia general sola

23. Sobre la estenosis aórtica severa:

a. El mantenimiento de una frecuencia intraoperatoria baja, aumentará el volumen sistólico al aumentar el tiempo de llenado diastólico
b. El gradiente máximo medido por cateterismo es mayor que el medido por ecocardiografía
c. En caso de insuficiencia aórtica concomitante, el gradiente máximo puede estar sobreestimado

24. Sobre la hemorragia subaracnoidea:

a. Una de las técnicas quirúrgicas más útiles es la implantación de un catéter intraventricular externo
b. La causa más frecuente es la traumática
c. La oclusión endovascular de los aneurismas cerebrales se realiza como paso inicial a su posterior intervención quirúrgica

25. En relación al laringoespasmo señale la FALSA:

a. Es una respuesta exagerada y prolongada del reflejo protector de cierre glótico mediado por el nervio laríngeo superior en respuesta a estímulos irritantes glóticos o supraglóticos
b. Durante un laringoespasmo instaurado no hay flujo de aire ni sonidos vocales y pueden dejarse de visualizar las cuerdas vocales en la laringoscopia
c. Pueden disminuirlo la lidocaína IV, la profundización de la anestesia, el fentanilo IV o la cocaína tópica

26. Respecto de la fibrinólisis:

a. El complejo trombina-trombomodulina inhibe a los factores V y VIII a través de la proteína C
b. La antitrombina III (ATIII) inhibe a la proteína S
c. El inhibidor del activador tisular del plasminógeno inhibe las vías de activación del factor II

27. En cuanto a las características de la ketamina:

a. Los cambios hemodinámicos producidos por la ketamina en bolo son dosis dependientes
b. Una segunda dosis de ketamina produce menos efectos hemodinámicos, e incluso efectos opuestos a los producidos por la primera dosis
c. Solo el enantiómero S es el responsable de la pérdida de consciencia producida por la ketamina

28. En relación con la anticoagulación en circulación extracorpórea:

a. En presencia de aprotinina el ACT-Celite es más exacto que el ACT-Kaolin
b. La trombocitopenia inducida por heparina tipo I se caracteriza por la presencia de microtrombosis endovascular
c. El efecto de la bivaluridina es independiente de la ATIII

29. No son efectos de la ventilación no invasiva (VNI):

a. En pacientes con miocardiopatía dilatada la aplicación de PEEP/CPAP disminuye la precarga y postcarga del ventrículo izquierdo con aumento del volumen sistólico del ventrículo izquierdo y del gasto cardiaco
b. En pacientes sin fallo cardiaco la aplicación de la PEEP/CPAP a niveles altos da lugar a una reducción del gasto cardiaco
c. En pacientes hipovolémicos la aplicación de PEEP/CPAP reduce el retorno venoso, disminuye las resistencias vasculares pulmonares y aumenta el gasto cardiaco

30. Sobre la cascada de la coagulación:

a. La trombina puede inhibir su propia síntesis a través de la inhibición de los factores IX y X
b. La trombomodulina se une a la trombina e inactiva el factor X
c. El sitio de unión plasmina-antiplasmina es el mismo que para la unión fibrina-plasmina

31. En una hemoptisis masiva de más de 300 ml/24h y que requiere tratamiento inmediato, el método terapéutico y diagnóstico de elección es:

a. Cirugía urgente para control de la hemorragia
b. Fibrobroncoscopia
c. Tratamiento endovascular con embolización de arterias bronquiales

32. señale la FALSA respecto a los antagonistas H2:

a. La clorfeniramina tiene una duración de acción de 4 a 12 horas
b. La difenhidramina tiene una duración de acción de 3 a 6 horas
c. La hidroxicina tiene una duración de acción de 4 a 12 horas

33. No es un cambio fisiológico que puede verse en pacientes en tratamiento crónico con opioides uno de los siguientes:

a. Descenso de la secreción de ACTH
b. Aumento de la secreción de hormona antidiurética
c. Acortamiento del QT en el electrocardiograma

34. Farmacocinética del propofol:

a. El propofol no afecta el sistema del citocromo P-450
b. Las mujeres tienen menor volumen de distribución y menor tasa de aclaramiento que los hombres
c. Existe un metabolismo extrahepático del propofol, demostrado por su alto aclaramiento, que excede el flujo hepático

35. Sobre el corazón trasplantado:

a. La infusión de norepinefrina produce un aumento de la frecuencia cardiaca
b. La infusión de nitroglicerina intravenosa produce taquicardia
c. El betabloqueo produce un bloqueo comparable del nodo sinoauricular del donante y del receptor

36. En cuanto a las complicaciones relacionadas con la cirugía laparoscópica:

a. Las quemaduras son responsables del 15-20% de las complicaciones tras una cirugía laparoscópica

b. Las lesiones intestinales constituyen el 50-60% de las complicaciones de las laparoscopias y siguen quedando sin diagnosticar en 1/3 de los casos

c. Las complicaciones vasculares suponen un 20-30%

37. Según la clasificación de Gell y Coombs de la respuesta inmune:

a. Las reacciones de tipo IV están provocadas por complejos antígeno-anticuerpo que se depositan en la microvascularización

b. La transfusión de sangre ABO incompatible es un ejemplo de reacción inmune Tipo II

c. Las vasoconstricción pulmonar que puede provocar la protamina es un ejemplo de reacción de hipersensibilidad tipo II

38. Con respecto a las técnicas de depuración extrarrenal señale la FALSA:

a. El mecanismo por el que la eliminación de solutos se realiza por gradiente de concentración se llama difusión

b. La convección es el mecanismo por el cual el movimiento de los solutos se lleva a cabo junto con cantidades significativas de ultrafiltración

c. La ultrafiltración tiene como objetivo fundamental la remoción de solutos

39. En la Insuficiencia Mitral:

a. El tiempo de relajación isovolumétrica está prolongado

b. La fracción de eyección del ventrículo izquierdo puede estar elevada incluso en pacientes con contractilidad disminuida

c. En caso de reparación mitral, la posibilidad de movimiento anterior sistólico de la válvula mitral es mayor si la longitud del velo posterior mitral esta aumentada

40. En caso de transfusión:

a. En aquellos pacientes que han sido transfundidos previamente con glóbulos rojos, la posibilidad de que hayan desarrollado un anticuerpo frente a ellos es de 1/100

b. Alrededor de un 30% de los pacientes RH negativos a los que se les transfunde RH positivo desarrollarán anticuerpos anti-RH

c. Si sólo se realiza el tipaje ABO-RH en pacientes no transfundidos y sin embarazos previos, la posibilidad de transfusión incompatible es de 1/10.000

41. Respecto a las estrategias para evitar la transfusión perioperatoria

a. Los recuperadores sanguíneos intraoperatorios no deben usarse si se han utilizado hemostáticos quirúrgicos que contienen fibrina

b. La donación autóloga es más barata que la recolección homóloga

c. La técnica de retirada de sangre intraoperatoria y su sustitución por cristaloides o coloides se denomina hemodilución hipervolémica

42. En la nutrición parenteral total (NPT):

a. Las necesidades de aminoácidos esenciales como porcentaje de los totales es de un 40% para los adultos

b. Para pacientes diabéticos, no existe un mínimo de aporte de hidratos de carbono

c. Los lípidos contienen el sustrato dador de energía y en pacientes críticos postquirúrgicos deben pautarse al menos, 2 gr/kg/día

43. Respecto a la estrategia del manejo de los gases arteriales durante el bypass cardiopulmonar en cirugía cardiaca:

a. El manejo ph-stat se asocia a vasoconstricción cerebral

b. Si la temperatura del paciente es de 27° y la PcO2 medida a 37° es de 40 mm de Hg, la PacO2 real es más alta

c. Si el ph y la PcO2 medidos a 37° son 7,25 y 55 mm de Hg y el paciente está a 27 °C, los valores reales serán de 7,40 y 40 mm de Hg respectivamente

44. Respecto a las propiedades de los productos sanguíneos, es FALSO:

a. Alrededor del 80-90% de los receptores Rh(D) negativos se inmunizan si se les administran transfusiones de sangre Rh(D) positiva

b. Cerca del 85% de las personas poseen el antigeno D y se clasifican como Rh(D) positivos

c. Si se administra una transfusión de grupo ABO y Rh correctos, la posibilidad de que sea incompatible es menor del 1/1000

45. Con respecto a las pruebas alérgicas:

a. Las pruebas de liberación de histamina tienen muchos falsos negativos

b. El RAST test puede dar falsos positivos en pacientes con niveles de IgE elevados

c. Las pruebas de provocación intradérmica no son útiles para descartar alergia a los anestésicos locales

46. El test de stress de Watson evalua:

a. Isquemia miocárdica

b. Claudicación vascular

c. Patologia en la articulación trapeciometacarpiana

47. Al realizar un bloqueo peribulbar, la aguja no debe insertarse más de:

a. 15 mm   b. 20 mm   c. 25 mm

48. Cuál de las siguientes circunstancias causa errores en la lectura del pulsioxímetro:

a. Hb S   b. Hb H   c. Anemia

49. Cuál es el porcentaje de fentanilo excretado inalterado por la orina:

a. 10%   b. 12%   c. 7%

50. Con el test de Yergason se diagnostica:

a. Tendinitis anserina

b. Tendinitis bicipital

c. Síndrome del opérculo torácico

51. Puede provocar Torsade de Pointes:

a. Eritromicina

b. Acido acetilsalicílico

c. Hiperpotasemia

52. La activación eficaz de los receptores NMDA requiere la unión simultánea de:

a. Glutamato y sustancia P

b. Glutamato y glicina

c. Calcio y serotonina

53. Con respecto a los riesgos de transfusión de sangre de banco:

a. El ratio de transmisión del virus de la hepatitis B es de 1/70.000

b. La leucorreducción evita la transmisión del citomegalovirus (CMV)

c. La contaminación bacteriana es más frecuente en los concentrados de plaquetas

54. Alteraciones electrocardiográfica no asociada a la HSA:

a. Elevación del segmento ST

b. Ondas U

c. Prolongación del intervalo QT

55. Grosor de la lámina aracnoidea espinal:

a. 1 a 5 micrones

b. 0,3 a 0,4 milimetros

c. 15 a 20 micrones

56. El origen más frecuente de embolia gaseosa venosa crítica intraoperatoria está en los senos:

a. Transverso, sigmoide y mitad posterior del seno sagital

b. Recto, cavernoso y mitad posterior del seno longitudinal

c. Transverso, longitudinal y mitad posterior del seno recto

57. Según el CEPOD (Confidential Enquiry into Perioperative Deaths), la principal causa de mortalidad postoperatoria es:

a. Infarto de miocardio

b. Insuficiencia cardíaca congestiva

c. Bronconeumonía

58. Sobre la Diabetes Insípida producida como complicación de la cirugía transesfenoidal:

a. Normalmente comienza en el período intraoperatorio

b. La reposición horaria de la volemia se calcula sumando a los líquidos de mantenimiento un tercio de la diuresis de la hora previa

c. Si los requerimientos horarios de líquidos superan los 350-400 ml suele administrarse desmopresina

59. El efecto anestésico de los opiáceos, los alfa-2 agonistas y los agentes volátiles:

a. Es mediado por la inhibición de las corrientes del calcio y la activación de las corrientes de potasio

b. Es mediado a través de la activación de los receptores GABA

c. Se produce por la activación de los receptores de glutamato

60. La intención del tratamiento con infiltraciones epidurales con esteroides es el bloqueo de fibras...

a. A delta   b. A alfa   c. C

61. Síndromes asociado a intubación endotraqueal difícil:

a. Síndrome de Goldenhar
b. Síndrome de Barlow
c. Síndrome de Dressler

62. Dosis media efectiva de clonidina intratecal asociada a opioides (mcg/día):

a. 25-50   b. 100-200   c. 1-5

63. La intensidad de la corriente eléctrica capaz de producir fibrilación ventricular (FV) por un fallo en el aislamiento del equipo eléctrico del quirófano en un paciente portador de un catéter venoso central (CVC):

a. El 100% de los pacientes sufriría (FV) con una corriente eléctrica de 20 microamperios
b. Se puede producir (FV) con corrientes de intensidad 100 veces menor que las que se perciben en condiciones normales
c. Una corriente de 200 microamperios producirá fibrilación ventricular en el 50% de los pacientes

64. Flujo sanguíneo renal, es FALSO:

a. La mayor parte de la sangre llega a la médula renal y sólo un 5% del GC lo hace a la corteza renal
b. Los capilares glomerulares son sistemas de alta presión y los capilares peritubulares son de baja presión
c. Los vasos rectos juegan un papel destacado en la concentración de orina por mecanismo de contracorriente

65. En la hipertermia maligna:

a. La incidencia es de un caso cada 50.000 anestesias
b. La herencia es autosómica dominante
c. Los viales de dantrolene contienen manitol para prevenir los daños por hemoglobinuria

66. NO es una complicación de la cirugía laparoscópica urológica:

a. Alcalemia
b. Oliguria intraoperatoria
c. Edema faríngeo

67. El reflejo H se emplea fundamentalmente para valorar:

a. Meralgia parestésica
b. Radiculopatía S1
c. Síndrome del cono medular

68. Velocidad de regeneración axonal pasados 3/7 días de una sección nerviosa:

a. Nula   b. 2-4 mm/día   c. 6-9 mm/día

69. El síndrome SUNCT:

a. Ocurre fundamentalmente durante la noche
b. Los ataques suelen durar de 15 a 20 min.
c. Es resistente al tratamiento con fármacos antiepilépticos y vasoactivos

70. Fórmula de Harris-Benedict para el cálculo energético basal en Kcal/día en mujeres:

a. GEB= 655 + (13.7 x peso en kg) + (2 x talla en cm) - (4.7 x edad)
b. GEB= 655 + (9.6 x peso en kg) + (1.7 x talla en cm) - (4.7 x edad)
c. GEB= 655 + (10.6 x peso en kg) + (2.4 x talla en cm) - (4.7 x edad)

71. En el paciente obeso, es FALSO:

a. La actividad de la seudocolinesterasa es mayor que en pacientes no obesos
b. Las benzodiacepinas tienen un mayor volumen de distribución y un menor aclaramiento que en el paciente no obeso
c. Las drogas eliminadas por glucuronización tienen un aclaramiento más rápido

72. La frecuencia de complicaciones en los bloqueos regionales oculares es:

a. 1/500   b. 1/1000   c. 1/2000

73. La administración de succinilcolina produce un aumento de potasio en plasma de (mEq/l)

a. 0.4-0.8   b. 0.3-0.6   c. 0.5-1

74. En relación a la activación de los receptores NMDA, señale la FALSA:

a. Aumentan la reactividad de las neuronas de la médula espinal a todas las aferencias
b. Aumentan la sensibilidad de las neuronas a los agonistas opioides
c. Activan una respuesta de dolor en el SNC con menor estimulación periférica

75. En la cirugía radical de la parte derecha del cuello, el traumatismo del ganglio estrellado y del sistema nervioso autónomo cervical se asocia a:

a. Prolongación del intervalo PR
b. Prolongación del intervalo QT
c. Descenso del ST

76. La sinestesia en el paciente con lesión medular consiste en estimular...

a. ...por encima de la lesión y sentir dolor en una zona ipsilateral por debajo
b. ...por encima del nivel de lesión y sentir dolor en una zona simétrica contralateral por encima
c. ...por debajo del nivel de lesión y sentir dolor en una zona ipsilateral por encima

77. Con respecto a la protamina:

a. La histidina es el elemento más abundante en su composición química
b. Su degradación se produce por las carboxypeptidasas plasmáticas
c. La protamina cloruro tiene un inicio de acción más lento que la protamina sulfato

78. El síndrome de eritrodisestesia palmo-plantar no es inducido por:

a. Capecitabina
b. 5-fluorouracilo
c. Hidroxiurea

79. La biodisponibilidad del fentanilo sublingual es:

a. 22%   b. 34%   c. 51%

80. El peso molecular de la ketamina es:

a. 238 kd   b. 1245 kd   c. 790 kd

81. Susceptibilidad genética a eventos adversos cardiovasculares postoperatorios:

a. El alelo 4G del inhibidor-1 del activador del plasminógeno se asocia a un aumento de trombosis de los injertos después de revascularización coronaria
b. Un polimorfismo en la glicoproteína plaquetaria IIIa se asocia a disminución de la agregación plaquetaria
c. El factor V de Leyden se asocia a complicaciones hemorrágicas en el postoperatorio de cirugía no cardiaca

82. Las fibras preganglionares del sistema nervioso simpático se originan en los segmentos medulares:

a. T1 a L3   b. C1 a T12   c. T1 a S2

83. Dolor del sistema genitourinario:

a. El bloqueo paravertebral no es útil en el diagnóstico de la nefralgia idiopática
b. La prostatitis crónica es muy dolorosa
c. El priapismo asociado a la leucemia responde a quimioterapia

84. Sobre el laringoespasmo, es falso:

a. Está mediado por el nervio laríngeo inferior
b. Las cuerdas falsas se aproximan
c. Los músculos extrínsecos de la laringe también pueden participar

85. Un paciente heterocigoto para el gen atípico de la colinesterasa plasmática, tendrá un número de dibucaína entre:

a. 55-70   b. 25-40   c. 85-90

86. Respecto al Síndrome de Dolor Complejo Regional:

a. Afecta al sistema nervioso somático, simpático y somatomotor
b. Suele estar confinado a un único dermatoma
c. La intensidad de los síntomas se relaciona con la gravedad del traumatismo incitante

87. Respecto a la inervación del sistema genitourinario, señale la FALSA:

a. La inervación simpática del uréter se origina entre los segmentos T10-L2 y la parasimpática de S2-S4
b. La inervación simpática de la próstata se origina entre los segmentos T11-L2 y la parasimpática de S2-S4
c. La inervación anterior del escroto proviene de L2-L3 y la posterior de S2-S4

88. Durante la apnea de reposo, la PaCO2 se eleva:

a. 0,5-0,8 kPa/min
b. 0,1-0,3 kPa/min
c. 2-3 kPa/min

89. El tiempo medio de alivio del dolor tras una hipofisectomía química es:

a. 3 meses   b. 10 meses   c. 2 años

90. La incidencia de emesis tras amigdalectomía en niños es:

a. 20-45%   b. 30-55%   c. 30-65%

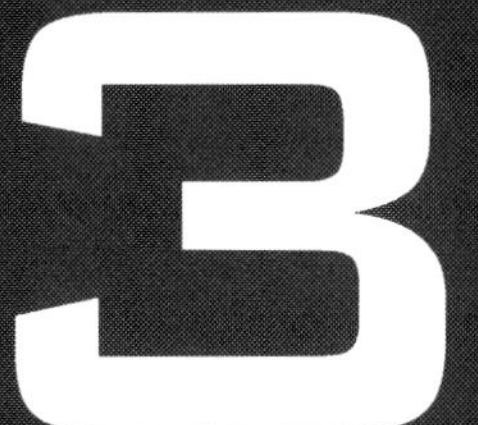

NEUROLOGÍA

1 B	6 C	11 B	16 A	21 C	26 C	31 C	36 A	41 B	46 A	51 C	56 B	61 B	66 C	71 C	76 B	81 C	86 B
2 A	7 B	12 A	17 C	22 A	27 B	32 C	37 B	42 B	47 A	52 A	57 C	62 C	67 A	72 C	77 C	82 B	87 B
3 C	8 B	13 B	18 A	23 C	28 B	33 C	38 A	43 C	48 B	53 C	58 C	63 A	68 A	73 C	78 C	83 A	88 C
4 C	9 A	14 C	19 B	24 C	29 A	34 B	39 B	44 B	49 C	54 A	59 C	64 A	69 B	74 B	79 B	84 C	89 A
5 B	10 C	15 A	20 A	25 A	30 B	35 B	40 A	45 B	50 A	55 A	60 C	65 C	70 B	75 B	80 B	85 C	90 C

1. La queralgia parestésica es:

a. La afectación del nervio femorocutáneo
b. Una mononeuropatía sensitiva de la rama sensitiva dorsal superficial del nervio radial
c. La afectación de la rama del nervio peroneo superficial

2. Sobre la mielopatía necrotizante paraneoplásica señale la FALSA:

a. Es un trastorno frecuente entre los síndromes paraneoplásicos
b. Suele comenzar con afectación de la médula torácica, y luego asciende y desciende a otros segmentos da médula
c. Puede existir afectación de los esfínteres

3. Sobre la neuralgia del glosofaríngeo, es FALSO:

a. Suele afectar a mayores de 40 años
b. La carbamazepina es un fármaco útil en el tratamiento
c. El dolor es con más frecuencia bilateral, y afecta a ambos lados de la faringe, amigdalas, y parte posterior de la lengua

4. La enfermedad de Devic es:

a. Una combinación de neuropatía óptica bilateral y mielopatía torácica
b. Una combiación de mononeuropatía óptica y mielopatía cervical
c. Una combinación de neuropatía óptica bilateral y mielopatía cervical

5. En relación al tratamiento del botulismo, señale la FALSA:

a. El tratamiento consiste en el empleo de la toxina bivalente (tipo A y B) o trivalente (A, B y E)
b. La guanidina mejora la función respiratoria
c. La recuperación tarda varios meses y no acostumbra a ser completa

6. Sobre el felbamato señale la FALSA:

a. Su vía de eliminación es preferentemente renal
b. Su uso está limitado por aparición de casos de aplasia medular
c. Es especialmente útil en el síndrome de West

7. La herencia de la migraña hemipléjica familiar es:

a. Autosómica recesiva
b. Autosómica dominante
c. No presenta patrón hereditario

8. Sobre el síndrome de Cadasil, es FALSO:

a. Existen mutaciones o delecciones en el gen NOTCH3
b. No existe depósito de material osmófilo en las arterias dérmicas
c. En la clínica existe migraña y demencia

9. Sobre los priones:

a. El gen PRNP que codifica la proteína criónica se ha detectado en el brazo corto del cromosoma humano 20
b. En el ratón, el cromosoma 4 codifica esta proteína
c. Los homocigotos para la variante metionina/valina en el codón 129 están menos expuestos a las infecciones criónicas que los heterocigotos

10. La herencia de la miopatía de Welander es:

a. Autosómica recesiva
b. Ligada al cromosoma X
c. Autosómica dominante

11. Señale la FALSA sobre la leucoencefalopatía multifocal progresiva:

a. El virus JC es el agente causal
b. Puede aparecer hasta en un 20% de los pacientes en fase avanzada del SIDA
c. La leucoencefalopatía multifocal progresiva es la única complicación conocida producida por el virus JC en la infección por VIH

12. Sobre el craneofaringioma:

a. Puede derivar de la bolsa de Rathke
b. La forma menos frecuente de este tipo de tumor se conoce como craneofaringioma adamantinomatoso
c. Raramente está calcificado

13. La toxina del botulismo bloquea:

a. La liberación de acetilcolina en las sinapsis centrales
b. La liberación de acetilcolina en las sinapsis periféricas
c. No bloquea la liberación de acetilcolina

14. ¿Qué es falso en relación a la degeneración cerebelosa paraneoplásica?

a. Las manifestaciones clínicas incluyen ataxia truncal y apendicular, disartria, y nistagmo vertical en mirada inferior
b. Los anticuerpos más frecuentes son los anticuerpos anti-Yo
c. Los anticuerpos más frecuentes son los anticuerpos anti-Hu

15. La encefalitis herpética es una infección del SNC producida por el herpes virus. señale la FALSA:

a. La cepa más responsable de infección es el herpes virus tipo II
b. Hasta un 40% de los pacientes con TAC normal pueden mostrar alteraciones radiológicas en la RM craneal
c. La pleocitosis en LCR es un hallazgo frecuente pero no aparece en todos los casos de infección

16. Sobre la enfermedad de Charcot-Marie-Tooht:

a. Es la neuropatía congénita más frecuente

b. Tanto la forma tipo I, como la forma tipo II, se heredan con herencia autosómica recesiva

c. La variante ligada al cromosoma X se asemeja al tipo II de la enfermedad

17. En relación con síndrome de Mollaret señale la FALSA:

a. Es un síndrome caracterizado por meningitis aséptica con fiebre

b. En el LCR se determinan células endoteliales que son monocitos

c. Se acompaña de déficits neurológicos focales

18. Sobre el linfoma primario del SNC, en pacientes con SIDA, señale la FALSA:

a. Es habitual la presencia de fiebre acompañando al cuadro clínico

b. La presentación clínica consiste en cefalea, hemiparesia, ataxia, cambios conductuales y alteraciones mentales

c. La lesión se localiza con más frecuencia en la sustancia blanca que en la sustancia gris

19. Sobre la polineuropatía amiloidótica familiar, es FALSO:

a. La mayoría de los pacientes tiene mutaciones en el gen de la proteína plasmática transtirretina

b. La función de esta proteína es participar en el transporte del hierro

c. El gen para la transtirretina se localiza en el cromosoma 18q11.2

20. Sobre el tratamiento quirúrgico de la epilepsia:

a. La lobectomía temporal anterior es la técnica quirúrgica más común de la epilepsia

b. Las crisis parciales son las crisis que más se benefician de la sección callosa

c. La hemisferectomía es una técnica con poca utilidad en el tratamiento de la epilepsia, con un éxito inferior al 5% de pacientes tratados

21. Un varón de 24 años sufre un accidente de moto. A la llegada de los servicios de urgencia le encuentran obnubilado, con ojos cerrados, aunque los abre a la llamada, emite lenguaje inapropiado, y retira al dolor. Este paciente tendría la siguiente puntuación en la escala de Glasgow:

a. 8 puntos   b. 9 puntos   c. 10 puntos

22. Sobre las complicaciones neurológicas del SIDA:

a. La demencia asociada con el VIH y el trastorno cognitivo-motor menor son las complicaciones más frecuentes en las fases tardías de la infección en pacientes no tratados

b. LA pleocitosis polimorfonuclear es un hallazgo característico en el LCR de estos pacientes

c. Es excepcional encontrar mielopatía vacuolar

23. Antiepiléptico útil en el tratamiento de la miotonía:

a. Carbamazepina

b. Felbamato

c. Fenitoína

24. En la infección por arbovirus, es FALSO

a. Es la causa más frecuente de encefalitis en todo el mundo

b. Hay tres géneros de arbovirus: togavirus, reovirus y bunyavirus

c. Se trasmiten habitualmente por mordedura de rata, que actúan como vectores de la infección

25. Sobre la epilepsia frontal nocturna autosómica dominante:

a. Existe ligamiento al cromosoma 20q 13.2

b. Las crisis son generalizadas

c. El comienzo de los síntomas suele aparecer hacia los 20 años de edad

26. Uno de los siguientes fármacos no es agonista dopaminérgico:

a. Pramipexol   b. Rotigotina   c. Biperidina

27. Uno de los siguientes criterios es necesario para el diagnóstico del síndrome de las piernas inquietas:

a. Exploración neurológica normal en la forma idiopática

b. Necesidad imperiosa de mover las piernas acompañada normalmente o causada por sensaciones incómodas en las piernas

c. Antecedentes familiares positivos

28. No es cierto sobre los temblores:

a. El temblor esencial presenta una herencia de tipo autosómico dominante, con alta penetrancia

b. El temblor ortostático es un temblor de baja frecuencia

c. El temblor fisiológico presenta una frecuencia entre 7 y 12 Hz

29. Sobre los tumores que asientan en la región pineal:

a. El aumento de fosfatasa alcalina placentaria es muy indicativo de germinoma

b. La alfa-fetoproteína se encuentra elevada en los coriocarcinomas

c. Los germinomas tienen una respuesta pobre al tratamiento con radioterapia

30. Un ictus isquémico de circulación posterior en el que se presenta un vértigo aislado probablemente afecta a la arteria cerebelosa...

a. Superior   b. Posteroinferior   c. Anteroinferior

31. señale la FALSA sobre la infección del SNC por Cryptococcus:

a. Es el hongo que provoca con más frecuencia síndromes meningíticos y meningoenfalíticos

b. La meningitis es la presentación neurológica más frecuente de la criptococosis

c. El uso de fluocitosina asociada a anfotericina B no ha demostrado eficacia

32. Sobre la epilepsia mioclónica juvenil señale la FALSA:

a. Suele aparecer entre los 12 y los 18 años de edad

b. Se ha cartografiado un locus en el brazo corto del cromosoma 6 que puede estar implicado en su patogenia

c. El EEG intercrítico demuestra descargas simétricas, bilaterales de puntas, polipuntas y ondas a 3-5 Mhz, normalmente máximas en regiones occipitales

33. Sobre la forma de trasmisión de la ataxia de Friedreich, señale la FALSA:

a. Se produce una repetición elevada del triplete GAA

b. Esta expansión inestable asienta en el cromosoma 9q 13-21.1

c. En casi el 95% de las personas afectadas la expansión se encuentra en uno sólo de los alelos (expansión heterocigota)

34. Sobre el insomnio fatal familiar, es FALSO:

a. Es una enfermedad producida por priones

b. El rasgo distintivo neuropatológico es una atrofia grave del hipotálamo

c. Es la tercera enfermedad transmitida por priones más frecuente del mundo

35. Síntoma menos frecuente en la arteritis de la temporal:

a. Claudicación de la lengua

b. Diplopia

c. Odinofagia

36. Sobre las bandas oligoclonales en la esclerosis múltiple:

a. Están presentes en aproximadamente un 85-95% de los pacientes con esclerosis múltiple

b. Son exclusivas de pacientes con esclerosis múltiple

c. El patrón de la banda cambia normalmente en el mismo individuo a lo largo de la enfermedad

37. Varón de 68 años que desde hace 1 año presenta dificultad para iniciar la micción, incontinencia e impotencia. En la historia destaca síncopes posturales, así como trastorno de la marcha, rigidez y bradicinesia. Diagnóstico más probable:

a. Hidrocefalia normotensiva

b. Atrofia sistémica múltiple

c. Demencia por cuerpos de Lewi

38. ¿Qué es falso en relación a la enfermedad de Creutzfeldt-Jakob familiar?

a. Se hereda con patrón de herencia autosómica recesiva, y alta penetrancia

b. El inicio de la enfermedad familiar es con frecuencia más temprano que el de la forma esporádica y su curso más largo

c. La forma familiar asociada con la mutación E200K asocia neuropatía

39. Sobre la distrofia muscular de Duchenne:

a. La herencia de transmisión es dominante ligada al cromosoma X

b. Casi una tercera parte de los casos son esporádicos

c. La incidencia se estima en 1 caso de cada 35000 varones nacidos vivos

40. En relación al aura que puede acompañar a la migraña:

a. La teicopsia es el aura más frecuente

b. El espectro de fortificación es el aura más frecuente

c. La metamorfopsia no es un aura visual

41. Sobre la discinesia paroxística no cinesigénica, señale la FALSA:

a. Es un trastorno raro caracterizado por ataques distónicos espontáneos que se precipitan por el alcohol, cafeína, estrés o cansancio

b. El alelo de la enfermedad se encuentra localizado en el cromosoma 3p

c. No hay pérdida de consciencia durante los ataques

42. Señale la FALSA sobre el latirismo:

a. Se produce por la ingesta durante largo tiempo de harina de almorta (Lathyrus sativus)

b. Afecta de forma característica a los miembros superiores

c. La neurotoxina responsable es la beta-N-oxalamino-L-alanina (BOAA)

43. En la migraña hemipléjica familiar:

a. En un 50% de familias estudiadas presentan mutaciones en el gen CACNA1B

b. El gen codifica una subunidad beta de un canal de calcio P/Q voltaje dependiente

c. Las mutaciones del gen se encuentran en el cromosoma 19p13

44. Uno de estos fármacos antiepilépticos se elimina por vía hepática:

a. Levetiracetam

b. Primidona

c. Gabapentina

45. Ante un paciente que presenta un síndrome lacunar sensitivo puro, ¿dónde esperaría encontrar con mayor probabilidad la lesión?

a. Mesencéfalo

b. Núcleo ventro-póstero-lateral del tálamo

c. Protuberancia lateral

46. ¿Qué son los cuerpos de Pick?

a. Inclusiones citoplasmáticas en regiones temporales anteriores de la Enfermedad de Pick

b. Inclusiones citoplasmáticas en regiones frontotemporales de la Enfermedad de Pick

c. Inclusiones citoplasmáticas en regiones frontales de la Enfermedad de Pick

47. ¿Qué es sugestivo de Miastenia Gravis?

a. La estimulación repetitiva a altas frecuencias incrementa el jitter

b. La estimulación repetitiva a 3-5Hz produce un decrecimiento progresivo de la amplitud que es máxima entre el tercer –cuarto potencial de acción

c. La amplitud del potencial de acción esta disminuido ante un estimulo único

48. ¿A qué nivel se encuentra la lesión que provoca parálisis de miembros inferiores y sólo distal de miembros superiores?

a. C5-C6   b. C6-C7   c. C7-C8

49. La forma más frecuente de inicio de la atrofia muscular progresiva se encuentra en:

a. En varones a nivel distal de las extremidades superiores

b. En varones a nivel distal de las extremidades Inferiores

c. En varones a nivel proximal de las extremidades Inferiores

50. ¿Cuál es la mutación más frecuentemente asociada a enfermedad de Alzehimer de inicio precoz?

a. Gen de la preselinina 1 en cromosoma 14

b. Gen de la preselinina 1 en el cromosoma 1

c. Gen de la preselinina 2 en el cromosoma 2

51. En el Síndrome de Foville no se da:

a. Hemiplejia contralateral

b. Parálisis facial ipsilateral

c. Desviación conjugada de la mirada hacia el lado de la lesión

52. señale la FALSA en relación a la enfermedad de Hungtinton:

a. La enfermedad de Hungtinton es debida a la presencia del triplete CAG codificado por el brazo largo del cromosoma 4

b. Sufre fenómeno de anticipación

c. Tiene patrón de penetrancia completa con herencia dominante, estando el defecto genético localizado en el brazo corto del cromosoma 4

53. La parálisis por mordedura de garrapata no se caracteriza por:

a. Provoca una parálisis ascendente

b. La alteración sensitiva no es una característica común

c. Existe un aumento de proteínas del LCR

54. señale la FALSA en relación a la esclerosis lateral amiotrófica (ELA):

a. Los potenciales evocados sensoriales son normales

b. La amplitud de los potenciales es cada vez más lenta

c. La velocidad de los potenciales es normal

55. Sobre el vasoespasmo que aparece en la hemorragia subaracnoidea y la monitorización mediante doppler transcraneal:

a. En ecodoppler transcraneal se observa un aumento de la velocidad de flujo en la arteria cerebral media

b. En ecodoppler transcraneal no se modifica la velocidad de flujo en la arteria cerebral media

c. En ecodoppler transcraneal disminuye la velocidad de flujo en arteria cerebral media

56. ¿En que canalopatia se determina debilidad persistente después de la miotonia?

a. Hipertermia maligna

b. Paramiotomia congénita

c. Miotonia congenita de Thomsen

57. señale la FALSA respecto a la radioterapia craneocerebral:

a. La radioterapia es solo marginalmente eficaz en tumores cerebrales benignos

b. Los tumores neurales más comúnmente relacionados con la radioterapia son los gliomas, meningiomas, tumores de la vaina nerviosa y sarcomas

c. Dosis de menos de 30 Gy (3000 rad) no producen complicaciones significativas

58. ¿Qué canalopatia de las siguientes no viene determinada por gen SCN4A?

a. Miotonía fluctuante

b. Miotonía permanente

c. Miotonía de Evior

59. En relación con la distrofia de Emery-Dreiffus:

a. Se acompaña de hipertrofía muscular o pseudohipertrofia

b. Es una enfermedad asociada al locus Xp28

c. El estado mental permanece intacto

60. señale la FALSA:

a. Existe una forma episódica de ataxia de Friedreich con buen pronóstico

b. En la ataxia de Friedreich destaca la cifoescoliosis

c. El déficit de vitamina E cursa con ataxia y disartria

61. El patrón familiar de la parálisis supranuclear progresiva se considera:

a. No existe patrón familiar

b. Autosómico dominante con penetración incompleta

c. Autosómico recesivo con penetrancia completa

62. Señalar la repuesta FALSA en relación al vasoespasmo de la HSA:

a. Se presenta entre el 4º-12º día postsangrado

b. La cantidad de sangre se correlaciona con la severidad del mismo

c. El nimodipino se utiliza en su tratamiento

63. Distrofia muscular con un patrón de herencia autosómica dominante:

a. Miopatia distal tardía del adulto tipo 1
b. Miopatia distal del adulto tipo 1
c. Miopatia distal temprana del adulto tipo 2

64. Sobre la enfermedad de poliglucosano del adulto, es FALSO:

a. Predomina la demencia sobre otras manifestaciones clínicas
b. La velocidad de conducción de los nervios periféricos esta disminuida
c. Existen depósitos de hierro en los putámenes

65. ¿Cuál es el virus causante del síndrome conjuntivitis epidémica?

a. Virus Herpes Simple
b. Virus Epstein-Barr
c. Virus SV 70

66. La presencia de alteraciones en los reflejos oculocefálicos o signos cerebelosos no acompaña a:

a. Parálisis supranuclear progresiva
b. Atrofia multisistémica
c. Enfermedad de Parkinson

67. señale la FALSA en relación a la hemorragia subaracnoidea:

a. La cantidad de sangre en el espacio subaracnoideo no predice el riesgo de vasoespasmo
b. Las crisis no son un factor de mal pronóstico en la HSA
c. Los aneurismas fusiformes se localizan preferentemente en la arteria basilar

68. La causa más frecuente de HSA espontánea es:

a. Ruptura de aneurisma sacular de arteria comunicante anterior
b. Ruptura de aneurisma sacular de arteria comunicante posterior
c. Ruptura de aneurisma sacular de arteria cerebral media

69. ¿Dónde se localiza la malformación arteriovenosa que provoca la hipertrofia hemangiectásica de Parker-Weber?

a. Lumbar alta
b. Cervical baja
c. Torácica baja

70. ¿Cuál de estas atrofias musculares tienen un patrón hereditario ligado a X?

a. Enfermedad de Wohlfart-Kugelberg-Welander
b. Síndrome de Kennedy
c. Enfermedad de Fazio-Londe

71. ¿Cuál de las siguientes canalopatias viene determinada por alteración en el receptor 1q 31-32?

a. Miotonía permanente
b. Paramiotonía congénita
c. Parálisis periódica hipopotasémica

72. Sobre el síndrome de Eaton-Lambert:

a. El potencial de acción ante estímulo único es normal
b. La estimulación repetitiva a bajas frecuencias produce un incremento progresivo en la amplitud del potencial
c. La velocidad de conducción es normal

73. señale la FALSA en relación con el síndrome de de Segawa:

a. Es más típico en mujeres
b. Aparece durante la infancia
c. Se afectan inicialmente los miembros superiores

74. ¿Cuál es la mutación genética que se asocia a ataxia heredodegenerativa con sacudidas oculares lentas?

a. 6 p SCA1   b. 12 q SCA 2   c. 12 p

75. ¿A qué estadio de Osserman pertenecen las crisis respiratorias?

a. II-A   b. III   c. II-B

76. Síndrome neurológico menos común del aneurisma disecante de Aorta:

a. Parálisis de esfínteres y ambas piernas con pérdida de la sensibilidad por debajo de T6
b. Infarto isquémico de médula.espinal confinado a sustancia gris
c. Obstrucción de la arteria humeral con neuropatía sensitivo motora de extremidad superior

77. ¿Qué signo no acompaña al síndrome de Bruck-Delante?

a. Retraso mental
b. Alteración de los movimientos extrapiramidales
c. Pseudohipertrofia muscular

78. La presencia de respuesta pupilar a la acomodación pero no a la luz NO es típico de:

a. Sarcoidosis
b. Amiloidosis Familiar
c. Pupila Adie

79. En relación a la neuroacantocitosis:

a. Tiene un patrón autosómico dominante aunque existen formas esporádicas
b. La CPK está elevada
c. Las beta lipoproteínas están disminuidas

80. Malformación vascular mas frecuente:

a. MAV
b. Angioma venoso
c. Angioma Cavernoso

81. ¿Cuál no es una característica de la miopatia centronuclear?

a. Se acompaña de ptosis y grados de oftalmoplejia externa
b. Está determinada genéticamente en forma dominante, recesiva y X recesiva
c. En los músculos de los pacientes existe un 60% de fibras tipo II y un 30-40% de fibras tipo I

82. Sobre los aneurismas fusiformes señale la afirmación FALSA:

a. Se localizan frecuentemente en la arteria basilar
b. Son causa frecuente de ruptura
c. Se asocian con aterosclerois

83. En el parkinsonismo no es típico encontrar:

a. Sialorrea por aumento de la secreción salival
b. Babeo por alteración de la deglución
c. Ausencia de reflejos de prensión

84. Señale la afirmación FALSA en relación al síndrome de Eaton-Lambert:

a. Los tipos patógenos humanos son A, B y E
b. La fuerza no mejora tras el ejercicio
c. Los pacientes pueden tener pupilas mióticas arreactivas, disartria y disfagia

85. El Síndrome de Schneider:

a. Es un síndrome central de la medula lumbar
b. Se caracteriza por debilidad segmentaria y pérdida sensitiva en los miembros inferiores
c. Es una lesión medular donde la zona más dañada es la porción central con su sustancia gris vascular que en relación con partes periféricas

86. La enfermedad del poliomioclono hereditario:

a. Conduce hacia importante incapacidad durante la vida
b. Se hereda con herencia autosómica dominante
c. Tiene escasa respuesta a ácido valproico

87. En cuanto a la enfermedad de Hungtinton:

a. Las células más grandes del cuerpo estriado son las que antes se afectan
b. La pérdida de dendritas de las neuronas espinosas es un hallazgo temprano
c. Las porciones posteriores del núcleo caudado son las que más se afectan

88. ¿A qué nivel es más frecuente la lesión medular que induce "paraplejia en flexion"?

a. Lumbar   b. Torácica   c. Cervical

89. En relación a las malformaciones vasculares (MAV) señale la FALSA:

a. Las malformaciones arteriovenosas de pequeño tamaño tienen menor tendencia al sangrado
b. El angioma venoso es la MAV más frecuente
c. Las fístulas arteriovenosas durales se encuentran con más frecuencia a nivel del seno transverso

90. ¿A qué grupo de miastenia gravis pertenece un varón mayor de 40 años con bajo nivel de anticuerpos antirreceptores de acetil colina?

a. Tipo 1   b. Tipo 2   c. Tipo 3

1 C	6 A	11 A	16 C	21 B	26 A	31 A	36 B	41 C	46 B	51 A	56 C	61 B	66 A	71 A	76 A	81 A	86 C
2 C	7 B	12 A	17 A	22 B	27 B	32 A	37 B	42 A	47 A	52 C	57 B	62 B	67 B	72 A	77 B	82 B	87 C
3 C	8 A	13 B	18 A	23 C	28 B	33 A	38 B	43 B	48 B	53 A	58 C	63 A	68 A	73 C	78 A	83 B	88 A
4 C	9 B	14 C	19 B	24 A	29 B	34 A	39 A	44 B	49 B	54 B	59 C	64 B	69 C	74 B	79 B	84 C	89 A
5 C	10 C	15 B	20 A	25 B	30 A	35 A	40 C	45 C	50 C	55 C	60 A	65 B	70 B	75 B	80 A	85 B	90 B

1. En las recientes guías clínicas de hemorragia subaracnoidea, existe riesgo de recurrencia y ruptura en los aneurismas completamente cerrados con:

a. Cirugía   b. Embolización   c. Ambos

2. Respecto a las malformaciones durales arteriovenosas, es FALSO que

a. Sean más frecuentes en mujeres, y son raras en niños, apareciendo en estos como malformaciones complejas y bilaterales

b. Los síntomas más frecuentes que produce son tinnitus , soplo occipital y cefalea

c. Menos del 30% no tienen reflujo venoso cortical

3. Los potenciales de acción sensitivos NO se mantienen intactos en qué patología:

a. Avulsión de raiz nerviosa

b. Hernia discal con radiculopatía

c. Lesión de nervio periférico

4. Según el estudio MATCH, el tratamiento antiagregante en ictus cerebral con clopidogrel y aspirina:

a. Presenta beneficios superiores a su empleo en isquemia coronaria

b. Presenta beneficios similares a su empleo en isquemia coronaria

c. Presenta beneficios inferiores a su empleo en isquemia coronaria

5. Según las guías recientes de manejo de la Hemorragia Subaracnoidea, no es factor de riesgo de mal pronóstico:

a. HTA tratada   b. HTA no tratada   c. Diabetes

6. En las guías recientes de hemorragias subaracnoideas se ha descrito que la incidencia es mayor en mujeres que en hombres, en una relación:

a. 1,6 veces   b. 5,6 veces   c. 10,6 veces

7. Sobre la enfermedad carotídea oclusiva, la conclusión fundamental del estudio CASANOVA que valoraba la utilidad de la endarterectomía, fue:

a. Superioridad evidente de la endarterectomía carotídea frente al uso de aspirina en reducción de nuevo ictus o exitus

b. No diferencias entre la endarterectomía carotídea frente al uso de aspirina en reducción de nuevo ictus o exitus

c. Inferioridad evidente de la endarterectomía carotídea frente al uso de aspirina en reducción de nuevo ictus o exitus

8. Los cavernomas se asocian con cierta frecuencia a alteraciones genéticas que pueden heredarse con un patrón:

a. Autosómico dominante

b. Autosómico recesivo

c. Ligado al cromosoma X

9. En la hemorragia intracerebral del recién nacido pretérmino, es FALSO:

a. La matriz germinal, origen de estas hemorragias, es un tejido muy vascularizado y que involuciona progresivamente hasta la semana 36

b. La hemorragia entre las 24-28 semanas de gestación tiende a ocurrir en putamen

c. La hemorragia a partir de las 29 semanas de gestación tiende a ocurrir en región de cabeza del caudado

10. En relación con las manifestaciones clínicas de la hemorragia subaracnoidea, y según se describe en las guías más recientes, se ordenan de mayor a menor frecuencia:

a. Cefalea, nauseas, rigidez nucal, pérdida de conciencia

b. Cefalea, vómitos, rigidez nucal, pérdida de conciencia

c. Nauseas o vómitos, cefalea, pérdida de conciencia, rigidez nucal

11. Según las guías más recientes de manejo de la Hemorragia Subaracnoidea, las principales medidas para evitar el resangrado son todas menos una:

a. Reposo en cama es la medida aislada inicial más asequible y que reduce levemente el riesgo de resangrado

b. Empleo de un ciclo corto de antifibrinolíticos como medida precoz asociada a cirugía precoz, a pesar de la amplia evidencia negativa con su uso en estudios clásicos

c. Reducción de la HTA, dado que los pacientes tratados de HTA tienen mejor pronóstico, aunque su TA tratados sea más alta que la de los pacientes no hipertensos

12. ¿Cuál es la clínica más habitual en la trombosis de senos venosos craneales?

a. Cefalea

b. Crisis

c. Deterioro de conciencia

13. La pruebas recomendada en la exploración inicial de un paciente con un latigazo cervical que refiere cervicalgia y rigidez local es:

a. RM cervical

b. RX cervical simple

c. TC cervical

14. La imagen de un seno trombosado aparece en la RM en fase tardía, >10 días:

a. Isointensa en T1, hipointensa en T2

b. Hiperintensa en T1, hiperintensa en T2

c. Vacío de señal en T1, vacío de señal en T2

15. Respecto al traumatismo vertebromedular, cuál es la proporción de casos que afecta a niños?

a. 50%   b. 5%   c. <1%

16. En relación con la realización de angiografías de control en aneurismas totalmente embolizados, ¿cuál es el porcentaje de aneurismas que recurren más allá de los primeros 6 meses?

a. 25%   b. 40%   c. 50%

17. Las técnicas de instrumentación para lograr una fusión lumbar son recomendables en los pacientes con dolor lumbar y cambios de Modic tipo:

a. 1   b. 1 y 2   c. 1, 2 y 3

18. Es falso en relación a las crisis tras la hemorragia subaracnoidea:

a. Las crisis pueden darse hasta en un 10% de los pacientes

b. Las crisis son más frecuentes en caso de hipertensión

c. Las crisis son más frecuentes en las primeras 24horas

19. Respecto al wrapping como tratamiento de los aneurismas cerebrales

a. La reducción del riesgo de sangrado es pequeña pero mantenida en el tiempo

b. La reducción del riesgo de sangrado es similar a la del tratamiento conservador (sin cirugía)

c. La reducción del riesgo de sangrado es muy elevado en casos indicados para su uso

20. En la clasificación de Spetzler-Martin para MAV cerebrales, no es considerada como región cerebral elocuente:

a. Cortex frontopolar
b. Hipotálamo
c. Cápsula interna

21. La frecuencia de formación de nuevos aneurismas en pacientes tratados de aneurismas rotos es:

a. 0,5 – 1% al año
b. 1 – 2% al año
c. 2 – 4% al año

22. La angiopatía amiloidea cerebral puede incrementar el riesgo de hemorragia intracraneal por la potenciación de:

a. Colagenasas
b. Plasminógeno
c. Oxido nítrico

23. Respecto a la formación de aneurismas de novo:

a. Es una complicación frecuente en pacientes con aneurismas múltiples y es excepcional (<1%) en el resto de pacientes con aneurismas rotos
b. Los factores que producen los nuevos aneurismas son de origen genético preferentemente, e involucran a genes de metaloproteasas
c. Los factores que producen los nuevos aneurismas no se conocen con claridad, ni se conoce si la afectación es de origen genético o adquirido

24. El tratamiento de elección de las fracturas a nivel de sincondrosis es:

a. Reducción cerrada urgente e inmovilización externa
b. Reducción quirúrgica urgente y movilización precoz
c. Inmovilización externa

25. La posibilidad de realizar angioplastia endovascular tras una hemorragia subaracnoidea, se estima que reduce el riesgo de muerte intrahospitalaria en:

a. 5%   b. 16%   c. 60%

26. Sobre la encefalopatía de Wernicke, es FALSO:

a. Se produce por deficiencia de tiamina. Las reservas corporales de esta vitamina duran una semana
b. La ataxia de la marcha y la oftalmoplejia aparecen en mas del 85% de los pacientes
c. Es una emergencia médica y su tratamiento incluye la administración i.m. o i.v. de tiamina durante 5 días

27. En relación con los angiomas cerebrales es FALSO:

a. Son más frecuentes en territorios de la arteria cerebral media y de la vena de Galeno, y son lesiones de bajo flujo y baja presión
b. Ocasionalmente no aparecen en la angiografía, suelen presentar aspecto en caput medusae, con una gran vena que drena una región muy limitada de cerebro
c. Se recomienda cirugía en los casos de sangrado o crisis por esta lesión

28. La principal causa de no realizar un diagnóstico adecuado de hemorragia subaracnoidea es:

a. No realizar anamnesis y exploración adecuada
b. No realizar TC craneal
c. No realizar punción lumbar

29. En los by-passes cerebrales, el flujo de 40-70 ml/min se obtiene con injerto de:

a. Arteria occipital
b. Arteria radial
c. Vena safena

30. La alteración en los potenciales auditivos de tronco consistente en aumento de la latencia de los picos III-V es más sugestiva de:

a. Esclerosis múltiple
b. Schwannoma del vestibular
c. Meningioma de fosa posterior

31. En la subluxación cervical de los niños, es FALSO:

a. Se identifica en RX de niños < 10 años tras traumatismos y requiere tratamiento por la inestabilidad que presenta
b. Se relaciona con la flexión cervical centrada en C2-C3 que es la normal en niños < 10 años
c. El desplazamiento puede incrementarse con el espasmo muscular

32. El estudio ISAT comparativo del tratamiento quirúrgico y el endovascular en aneurismas cerebrales muestra que:

a. No existe diferencia en mortalidad al año
b. La mortalidad es superior en el grupo quirúrgico
c. La mortalidad es superior en el grupo endovascular

33. ¿Cuál de las siguientes no es una indicación de la vertebroplastia/cifoplastia?

a. Inestabilidad espinal
b. Hemangioma vertebral
c. Fracturas patológicas por compresión

34. La telangiectasia capilar es una malformación poco conocida que presenta:

a. Riesgo de hemorragia muy bajo, excepto en el tronco
b. Típicamente es múltiple y sólo se detecta en autopsia
c. Vasos patológicos de pequeño calibre sin tejido neural interpuesto

35. El tratamiento médico con Plavix tras la inserción de un stent craneal se recomienda durante:

a. 6 semanas   b. 3 meses   c. 1 año

36. ¿Cuál de los siguientes no es un factor de riesgo para la hemorragia intraventricular/periventricular del recién nacido?

a. Ausencia del tratamiento esteroideo 48 horas antes del parto pretérmino
b. APGAR < 8 al minuto 1 y 10 al minuto 5
c. Crisis

37. La incidencia de vasculitis cerebral asociada al consumo de drogas es:

a. Superior con el consumo de cocaína que con el de benzodiacepinas
b. Superior con el consumo de benzodiacepinas que con cocaína
c. No se asocia especialmente con estos tóxicos

38. Respecto al empleo de la hipotermia en la lesión medular traumática, la recomendación de las asociaciones AANS y CNS es:

a. Se recomienda su uso en casos de lesión medular grave
b. No existen criterios que hagan no recomendable su uso en general
c. No se han descrito complicaciones médicas asociadas a su uso

39. En el Estudio Prospectivo Cooperativo Internacional de Aneurismas, riesgo de resangrado durante el primer día tras la hemorragia subaracnoidea:

a. 4%   b. 15%   c. 30%

40. Los potenciales somatosensoriales desde el nervio mediano presentan un valor pronóstico evidente, preferentemente en:

a. Lesiones subclínicas de esclerosis múltiple
b. Lesiones clínicas de esclerosis múltiple
c. Mielopatía cervical espondilótica

41. ¿Cuál de los siguientes es una contraindicación para recomendar la angioplastia/stenting carotídeo en pacientes con estenosis de carótida?

a. Insuficiencia cardíaca congestiva
b. Infarto de miocardio reciente (< 24horas o >4 semanas)
c. Oclusión carotídea contralateral

42. El intervalo atlanto-occpital medido en RX se considera normal en los límites:

a. <2mm en adultos y <5 mm en niños
b. <20 mm en adultos y < 30 mm en niños
c. <30 mm en adultos y niños

43. En el EEG, el patrón de Burst Suppression corresponde a intervalos isoeléctricos que se interrumpen por salvas de actividad eléctrica que inicialmente corresponden a las frecuencias:

a. 4-7 Hz   b. 8-12 Hz   c. >13 Hz

44. Respecto a la profilaxis de las crisis epilépticas en pacientes con hemorragia subaracnoidea, según las guías recientes de manejo de esta patología:

a. El uso profiláctico de anticomiciales no está recomendado
b. El uso profiláctico de anticomiciales puede considerarse en el periodo inmediato posthemorrágico
c. El uso profiláctico de anticomiciales puede considerarse durante la fase de riesgo de vasoespasmo

45. ¿Qué puntuación en la escala de Glasgow tiene un paciente con respuestas verbales inapropiadas, que retira los miembros al dolor y que abre los ojos a la llamada y al dolor?

a. 8   b. 9   c. 10

46. Es falso en relación a la arteria cerebral anterior:

a. Cursa por el borde superior del nervio óptico
b. La arteria recurrente de Heubner nace del segmento A1
c. Es la rama mas pequeña de la bifurcación de la arteria carótida interna

47. ¿Cuál de los siguientes es el tratamiento empírico de elección para la meningitis postquirúrgica?

a. Vancomicina 1 gr/8h i.v. y Ceftacidima 2 gr/8h i.v
b. Vancomicina 1 gr/12h i.v. y Cefatzidima 2 gr/12h i.v
c. Vancomicina 500 mgr/12h i.v. y Ceftazidima 1gr/12h i.v

48. En el pterion confluyen los siguientes huesos EXCEPTO uno:

a. Esfenoides (ala mayor)
b. Esfenoides (ala menor)
c. Temporal

49. Acerca de los niveles de pentobarbital mínimos requeridos para causar el efecto clínico que se plantea, es falso

a. Nivel de coma, 50ug/ml
b. Sedación fuerte, depresión respiratoria 40 ug/ml
c. Válido para examen de muerte cerebral <10ug/ml

50. El tronco meningohipofisario es una rama del la carótida interna a nivel de su porción:

a. Intrapetrosa
b. Supraclinoidea
c. Intracavernosa

51. El tracto motor descendente de la médula espinal que ejecuta movimientos precisos es el:

a. Tracto corticoespinal lateral
b. Tracto corticoespinal medial
c. Tracto rubroespinal

52. La imposibilidad de efectuar un movimiento especifico y el desarrollo inapropiado del mismo sin parálisis muscular, es típico de lesiones en:

a. Cortex motor primario
b. Cortex premotor
c. Cortex motor suplementario

53. En la raquiestenosis lumbar, ¿qué antecedente personal tiene mayor sensibilidad para el diagnóstico de este cuadro?

a. Edad > 50 años
b. Pseudoclaudicación de la marcha
c. Dolor

54. Según las guías de práctica clínica es recomendable la cirugía de los hematomas subdurales agudos en todos los casos, EXCEPTO:

a. Grosor del hematoma <10 mm y desviación de línea media <5 mm con GCS de 13 puntos al ingreso, tras un GCS de 15 inmediatamente tras accidente
b. Grosor del hematoma < 10 mm y desviación de la línea media < 5 mm con pupilas isocóricas y normorreactivas
c. Grosor del hematoma > 10 mm y desviación de la línea media > 5 mm con GCS de 15

55. El fórceps mayor está localizado en el cuerpo calloso a nivel de:

a. Rostrum   b. Genu   c. Esplenium

56. En el tratamiento del síndrome de secreción inadecuada de ADH refractario al tratamiento conservador, ¿Cuál de los siguientes medicamentos no debe mantenerse > 4 días?

a. Demeclociclina
b. Litio
c. Conivaptan

57. El III nervio craneal inerva los siguientes músculos, EXCEPTO uno:

a. Elevador del parpado superior
b. Oblicuo superior
c. Recto superior

58. En el síndrome pierde-sal cerebral no está indicado:

a. Urea
b. Fludrocortisona
c. Furosemida

59. La nomenclatura de la Sociedad Americana Espinal /Sociedad Americana de Radiología Espinal y Neurorradiología, considera herniación discal a:

a. Desplazamiento localizado de material discal que es considerado focal cuando afecta a menos del 30% de la circunferencia discal
b. Desplazamiento localizado de material discal que es considerado de base ancha cuando afecta a más del 50% de la circunferencia discal
c. Desplazamiento localizado de material discal que es considerado como protrusión cuando afecta a menos del 50% de la circunferencia discal y el fragmento no tiene un cuello

60. Respecto al traumatismo craneal (TCE) en los niños comparado con el TCE en los adultos, es FALSO:

a. Los niños en estado comatoso tienen mayor probabilidad de presentar lesiones candidatas a cirugía
b. Los niños suelen tener TCE más leves que los adultos, en general, pero los adolescentes mayores presentan respuestas cerebrales al TCE similares a los adultos
c. El edema cerebral maligno es más frecuente en niños pequeños que en adultos tras un TCE

61. Los tumores del glomus no presentan una de las siguientes características:

a. Los tumores del glomus yugular pueden secretar catecolaminas en 1-4% de los casos
b. La cirugía incluso de los tumores pequeños y confinados a oído medio es complicada por el alto riesgo de hemorragia
c. El abordaje suboccipital se asocia a hemorragias intraoperatorias importantes

62. El área visual frontal se localiza en el área de Brodmann:

a. 4   b. 8   c. 10

63. La RM lumbar que muestran hipointensidad discal en secuencias en T1 secundaria a cambios reactivos esclerosos, equivalen al Modic tipo:

a. 1   b. 2   c. 3

64. En relación con los tumores dermoides espinales, es FALSO:

a. la mayoría se localizan en la región torácica o lumbar alta, siendo excepcionales a nivel cervical
b. suelen presentar un trayecto cutáneo hasta la lesión, por ello asocian con frecuencia brotes de meningitis aséptica
c. en su composición presentan, entre otras sustancias, queratina, restos celulares y colesterol

65. Cuál de los siguientes pares craneales atraviesa el foramen magno:

a. X   b. XI   c. XII

66. Los tumores de células germinales denominados germinomas pueden presentar los siguientes marcadores positivos en sangre y/o LCR:

a. - alfafetoproteína, + betaHCG ,+ fosfatasa alcalina placentaria
b. - betaHCG, + alfafetoproteina , + fosfatasa alcalina placentaria
c. - alfafetoproteína, - betaHCG , + fosfatasa alcalina placentaria

67. De las siguientes circunvoluciones del lóbulo frontal, la menos elocuente es:

a. Gyrus precentral
b. Gyrus frontal medio
c. Gyrus frontal inferior

68. La arteria que habitualmente contacta con los pares bajos es:

a. Cerebelosa posterior-inferior
b. Cerebelosa anterior-inferior
c. Cerebelosa superior

69. La membrana de Liliequist está relacionada con:

a. Esplenio del cuerpo calloso
b. Epitalamo
c. Cisterna interpeduncular

70. Las colecciones extraaxiales líquidas de los niños se asocian a:

a. Efusiónes subdurales o colecciones similares a hematomas subdurales con ausencia de compresión ventricular o de surcos cerebrales
b. Macrocrania (25%), fiebre (17%) y letargia (13%)
c. Son típicas de la hidrocefalia externa

71. ¿Cuál de los siguientes medicamentos antiepilépticos no son considerados actualmente de amplio espectro para el tratamiento de la epilepsia?

a. Fenitoína
b. Acido valproico
c. Lamotrigina

72. La infección inicial más común de las derivaciones ventrículo-peritoneales es por:

a. Staph. epidermidis
b. Staph. aureus
c. Bacilos gran-negativos

73. Sobre los meduloblastomas y los PNET, es FALSO:

a. Tienen tendencia a diseminarse vía LCR por lo que debe incluirse un estudio del eje espinal durante el diagnóstico inicial y radioterapia profiláctica a todo el eje espinal
b. Son tumores muy celulares con células típicamente azules y pequeñas en las tinciones clásicas que les hace histológicamente indistinguibles
c. Los PNETs supratentoriales tienen mutaciones en la betacatenina que no aparecen en los meduloblastomas que típicamente tienen mutaciones con deleción del 17p

74. Respecto al Traumatismo Craenoencefálico por malos tratos en niños (Shaken Baby syndrome), es FALSO:

a. Aparece aproximadamente en un 10% de los niños menores de 10 años que acuden a urgencias, y no suelen existir signos externos de trauma
b. Asocia hemorragia retiniana (retinopatía de Purtschers), hematoma subdural bilateral (80% casos) y fracturas craneales aisladas o múltiples
c. Especialmente si existen múltiples traumatismos y una historia clínica inconsistente, la presencia de una hemorragia retiniana es patognomónica d de este síndrome, aunque dicha hemorragia retiniana puede aparecer sin evidencia de maltrato al niño

75. El microorganismo que más frecuentemente se aísla en los abscesos cerebrales en la práctica clínica es:

a. Staphylococcus
b. Streptococcus
c. Bacteroides

76. Respecto a la arteria de Adankiewicz, es falso:

a. Habitualmente es muy corta
b. Se origina entre T9 y L2 en el 85% de los casos
c. Produce ramas cefálicas y caudales

77. El diagnóstico de diabetes insípida puede realizarse mediante:

a. El test de sobrecarga de agua
b. El test de deprivación de agua
c. El test de Richmond

78. Los corpúsculos de Meissner y de Paccini proporcionan información táctil discriminativa que asciende en la médula por:

a. Fascículo grácil y cuneado
b. Fascículo longitudinal medial
c. Tracto espinotalámico lateral

79. ¿En qué porcentaje las metástasis son múltiples en la RM diagnóstica?

a. 60%   b. 70%   c. 80%

80. Cuál es la anastomosis carótido-basilar persistente más frecuente:

a. Arteria trigeminal primitiva
b. Arteria hipoglosa
c. Arteria proatlantica

81. ¿Cuál de los siguientes no se asocia al tratamiento esteroideo prolongado?

a. Hidrocefalia crónica del adulto
b. Leucoencefalopatía multifocal progresiva
c. Perforación intestinal

82. Cuál de estas asociaciones es FALSA:

a. Arteria lenticuloestriada / arteria cerebral media
b. Arteria coroidea posterior-medial / arteria carótida interna
c. Arteria coroidea posterior-lateral / arteria cerebral posterior

83. El Test con Radioterapia a baja dosis como parte del manejo de los germinomas no está actualmente indicado por:

a. 50% -70% de los tumores pineales son benignos o radioresistentes
b. La histología es necesaria, especialmente en casos con tumores mixtos
c. Ambas son correctas

84. El tratamiento de la osteomielitis craneal se caracteriza por las siguientes pautas, EXCEPTO por:

a. El tratamiento médico debe durar 6-12 semanas ,y la craneoplastia se recomienda a los 6 meses de la cirugía, si no hay signos de infección
b. El tratamiento médico deber ser intravenoso la 1ª semana, y oral posteriormente
c. El tratamiento médico debe ser intravenoso las 4 primeras semanas, ya que casi todos los fallos del tratamiento se dan en ese periodo

85. La lesión lateral al quiasma óptico por compresión de un aneurisma de arteria carótida interna produce un defecto de campo visual:

a. Temporal   b. Nasal   c. Bitemporal

86. Sobre la demencia traumática crónica o demencia pugilística, es FALSO:

a. Puede encontrarse un cavum de septum pellucidum en algunos casos, en su mayor parte considerado secundario a dicha enfermedad
b. Presentan mayor riesgo de padecerlo los que contienen la apolipoproteína E alelo E4, al igual que ocurre en la Enfermedad de Alzheimer
c. Histológicamente es similar a la Enfermedad de Alzheimer, por lo que el antecedente traumático repetido es fundamental para el diagnóstico

87. ¿Cuál es el tumor cerebral más frecuente durante el primer año de vida?

a. Astrocitoma
b. Ependimoma
c. Teratoma

88. El componente parasimpático del nervio facial se relaciona con las siguientes estructuras, EXCEPTO:

a. Núcleo salivador inferior
b. Ganglio submandibula
c. Ganglio pterigopalatino

89. El velum intepositum del tercer ventrículo se localiza en su:

a. Techo   b. Suelo   c. Pared medial

90. En un enfermo de SIDA la aparición de <5 lesiones, que captan homogéneamente contraste, y extensión por cuerpo calloso, corresponde preferentemente a:

a. Toxoplasmosis
b. Linfoma primario del SNC
c. LMP

NEUROFISIOLOGÍA CLÍNICA

1 B	6 B	11 C	16 B	21 C	26 C	31 B	36 C	41 B	46 A	51 C	56 A	61 A	66 C	71 A	76 A	81 C	86 C
2 B	7 A	12 B	17 B	22 B	27 A	32 C	37 A	42 A	47 A	52 C	57 B	62 B	67 A	72 C	77 B	82 B	87 A
3 B	8 B	13 A	18 B	23 A	28 A	33 C	38 A	43 A	48 B	53 C	58 A	63 A	68 C	73 B	78 C	83 A	88 C
4 B	9 A	14 A	19 C	24 C	29 C	34 A	39 B	44 C	49 C	54 A	59 A	64 A	69 C	74 C	79 C	84 C	89 B
5 C	10 A	15 A	20 C	25 A	30 A	35 B	40 B	45 B	50 B	55 B	60 B	65 B	70 A	75 C	80 A	85 A	90 C

1. El "tiempo de ascenso" de un potencial de unidad motora registrado con un electrodo de aguja concéntrica se relaciona con:

a. Intensidad de la contracción muscular
b. Distancia de la punta del electrodo a la unidad motora activada
c. Ninguna de las anteriores

2. En neonatos sanos a término, el estímulo eléctrico de nervio supraorbitario es capaz de evocar respuesta refleja R2 en:

a. Una tercera parte de los individuos
b. Dos terceras partes de los individuos
c. Todos los individuos

3. ¿Cuál de los siguientes nervios sensitivos del miembro inferior no es rama del femoral?

a. Cutáneo femoral medial
b. Cutáneo femoral lateral
c. Cutáneo femoral intermedio

4. En los pacientes afectos de enfermedad de Parkinson avanzada. ¿Qué muestra la curva de recuperación de la respuesta R2 del reflejo de parpadeo?

a. La curva de recuperación es normal
b. Hay una recuperación precoz de la R2
c. Hay un retraso en la recuperación de la R2

5. Sobre la anastomosis de MartinGruber, es FALSO:

a. El potencial motor obtenido con estímulo de nervio mediano en carpo y registro en eminencia tenar es de menor amplitud que el obtenido con estimulo del mismo nervio en codo
b. El potencial motor obtenido con estímulo de nervio mediano en codo suele estar precedido de un componente positivo
c. El potencial motor obtenido con estímulo de nervio cubital en carpo y registro en abductor digiti minimi es de menor amplitud que el obtenido con estímulo de nervio cubital en codo

6. En la electromiografía de fibra aislada, ¿Cuál es el tiempo de ascenso máximo recomendado para aceptar un potencial para su análisis?

a. 200 µs
b. 300 µs
c. 500 µs

7. ¿Cuál de las siguientes fórmulas define a la "F ratio"?

a. (F-M-1)/2M   b. (F-M-1)/2   c. F/M

8. En una lesión axonal completa del nervio facial derecho ¿qué esperaría encontrar en las respuestas del reflejo de parpadeo?

a. Ausencia de respuesta R1 y preservación de R2 ipsilaterales a la lesión con estímulo derecho y preservación de todas las respuestas en lado izquierdo independientemente del lado de estímulo
b. Ausencia de respuestas R1 y R2 ipsilaterales a la lesión con estímulo derecho; ausencia de respuesta R2 contralateral con estímulo izquierdo y preservación de todas las repuestas en lado izquierdo independientemente del lado de estímulo
c. Ausencia de respuestas R1 y R2 ipsilaterales a la lesión con estimulo derecho; ausencia de respuesta R2 ipsi y contralateral con estímulo izquierdo y preservación de R1 en lado izquierdo

9. En el reflejo de parpadeo con estímulo en nervio supraorbitario, el valor máximo aceptado en sujetos normales de la respuesta R2 ipsilateral es de:

a. 40 ms   b. 42 ms   c. 44 ms

10. La velocidad de conducción del potencial de acción a través de la membrana muscular es aproximadamente de:

a. 3-5 m/s   b. 8-10 m/s   c. 12-15 m/s

11. ¿Cuál de los siguientes tipos de fibra muscular estriada tiene menor resistencia a la fatiga?

a. Tipo I   b. Tipo IIA   c. Tipo IIB

12. ¿De qué raíz recibe inervación el músculo Biceps Brachii?

a. C4   b. C6   c. C8

13. La neuralgia amiotrófica afecta principalmente a:

a. Miotomas C5-C6
b. Miotomas C7-C8
c. Territorios musculares dependientes del nervio espinal

14. La parálisis de Duchenne-Erb se produce por la avulsión de las raíces:

a. C5-C6   b. C7-C8   c. L1-L2

15. ¿Cuál es el hallazgo neurofisiologíco característico en la debilidad proximal observada en los periodos iniciales del síndrome de Guillain Barre?

a. Bloqueo de conducción proximal
b. Alteración sensitiva distal en extremidades superiores
c. Velocidad de conducción motora reducida en múltiples segmentos

16. Los calambres musculares se originan en:

a. Asta anterior de la médula
b. Nervio periférico
c. Fibra muscular

17. ¿Durante que fase de sueño ocurren con mayor frecuencia los "trastornos de pánico"?

a. Transición de adormecimiento a fase 1 de sueño NREM
b. Transición de fase 2 a fases 3-4 de sueño NREM
c. Durante fases 3-4 de sueño NREM

18. La formación de los puentes actinamiosina es un mecanismo que se desencadena por la unión del calcio a:

a. Tropomiosina   b. Troponina   c. Actinina

19. Tras una lesión axonal en el tronco del nervio facial

a. Es frecuente la ausencia completa de reinervación
b. La reinervación aberrante es un hecho excepcional
c. La reinervación aberrante es un hecho habitual

20. Respecto a los datos EMG de "densidad de fibras", es FALSO:

a. Aumenta discretamente con la edad
b. Para calcularla se tienen en cuenta los potenciales mayores de 200 µV registrados con un electrodo de fibra aislada en distintas inserciones del mismo
c. Aunque existen variaciones entre los distintos músculos, el valor medio de la densidad de fibra en individuos normales oscila entre 2 y 2,5

21. ¿Qué fibras nerviosas tienen el umbral de excitabilidad más bajo?

a. Las de pequeño calibre
b. Las de mediano calibre
c. Las de gran calibre

22. En el reflejo de parpadeo con estímulo en nervio supraorbitario, la diferencia máxima entre las latencias de la R1 en sujetos normales no debe exceder de:

a. 0,5 ms   b. 1,2 ms   c. 5,1 ms

23. Entre 29° y 38° de temperatura medidos junto al nervio, la velocidad de conducción aumenta de manera prácticamente lineal a:

a. 2,4 m/s por cada grado que aumenta la temperatura

b. 1,5 m/s por cada grado que aumenta la temperatura

c. 3,3 m/s por cada grado que aumenta la temperatura

24. Sobre la estimulación cervical eléctrica y magnética, es FALSO:

a. Ambos estímulos activan las raíces nerviosas en un punto próximo a los agujeros de conjunción

b. Con la estimulación magnética, las latencias de los potenciales motores obtenidos muestran menos variación que la amplitud

c. Las respuestas se facilitan con una pequeña contracción voluntaria

25. Señale la FALSA

a. La inervación del esfínter anal depende de la división posterior de los nervios raquídeos S3, S4 y en ocasiones S2

b. La contracción del esfínter anal inhibe la musculatura rectal (inhibición recíproca)

c. La actividad tónica fisiológica del esfínter anal dificulta la detección de actividad espontánea en esfínteres parcialmente denervados

26. ¿La sensibilidad de la cara medial de la rodilla depende de?

a. La rama patelar del nervio cutáneo lateral intermedio

b. La rama patelar del nervio cutáneo lateral medial

c. La rama infrapatelar del nervio safeno

27. Respecto a la variación del jitter con la temperatura

a. El jitter aumenta con la disminución de la temperatura

b. El jitter disminuye cuando disminuye la temperatura

c. El jitter no se altera con las variaciones de temperatura

28. En un test de estimulación repetitiva a 3Hz se habla de respuesta decremental si existe:

a. Caída de la amplitud del potencial superior al 10% entre la primera y la más pequeña de las 6 primeras respuestas

b. Caída de la amplitud del potencial superior al 5% entre la primera y la más pequeña de las 6 primeras respuestas

c. Caída de la amplitud del potencial superior al 10% entre la primera y la décima respuesta

29. En una radiculopatía C6 ¿En cuál de los siguientes músculos no esperaría encontrar alteraciones en el estudio electromiográfico?

a. Brachioradialis

b. Extensor Carpi Radialis

c. Anconeus

30. La presencia de onda III bífida en un estudio de potenciales evocados auditivos troncoencefálicos, se considera:

a. Una variante de la normalidad

b. Es un hallazgo habitual en lesiones pontinas medias

c. Específico de lesiones desmielinizantes del complejo olivar superior

31. El Umbral Motor cortical es la menor intensidad de estimulación magnética con la que se obtiene un PME de mínima amplitud. Se calcula generalmente en un músculo de la mano. ¿Qué droga de las señaladas le aumentan?

a. La penicilina

b. Los antiepiléticos bloqueantes de canales de sodio

c. Los antiepilépticos GABAérgicos

32. Cuál de los siguientes músculos tiene control hemisférico ipsilateral exclusivamente

a. Trapezius

b. Teres minor

c. Esternocleidomastoideus

33. Se enumeran algunas de las ventajas que presenta el registro muscular en la monitorización intraoperatoria para controlar la situación funcional motora de medula o raíces motoras. señale la FALSA

a. El registro bilateral de los PAMC (Potencial de Acción Motora Compuesto) permite determinar la lateralización de una eventual lesión

b. Puede usarse para monitorizar casi cualquier proceso neuroquirúrgico u ortopédico

c. Los PAMC son muy sensibles a la profundidad de la anestesia y el grado de relajación muscular alcanzado

34. ¿Cuál de los componentes del reflejo de parpadeo tiene un trayecto central exclusivamente pontino?

a. R1   b. R2   c. R3

35. En cuál de los siguientes casos estaría indicado el uso del flash para la realización de potenciales evocados visuales

a. Adultos capaces de mantener la fijación visual en el punto central de la pantalla de estimulación con damero

b. Neonatos

c. Es conveniente en todos los casos

36. ¿En cuál de las siguientes patologías es más infrecuente encontrar un reflejo de parpadeo alterado?

a. Síndrome de Guillain-Barre

b. Neuropatía sensitivo motora hereditaria tipo I

c. Neuropatía sensitivo motora hereditaria tipo II

37. ¿Cuál de los siguientes músculos no está inervado por el nervio glúteo superior?

a. Gluteus máximus

b. Gluteus minimus

c. Tensor de la fascia lata

38. El tiempo de conducción motora central en la Esclerosis Múltiple esta alargado. Señale la afirmación FALSA

a. Las alteraciones predominan en la vía corticospinal de los miembros superiores

b. Las alteraciones se encuentra en torno al 85% de los individuos con EM definida

c. Las alteraciones se pueden evidenciar en territorios motores clínicamente normales

39. En la unión neuromuscular. ¿Cuántas moléculas de acetil colina es necesario que se fijen al receptor nicotínico para producir la apertura del canal?

a. Una   b. Dos   c. Cuatro

40. En un paciente, los potenciales evocados somatosensoriales con estímulo de nervio tibial posterior muestran ausencia bilateral de respuesta P1 y tras estímulo en nervio mediano, ausencia bilateral de potenciales corticales y subcorticales con N9 normal. ¿Cuál es el nivel más probable de lesión?

a. Medular lumbar

b. Medular cervical

c. Las dos posibilidades son correctas

41. ¿En cuál de las siguientes patologías esperaría encontrar potenciales sensitivos ausentes o de amplitud muy disminuida?

a. Atrofia muscular espinal escapuloperoneal

b. Enfermedad de Kennedy

c. Artrogriposis multiple congénita

42. Respecto a la estimulación magnética transcraneal del área de la mano en la corteza motora:

a. La activación con menor intensidad se consigue con una dirección postero-anterior del flujo de la corriente

b. La activación con menor intensidad se consigue con una dirección antero-posterior del flujo de la corriente

c. La activación con menor intensidad se consigue con una dirección latero-medial del flujo de la corriente

43. La lesión de cúal de los siguientes tractos puede producir alteraciones en los potenciales evocados somatosensoriales con estímulo en nervio mediano

a. Cordonal posterior
b. Corticoespinal
c. Espinotalámico

44. ¿En cuál de las siguientes entidades es más frecuente la presencia de actividad espontánea en el estudio EMG del esfínter anal?

a. Enfermedad de Parkinson
b. Esclerosis lateral amiotrófica
c. Atrofia multisistémica

45. Las fibras nerviosas mielinizadas preganglionares de los nervios autonómicos son de tipo:

a. A   b. B   c. C

46. Señale la FALSA con respecto a las descargas eléctricas subclínicas rítmicas del adulto (SREDA)

a. La frecuencia de sus grafoelementos es inferior a 5Hz
b. Su máxima expresión es sobre la región parieto occipital
c. Se registra habitualmente en adormecimiento y sueño superficial

47. ¿Cuándo se considera anormal una respuesta de "seguimiento fótico"?

a. Cuando es unilateral
b. En ningún caso
c. Siempre es anormal

48. La presencia de ondas agudas repetitivas con componente positivo predominante y de máxima expresión en regiones rolándicas registradas en pacientes prematuros se ha asociado a:

a. Infarto cortical extenso
b. Hemorragia intraventricular
c. Alteraciones de la migración cortical

49. ¿Qué fármacos pueden inducir un exceso de actividad beta EEG?

a. Benzodiacepinas
b. Barbitúricos
c. Ambos

50. ¿Cuál de los siguientes hallazgos no esperaría encontrar en el EEG del Kuru?

a. Incremento de la actividad lenta
b. Complejos periódicos uni o bilaterales
c. Disminución de la frecuencia del ritmo alfa

51. Sobre los complejos de Radermecker, es FALSO:

a. Su duración está comprendida entre 0,5 y 3 segundos
b. La amplitud media de los complejos es de unos 500 μV
c. Las descargas se expresan preferentemente durante el sueño

52. Respecto a las mioclonias postanóxicas

a. Se relacionan claramente con salvas de puntas-polipuntas en el EEG
b. No se correlacionan con salvas de puntas-polipuntas en el EEG
c. Las dos posibilidades son ciertas

53. ¿A qué edad aparecen los complejos K durante el sueño?

a. Después de 2-4 semanas
b. Después de 1-3 meses
c. Después de los 6 meses

54. En un EEG realizado de manera convencional, una deflexión hacia arriba del trazado indica:

a. Un suceso negativo
b. Un suceso positivo
c. Es diferente en registros intracraneales y de cuero cabelludo

55. En la porencefalia

a. Hay escasos cambios en el EEG
b. Los cambios en el EEG suelen ser importantes, con lentificaciones focales y anomalías agudas
c. Son características las actividades periódicas

56. Una realización adecuada del test de latencias múltiples requiere:

a. Suspensión de toda la medicación que afecte al sueño durante un periodo de 15 días o al menos 5 veces la vida media del fármaco con el metabolito de mayor vida media
b. El registro neurofisiológico durante dos siestas de 20 minutos, típicamente realizadas por la tarde, precediendo a un registro polisomnográfico durante la noche completa
c. Un mínimo de 6 h de privación de sueño la noche antes del test

57. ¿Qué porcentaje de pacientes diagnosticados de síndrome de West sintomático evolucionan a un síndrome de Lennox-Gastaut?

a. Menos del 25%
b. En torno al 50%
c. Más del 75%

58. En un paciente con hipersomnolencia diurna y cataplejia dudosa, el diagnóstico de narcolepsia podrá confirmarse con lo siguiente:

a. Medida de hipocretina en LCR
b. Únicamente es necesario el test de latencias múltiples (MSLT)
c. Polisomnograma que muestra ausencia de otras alteraciones de sueño y MSLT mostrando comienzo de sueño REM en cualquiera de las 5 siestas y latencia media de 8 minutos como máximo

59. Con respecto al "alertamiento relacionado con el esfuerzo respiratorio"

a. Se asocia con un incremento de la presión negativa intratorácica
b. Es obvio en las bandas torácica y abdominal
c. Se asocia típicamente a una desaturación de oxígeno

60. Los hallazgos EEG al inicio del síndrome de Dravet consisten en:

a. Trazado globalmente lentificado con salvas de puntas y polipuntas
b. El registro es normal
c. Trazado hipsarrítmico

61. Respecto al EEG de los pacientes con privación alcohólica:

a. En las 30 primeras horas tras la privación hay un aumento de las probabilidades de encontrar respuesta fotomioclónica en la estimulación luminosa intermitente
b. El EEG suele mostrar anomalías epileptiformes focales
c. El EEG suele mostrar anomalías epileptiformes generalizadas

62. ¿Cuál es el antiepiléptico de elección en las crisis de la porfiria aguda intermitente?

a. Fenitoína
b. Gabapentina
c. Valproato sódico

63. ¿Cuál de los siguientes fármacos no es efectivo en el tratamiento de la cataplejia, la parálisis del sueño y las alucinaciones hipnagógicas?

a. Modafinil
b. Fluoxetina
c. Protriptilina

64. En las mioclonias de la epilepsia generalizada primaria ¿Cuál es el correlato EEG habitual?

a. Salvas síncronas bilaterales de polipuntas
b. Desincronización del trazado o aplanamiento
c. No hay un correlato habitual, el EEG es muy variable

65. Los complejos de punta onda a 6Hz o punta onda fantasma de predominio occipital se registran más frecuentemente en:

a. Hombres
b. Mujeres
c. No hay diferencias de la frecuencia de presentación en función del sexo

66. Señale la FALSA respecto a la presencia de crisis en la enfermedad de Behçet

a. Son muy infrecuentes
b. Su presencia indica muy mal pronóstico
c. Característicamente son crisis focales simples

67. ¿En que porcentaje de pacientes urémicos se pueden registrar salvas generalizadas de "punta-onda like"?

a. 8-10%   b. 20-25%   c. Más del 50%

68. La fase terminal de la enfermedad de Krabbe se caracteriza por una importante rigidez ¿Qué patrón EEG esperaría encontrar en esta situación?

a. Trazados similares a la hipsarritmia
b. Lentificación difusa en banda delta de predominio anterior bilateral, con frecuentes paroxismos de anomalías epileptiformes de predominio centro temporal
c. Trazado muy aplanado, casi isoeléctrico

69. En el síndrome HHE (Hemiplejia, Hemiconvulsión, Epilepsia) ¿Cuál de los siguientes hallazgos no esperaría encontrar en el registro EEG?

a. Anomalías epileptiformes unilaterales
b. Supresión de la actividad en el hemisferio afecto
c. Actividad delta rítmica intermitente fronto temporal unilateral

70. La epilepsia rolándica benigna:

a. Es más frecuente en niños
b. Es más frecuente en niñas
c. No hay diferencia de su incidencia entre sexos

71. La fase 2 de sueño viene definida por la presencia de:

a. Complejos K o husos de sueño de al menos 0.5 s de duración en ausencia de ondas lentas suficientes para definir fases 3 y 4 de sueño
b. Ausencia de actividad alfa el 50% de la época
c. Complejos K de al menos 75 µV de amplitud

72. ¿Qué procedimientos de activación adicionales pueden realizarse para mejorar la sensibilidad del registro EEG?

a. Registro de sueño
b. Privación de sueño
c. A y B

73. Respecto a las crisis neonatales con puntas rítmicas

a. Es frecuente que generalicen si el patrón se prolonga más de 30 segundos
b. Con frecuencia son multifocales y pueden "saltar" de un área a otra
c. No se asocian a crisis tónicas

74. Porcentaje (aprox.) de neonatos con crisis que presentan después un desarrollo normal, sin secuelas neurológicas:

a. 20%   b. 30%   c. 50%

75. Los BETS (Benign Epileptiform Transients of Sleep) típicamente:

a. Pueden seguirse de una onda lenta de muy baja amplitud
b. Aparecen aisladas, no en trenes
c. A y B

76. Señale la FALSA con respecto al EEG del hematoma subdural crónico

a. El EEG está alterado en torno al 70% de los casos
b. Las alteraciones EEG son bilaterales en la mayoría de los casos
c. La localización EEG es fiable sólo en el 50% de los casos

77. El término "Trastorno del despertar" se refiere a:

a. Un trastorno caracterizado en alertamientos frecuentes durante cualquier fase del sueño
b. Un trastorno caracterizado por alertamientos repentinos desde sueño NREM, generalmente sueño de ondas lentas
c. Un trastorno caracterizado por una marcada dificultad para despertar después de un periodo de sueño normal

78. Sobre la respuesta fotomioclónica:

a. Es más frecuente en niños
b. Se produce habitualmente con frecuencias de estímulo inferiores a 12 Hz
c. Se ve más frecuentemente en pacientes con trastornos psiquiátricos

79. En el registro EEG durante las crisis tónico clónicas generalizadas, suele ser la primera manifestación eléctrica:

a. Punta onda a 3 Hz
b. Actividad theta rítmica a 5 Hz
c. Caída brusca de la amplitud del trazado

80. Respecto al EEG de la demencia fronto-temporal

a. El EEG convencional suele ser normal aún con evidencia clínica de demencia
b. La presencia de FIRDAS (Frontal Intermittent Rhythmic Delta Activity) es más habitual que en la enfermedad de Alzheimer
c. El deterioro del EEG es más rápido que en la demencia por cuerpos de Lewy

81. ¿Cuál es la utilidad del "test de mantenimiento de vigilia"?

a. Se usa en el diagnóstico de narcolepsia
b. Mide tanto la habilidad para dormirse como para mantenerse despierto en un entorno controlado
c. Es una medida de la habilidad para mantenerse despierto en unas condiciones test

82. señale la FALSA respecto a las alteraciones del EEG en la enfermedad de Wilson

a. El EEG puede ser normal o casi normal
b. Las alteraciones del EEG se correlacionan con niveles bajos de ceruloplasmina
c. Las alteraciones EEG se correlacionan con la severidad de la enfermedad

83. Se denominan crisis postraumáticas inmediatas:

a. Las que se producen en los primeros cinco minutos después de un traumatismo cráneo-encefálico
b. Las que se producen en las primeras 48 horas después de un traumatismo cráneo-encefálico
c. Las que se producen en la primera semana después de un traumatismo cráneo-encefálico

84. El ritmo µ se caracteriza por:

a. Mostrar predominio en electrodos C3 y/o C4
b. Ser más frecuente en adultos que en niños
c. Ambas son correctas

85. Señale la FALSA respecto a los IRDA (Intermittent Rhythmic Delta Activity)

a. Sólo tienen poder localizador cuando se asocian a lesiones expansivas intracraneales
b. Se han descrito en relación a trastornos metabólicos
c. En niños suelen mostrar predominio occipital

86. Los trenes intercríticos de puntas rápidas durante el sueño nREM en el síndrome de Lennox-Gastaut; se registran preferentemente en:

a. Neonatos
b. Prematuros
c. Adolescentes

87. ¿Cuál es la causa más frecuente de mioclonus en el neonato?

a. Hiperglicemia no cetósica
b. Encefalopatía mioclónica progresiva por ganglioxidosis/ceroidolipofuccinosis
c. Enfermedad de Lafora

88. La presencia de ritmo µ exclusivamente unilateral:

a. Es un hallazgo habitual en individuos sanos
b. Es un hallazgo habitual en pacientes esquizofrénicos
c. Puede sugerir la existencia de una lesión rolándica ipsilateral

89. Respecto a la presencia de PLEDS (Periodic Lateralized Epileptiform Discharges) en los comas postraumáticos:

a. Es un fenómeno frecuente
b. Suele relacionarse con la existencia de un hematoma subdural
c. Sólo se ven si ha existido una anoxia asociada importante

90. Los elementos agudos transitorios occipitales positivos del sueño "POSTS":

a. Se ven generalmente en sueño ligero, típicamente justo antes de que el ritmo alfa desaparezca
b. Se ven en un rango amplio de edad, incluyendo niños y ancianos
c. A y B

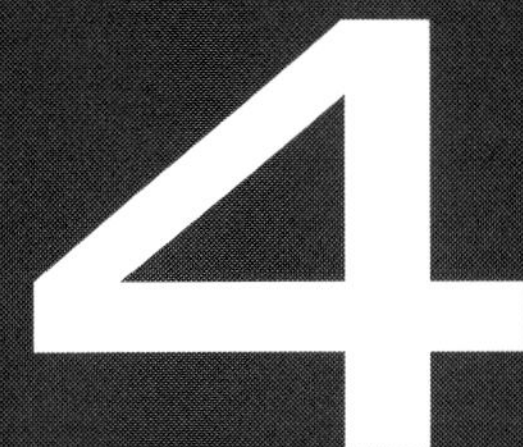

TRAUMATOLOGÍA Y CIRUGÍA ORTOPÉDICA

1 A	6 A	11 C	16 B	21 B	26 C	31 A	36 C	41 C	46 B	51 A	56 B	61 C	66 B	71 A	76 B	81 A	86 A
2 C	7 C	12 C	17 C	22 B	27 B	32 B	37 B	42 C	47 B	52 A	57 C	62 B	67 C	72 A	77 B	82 C	87 A
3 B	8 C	13 C	18 B	23 B	28 C	33 C	38 A	43 C	48 B	53 C	58 A	63 A	68 A	73 A	78 C	83 C	88 C
4 A	9 A	14 C	19 A	24 C	29 C	34 C	39 B	44 C	49 C	54 C	59 A	64 C	69 B	74 C	79 A	84 A	89 C
5 C	10 B	15 C	20 C	25 B	30 A	35 B	40 B	45 C	50 A	55 B	60 B	65 A	70 B	75 A	80 B	85 B	90 C

1. Respecto al cartílago articular es FALSO:

a. Los condrocitos, responsables de su síntesis y mantenimiento de la matriz extracelular ocupan entre el 30%-35% del volumen tisular total

b. En cuanto a la composición bioquímica el agua representa más del 60% del peso húmedo del cartílago y el colágeno tipo II el 10-20% del peso húmedo

c. La afinidad del cartílago articular por el agua deriva, sobre todo, de la naturaleza hidrofílica de los proteoglicanos, y un poco menos del colágeno

2. Qué porcentaje de niños de 2 años que presentan fracturas de fémur se relacionan con malos tratos:

a. 30%   b. 50%   c. 80%

3. La intervención de Bentzon para el tratamiento de la pseudoartrosis del escafoides consiste en:

a. Un tipo de artrodesis

b. Una artroplastia de interposición de un flap de partes blandas

c. La resección de la primera hilera del carpo

4. NO es una contraindicación de la manipulación vertebral?

a. Lumbalgias de menos de 6 semanas de evolución

b. Fibrosis perirradicular

c. Estenosis canal vertebral

5. El nervio circunflejo procede de:

a. Tronco superior del plexo braquial, raíces C5-C6

b. Tronco posterior de las raíces C5-C6

c. Parte infraclavicular del plexo braquial, raíces C5-C7

6. Respecto a los polietilenos, es FALSO:

a. El peso molecular es la única variable que influye en las propiedades del polietileno. si aumenta disminuye la tasa de desgaste

b. En la artroplastia de rodilla se produce fatiga por deslaminación del polietileno facilitado por la incongruencia entre el fémur y la tibia y las altas cargas de contacto

c. La esterilización por radiación produce radicales libres que facilitarán la oxidación

7. NO es una indicación quirúrgica unánimemente aceptada para las subluxaciones atlantoaxoideas:

a. Síntomas o signos neurológicos que expresen compresión medular o del tronco del encéfalo

b. Radiculopatía cervical con subluxación cervical subaxoidea

c. Pacientes relativamente jóvenes, oligosintomáticos y con alteraciones radiológicas indicativas de mielopatía potencialmente grave

8. Qué prueba de imagen es útil para predecir el potencial de cicatrización en los estadíos iniciales de la osteocondritis disecante juvenil de la rodilla:

a. Gammagrafía   b. RMN   c. Ninguna

9. ¿Cuál de los siguientes tratamientos no ha demostrado su utilidad en el tratamiento de dolor lumbar crónico?

a. TENS

b. AINE

c. Inyección epidural de anestésico local

10. Es Lo último en lesionarse en las luxaciones posteriores del codo:

a. La cápsula anterior y posterior

b. El fascículo anterior del ligamento colateral medial

c. El fascículo cubital del ligamento colateral lateral

11. Respecto a la displasia fibrosa:

a. Existen dos formas, monostótica o benigna y poliostótica o maligna

b. Es una lesión benigna que en más del 80% de los pacientes tiene una presentación monostótica y que se compone de tejido fibroso con cordones de osteoide y hueso y abundantes osteoblastos

c. Suele afectar a la diáfisis que está aumentada de tamaño y resulta difícil definir el borde endóstico o la cortical

12. De qué síndrome de los siguientes es característica la aparición de trastornos fémoro rotulianos:

a. Síndrome de Apert

b. Síndrome de Larsen

c. Síndrome de Rubinstein-Taybi

13. Los dos primeros tipos de estimulación eléctrica aprobados para el uso como complemento de la artrodesis vertebral fueron:

a. La estimulación eléctrica con corriente continua y los campos magnéticos combinados

b. La estimulación eléctrica mediante acoplamiento capacitivo y la estimulación eléctrica con corriente continua

c. Los campos magnéticos pulsados y la estimulación eléctrica con corriente continua

14. En cuanto a la valoración radiográfica de la inestabilidad de la columna lumbar, señale la FALSA:

a. Los desplazamientos superiores a 4.5 mm en el plano sagital en la radiografía lateral estática (en reposo) son anormales

b. El ángulo relativo de la unidad vertebral funcional en plano sagital que supera los 22 grados en la radiografía lateral estática (en reposo), es anormal y potencialmente inestable

c. El desplazamiento superior al 20% del diámetro anteroposterior del cuerpo vertebral en la radiografía lateral estática (en reposo), es anormal

15. En relación al liposarcoma, ¿cuál de los siguientes enunciados NO ES CORRECTO?

a. Es característica la presencia de alteraciones proteínicas derivadas de la traslocación t(12;16)

b. El pulmón constituye el área más frecuente de metástasis

c. La anatomía patológica estas lesiones se caracteriza por la mayor frecuencia de lesiones superiores a los 5 cm de localización subcutánea

16. Respecto a la anatomía de los tendones señale la FALSA

a. El tendón está formado por fibrillas colágenas embebidas en una matriz de proteoglicanos con pocas células, predominantemente fibroblastos

b. El principal componente del tendón es el colágeno tipo III, 86%, que contiene una elevada concentración de glicina, prolina e hidroxiprolina

c. Los tendones reciben su aporte sanguíneo de los vasos del perimisio, de la inserción perióstica y del tejido circundante a través de vasos en el paratendón o mesotendón

17. Sobre el colgajo de Moberg para cobertura de defectos digitales:

a. Es más apropiado para los dedos centrales que para el pulgar

b. Su avance puede sobrepasar los dos centímetros

c. Algunas complicaciones comunicadas son la necrosis del colgajo y el flexo articular

18. En relación a las lesiones del manguito rotador señale la FALSA:

a. La inyección subacromial de corticoides es perjudicial en las roturas del manguito ya que inhibe la síntesis de colágeno

b. El tratamiento conservador no es el tratamiento de elección para la mayoría de las roturas parciales

c. Los resultados del tratamiento conservador son mejores en las lesiones menores de 3 cm

19. Respecto al músculo esquelético:

a. Es la mayor masa de tejido del cuerpo, 40-45% del peso corporal total. se compone de células musculares, vasos, nervios y una matriz de tejido conjuntivo extracelular

b. El tejido conjuntivo que rodea los fascículos se denomina epimisio y el que rodea al músculo entero perimisio

c. La fibra muscular tipo i es de contracción rápida, alta fatigabilidad y moderada capacidad aeróbica

20. Respecto al cemento óseo:

a. En la resistencia de la interfaz cementohueso influyen el área de superficie y el grado de penetración del cemento en el hueso

b. Otros factores que influyen en la resistencia de la interfaz son la inserción precoz del cemento cuando su viscosidad es menor, el lavado del lecho óseo y la presurización del cemento

c. Todas son ciertas

21. ¿Cuál de las siguientes agenesias longitudinales del miembro superior es más frecuente?

a. Mano zamba cubital

b. Mano zamba radial

c. Focomelia

22. Los ejercicios indicados en el tratamiento del dolor lumbar agudo son:

a. Ninguno, pues están contraindicados

b. Aeróbicos suaves a partir de la segunda semana

c. Mejorar la flexibilidad y el fortalecimiento de la musculatura del tronco a partir de la primera semana

23. En relación a las lesiones del plexo braquial, señale la FALSA:

a. El 22% de las lesiones supraclaviculares corresponden a una lesión superior (Erb Duchenne)

b. Las lesiones a doble nivel alcanzan el 30%

c. Las lesiones de Dejerine – Klumpke constituyen el 3% de las lesiones supraclaviculares

24. Sobre la costoplastia:

a. Está contraindicada en escoliosis idiopáticas mayores de 70° por la repercusión ventilatoria que conlleva

b. Es necesario colocar un drenaje torácico para evitar el neumotórax postoperatorio

c. No es necesario sintetizar los extremos costales una vez resecada la zona de deformidad

25. Respecto al desgaste de los componentes de una artroplastia, es FALSO:

a. El desgaste del polietileno es principalmente abrasivo

b. El grosor del polietileno es el principal factor que afecta a la tasa de desgaste

c. El desgaste por fatiga es propio de la artroplastia de rodilla y consiste en un fallo y deslaminación del polietileno por debajo de la superficie

26. En relación a la enfermedad de Kienböck, señale la FALSA:

a. El semilunar tipo I según Antuña-Zapico se asocia con cúbito minus

b. En el estadio II de la clasificación de Lichman, el semilunar presenta una densidad anormal pero no existe colapso

c. Las intervenciones de alargamiento cubital/acortamiento radial están indicadas en el grado IV de Lichman

27. Según la clasificación de Orden, la fractura avulsión de la tuberosidad tibial tipo II corresponde a:

a. La separación a través de la porción distal de la fisis por debajo de la tuberosidad irrumpe proximalmente a través del núcleo de osificación de la tuberosidad

b. La separación se extiende anteriormente a través del área que puentea los núcleos de osificación de la tuberosidad tibial y de la epífisis proximal de la tibia

c. La separación por debajo de la tuberosidad se propaga proximalmente a través de la epífisis proximal de la tibia hasta la rodilla por debajo de la inserción anterior de los meniscos

28. ¿Cuál de las siguientes maniobras es más sensible para el diagnóstico de atrapamiento subacromial?

a. Maniobra de Jobe

b. Maniobra de Hawkins

c. Maniobra de Yocum

29. Los signos radiológicos de pinzamiento discal en el caso de espondilodiscitis pueden detectarse aproximadamente hacia:

a. Las 6 semanas

b. Las 8 semanas

c. Las 2 semanas

30. En relación a la contractura de los músculos intrínsecos de la mano:

a. La flexión de la IFP será menor con la MCF extendida

b. En la contractura secundaria a dedo en martillo, el test de contractura intrínseca es negativo

c. La causa principal del dedo en "cuello de cisne" en la artritis reumatoide es el aumento de tensión de las bandeletas laterales del tendón extensor

31. Respecto al desarrollo embriológico de la rodilla, es FALSO:

a. Los meniscos se separan de las superficies articulares en la semana 7-8 de gestación

b. La formación de la cápsula articular es completa al final de la sexta semana de gestación

c. Los cóndilos femorales se forman antes de la 6 semana de gestación

32. Respecto a la estructura y composición del hueso señale la FALSA

a. Los osteoblastos revisten la superficie del hueso y los osteocitos son osteoblastos encerrados en una matriz desmineralizada

b. La reacción de reabsorción ósea está modulada por receptores de PTH, 1-25 dihidroxivitamina d y prostaglandina situados en la superficie de los osteoclastos

c. Los osteoclastos reabsorben hueso, son polinucleados y derivan de células pluripotenciales de la médula ósea que son los precursores hematopoyéticos que dan lugar a los monocitos y macrófagos

33. La displasia osteofibrosa suele tener como localización más frecuente:

a. Húmero

b. Fémur

c. Tibia

34. Cuál de los siguientes hallazgos en RMN implica inestabilidad de la lesión osteocondral:

a. Zona redondeada con señal de alta intensidad

b. Paso de líquido con alta intensidad de señal al interior de la lesión

c. Todas son correctas

35. En relación a la posición idónea para la artrodesis de los dedos de la mano:

a. La articulación trapecio-metacarpiana debe fusionarse en 40° de separación radial y pronación neutra

b. En el segundo y el tercer dedo la artrodesis de la IFD puede ser útil un cierto grado de supinación

c. La articulación trapecio-metacarpiana debe fusionarse con anteposición de 10°

36. Con respecto a la termoterapia:

a. La radiación infrarroja es profunda

b. Las corrientes de alta frecuencia son superficiales

c. La diatermia es profunda

37. Para la adecuada medición de los ángulos entre los huesos del carpo, es FALSO que:

a. El ángulo escafolunar entre 30° y 60° se considera normal

b. El ángulo radiolunar normal es superior a 15°

c. El ángulo hueso grande-semilunar normal oscila entre 0° y 15°

38. El síndrome de Wartenberg corresponde a la:

a. Compresión de la rama sensitiva del nervio radial

b. Compresión del nervio peroneo común

c. Compresión del nervio peroneo superficial

39. En relación a la inestabilidad de hombro:

a. En la inestabilidad multidireccional sin laxitud no existen lesiones anatómicas constatables anteriores y posteriores

b. La afectación del serrato protagoniza el cuadro clínico de las inestabilidades multidireccionales siempre de predominio posterior

c. La capsulorrafia térmica consigue unas complicaciones y una tasa de recurrencias mínimas

40. ¿Cuál de las siguientes es FALSA en relación a la enfermedad de Dupuytren?

a. La contractura de Dupuytren es frecuente en el paciente diabético sin embargo, suele ser moderada y no necesita tratamiento

b. La intervención de McIndoe consiste en una incisión longitudinal y extirpación de la aponeurosis

c. La contractura de la articulación MCF es casi siempre corregible independientemente de su duración y severidad

41. La fractura a través de los pedículos de C2 por un mecanismo de hiperextensión brusca, se denomina:

a. Fractura de Sicard

b. Fractura de Robinson

c. Fractura de Schneider

42. El procedimiento de Roux – Goldthwait para tratamiento quirúrgico de la luxación recidivante de rótula en pacientes esqueléticamente inmaduros consiste en:

a. Tenodesis del semitendinoso

b. Plastia cuadricipital

c. Transferencia medial de la porción lateral del tendón rotuliano

43. Sobre la enfermedad de Dupuytren?

a. El ligamento de Grayson es una estructura fascial que pasa desde un lado de la falange hasta la piel, dorsal al paquete vasculonervioso

b. El ligamento de Cleland está en el mismo plano fascial que el ligamento natatorio

c. El ligamento de Cleland no se afecta en la enfermedad

44. Señale la respuesta INCORRECTA

a. El titanio y sus aleaciones tienen mayor resistencia a la corrosión los aceros inoxidables y las aleaciones de cromo-cobalto

b. El titanio comercialmente puro se utiliza, sobre todo, como material de elección de la capa porosa de las prótesis no cementadas

c. La aleación titanio aluminio vanadio es un excelente material para los recubrimientos porosos de las prótesis no cementadas

45. Según la clasificación de Frykman para las fracturas de la extremidad distal del radio el tipo V, corresponde a:

a. Fractura que afecta a la articulación radio-carpiana

b. La línea de fractura afecta tanto a la articulación radiocarpiana como radiocubital distal paro sin fractura de la estiloides del cúbito

c. La fractura sólo afecta a la articulación radio-cubital distal

46. La denominación de tumor de Codman hace referencia al:

a. Osteoblastoma

b. Condroblastoma

c. Tumor de células gigantes

47. Respecto a las lesiones esterno-claviculares en los niños:

a. La mayoria son desplazamientos epifisarios tipo III de Salter- Harris

b. El platillo de crecimiento del extremo esternal de la clavícula no cierra hasta la edad de 23 a 25 años

c. El tratamiento es quirúrgico

48. Cuál de las siguientes lesiones NO es propia de la tríada clínica del síndrome del oído sensible, propio del maltrato infantil

a. Retinopatía hemorrágica

b. Hematoma subdural

c. Edema cerebral ipsilateral

49. Cuál es la causa más frecuente de discrepancia entre la longitud aparente de la extremidad inferior cuando se mide desde el ombligo al maleolo interno y la longitud verdadera, medida desde la espina iliaca anterosuperior al maleolo interno:

a. Escoliosis

b. Lesión fisaria

c. Oblicuidad pélvica

50. El síndrome de Mazabraud se asocia con:

a. Displasia fibrosa poliostótica

b. Displasia fibrosa monostótica

c. Granuloma Eosinófilo

51. La raíz nerviosa que con más frecuencia se ve afectada por la radiculopatía cervical es:

a. C7   b. C6   c. C5

52. Las fracturas conminutas producidas por una fuerza de compresión axial pura a nivel de la columna cervical, afectan de forma casi exclusiva a:

a. C7   b. C6   c. C5

53. En relación a la utilización del torni-quete en el miembro superior, señalar la FALSA

a. La duración media más ampliamente aceptada es de dos horas
b. La parálisis post-torniquete es la complicación más frecuente
c. La utilización de venda de Smarch disminuye las probabilidades de sufrir una parálisis post-torniquete

54. El tratamiento más empleado para evitar las contracturas fijas en las rodillas de pacientes con mielomeningocele es:

a. Transferencias tendinosas
b. Osteotomías
c. Alargamientos tendinosos

55. En la valoración mediante TC de los traumatismos de la columna cervical superior, la regla de los tres tercios de Steel es útil en:

a. Estudio de las luxaciones occipito-atloideas
b. Estudio de las luxaciones atlo-odontoideas (inestabilidad sagital)
c. Estudio de las inestabilidades rotatorias atlas-axis

56. ¿En cuál de los siguientes casos podría estar indicada la nucleotomía percutánea?

a. Hernia discal extruida con estenosis central
b. Hernia discal contenida con radiculalgia unilateral
c. Hernia discal extruida con estenosis del receso lateral

57. La técnica de Chuinard consiste en:

a. Tenodesis calcáneo-peronea
b. Transferencia anterior del tendón del peroneo lateral largo a la base del 2° metatarsiano
c. Artrodesis de la articulación del tobillo

58. ¿Cuál es el sistema más fiable para la determinación de luxación vertical del atlas?

a. Método de Sakaguchi-Kauppi
b. Método de Redlund-Johnell
c. Índice de Ranawat

59. El triángulo interescalénico está delimitado por:

a. Músculo escaleno anterior, escaleno medio y primera costilla
b. Músculo escaleno anterior, primera costilla y arteria subclavia
c. Músculo escaleno anterior, escaleno medio y vena subclavia

60. En cuanto a la localización de las lesiones en la osteocondritis disecante de rodilla:

a. La localización clásica en el adulto es en la zona medial del cóndilo femoral lateral
b. La afectación es bilateral entre el 13 y el 30% de los casos de osteocondritis disecante juvenil
c. Las mujeres suponen entre el 50 y 60% de los casos

61. En que síndrome de los siguientes NO es frecuente la existencia de polidactilia en los pies:

a. Displasia condroectodérmica
b. Síndrome de Carpenter
c. Acondrogénesis

62. Respecto a la valoración de la fuerza muscular, un grado 3 corresponde a:

a. Movimiento activo a favor de la gravedad
b. Movimiento activo contra la gravedad
c. Movimiento activo contra resistencia

63. En relación con la presión soportada por el disco intervertebral, es FALSO:

a. Durante la sedestación no se producen cargas importantes el disco intervertebral
b. La flexión ventral produce un aumento de la presión soportada por el disco intervertebral
c. La carga máxima durante la posición de flexión se sitúa en la unión L5-S1

64. Entre las técnicas de corrección del pie equino-plano-valgo en la diplejia espástica, cuál de las siguientes técnicas de artrodesis sub astragalina NO se encuentra indicada:

a. Dennison
b. Fulford
c. Lennox

65. La derivación posterior de MacFarland es una técnica quirúrgica utilizada para el tratamiento de:

a. Pseudoartrosis congénita de tibia
b. Corrección del pie plano astrágalo vertical
c. Inestabilidad atlo-axoidea

66. Cuál de las siguientes patologías NO produce alteraciones en la zona proliferativa de la fisis:

a. Acondroplasia
b. Defectos de la síntesis de colágeno tipo II
c. Patología tras irradiación

67. Respecto a la infección vertebral tuberculosa:

a. La forma de afectación anterior ocasiona lesiones más inestables
b. La forma paradiscal se origina en el platillo vertebral y se propaga a la vértebra adyacente a través del disco
c. La forma central afecta a la totalidad del cuerpo vertebral sin afectación discal ni de la vértebra adyacente

68. En relación al Cordoma su localización más frecuente es en:

a. Zona sacrococcígea
b. Zona esfenooccipital
c. Segunda vértebra cervical

69. El tensor de la fascia lata se encuentra inervado por:

a. Nervio ciático mayor
b. Nervio glúteo superior
c. Nervio glúteo inferior

70. ¿Qué índice se utiliza para la gradación de la osteopenia, basándonos en la trabeculación ósea del cuello femoral?

a. Índice de Lottes
b. Índice de Sing
c. Índice de Hohl

71. Uno de los siguientes hallazgos en RM de espondilodiscitis infecciosa es falso. ¿De cuál se trata?

a. Incremento de señal en TI disminución de señal en T2 y en secuencias de supresión de grasa
b. Partes blandas anómalas o engrosadas en la zona paravertebral o epidural
c. Refuerzo variable tras la administración de contraste en el cuerpo vertebral, disco intervertebral y absceso epidural

72. Sobre los malos tratos infantiles:

a. La incidencia de niños maltratados anualmente se estima entre el 1% a 1.5% de todos los niños
b. Los malos tratos en los niños son más frecuentes por encima de los 3 años de edad
c. El traumatismo cráneo encefálico es una causa poco frecuente de muerte e incapacidad en las víctimas de malos tratos infantiles

73. Cuál de los siguientes síndromes NO se caracteriza por presentar contractura en flexión de la rodilla:

a. Síndrome de Morquio
b. Síndrome de Pterigion
c. Mielodisplasia

74. En relación con la biomecánica de la articulación femoropatelar:

a. A los 20° de flexión de rodilla, el polo inferior de la rótula no contacta con el surco femoral
b. A mayor flexión el área de contacto aumenta y se desplaza medialmente
c. La superficie articular medial de la rotula entra en contacto con el surco femoral únicamente cuando la flexión alcanza de 90 a 130°

75. En relación a las deformidades angulares de los miembros inferiores:

a. La causa más frecuente de deformidad patológica bilateral en valgo en la infancia es consecuencia de enfermedad renal

b. La tibia vara del adolescente es generalmente una deformidad bilateral

c. El desarrollo de una deformidad en valgo después de una fractura de tibia proximal es la consecuencia de una reducción deficiente de estas fracturas

76. El músculo Glúteo Mayor esta inervado por:

a. Nervio glúteo superior

b. Nervio glúteo inferior

c. Ambas son correctas

77. La fractura bilateral del arco posterior del atlas se denomina:

a. Fractura de Sicard

b. Fractura de Sherk

c. Fractura de Cloward

78. En relación a la prueba de Ober en la exploración de la cadera pediátrica

a. Se practica en decúbito supino, se realiza flexión completa de ambas caderas y posterior extensión de la cadera a estudiar

b. Se realiza en decúbito prono con ambas caderas flexionadas en el extremo de la mesa de exploración. Detecta la contractura en flexión de la cadera

c. Se practica en decúbito lateral y mide el grado de contractura en abducción de la cadera

79. ¿Qué tipo de ortesis ha demostrado un gran éxito en el tratamiento de la enfermedad de Scheuermann?

a. Corsé de Milwaukee

b. Corsé de Boston

c. Ortesis semirígida dorso-lumbar

80. Las localizaciones características de los tumores glómicos intraóseos son:

a. Falanges proximales

b. Falanges distales

c. Metacarpianos y Metatarsianos

81. En la detección de la hernia discal cervical, existe un signo que consiste en buscar el cierre del agujero de conjunción, lateralizando el cuello hacia el lugar del dolor. Se conoce con el nombre de:

a. Signo de Spurling

b. Signo de Davidson

c. Signo de Senegás

82. Se puede clasificar la cifosis según su compensación sagital en cifosis compensadas y descompensadas. Dentro de las primeras NO se encontraría la siguiente:

a. Enfermedad de Scheuerman

b. Cifosis paralítica

c. Cifosis congénita

83. Sobre la angulación posteromedial congénita de la tibia, es FALSO:

a. El pie se sitúa en posición de calcáneo valgo con limitación de la flexión plantar

b. Se presenta habitualmente de modo unilateral con un grado variable de acortamiento del miembro efecto, directamente relacionado con el grado de angulación

c. Existe una mayor susceptibilidad a las fracturas pudiendo en algunos casos de gran angulación asociar pseudoartrosis congénita

84. En las niñas, a qué edad es más frecuente la enfermedad de Osgood Schlatter:

a. 10 y 11 años

b. 12 y 13 años

c. 13 y 14 años

85. En relación con la clasificación de Berndt y Harty modificada por Anderson de las fracturas osteocondrales de astrágalo, es FALSO:

a. La separación incompleta del fragmento osteocondral asociada a la presencia de un quiste subcondral corresponde al estadio II A

b. La presencia de desinserción sin desplazamiento del fragmento corresponde al estadio IIB

c. La presencia de un fragmento desplazado corresponde al estadio IV

86. Si ante un paciente que ha sufrido una luxación posterior de codo, nos informan en la radiografía post reducción de la presencia del signo de Matev, debemos pensar que existe una compresión del nervio:

a. Mediano

b. Radial

c. Cubital

87. En relación a los tratamientos descritos del quiste óseo esencial, se conoce como técnica de Scaglietti:

a. La técnica de aspiración e inyección de esteroides en el quiste

b. La técnica de descompresión y perforaciones múltiples del quiste

c. La técnica de curetaje e injerto óseo del quiste

88. Con relación a la clasificación de Letts de las fracturas de Monteggia pediátricas:

a. La lesión tipo A corresponde a una luxación posterior de la cabeza radial con deformidad plástica del cúbito

b. La lesión tipo C corresponde a una luxación anterior o fractura en tallo verde del cúbito

c. La lesión tipo D corresponde a una luxación posterior de la cabeza radial con fractura de la metáfisis cubital

89. En los accidentes de circulación el raquis cervical puede sufrir un conjunto de lesiones que el grupo de Quebec ha sistematizado en cinco grados. El síndrome del latigazo cervical engloba a los grados:

a. Grados 2 y 3

b. Grados 0 y 1

c. Grados 1 y 2

90. La resonancia magnética (RM) es una herramienta muy útil para el diagnóstico de lesiones cervicales, pero puede dar falsos positivos. ¿Con qué frecuencia se ha evidenciado discopatía degenerativa con RM en individuos asintomáticos mayores de 60 años?

a. Del 55%

b. Del 65%

c. Del 85%

1 A	6 B	11 B	16 C	21 A	26 C	31 C	36 A	41 C	46 C	51 A	56 B	61 B	66 C	71 B	76 C	81 B	86 C
2 C	7 C	12 A	17 A	22 A	27 C	32 B	37 C	42 C	47 A	52 A	57 A	62 A	67 C	72 A	77 C	82 C	87 A
3 A	8 A	13 C	18 C	23 A	28 C	33 A	38 B	43 A	48 A	53 B	58 A	63 C	68 C	73 C	78 C	83 B	88 B
4 A	9 B	14 B	19 A	24 B	29 B	34 C	39 B	44 A	49 C	54 B	59 B	64 B	69 A	74 C	79 B	84 C	89 C
5 C	10 A	15 A	20 A	25 C	30 C	35 B	40 C	45 B	50 A	55 B	60 B	65 B	70 B	75 A	80 C	85 C	90 C

1. NO es cierto de la parálisis radial:

a. Se produce un déficit de extensión de la mano y dedos con déficit sensitivo en la cara palmar

b. Es la parálisis periférica más frecuente del miembro superior

c. La lesión puede localizarse por encima del codo o a nivel del nervio interóseoposterior

2. En la prueba de marcha de los 6 minutos, NO se considera un factor asociado a una disminución de la distancia recorrida

a. Sexo femenino

b. Índice de masa corporal elevado

c. Estatura elevada

3. El tratamiento rehabilitador de la parálisis facial no debe incluir:

a. Electroestimulación por el riesgo de aumentar las sincinesias

b. Termoterapia superficial por su efecto vasodilatador

c. Cinesiterapia activa según el déficit motor del paciente

4. La técnica KPE o terapia física compleja es una combinación de drenaje linfático manual con:

a. Cuidados de la piel, vendaje de contención y cinesiterapia

b. Presoterapia multicámara, vendaje de contención y linfofármacos

c. Cuidados de la piel, prendas de compresión y presoterapia multicámara

5. En la lesión medular, la integridad del segmento C2 se relaciona con la presencia de actividad muscular en:

a. Diafragma

b. Escalenos

c. Esternocleidomastoideos

6. En los programas de rehabilitación respiratoria:

a. La edad o gravedad de la crisis respiratoria se considera una contraindicación

b. Uno de los componentes del programa consiste en el reentrenamiento al esfuerzo

c. No está indicado en pacientes con cáncer bronquial

7. Drenaje linfático manual: es FALSO:

a. Se aplica con movimientos suaves (presión 30-40 Torr)

b. Ritmo lento de aplicación (10-14 mov./seg)

c. Podemos ayudarnos de cremas linfotróficas para mejorar el deslizamiento

8. La prueba de marcha de los 6 minutos (PM-6):

a. Permite una evaluación objetiva y simplificada de la capacidad funcional de los pacientes con enfermedades respiratorias y cardiacas

b. En estos pacientes induce una respuesta metabólica elevada con un VO2 al final de la prueba inferior al VO2 máximo obtenido durante la prueba de esfuerzo

c. Ambas son correctas

9. Cuál de los siguientes no es un signo de alarma en el desarrollo madurativo:

a. Presencia de movimientos involuntarios a los 12 meses

b. Ausencia de balbuceo a los 3 meses

c. No subir escalones gateando a los 18 meses

10. En cuanto al masaje:

a. Se define como cualquier maniobra externa, realizada sobre los tejidos, con un fin terapéutico o no, de forma manual o mediante el uso de aparatos distintos a los utilizados en electroterapia, que conlleva una movilización o una estimulación metódica, mecánica o refleja de estos tejidos

b. El sentido del masaje puede ser longitudinal o transversal

c. a y b son ciertas

11. En la clasificación de Sunderland para las lesiones nerviosas periféricas, NO es cierto:

a. El tipo 1 y 2 corresponden a los dos primeros tipos de la clasificación de Seddon

b. En el tipo 4 se produce una pérdida de continuidad del epineuro

c. Su principal limitación es su falta de utilidad pronóstica

12. El músculo tensor de la fascia lata tiene una acción sobre la cadera

a. Flexor, rotador interno y separador

b. Flexor, rotador externo y separador

c. Extensor, rotador interno y aproximador

13. Principal acción de las corrientes interferenciales:

a. Térmica   b. Excitomotora   c. Analgésica

14. Cuál de los huesos de la primera fila del carpo recibe inserción muscular

a. Semilunar   b. Pisiforme   c. Piramidal

15. La absorción y penetración de la microonda depende de

a. Longitud de onda y conductibilidad del absorvente

b. Longitud de onda y tipo de corriente

c. Sensibilidad del paciente y distancia de aplicación

16. Las ortesis indicadas en la parálisis radial tienen por objetivo prevenir:

a. La retracción de la primera comisura de la mano

b. La garra de los músculos interóseos

c. La retracción de los flexores de la mano

17. En la escala de Aschworth modificada para la valoración clínica de la espasticidad, el valor 3 indica:

a. Aumento considerable del tono muscular. Movimiento pasivo difícil

b. La parte afectada está rígida en flexión o extensión

c. Ligero aumento del tono muscular, manifestado por un tope

18. La prueba de Egawa evalúa a:

a. Músculos intrínsecos de la mano

b. Músculos extrínsecos de la mano

c. Músculos interóseos

19. En el síndrome de Guillian Barré NO se considera factor pronóstico funcional:

a. Amplitud de potenciales musculares distales >20% de los valores normales

b. Necesidad de ventilación mecánica

c. Infección por Campylobacter jejuni

20. Se considera contraindicación de rehabilitación respiratoria:

a. Inestabilidad de la función respiratoria

b. Neumonías infiltrativas difusas

c. Cáncer bronquial

21. En afasias transcorticales motrices:

a. La expresión es no fluente y la comprensión es normal o muy conservada

b. La expresión es fluente y la comprensión normal o muy conservada

c. La expresión es no fluente y la comprensión anormal

22. El corsé de Chêneau NO se indica en:

a. Escoliosis lumbares

b. Escoliosis infantil (en mayores de 3 años)

c. Escoliosis juvenil con vértebra límite superior debajo de D4

23. La facilitación neuromuscular propioceptiva es conocida como 'Método...

a. Kabat   b. Bobath   c. Vojta

24. Para un proceso de partes blandas superficial y agudo, se puede utilizar Ultrasonidos:

a. Frecuencia 5 MHz y continuo
b. Frecuencia 3 MHz y pulsátil
c. Frecuencia 1 MHz y pulsátil

25. En la valoración de los pacientes con Esclerosis múltiple, es FALSO:

a. La escala FIM se utiliza para valorar el grado de discapacidad
b. Existen escalas específicas para valorar la calidad de vida
c. La EDSS (expanded disability status scale) se considera la escala básica para la valoración del grado de discapacidad y para la toma de decisiones terapéuticas

26. La Terapia de restricción del movimiento del lado sano en el hemipléjico:

a. Es una técnica que se puede aplicar a cualquier paciente hemipléjico
b. Consiste en la inmovilización con cabestrillo del brazo sano durante la marcha
c. No está indicada cuando hay trastornos severos de equilibrio

27. Es FALSO de las técnicas de fisioterapia respiratoria aplicadas en los pacientes EPOC:

a. Las técnicas de drenaje bronquial disminuye la incidencia de infecciones respiratorias
b. Se pueden utilizar técnicas de ventilación controlada de baja frecuencia y alto volumen corriente
c. Se utilizan métodos de aumento del flujo inspiratorio y de expectoración en ventilación dirigida

28. El signo de Froment se usa para valorar la evolución de la recuperación del:

a. Nervio radial
b. Nervio mediano
c. Nervio cubital

29. El músculo piramidal tiene una acción sobre la cadera

a. Rotador interno, extensor y aproximador
b. Rotador externo, extensor y separador
c. Rotador externo, flexor y aproximador

30. El tratamiento de elección del dolor de origen central:

a. Derivados opioides y anticonvulsivantes
b. Paracetamol y antiinflamatorios no esteroideos
c. Antidepresivos tricíclicos y anticonvulsivantes

31. La aplicación clínica con Laser de baja intensidad se puede realizar en:

a. Dolor, artritis, lesión tejidos blandos
b. Inflamación, heridas, lesión tejidos blandos
c. Ambas son correctas

32. Sobre el síndrome de Gullian Barré, es FALSO:

a. Se define como una polirradiculopatía inflamatoria aguda con desmielinización segmentaria multifocal de origen autoinmune
b. Su diagnóstico se realiza mediante estudios neurofisiológicos
c. Es el trastorno desmielinizante agudo más frecuente

33. La aplicación de baños de parafina, cuyo punto de fusión es de 54°, con aceite mineral produce en el baño una bajada de temperatura de:

a. 42° a 50°
b. 38° a 40°
c. Ninguna es correcta

34. Sobre el plexo braquial, es FALSO:

a. Está formado por 3 troncos primarios
b. El tronco secundario posterior (TSP) o fascículo posterior (radio circunflejo), se subdivide en dos ramas terminales: el nervio radial y el nervio axilar o circunflejo
c. El tronco secundario antero externo (o fascículo lateral) da lugar al nervio músculo cutáneo y a la raíz medial del nervio mediano

35. En el tratamiento farmacológico de la espasticidad:

a. El baclofeno es el fármaco de elección en pacientes con espasticidad tras ictus
b. La tizanidina es tan efectiva como el baclofeno en la espasticidad de los lesionados medulares y esclerosis múltiple
c. El dantrolene sódico es el más efectivo en pacientes con espasticidad de origen medular o central

36. La epilepsia en la parálisis cerebral:

a. Es el segundo trastorno asociado después de los déficits cognitivos en orden de frecuencia. La edad de inicio de la epilepsia se relaciona con la forma de PC
b. Es el primer trastorno asociado en orden de frecuencia. La edad de inicio de la epilepsia se relaciona con la forma de PC
c. Es el segundo trastorno asociado después de los déficits cognitivos en orden de frecuencia. La edad de inicio de la epilepsia no guarda relación con la forma de PC

37. El ejercicio terapéutico cognoscitivo (Técnica de Perfetti):

a. Se basa en patrones de movimiento en diagonal y espiral para que los músculos más débiles sean ayudados por los agonistas más fuertes
b. Utiliza la estimulación de los receptores dérmicos junto con técnicas de inhibición y facilitación neuromuscular delante de espejo
c. Se basa en recoger información del medio exterior mediante canales sensoriales de tipo táctil y cinestésico, excluyendo la vista

38. El signo EMG más importante de regeneración en un músculo denervado es:

a. Aumento de los potenciales de fibrilación
b. Aparición de potenciales de acción motora durante la contracción voluntaria
c. Ausencia de potenciales de fasciculación

39. Sobre los fascículos que forman el ligamento glenohumeral, es FALSO:

a. El fascículo superior previene el movimiento de traslación inferior
b. El fascículo medio limita la traslación anterior de la cabeza humeral por debajo de los 60° de abducción
c. El fascículo inferior asegura la estabilización anterior en rotación lateral con el brazo a 90° de abducción; es el único freno ligamentoso de la traslación anterior de la cabeza humeral por encima de 90° de abducción

40. El dolor talámico aparece en:

a. Lesiones isquémicas del territorio de la arteria cerebral anterior
b. En el 95% de los casos en las primeras 2 semana tras un Ictus
c. Lesiones de cualquier punto del tracto espino talámico

41. Cuál de los siguientes músculos tiene doble inervación

a. Oponente del pulgar
b. Aductor del pulgar
c. Flexor corto del pulgar

42. Si hay presencia de metal en los tejidos, se considera inapropiado utilizar:

a. Magnetoterapia
b. Ultrasonido pulsátil con frecuencia de 3 MHz
c. Onda Corta continua

43. El tratamiento de la espasticidad con Toxina Botulínica tipo A:

a. Su acción suele apreciarse a las 24-72h de la inyección y la duración del efecto es de 3 a 4 meses
b. Los efectos secundarios son muy frecuentes con un mal perfil de seguridad clínica
c. Es más eficaz en adultos que en niños

44. NO se considera de buen pronóstico en la Esclerosis Múltiple:

a. Sexo masculino
b. Edad más baja al comienzo de la enfermedad
c. Forma clínica remitente

45. El encaje 3S para amputaciones a nivel de fémur:

a. No es un encaje de contacto total
b. Consta de un encaje externo laminado en resina o termoplástico y de uno interno fabricado en silicona
c. El encaje externo lleva una válvula distal

46. En las alteraciones de la motricidad ocular:

a. Si parálisis de III par, la acción paralizada es la mirada hacia arriba y abajo y cierre palpebral. La posición de reposos estrabismo interno
b. Si parálisis de VI par, la acción paralizada es la mirada hacia fuera y la posición de reposos estrabismo externo
c. Si la parálisis es del IV par, la acción paralizada es hacia abajo y afuera y la posición de reposos globo ocular hacia arriba

47. Respecto a la validez de constructo:

a. Pertenece a las pruebas psicométricas de las escalas. Representa la capacidad del sistema para medir los conceptos para los que se diseñó

b. Pertenece a las pruebas psicométricas de las escalas. Se cumple cuando la escala incluye todos los aspectos relevantes para los que se ha diseñado, basándose en criterios de expertos0

c. No pertenece a las pruebas psicométricas de las escalas. Es sinónimo de validez de contenido

48. A nivel de la corteza, las neuronas se organizan en:

a. 6 capas   b. 7 capas   c. 8 capas

49. Respecto a los niveles de evidencia y grado de recomendación del Centre for Evidence-Based Medicine (CEBM) de Oxford:

a. Tiene en cuenta no sólo las intervenciones terapéuticas y preventivas, sino también aquellas ligadas al diagnóstico, pronóstico, factores de riesgo y evaluación económica

b. El nivel 2 incluye: Revisión sistemática de estudios de cohortes, con homogeneidad. Estudio de cohortes o ensayo clínico aleatorizado de baja calidad. "Outcomes research", estudios ecológicos

c. Las 2 anteriores son ciertas

50. Es una característica del pie plano valgo convexo congénito:

a. Astrágalo vertical

b. Sinóstosis tarsiana: calcáneo-navicular

c. Sinóstosis tarsiana: talocalcánea

51. El quiste poplíteo o quiste de Baker, se origina con mayor frecuencia en las vainas sinoviales del tendón:

a. Semimembranoso

b. Semitendinoso

c. Bíceps femoral

52. La incidencia global de la subluxación y luxación de cadera en la parálisis cerebral se cifra alrededor del:

a. 60%   b. 80%   c. 90%

53. La Esclerosis Lateral Amiotrófica (ELA):

a. Suele afectar más a las mujeres que a los hombres

b. La mayoría de los pacientes tienen más de 50 años al comenzar la enfermedad

c. En cerca del 15% de los casos la enfermedad es familiar

54. Respecto a la Medicina basada en la evidencia (MBE):

a. Definida por Sackett, como "la utilización consciente, explícita y juiciosa de la mejor evidencia clínica disponible para tomar decisiones sobre el cuidado de los pacientes en poblaciones globales"

b. Los grados de recomendación se establecen a partir de la calidad de la evidencia y del beneficio neto de la medida evaluada. Además, en ella se realizan análisis de coste-efectividad

c. Los grados de recomendación se establecen a partir de la calidad de la evidencia y del beneficio neto de la medida evaluada. No se debe considerar el coste-efectividad

55. La disdiadococinesia es un signo característico de lesión en:

a. Vermix cerebeloso

b. Lesión hemisférica cerebelosa (signos ipsilaterales)

c. Las 2 anteriores

56. Con respecto a los accidentes isquémicos transitorios (AIT):

a. Con frecuencia preceden a la embolia o hemorragia cerebral

b. Son crisis breves y reversibles de un trastorno neurológico isquémico

c. En general se acepta que su duración debe de ser menor de 72 horas

57. Los reflejos tónicos están integrados:

a. En el tronco cerebral, aunque a un nivel más alto que los reflejos extensores

b. En el tronco cerebral, aunque a un nivel más bajo que los reflejos extensores

c. En el mismo nivel que las reacciones posturales

58. Entre los síntomas de un infarto de la arteria cerebral anterior NO aparece:

a. Hemianopsia

b. Incontinencia urinaria

c. Parálisis del pie y pierna opuestos

59. La Rehabilitación orientada a tareas en el hemipléjico:

a. Consiste en insistir en la realización de patrones de movimiento establecidos

b. Es el aprendizaje de habilidades motoras orientadas a actividades funcionales

c. Es una técnica de tratamiento de los déficits motores puros

60. Sobre las fracturas en niños, es FALSO:

a. Cuando una fractura está alejada de la placa de crecimiento, suele haber un fenómeno de estimulación de estas y por lo tanto un incremento del crecimiento en longitud del hueso

b. Los alargamientos postraumáticos, son menos marcados cuando la fractura se trata quirúrgicamente con osteosíntesis, que cuando se trata de manera conservadora

c. Los alargamientos son mayores en fracturas bifocales

61. Respecto a la agnosia verbal auditiva congénita:

a. Es un trastorno psicolingüístico

b. Es una disfasia mixta

c. El sujeto solo es capaz de comprender los mensajes verbales simples, sin capacidad de expresión verbal, pero si gestual

62. Respecto a la rizotomía selectiva en la parálisis cerebral:

a. No está indicada en distonias

b. No está indicada en diparesias

c. Las dos son correctas

63. La ataxia de Friedrich:

a. Comienza con dificultad para realizar movimientos finos con las manos

b. La disartria es uno de los primeros síntomas en aparecer

c. Los trastornos de la marcha son casi siempre el síntoma inicial

64. Respecto a los movimientos en espejo en los síndromes neurológicos infantiles:

a. Suele predominar en extremidades inferiores, aunque es menos invalidante y evidente que en superiores

b. Es una forma extrema de sincinesias, que suele mejorar con el tiempo

c. Ninguna es correcta

65. En la patología hipóxico-isquémica moderada del recién nacido a término, la situación post-natal inmediata:

a. Frecuentemente es dramática, con un Apgar entre 3-7

b. Raramente es dramática, con un Apgar entre 3-7

c. Frecuentemente es dramática, con un Apgar inferior a 4

66. Cuál de las siguientes, no es una función que se investigue en un examen neuropsicológico:

a. Función directiva

b. Conducta emocional y social

c. Las dos se investigan

67. En relación a la medicación oral antiespástica utilizada en la parálisis cerebral:

a. El baclofen es anti espástico por ser un agonista alfa-adrenérgico

b. La Tizanidina es un antiespástico por ser un análogo del GABA

c. La carbidopa-levodopa se utiliza en el tratamiento de las formas distónicas de parálisis cerebral

68. Señalar cual o cuales de los siguientes no pertenecen al grupo de los reflejos miotáticos, propioceptivos o de estiramiento:

a. Mandibular

b. Hoffman

c. Ambos 2 pertenecen a ese grupo

69. En caso de tenosinovitis de tibial posterior, se puede/debe pensar en la posibilidad de:

a. Hueso navicular tarsiano accesorio

b. Rotura de ligamentos dorsales cuneo-naviculares

c. Coalición tarsal

70. Sobre la clasificación de Salter y Harris de las fracturas del cartílago de crecimiento, es FALSO:

a. En huesos previamente patológicos (raquitismo, osteomielitis, mielomeningocele), son fracturas frecuentes las tipo I

b. En las tipo III, la línea de fractura comienza en la superficie articular y atraviesa la epífisis, fisis y metáfisis. Es una combinación del tipo II y IV

c. En el tipo II, el trazo de fractura transcurre mayoritariamente por la fisis, y se adentra en la metáfisis quedando un pequeño fragmento de la misma entre la fisis y la metáfisis. Es la más frecuente

71. La agnosia táctil, la alexia y la apraxia bilateral son características de una lesión en:

a. Lóbulo temporal no dominante

b. Lóbulo parietal dominante

c. Lóbulo parietal no dominante

72. Aún conscientes de que no es un dogma inmutable, respecto a una alexia relativamente pura en una lesión cerebral adquirida del adulto:

a. La lesión ocupa generalmente el extremo posterior de la zona afásica, en dirección al lóbulo occipital que contiene el área receptora visual primaria

b. La lesión ocupa generalmente la porción antero-inferior del lóbulo frontal

c. La lesión ocupa generalmente la zona parasilviana del hemisferio dominante

73. Tipo de pie para la protetización de un paciente amputado:

a. Pie Sach si el paciente va a realizar marcha comunitaria

b. Pie dinámico si el paciente va a realizar marcha domiciliaria

c. Pie de absorción de energía si el paciente va realizar marcha comunitaria y actividad deportiva de tipo lúdico

74. Señale lo INCORRECTO respecto al encaje CAT-CAM, utilizado en las prótesis femorales:

a. El isquion no se apoya sobre la pared posterior del encaje, sino que se sitúa en una pequeña concavidad en el interior del encaje

b. Busca un mayor control medio lateral de la prótesis mediante la pared lateral supratrocantérea

c. La forma del encaje es menos fisiológico que el cuadrangular, aunque soporta el peso del cuerpo de forma más homogénea

75. Sobre la prensión:

a. Los niños atetoides, se concentran para el movimiento prensil en el uso de los dedos 4° y 5°

b. La prensión cubital, en los pacientes atetoides, es una prensión primitiva

c. El pulgar, debido a su movilidad sobre la articulación metacarpofalángica, es el dedo más móvil, pero no el más difícil de aprender a coordinar

76. En la enfermedad de Haglund, la hipersensibilidad a la palpación local y tumefacción están:

a. A nivel de la inserción del tendón de Aquiles

b. Por debajo de la inserción del tendón de Aquiles

c. Por encima de la inserción del tendón de Aquiles

77. Una manifestación clínica infrecuente del Síndrome de Guillain Barré es:

a. Dolor muscular

b. Diplejía facial

c. Retención urinaria

78. Se conoce como signo de Wilson la maniobra exploratoria de la:

a. Osteocondritis disecante de patela

b. Lesión de Osgood-Schlatter

c. Osteocondritis disecante de rodilla

79. Comparado con la población general, los adultos con parálisis cerebral tienen:

a. Menor mortalidad por isquemia cardiaca, enfermedades cerebro-vasculares y alteraciones digestivas. Sin embargo está descrito el incremento en cáncer de mama y tumores cerebrales

b. Mayor mortalidad por isquemia cardiaca, enfermedades cerebro-vasculares y alteraciones digestivas. También está descrito el incremento en cáncer de mama y tumores cerebrales

c. Menor mortalidad por isquemia cardiaca, y mayor por enfermedades cerebrovasculares y alteraciones digestivas. También está descrito el incremento en cáncer de mama y tumores cerebrales

80. Sobre la exploración del nervio facial:

a. Si lesión supranuclear contralateral: afectación unilateral de la parte superior de la cara con cierre normal de los ojos

b. Si lesión supranuclear ipsilateral: afectación unilateral de la parte inferior de la cara con cierre normal de los ojos

c. Si lesión supranuclear contralateral: afectación unilateral de la parte inferior de la cara con cierre normal de los ojos

81. Sobre la parálisis braquial neonatal, es FALSO:

a. Se considera como factor de riesgo la diabetes mellitus materna

b. Es de etiología traumática

c. La clasificación de Narakas informa sobre el interés funcional y evolutivo de la lesión

82. Si existe pérdida de todos los tipos de sensibilidad en extremidades, de la termoalgésica en el lado contrario de la cara (mismo lado de la lesión) y parálisis de la mirada lateral hacia ese lado, se debe pensar en:

a. Lesión en tálamo contralateral

b. Lesión bulbar contralateral

c. Lesión en protuberancia contralateral

83. Dentro de los trastornos del lenguaje

a. La dislalia es la alteración de la realización expresiva verbal, con defectos anatómicos, paralíticos o neurolingüísticos subyacentes

b. El desarrollo del lenguaje expresivo, suele hacerse con normalidad cronológica y adecuada complejidad morfosintáctica, lo anómalo es la persistencia de emisiones fonémicas inmaduras

c. La fluencia verbal es escasa

84. En una persona sana, después de obtener vg el reflejo patelar la pierna detiene su balanceo en una o dos excursiones (reflejos pendulares). En determinadas patologías, se balancean como un péndulo, sin la limitación normal de la excursión ocasionada por el tono muscular. ¿En qué patologías ocurre este fenómeno?

a. En pacientes cerebelosos

b. Lesiones de tracto piramidal

c. Las dos son correctas

85. La prensión o agarre manual propiamente dicho, evoluciona en el niño en sentido:

a. Distal a proximal y cubital a radial

b. Proximal a distal , de pulgar a eminencia hipotenar

c. Proximal a distal y cubital a radial

86. Respecto a las fracturas del cartílago de crecimiento. El plano de separación metáfiso-epifisario más frecuente es:

a. Entre la capa hipertrófica y la calcificación provisional

b. La unión entre el cartílago sin calcificar y el calcificado

c. Las 2 anteriores son ciertas

87. El test de Goodenough se utiliza primariamente para:

a. Para valorar las apraxias constructivas

b. Para valorar la dominancia manual y ocular (a partir de 2 años)

c. Para valorar sincinesias

88. Se considera en el niño una antetorsión femoral grave si:

a. La rotación interna es mayor de 80° y la rotación externa menor de 10°

b. La rotación interna es mayor de 90° y la rotación externa menor de 10°

c. La rotación interna es mayor de 90° y la rotación externa menor de 20°

89. En la actualidad en la parálisis cerebral, hay evidencia científica que avala que las ortesis de cadera tipo SWASH:

a. Previenen la subluxación de la cadera

b. No son útiles para posicionamientos postoperatorios

c. Ninguna de las anteriores es correcta

90. Uno de estos síntomas NO es característico de una lesión del lóbulo frontal:

a. Acinesia

b. Trastornos cognoscitivos, de la atención, concentración…

c. Temblor intencional

1. Señale la respuesta incorrecta:

a. En la z plastia, el ángulo de 60°, consigue ganancias teóricas en longitud de 75%

b. El colgajo cuadrado (Square flap), en el tratamiento de bridas cicatriciales consigue ganancias menores que la z plastia

c. La z plastia de 90°, y la cuádruple z plastia, son colgajos de alta ganancia en longitud

2. Señale la técnica de localización del músculo plantaris

a. Incisión medial, localización borde medial y anterior del tendón de Aquiles, localización del plantaris, sobre éste, en la zona anterior

b. Incisión medial, localización del borde anterior del tendón del sóleo, localización anterior a éste

c. Incisión lateral, localización del borde anterior del tendón del Aquiles y localización del mismo anterior a éste

3. Señale la afirmación FALSA en relación al colgajo safeno o de Acland:

a. El colgajo safeno se diseña vascularizado por una rama de la arteria geniculada superomedial

b. El colgajo safeno se puede disecar con una quimera osteoperióstica

c. El nervio femorocutáneo lateral es responsable de la sensibilidad de la porción proximal del colgajo

4. El nervio facial en la zona temporal se sitúa:

a. Inmediatamente profundo al SMAS

b. Inmediatamente profundo a la fascia profunda

c. En el plano subcutáneo

5. En relación a los colgajos de cobertura del pulgar, es FALSO:

a. El colgajo de Moberg se diseca en el plano de la vaina tendinosa, electrocoagulando las perforantes dorsales de las arterias colaterales

b. La variante de O´Brien pedícula el colgajo en isla

c. El colgajo de Venkataswami se indica en amputaciones transversas

6. En relación al manejo del carcinoma epidermoide, no se consideran características de alto riesgo:

a. Tumores de diámetro mayor de 1,5 cm

b. Pacientes con inmunosupresión

c. Tumores primarios del pabellón auricular

7. Cuál de los siguientes láseres no es ablativo:

a. Láser CO2

b. Er: YAG

c. Láser alejandrita

8. Señale la INCORRECTA:

a. El colgajo supramaleolar lateral se basa en perforantes de la arteria tibial anterior

b. El colgajo sural se puede basar distalmente, como máximo en una perforante proximal, en 5 cm, al maleolo externo

c. El arco de rotación del colgajo sural permite su utilización en la cobertura del talón y el dorso del pie

9. La presencia de espasmo en microcirugía vascular, se puede intentar controlar, entre otros, con:

a. Aplicación de sueros calientes intravenosos por anestesia y mantas térmicas

b. Aumentando el área de adventicectomía

c. Todas son ciertas

10. El colgajo interóseo posterior:

a. Se basa en la arteria interósea posterior, arteria que se sitúa en el antebrazo en el tabique entre extensor digitorum communis y extensor digiti quinti (extensor propio del quinto dedo)

b. La inclusión de la arteria perforante proximal obliga en muchas ocasiones a seccionar la rama del nervio interóseo posterior que inerva el músculo cubital posterior (extensor carpi ulnaris) si se eleva sobre pedículo distal

c. En menos del 1% de casos la arteria interósea posterior se agota y no es posible disecar el colgajo con pedículo distal

11. En relación a los sustitutos dérmicos:

a. Integra™ es un sistema de doble capa, silicona y derivado de colágeno porcino y glicosaminoglicanos

b. Integra se utiliza en el tratamiento de cicatrices hipertróficas de extensión grande o moderada

c. Matriderm™ es un sistema bicapa que precisa dos tiempos quirúrgicos

12. ¿Qué opción no es indicación en la cobertura de defectos en tercio medio de la tibia?

a. Colgajo sóleo o hemisóleo

b. Músculo tibial anterior

c. Músculo flexor digitorum longus

13. Respecto al colgajo supramaleolar lateral, es FALSO:

a. Es una opción en la cobertura del tendón de Aquiles

b. Se basa habitualmente, en una perforante de la arteria tibial anterior

c. El colgajo se puede basar también en arterias del plexo arterial tarsal para tener más arco distal

14. NO suele ser indicación, en la cobertura de un tendón de Aquiles:

a. Colgajo m.flexor hallucis longus

b. Colgajo de m.peroneus brevis

c. Colgajo plantar medial

15. Señale el colgajo más adecuado para la reconstrucción completa de la unidad estética de la punta nasal

a. Colgajo bilobulado

b. Colgajo frontal paramediano

c. Colgajo de Limberg

16. Respecto a los colgajos de tipo Propeller:

a. Se definen como colgajos en isla a los que se aplica rotación axial

b. En los colgajos de pedículo subcutáneo, es difícil la rotación de 180°

c. El área de viabilidad es menor que como colgajo libre

17. Las siguientes partes de la fascia normal forman parte de la cuerda espiral, en la enfermedad de Dupuytren, EXCEPTO:

a. Fibras espirales

b. Ligamento de Grayson

c. Ligamento natatorio

18. En relación a la fórmula de Parkland:

a. El fluido administrado debe ser Ringer lactato

b. La cantidad total a administrar en las primeras 24 horas es de 2ml/kg/%STQ (STQ: superficie total quemada)

c. Se administra la mitad en las primeras 8 horas y la siguiente mitad en las siguientes 16 horas

19. Predispone al cáncer de piel:

a. Síndrome de Gorlin
b. Escleroderma
c. Todos

20. Son indicadores de buen pronóstico de melanoma, todos EXCEPTO:

a. Edad: paciente anciano
b. Localización fuera del tronco
c. Grosor de Breslow, menor de 1,51 mm

21. Señale el pedículo dominante incorrecto de los siguientes colgajos:

a. Colgajo brachioradialis: arteria interósea posterior
b. Colgajo de ancóneo: arteria interósea recurrente
c. Colgajo lateral de brazo: arteria colateral radial rama de la arteria profunda brachii

22. En los injertos venosos en microcirugía vascular:

a. La zona donante más apropiada para arterias digitales es la cara anterior del antebrazo en su tercio distal
b. Los segmentos venosos se deben dar la vuelta, debido a las válvulas, incluso si se usan en el pedículo venoso
c. Los injertos venosos se contraen en torno a 35-55%

23. El colgajo en isla dorsal vascularizado por las perforantes comisurales (de Quaba y Davison) en la mano:

a. Las perforantes que nutren al colgajo se sitúan justo proximales a las junctura tendinum
b. Es necesario incluir la fascia muscular interósea
c. No incluye la arteria intermetacarpiana que se deja in situ

24. El colgajo de Karapandzic, está indicado en defectos labiales de hasta:

a. Un tercio del labio
b. Hasta dos tercios
c. De labio superior o inferior completos

25. Sobre el tratamiento de las queratosis actínicas:

a. Imiquimod es un tratamiento tópico que estimula la respuesta inmune por inducción, síntesis y liberación de citoquinas
b. La terapia fotodinámica combina un fotosensibilizador (5 aminolevulínico) y una luz azul de alta intensidad
c. Ninguna es cierta

26. Seleccione un colgajo de tipo III de la clasificación de Mathes y Nahai

a. Latissimus dorsi
b. Gracilis
c. Gluteus Maximus

27. En la terapia del melanoma, es FALSO:

a. En los tumores de 1mm de Breslow, es suficiente un margen quirúrgico de 1 cm
b. La biopsia de ganglio centinela, ha demostrado una mayor supervivencia
c. El interferón es considerado como la única terapia sistémica coadyuvante con beneficio en la supervivencia

28. Respecto a las quemaduras:

a. El desbridamiento y cobertura temprana, cuando está indicado, entre 3-5 días tras la quemadura, es superior al manejo conservador, con desbridamiento y cobertura más tardía
b. En el adulto el periné tiene una superficie de 2%
c. El fenómeno de progresión de la quemadura se produce habitualmente a expensas la zona de hiperemia

29. En un defecto romboidal, ¿cuantos colgajos de Limberg pueden ser potencialmente diseñados?

a. Dos
b. Tres
c. Cuatro

30. En relación al colgajo inguinal es FALSO que:

a. Se basa en la arteria circunfleja ilíaca superficial
b. En la elevación del colgajo estándar, iniciada desde un lateral, la fascia del sartorio necesita ser incidida y llevada con el colgajo en su zona medial, para no lesionar el eje vascular
c. El eje vascular comparte origen en un 48% con la arteria epigástrica superficial inferior

31. Señale la opción menos adecuada para la cobertura de una úlcera isquiática:

a. Colgajo en isla de glúteo mayor pediculado
b. Colgajo de recto abdominal
c. Colgajo de vasto lateral

32. En relación al carcinoma basocelular:

a. Cirugía con márgenes de 4mm presentan tasas de 5% de extirpación incompleta
b. La microcirugía de Mohs consigue tasas del 5%
c. El 5 fluorouracilo en terapia tópica es una opción para pacientes no candidatos a cirugía

33. El colgajo gracilis está motorizado por:

a. Nervio obturador
b. Rama muscular del nervio femoral
c. Nervio circunflejo medial del muslo

34. Señale la incorrecta:

a. El encondroma es el tumor óseo benigno más frecuente. Se maligniza raramente
b. En el síndrome de Maffuci el riesgo de es malignización de los encondromas es, también, mínimo
c. En la enfermedad de Ollier el riesgo de malignización es del 30%

35. Son estructuras que causan rigidez de la articulación interfalángica proximal, las siguientes EXCEPTO:

a. Ligamento colateral
b. Ligamento retinacular transverso
c. Placa volar

36. El colgajo de fascia temporal:

a. Permite la cobertura de defectos hasta 12x14cm, aproximadamente con un pedículo de 2-3cm
b. El plano fascial profundo debe ser sistemáticamente levantado con el colgajo para asegurar su viabilidad
c. La vena occipital puede ser usada como drenaje venoso

37. Clasifique el colgajo muscular de serrato en la clasificación de Mathes y Nahai:

a. Tipo I
b. Tipo III
c. Ninguno

38. Señale la complicación más frecuente, entre las dadas, en el postoperatorio de un síndrome del túnel carpiano

a. Dolor pilar (pillar pain)
b. Sección incompleta del retináculo flexor
c. Atrapamiento cicatricial postoperatorio del nervio mediano

39. En lesiones con pérdida de sustancia en la zona volar de varios dedos largos se indica como colgajo pediculado:

a. Colgajo interóseo posterior
b. Colgajo radial
c. Colgajo de Becker, o cubitodorsal

40. Uno de los siguientes colgajos no es habitual en forma pediculada en la reconstrucción de la rodilla:

a. Colgajo Lateral de muslo
b. Vasto lateral basado en la rama de la arteria lateral superior genicular
c. Rectus femori basado en una rama distal de la arteria profunda femori

41. En la microcirugía de cara y cuello, con dificultad para encontrar venas receptoras, tenemos como opción todas las siguientes, EXCEPTO:

a. Vena temporal profunda
b. Vena basílica
c. Vena cefálica

42. Los siguientes nervios son responsables de la sensibilidad y dolor inguinal, EXCEPTO:

a. Iliohipogástrico
b. Genitofemoral
c. Ramas cutáneas femorales anteriores

43. La exploración sensitiva de la zona autónoma del nervio radial se realiza en:

a. Dorso de la mano
b. La zona radial del dorso de la mano, sin incluir las zonas distales de los dedos
c. Zona de la tabaquera anatómica

44. No son factores de riesgo para carcinoma epidermoide:

a. Exposición a hidrocarbonos aromáticos policíclicos
b. Infección por papiloma virus (HPV)
c. Hepatitis B

45. No es cierto que el colgajo escapular:

a. Se basa en el territorio de la arteria circunfleja escapular
b. Se puede diseñar con dos segmentos vascularizados de hueso escapular, basados en la arteria toracodorsal y circunfleja escapular
c. El segmento óseo más frecuentemente usado es la espina escapular

46. El test de Boyes:

a. Valora la presencia de una contractura de la musculatura intrínseca de la mano
b. Es diagnóstico de la rotura de la banda central del tendón extensor en estadíos agudos
c. Es diagnóstico de la rotura de la banda central del tendón extensor, en el Boutonniere ya establecido con retracción de la banda central

47. En el tratamiento de la mano espástica secundaria a parálisis cerebral, algunas actuaciones quirúrgicas son habituales EXCEPTO:

a. Liberación o rerouting del músculo pronator teres
b. Transferencia de palmaris longus a extensor pollicis longus
c. Transferencia de brachiorradialis a extensor carpi radialis longus

48. ¿Qué nervio inerva el músculo redondo menor?

a. Circunflejo
b. Supraescapular
c. Subescapular

49. Los siguientes músculos se suelen transferir en una parálisis radial, según Boyes, para la corrección misma, EXCEPTO:

a. Pronator teres
b. Palmaris longus
c. Extensor carpi ulnaris

50. El pulgar de Bowler, es:

a. Neuroma en continuidad del nervio colateral cubital del pulgar
b. Deformidad producida por osteofitos en la interfalángica del pulgar
c. Inestabilidad de la interfalángica del pulgar en la artritis reumatoide

51. El test de Elson, para el diagnóstico de la rotura de la banda central del tendón extensor consiste en:

a. La valoración de la extensión de la interfalángica proximal al realizar flexión de muñeca y metacarpofalángicas
b. La valoración de la tensión en la interfalángica distal al extender la articulación interfalángica proximal desde flexión contra resistencia
c. La valoración del déficit de extensión de la interfalángica proximal al solicitar extensión activa. Existen diferentes grados

52. NO es un signo cardinal de Kanavel para el diagnóstico de una tenosinovitis purulenta de los tendones flexores:

a. Dolor a la flexión del dedo
b. Inflamación generalizada de todo el dedo
c. Dolor a la palpación del trayecto de la vaina flexora

53. En el pioderma gangrenosum

a. La patergia es un distintivo de la enfermedad
b. No suele asociarse a otras enfermedades
c. La biopsia es diagnóstica

54. Posición correcta de inmovilización de las fracturas de falange proximal:

a. Intrínsecos minus
b. Intrínsecos plus
c. Posición funcional

55. ¿Para que sirve la maniobra de Jahss?

a. Valora la posibilidad de extender los dedos al flexionar las articulaciones metacapofalángicas en la parálisis cubital
b. Se usa en la reducción de las fracturas del cuello de los metacarpianos
c. Valora la rigidez de la articulación interafalángica distal en el Boutonniere

56. En la lesion aguda cerrada de la banda central tendinosa extensora (zona 3):

a. Se diagnostica fácilmente por la típica e inmediata deformidad en Boutonniere
b. Tiene indicación quirúrgica
c. Se inmoviliza solo la articulación interfalángica proximal, dejando libres la articulación metacarpofalángica e interfalángica distal

57. El nervio escapular dorsal es una rama del plexo cervical, habitualmente de:

a. Cuerda lateral
b. Tronco superior
c. Raiz C5

58. El test de Bunnell:

a. En la contractura de la musculatura intrínseca la flexión de la articulación interfalángica proximal es menor en extensión de la articulación metacarpofalángica que en flexión de la misma
b. Mide la retracción de la banda central en el Boutonniere
c. Valora la garra cubital, y la posibilidad de reducción de la misma en las neuropatías cubitales

59. Sobre la cheiralgia paresthetica, es FALSO

a. El déficit motor suele ser brusco
b. Típicamente se acompaña de dolor en el dorso de la mano, en el área de distribución del nervio radial
c. Típicamente hay signo de Tinel en el tercio distal del antebrazo, a lo largo del músculo brachiorradialis

60. El procedimiento de Sauve Kapandji para el tratamiento de la articulación radiocubital distal consiste en:

a. Artrodesis de la epífisis distal del cúbito con el radio, y la resección de un fragmento proximal a la epífisis del cúbito que permita la rotación
b. La resección distal del cúbito
c. La resección parcial de la extremidad distal del cúbito que preserva las inserciones del fibrocartílago

61. Causa más frecuente del patrón VISI de inestabilidad en la muñeca:

a. Pseudoartrosis de escafoides
b. Inestabilidad escafolunar
c. Inestabilidad lunopiramidal

62. Entre los métodos de inducción a la tolerancia de los aloinjertos nerviosos podemos destacar como FALSO:

a. Se podrían utilizar anticuerpos monoclonales anti-alfa-beta contra el receptor de las células T, en combinación con ciclosporina A durante 5 semanas después del alotransplante
b. El Belatacept es un bloqueante de la coestimulación con gran afinidad por los antígenos CD 80 y CD 90
c. La depleción no selectiva de células T, se suele emplear antes del transplante del aloinjerto

63. En el panadizo herpético:

a. El virus VHS1 afecta típicamente a los niños
b. La infección suele afectar a varios dedos
c. El tratamiento es esencialmente quirúrgico

64. En la piomiositis primaria, el patógeno más frecuente es:

a. Staphylococcus aureus
b. Streptococcus pyogenes
c. Clostridium spp

65. ¿Qué tendon es más frecuentemente afecto en el síndrome de Mannerfelt?

a. Extensor digiti quinti
b. Extensor digotorum communis 5º dedo
c. Flexor pollicis longus

66. Señale lo falso respecto al síndrome de trombosis de la arteria cubital

a. Se produce por traumatismos repetidos a nivel de la eminencia hipotenar
b. Puede producir irritación simpática con vasoespasmo y limitación del flujo
c. Típicamente hay sintomas motores

67. No es sugestivo de diátesis en la enfermedad de Dupuytren:

a. Historia familiar
b. Edad temprana
c. Alcoholismo

68. La queiralgia parestésica o síndrome de Wartenberg se caracteriza por signos y síntomas clínicos característicos de:

a. El atrapamiento o compresión del nervio femorocutáneo en la región inguinal
b. El atrapamiento de la rama sensitiva del nervio radial entre el braquiorradialis y extensor carpi radialis longus
c. La irradiación característica en el atrapamiento cubital en el codo

69. Señale la FALSA:

a. El nervio sural medial es responsable de la sensibilidad de la zona lateral del pie
b. El nervio sural medial, es rama del nervio peroneo común
c. El nervio peroneo profundo inerva sensitivamente sólo la primera comisura del pie

70. La rotura combinada del flexor superficial (FDS) y profundo (FDP) en la artritis reumatoide en la palma, no se tratan habitualmente mediante:

a. Sutura del FDP al FDP adyacente íntegro. Reconstrucción de FDS no es necesaria
b. Reconstrucción en dos tiempos mediante la colocación de una vaina de silicona y posterior injerto
c. Trasnferencia de un FDS adyacente al FDP roto

71. La diferencia entre una luxación simple y una compleja en la articulación metacarpofalángica es:

a. La presencia de una fractura asociada
b. La interposición de la placa volar y los sesamoideos
c. La interposición del tendón flexor y lumbrical

72. El colgajo graso de la almohadilla hipotenar (hypothenar fat pad flap), basado en perforantes de la arteria cubital, se utiliza exclusivamente en:

a. Atrapamiento cicatricial del nervio mediano
b. Cobertura de la palma
c. Las adherencias fibrosas de los tendones flexores en el túnel del carpo

73. En el dedo en martillo agudo, y cerrado, sin fractura, no está indicada:

a. Inmovilización con férula de Stack
b. Fijación con aguja de la interfalángica distal
c. Tenodermodesis

74. La pseudoartrosis de escafoides crónica produce un patrón de artrosis característico que se denomina:

a. SNAC
b. SLAC
c. Escafotrapeciotrapezoideo ó triescafoideo (STT)

75. En los estadíos I de Eaton, en la rizartrosis, los siguientes son procedimientos quirúrgicos de elección, EXCEPTO:

a. Ligamentoplastia de Eaton-Glickel
b. Osteotomía extensora del primer metacarpiano
c. Artroplastia de resección-interposición de Burton Pellegrini

76. La extensión paradójica de la interfalángica proximal al solicitar la flexión se produce en:

a. Síndrome de la cuádriga
b. Contractura de la musculatura intrínseca
c. Síndrome lumbrical plus

77. Son áreas posibles de compresión del nervio mediano, EXCEPTO:

a. El ligamento de Struthers
b. Lacertus fibrosus o aponeurosis bicipital
c. Ligamento de Osborne

78. La anomalía de Linburg-Comstock se produce por:

a. Tenosinovitis aislada del Extensor Digiti Quinti
b. La presencia de una banda tendinosa entre el flexor pollicis longus y el flexor digitorum profundus
c. Subluxación del Extensor Carpi Ulnaris, con un clic característico

79. Cuál de estas intervenciones habitualmente NO está indicada en la enfermedad de Dupuytren:

a. Fasciotomía en cuerda central con flexión de más de 40º en la articulación metacarpofalángica
b. Fasciectomía selectiva en cuerda espiral con flexión de más de 30º en interfalángica proximal y flexión de metacarpofalángica
c. Escisión selectiva de un nódulo palmar

80. La zona autónoma del mediano es:

a. El segundo dedo, en su zona palmar
b. El primero, segundo y tercer dedo y el cuarto hemidedo radial, por sus zonas palmares
c. El primero, segundo y tercer dedo y el cuarto hemidedo radial, por sus zonas palmares y la zona volar-radial de la palma sobre la eminencia tenar

81. Son áreas frecuentes de compresión del nervio interóseo posterior las siguientes EXCEPTO:

a. Asa vascular de Henry
b. La porción proximal del músculo brachiorradialis.
c. Arcada de Frohse

82. Entre las causas del rechazo del alotransplante de nervio:

a. El aloinjerto de nervio ha de ser revascularizado desde los bordes distal y proximal del nervio receptor
b. Los macrófagos y los linfocitos invadirán el aloinjerto, lo que originará una desmielinización multifocal del mismo, predominantemente alrededor de las vénulas
c. Todo lo anterio es verdadero

83. Respecto al tiempo de osificación de los huesos del carpo:

a. El hueso grande presenta el núcleo de osificación con cinco años
b. El escafoides en el sexto año
c. El semilunar en el quinto año

84. El colgajo de epiplon tiene entre sus indicaciones todas EXCEPTO:

a. Tratamiento del linfedema
b. Relleno pélvico
c. Reparación del lipedema circunferencial

85. En cuanto a la inmunogenicidad del nervio

a. La inmunogenicidad del nervio es equivalente a la del músculo, pero menor que la de los tendones
b. Las células de Schwann. son las que menor inmunogenicidad despiertan en el nervio periférico
c. El xenoinjerto de nervio es también conocido como heteroinjerto de nervio

86. En cuanto a la enfermedad de Milroy:

a. Se trata de una forma familiar de linfedema
b. Se trata de una forma aislada de linfedema que afecta únicamente los miembros inferiores
c. Se trata de una forma adquirida de linfedema, que se asocia a hepatopatía crónica

87. En las úlceras por Pioderma gangrenosum, inicialmente no está indicado:

a. Desbridamiento tangencial y cobertura con injertos
b. Biopsia
c. Esteroides sistémicos

88. ¿Qué nervio procede del tronco superior del plexo cervical?

a. Frénico
b. Nervio para el músculo subclavio
c. Torácico largo

89. En la enfermedad de Dupuytren ¿Cuál de estos ligamentos no se afecta por la enfermedad y, usualmente, es posible preservar?

a. Ligamento natatorio
b. Ligamento de Grayson
c. Ligamento palmar transverso superficial

90. En la polidactilia del pulgar, según la clasificación de Wassel, el tipo más común es el tipo:

a. 2   b. 7   c. 4

PEDIATRÍA [GENERAL]

1 B	6 C	11 C	16 B	21 B	26 B	31 B	36 A	41 C	46 B	51 B	56 A	61 B	66 B	71 C	76 C	81 B	86 A
2 B	7 A	12 A	17 A	22 A	27 C	32 C	37 C	42 A	47 B	52 B	57 B	62 A	67 C	72 C	77 B	82 A	87 B
3 A	8 B	13 A	18 C	23 A	28 C	33 B	38 A	43 A	48 B	53 C	58 C	63 A	68 C	73 A	78 A	83 C	88 B
4 B	9 B	14 B	19 A	24 B	29 B	34 A	39 A	44 C	49 C	54 B	59 C	64 C	69 B	74 A	79 B	84 A	89 B
5 B	10 B	15 C	20 B	25 B	30 C	35 C	40 B	45 A	50 C	55 C	60 B	65 A	70 C	75 B	80 A	85 C	90 B

1. En el síndrome de Noonan:

a. Afecta solamente a los varones
b. En la mayoría de los casos la herencia es autosómica dominante
c. Está contraindicado el tratamiento con hormona del crecimiento (GH)

2. En relación al Síndrome de Rett:

a. Afecta predominantemente a los varones
b. Son característicos los movimientos repetitivos de las manos
c. Los síntomas aparecen en los primeros 3 meses de vida

3. Es indicación de plaquetas en la infancia una de las siguientes, márquela:

a. Lactantes menores de 4 meses de edad con recuento de plaquetas inferior a 50.000 e intervención cruenta
b. Niños con recuento de plaquetas entre 20.000 y 50.000 e insuficiencia medular sin factores de riesgo
c. Lactantes con recuento de plaquetas inferior a 100.000 y estabilidad clínica

4. Respecto a la osteogenesis imperfecta:

a. El patrón de herencia es autosómica recesiva
b. Se trata de un defecto cuantitativo estructural en el colágeno tipo I
c. Estos pacientes no asocian hipoacusia

5. Con respecto a la nefropatía IGA:

a. Es mas frecuente en mujeres
b. Se puede tratar con corticoides
c. Hay disminución de C3 sérico

6. Son efectos secundarios del tratamiento con ácido valproico, todos EXCEPTO uno de los siguientes:

a. Alopecia
b. Síndrome Reye-like
c. Elevación de los niveles de carnitina séricos

7. En la intoxicación por paracetamol:

a. En casos graves, el antídoto N-aceticisteína puede ser útil si se inicia a las 24-36 horas de la ingesta
b. En general, se considera que la dosis tóxica aguda es superior a 100 mgr/ Kgr en menores de 12 años
c. Es muy probable que los niños menores de 6 años de edad tengan toxicidad importante tras la ingestión aislada de dosis elevadas de paracetamol

8. Las gangliosidosis GM2 son un grupo heterogéneo de trastornos hereditarios que incluyen una de las siguientes:

a. Adrenoleucodistrofia
b. Enfermedad de Tay-Sachs
c. Leucodistrofia metacromática

9. Señale lo correcto con respecto al Síndrome de Klippel-Trenaunay-Weber:

a. Se trata de una enfermedad con un patrón de herencia autosómica recesiva
b. Existe hipertrofia ósea
c. La anomalía aparece al tercer mes de edad

10. En la glomerulonefritis postestreptocócica aguda:

a. El paciente presenta frecuentemente un síndrome nefrótico
b. Existe disminución del nivel sérico de C3 en la fase aguda de la enfermedad
c. Es la causa mas frecuente de hematuria macroscópica en niños

11. Son trastornos asociados a la Enfermedad de Graves Basedow todos EXCEPTO uno:

a. Vitíligo
b. Miastenia gravis
c. Anemia hemolítica

12. Germenes mas comúnmente implicados en la etiología de las colangitis:

a. Microorganismos Gram negativos
b. Germenes anaerobios
c. Microorganismos Gram positivos

13. Señale lo correcto en relación al Trastorno de Asperger:

a. No presentan alteraciones graves del lenguaje
b. Estos pacientes no presentan mayor riesgo de tener otros trastornos psiquiátricos
c. Su prevalencia es de aproximadamente 15/1000 niños

14. Respecto al trastorno autista:

a. Es más frecuente en mujeres
b. Se puede asociar con la esclerosis tuberosa
c. Suele debutar después de los 3 años de edad

15. En el trastorno por déficit de atención e hiperactividad:

a. Para hacer el diagnóstico es necesario que los síntomas estén presentes al menos los últimos 12 meses

b. En el 20% de los niños diagnosticados de este trastorno, los síntomas persisten hasta la adolescencia

c. Puede aparecer tras traumatismos en el sistema nervioso central

16. Los varones XYY:

a. Tienen hipogonadismo

b. Tienen una prolongación del intervalo PR en el electrocardiograma

c. Tienen graves alteraciones fenotípicas

17. Respecto a la hipertensión pulmonar primaria:

a. La saturación arterial de oxígeno suele ser normal

b. El 70% de los pacientes tienen una mutación del gen del receptor 1 de la proteína morfogenética ósea

c. Hay aumento de la trama vascular en los dos tercios externos de los campos pulmonares

18. En el síndrome de Bartter encontraremos uno de los siguientes hallazgos:

a. Acidosis metabólica

b. Hiperpotasemia

c. Hipercalciuria

19. El fenómeno del alba en la diabetes mellitus se debe a:

a. Secreción nocturna de hormona del crecimiento (GH)

b. Rebote por la hipoglucemia nocturna

c. Respuesta contrarreguladora exagerada

20. En relación al Síndrome de Sturge-Weber:

a. La herencia es autosómica recesiva

b. Es frecuente la existencia de glaucoma

c. Las crisis comiciales son ipsilaterales al nevo facial

21. El Síndrome WAGR , incluye uno de los siguientes hallazgos:

a. Neuroblastoma

b. Anomalías genitourinarias

c. Hemihipertrofia

22. En una de las siguientes miopatías,la creatinfosfokinasa(CPK) puede tener valores normales:

a. Miopatía nemalínica

b. Distrofia muscular de Duchenne

c. Distrofia muscular de Becker

23. Los tumores de Askin, son:

a. Tumores primarios de la pared torácica

b. Condroblastomas

c. Quistes óseos uniloculares

24. De los siguientes solo uno se considera un fármaco coadyuvante en el tratamiento del dolor:

a. Morfina

b. Gabapentina

c. Ondasentrón

25. Las crisis parciales simples se caracterizan por:

a. Tener un período postcrítico muy prolongado

b. El paciente puede expresarse verbalmente durante la crisis

c. Los automatismos son una manifestación clínica frecuente de esta entidad

26. El oncogen RET frecuentemente está implicado en una de las siguientes entidades, ¿En cúal de ellas?

a. Neuroblastoma

b. Neoplasia endocrina múltiple tipo 2

c. Tumor de Wilms

27. Respecto a la Ataxia de Friederich:

a. El patrón de herencia es autosómico dominante

b. Los reflejos osteotendinosos están presentes

c. El cociente intelectual es normal

28. Respecto al Síndrome hemolítico urémico:

a. El Test de Coombs es positivo

b. El tiempo parcial de tromboplastina está alargado en la mayoría de los pacientes

c. Puede haber complicaciones cardíacas como arritmias o pericarditis

29. En la intoxicación por insecticidas organofosforados:

a. No se debe realizar descontaminación gástrica con carbón activado

b. La pralidoxima es un antídoto útil para el tratamiento de esta intoxicación

c. Los síntomas son menos graves que en la intoxicación por insecticidas del grupo de los carbamatos

30. Son posibles etiologías de las anemias aplásicas adquiridas, todas EXCEPTO una:

a. Infección por Virus Ebstein Bar

b. Tratamiento con antiepilépticos

c. Hipergammaglobulinemia

31. El decálogo de la OMS para considerar a una maternidad adherida a la iniciativa IHAN, incluye uno de los siguientes:

a. Tener una tasa de lactancia materna al alta de aproximadamente el 50%

b. Promover el contacto piel con piel en la primera media hora tras el nacimiento

c. No es necesario disponer de una política de lactancia por escrito

32. Es un hallazgo característico del Síndrome de maullido de gato:

a. Hipotelorismo

b. Facies alargada

c. Microcefalia

33. En el ECG es un hallazgo propio de la hipopotasemia:

a. Elevación de las ondas T

b. Aparición de la onda u

c. Elevación del segmento ST

34. En la epilepsia mioclónica y fibras rojas rasgadas (MERRF) usted puede encontrar:

a. Pies cavos

b. Diabetes mellitus

c. Acidosis tubular renal

35. En la endocarditis infecciosa:

a. La endocarditis estafilocócica es mas frecuente en pacientes con cardiopatías subyacentes

b. La endocarditis por Pseudomonas aeruginosas se ven con frecuencia tras la manipulación de la vía urinaria

c. La endocarditis por Serratia marcenses es mas frecuente en drogadictos por vía iv

36. En la dermatosis IGA lineal:

a. La máxima incidencia ocurre en la edad escolar

b. La lesión característica es la pápula

c. Se relaciona con el HLAB3

37. Todos los siguientes trastornos genéticos predisponen a la leucemia infantil EXCEPTO uno:

a. Síndrome de Klinefelter

b. Hemoglobinuria paroxística nocturna

c. Enfermedad de Wiskott-Aldrich

38. En el déficit de vitamina B6:

a. Pueden aparecer convulsiones en el lactante

b. Se objetiva una anemia macrocítica e hipocrómica

c. Las concentraciones de hierro serico están disminuida

39. En relación al Síndrome de Alport:

a. Todos los pacientes presentan hematuria microscópica asintomática

b. La proteinuria es mas frecuente en mujeres

c. Es muy frecuente encontrar anomalías plaquetarias

40. En la anemia de células falciformes, son complicaciones frecuentes, todas EXCEPTO una:

a. Secuestro esplénico o hepático

b. Infecciones por enterovirus

c. Sepsis bacterianas

41. En la intoxicación por metanol:

a. Suele aparecer alcalosis metabólica
b. La descontaminación gástrica es muy útil
c. Uno de los tratamientos aprobados para esta intoxicación es el fomepizol

42. Una de las siguientes es causa de hipernatremia:

a. Diabetes insípida nefrogénica
b. Acidosis tubular renal proximal
c. Enfermedad poliquística renal

43. En la esferocitosis hereditaria:

a. Existe, con frecuencia, un defecto en la espectrina
b. El patrón de herencia mas común es autosómico recesivo
c. Existe elevación de la haptoglobina

44. En el Sindrome de Landau-Kleffner:

a. Es mas frecuente en el lactante
b. Los pacientes presentan hipoacusia
c. Existe regresión del lenguaje

45. Respecto a la leucemia de los lactantes:

a. Es mas frecuente la leucemia cutis que en niños mayores
b. En dos terceras partes de los casos existe reordenamiento del gen TEL/ AML1
c. Debutan típicamente con leucopenia

46. La Arteritis de Takayasu se caracteriza porque:

a. Es una vasculitis crónica de pequeños vasos
b. Es la tercera forma de vasculitis mas frecuente en la infancia
c. Es mas frecuente en los varones

47. Existe hiperamilasemia en todas las siguientes entidades EXCEPTO en una:

a. Anorexia nerviosa
b. Alcalosis metabolica
c. Traumatismo craneal

48. Respecto a la Porfiria Variegata:

a. Se trata de una enfermedad con herencia autosómica recesiva
b. El ayuno exacerba la enfermedad
c. Se debe al déficit de uroporfirinogeno III sintetasa

49. Las pancreatitis agudas pueden ser debidas a todas las siguientes causas EXCEPTO una:

a. Furosemida
b. Acidemias orgánicas
c. Cefotaxima

50. Respecto a la Púrpura de Schölein-Henoch:

a. Es mas frecuente en mujeres
b. Se considera una vasculitis de grandes vasos con depósito de C2
c. La recidiva del exantema puede ocurrir pasado un año del brote inicial

51. En el Síndrome de Wiskott-Aldrich:

a. El gen anómalo se localiza en el cromosoma 7
b. Las concentraciones en sangre de IGG2 son normales
c. Son infrecuentes las infecciones por Pneumocystis jirovecii

52. La diarrea asociada a Clostridium difficile se trata con:

a. Trimetroprim-sulfametoxazol
b. Metronidazol
c. Gentamicina

53. En el Síndrome de Kearns Sayre se puede encontrar una de las siguientes complicaciones cardíacas:

a. Prolongacion del segmento QT
b. Insuficiencia cardíaca de alto gasto
c. Bloqueos cardíacos

54. Respecto a la apendicitis aguda:

a. El riesgo de perforación es mayor en adolescentes
b. El dolor suele comenzar antes que los vómitos y que el resto de los síntomas
c. En niños con fibrosis quística del páncreas, la incidencia de apendicitis es menor que en la población general

55. Todas las siguientes infecciones son frecuentemente producidas por estafilococo aureus EXCEPTO:

a. Sinusitis en niños con fibrosis quística
b. Parotiditis supurada
c. Enfermedad de Lemierre

56. Respecto a la estenosis subglótica:

a. Es la causa mas frecuente de obstrucción de la vía aérea que obliga a realizar traqueostomía en lactantes
b. El estridor es espiratorio
c. Los síntomas iniciales ocurren desde el primer día de vida

57. La prueba más rentable para estudiar la función del linfocito T es:

a. Citometría de flujo
b. Prueba cutánea con candidina
c. Caracterización fenotípica de los linfocitos

58. Elija entre los siguientes el criterio diagnóstico de Fibrosis Quística(FQ):

a. Antecedente de FQ en un hermano e identificación de una mutación de la enfermedad
b. Antecedente de FQ en un hermano y concentración elevada de Cloro en sudor en una determinación
c. Presencia de síntomas clínicos típicos y determinación de una diferencia de potencial anormal a nivel nasal

59. Asociado al Síndrome alcohólico fetal, usted puede encontrar los siguientes hallazgos EXCEPTO uno:

a. Comunicación interauricular
b. Comunicación interventricular
c. Alteraciones del cayado aórtico

60. Respecto a la enfermedad inflamatoria intestinal:

a. Es mas frecuente la enfermedad perianal en la colitis ulcerosa
b. El eritema nodoso es mas frecuente en la Enfermedad de Crohn
c. En la Enfermedad de Crohn es mas frecuente la hemorragia rectal que en la colitis ulcerosa

61. Respecto a la estenosis hipertrófica de píloro, es falso que:

a. Ocurre en 3 de cada 1000 lactantes en Estados Unidos
b. Su incidencia es mayor en lactantes del grupo sanguíneo A
c. Puede haber un déficit de potasio corporal total

62. Todas las siguientes son bacterias Gram positivas, EXCEPTO:

a. Yersinia enterocolitica
b. Listeria monocytogenes
c. Actinomyces

63. Usted puede encontrar una de las siguientes patologías cardiacas en las trisomía 18 :

a. Coartación de Aorta
b. Prolapso de la válvula mitral
c. Defecto de los cojinetes endocárdicos

64. Solamente una de las siguientes es una infeccion por enterovirus:

a. Quinta enfermedad
b. Síndrome papular purpúrico en guantes y calcetines
c. Pleurodinia

65. Las lesiones cutáneas de la dermatitis atópica se caracterizan por:

a. La distribución de las lesiones varían con la edad
b. No respetan el área del pañal
c. En los lactantes la erupción se localiza con mas frecuencia en los pliegues flexores de las extremidades

66. Respecto al virus respiratorio sincitial:

a. Pertenece a la familia picornaviridae
b. Es el único miembro del género pneumovirus que infecta al hombre
c. Es un virus DNA

67. Son criterios mayores de Fiebre Reumática, todos EXCEPTO:

a. Poliartritis migratoria
b. Nódulos subcutáneos
c. Fiebre

68. En los niños con defectos de la opsonización, entre los microorganismos que más frecuentemente producen infección se encuentran:

a. E.Coli
b. Pneumocystis jirovecii
c. Salmonella

69. En la Fiebre Mediterránea Familiar:

a. El episodio agudo típico dura 7 días
b. Es frecuente el dolor abdominal
c. En el 90% de los pacientes no tratados se produce una amiloidosis

70. Son causas frecuentes de dolor abdominal recurrente, todas las siguientes EXCEPTO una, márquela:

a. Infección parasitaria por Giardia Lamblia
b. Reflujo gastroesofágico
c. Infección por oxiuros

71. En la laringomalacia:

a. El estridor es inspiratorio y de tono alto
b. Se asocia siempre con reflujo gastroesofágico
c. Los síntomas suelen aparecer en las primeras 2 semanas de vida

72. En la atresia de vías biliares:

a. Es probable la recurrencia en la misma familia
b. La gammagrafía hepatobiliar es una prueba sensible y específica en casos de atresia de vías biliares
c. En la ecografía abdominal puede observarse el "signo del cordón triangular"

73. En relación a la Enfermedad de Hirschprung:

a. En el tacto rectal la ampolla suele estar vacía
b. Es mas frecuente en niños prematuros
c. La encopresis es muy frecuente

74. Con respecto a la Invaginación intestinal:

a. Se correlacionan con infecciones por adenovirus
b. La fibrosis quística no se considera factor de riesgo para esta entidad
c. No tienen incidencia estacional

75. Respecto al síndrome de la muerte súbita infantil:

a. Es la segunda causa de muerte en lactantes en Estados Unidos
b. No usar chupete se considera un factor de riesgo
c. La monitorización domiciliaria reduce la incidencia del síndrome de muerte súbita del lactante

76. En relación a la artritis psoriasica:

a. En la mayoría de los pacientes se encuentra un HLA B27 positivo
b. Afecta solamente a grandes articulaciones
c. Se trata de una oligoartritis de patrón asimétrico

77. Se consideran formas especiales de neumopatía intersticial en el lactante, todas EXCEPTO:

a. Taquipnea persistente del lactante
b. Microlitiasis pulmonar
c. Deficiencia de la proteína B del surfactante

78. En la Enfermedad injerto contra huésped (EICH) crónica:

a. En ocasiones ocurre pasados 60 días post traplante de médula ósea
b. La EICH crónica que afecta piel e hígado tiene una evolución mas desfavorable
c. La biterapia con corticoides y ciclosporina es el tratamiento estándar

79. En la Fiebre Q:

a. El microorganismo responsable es Erlichia
b. En el 50% de los niños cursa sin exantema cutáneo
c. El hombre se infecta frecuentemente por atrópodos vectores

80. En la distrofia simpático refleja:

a. Es una disfunción del sistema nervioso autónomo
b. No se relaciona con el estrés
c. Nunca hay osteopenia

81. Respecto a la Displasia Broncopulmonar:

a. La inflamación no participa en la etiopatogenia
b. Algunos pacientes pueden tener sibilancias crónicas
c. La asociación con reflujo gastroesofágico es muy rara

82. En los niños con derivaciones del líquido cefalorraquídeo, las infecciones son producidas más frecuentemente por:

a. Estafilococos coagulasa negativos
b. Estafilococo aureus
c. Estreptococo agalactiae

83. En relación a la atresia esofágica:

a. El 40% presentan fístula traqueoesofagica asociada
b. La presencia de oligoamnios materno en época prenatal puede orientar el diagnóstico
c. El paciente debe colocarse en decúbito prono como parte del tratamiento de esta enfermedad

84. Es una causa frecuente de hipertensión portal:

a. Nutrición parenteral
b. Glucogenosis tipo III
c. Enfermedad de Menkes

85. Son enfermedades peroxisomales todas las siguientes EXCEPTO una:

a. Enfermedad de Refsum infantil
b. Aciduria mevalónica
c. Enfermedad de Canavan

86. En la enfermedad celiaca podemos encontrar uno de los siguientes:

a. Ataxia postural
b. Hiperreflexia
c. Pólipos nasales

87. Respecto a la Rubeola:

a. Se producen artritis en las grandes articulaciones
b. En el 20% de los casos aparecen en el paladar las manchas de Forchheimer al inicio del exantema
c. El exantema comienza con frecuencia en el tórax y es puntiforme

88. Respecto a la Enfermedad de Farber:

a. Se trata de una enfermedad con herencia autosómica dominante
b. Es debida al déficit de ceramidasa
c. Se produce un depósito de cuerpos metacromáticos en la sustancia blanca del cerebro

89. Respecto a estreptococo pneumoniae:

a. Aproximadamente el 10% de los niños entre 6 meses y 5 años son portadores de este gérmen en la nariz
b. Los serotipos 6B, 9V,14 y 19F con frecuencia no son sensibles a la penicilina
c. Es el gérmen que mas frecuentemente produce meningitis en niños

90. Con respecto a los abscesos retrofaringeos

a. Son mas frecuentes en niños a partir de 4 años de edad
b. Mas del 50% de los niños se pueden curar sin necesidad de drenaje quirúrgico
c. Las infecciones no suelen ser polimicrobianas

PEDIATRÍA (CARDIOLOGÍA)

1 B	6 C	11 A	16 C	21 B	26 C	31 C	36 B	41 C	46 C	51 B	56 A	61 A	66 B	71 C	76 A	81 A	86 A
2 C	7 B	12 C	17 B	22 A	27 A	32 C	37 B	42 C	47 A	52 A	57 C	62 C	67 A	72 B	77 A	82 C	87 C
3 B	8 B	13 C	18 C	23 A	28 C	33 C	38 B	43 C	48 C	53 C	58 A	63 B	68 B	73 C	78 A	83 A	88 B
4 B	9 B	14 C	19 A	24 C	29 A	34 A	39 A	44 C	49 C	54 B	59 B	64 C	69 B	74 A	79 C	84 A	89 A
5 A	10 A	15 B	20 B	25 C	30 C	35 A	40 B	45 A	50 A	55 B	60 A	65 B	70 B	75 A	80 A	85 B	90 C

1. En la cuarta semana de desarrollo ocurren los siguientes eventos EXCEPTO:

a. Se inicia la septacion cardiaca

b. Finaliza el desarrollo del arco aortico

c. Comienza la circulación fetal

2. Se encuentra usted en un centro hospitalario que habitualmente no recibe y no trata pacientes con cardiopatías congénitas. Le avisan de paritorio por un neonato a término que tras 12 horas de vida presenta cianosis, taquipnea, quejido y mala perfusión periférica. Si a pesar de oxigenoterapia y antibioterapia persiste la clínica, incluos empeora:

a. Ante la sospecha de sepsis ingresar al neonato en la unidad y esperar evolución

b. Si no mejora, ante la sospecha de cardiopatía congénita intentaría hacer un Rashkind

c. Ante la sospecha de cardiopatía iniciaría perfusión de prostaglandinas, intubación y traslado a un centro de referencia en cardiopatías congénitas

3. Respecto al canal aurículoventricular tipo C de Rastelli, es FALSO:

a. Se suele observar en pacientes con heterotaxia visceral

b. Se presenta habitualmente en pacientes con Síndrome de Down

c. Representa un 30% del total de pacientes portadores de canal aurículoventricular completo

4. Los síndromes de heterotaxia se caracteristizan fundamentamente por lo siguiente EXCEPTO:

a. simetria anormal de ciertos organos y venas

b. posición del corazon en mesocardia

c. discordancia de situs entre varios organos sistemicos y entre los diferentes segmentos del corazon

5. Indique la correcta:

a. La enfermedad coronaria del injerto es la principal causa de mortalidad tardía en receptores de trasplante cardíaco

b. La coronario grafía es un marcador muy sensible de enfermedad coronaria ligera

c. El retrasplante cardíaco no es una opción terapéutica hoy en día en edad pediátrica

6. Respecto a las colaterales aorto-pulmonares que se desarrollan en la tetralogía de Fallot con atresia pulmonar, indique la FALSA:

a. Son tortuosas, de calibre variable y se estenosan con facilidad

b. Aparecen cuando existe una perfusión pulmonar fisiológica insuficiente

c. Nunca generan un flujo pulmonar excesivo que necesite tratamiento de insuficiencia cardiaca congestiva

7. La anomalía de Taussig-Bing se define por:

a. Las dos grandes arterias nacen del ventrículo derecho. Existe una CIV subpulmonar con estenosis pulmonar

b. Las dos grandes arterias nacen del ventrículo derecho. Existe una CIV subpulmonar, sin estenosis pulmonar y ausencia de continuidad entre la mitral y la valva pulmonar

c. Las dos grandes arterias nacen del ventrículo derecho. Existe CIV subpulmonar, sin estenosis pulmonar y existe continuidad entre la mitral y la valva pulmonar

8. Respecto a la curva de complianza diastolica del ventriculo:

a. En el ventriculo con complianza normal el aumento del volumen produce un aumento lineal en la presion

b. En el ventriculo con complianza disminuida la curva normal se desplaza a la izq.

c. En el ventriculo con complianza disminuida el aumento de volumen no aumenta la presion

9. Cuál de las siguientes situaciones no se considera una contraindicación para el uso de anticonceptivos hormonales en mujeres con cardiopatía congénita:

a. Circulación de Fontan

b. Tromboembolismos previos

c. Hipertensión Pulmonar

10. Respecto a los fármacos que se utilizan en la inducción anestésica de los pacientes con cardiopatía congénita:

a. El etomidato a 0,3 mgr/kg se utiliza porque no produce inestabilidad hemodinámica

b. La Ketamina es un agente anestésico disociativo que no produce inestabilidad hemodinámica y está indicado en pacientes con hipertensión intracraneal

c. El propofol (2-3 mgr/kg) se emplea en pacientes con poca reserva miocárdica

11. Señale la correcta:

a. La ataxia de Friedrich es una enfermedad autosómica recesiva

b. La causa más frecuente de miocardiopatía en los niños es la Miocardiopatía hipertrófica

c. Los betabloqueantes y los vasodilatadores son el tratamiento de elección de la miocardiopatia hipertrófica

12. En la estenosis pulmonar crítica neonatal:

a. se trata de una lesión no ductus dependiente

b. La insuficiencia valvular tricuspídea es infrecuente

c. El tratamiento de elección es la valvuloplastia percutánea

13. En el truncus arterioso es falso que:

a. Con frecuencia asocia arco aórtico derecho

b. Puede asociarse a interrupción del arco aórtico

c. No presenta nunca anomalías coronarias

14. Respecto al manejo preoperatorio del Síndrome de ventriculo izquierdo hipoplásico es FALSO:

a. se debe intentar reducir el aporte de oxigeno a 0.21 para mantener una pO2 arterial de 30 mmHg

b. se debe permitir un nivel de pCO2 de 40 mmHg con un pH arterial de 7.40

c. aunque el paciente este intubado es preferible mantenerle despiesto y con su propia frecuencia respiratoria

15. Para el diagnostico de ecocardiografico de Prolapso Mitral, el velo valvular debe desplazarse hacia la Auricula Izqierda respecto al plano valvular;

a. > 3 mm

b. > 2 mm

c. > 4 mm

16. Respecto a la fiebre reumática, señale la FALSA:

a. En la fiebre reumática típicamente se afectan la válvula aórtica y la mitral

b. Puede cursar con pericarditis y derrame pericárdico

c. Con frecuencia se alarga el intervalo PR por daño estructural en el nodo AV y el haz de His

17. La sintomatología relacionada con la policitemia en pacientes hipoxémicos aparece con niveles de hematocrito:

a. superiores al 60%

b. superiores al 70%

c. superiores al 80%

18. Las alteraciones de la onda T en el electrocardiograma de los pacientes con estenosis aórtica son más probables si el gradiente valvular es de al menos:

a. 40 mmHg

b. 60 mmHg

c. 80 mmHg

19. Respecto al soplo del ductus arterioso, es FALSO:

a. El soplo continuo se localiza en el segundo espacio intercostal izquierdo y es de calidad decreciente a creciente

b. El zumbido venoso y la ruptura del seno de valsalva pueden presentar un soplo similar

c. El soplo del paciente con ductus arterioso presenta un clic durante la sístole

20. Respecto a la clínica y pruebas complementarias de los niños con transposición congenitamente corregida, es FALSO:

a. Los lactantes pueden presentar un soplo o cianosis o insuficiencia cardiaca o radiografía de tórax alterada

b. En la radiografía de tórax se puede observar una aorta ascendente prominente en el lado derecho

c. En la ecocardiografía se identifica la válvula mitral en el lado derecho y la válvula tricúspide en el lado izquierdo

21. El soplo sistólico regurgitante se asocia:

a. Con CIV, CIA, IM

b. Con CIV, IM, IT

c. Con CIV, Estenosis Aórtica, IM

22. En un paciente de 16 años con hipertensión pulmonar primaria en el que se le administra 02 al 100% y Oxido Nítrico a 20 ppm durante el cateterismo, consideraremos una respuesta positiva al test de vasodilatación una de las siguientes circunstancias hemodinámicas:

a. Reducción de la Presión Pulmonar Media de al menos 10 mmHg con un valor al final del test < 40 mmHg, manteniendo el gasto cardiaco en valores normales

b. Reduccion de la Presion Pulmonar Media de al menos 10 mmHg con un valor al final del test < 50 mmHg, manteniendo el gasto cardiaco en valores normales

c. Reduccion de la Presion Pulmonar Media de al menos 20 mmHg con un valor al final del test < 40 mmHg, sin descenso del gasto cardiaco

23. Respecto al comportamiento de la saturación venosa mixta durante el pico de ejercicio físico, su valor disminuye típicamente por debajo del:

a. 30%   b. 40%   c. 50%

24. La relación sigmoide entre la PO2 y la cantidad de oxígeno fijado a la hemoglobina, se expresa mediante la curva de disociación de la oxihemoglobina:

a. el aumento de iones hidrógeno, la desplaza a la derecha

b. el aumento de concentración eritrocitaria de 2,3 difosofoglicerato (2,3-DPG) , la desplaza a la derecha

c. una disminución de temperatura desplaza la curva a la izquierda

25. Con respecto a la clínica de la insuficiencia cardíaca, es FALSO:

a. la dificultad para realizar las tomas es un signo frecuente de Insuficiencia cardíaca en lactantes

b. La mala perfusión periférica es un signo de compromiso vascular severo

c. El edema periférico es un signo frecuente en la insuficiencia cardíaca del lactante

26. Con respecto a las fístulas arteriovenosas pulmonares:

a. Su número ha aumentado tras cirugía de Ross

b. No produce cianosis

c. Aparecen de forma múltiple o difusa asociada a cirugía de Glenn

27. En relación al drenaje venoso pulmonar anómalo total de tipo infradiafragmático:

a. afecta al 20% de los pacientes con drenaje venoso pulmonar anómalo total

b. asocia frecuentemente hipertensión pulmonar secundaria a enfermedad vascular pulmonar

c. el colector venoso a traviesa el diafragma, drenando directamente en la vena cava inferior

28. En la endocarditis infecciosa en niños:

a. El estreptococo viridans y el estafilococo aureus son causantes de 59 al 76% de los casos

b. La esplenomegalia es frecuente (70% de los pacientes)

c. Todas son correctas

29. Respecto a las alteraciones hematológicas propias de la enfermedad de Kawasaki y a su secuencia temporal de aparición, la presentación de trombocitosis es habitual:

a. en la segunda semana de la enfermedad

b. en la tercera semana de la enfermedad

c. en la cuarta semana de la enfermedad

30. Sobre los pacientes con Miocarditis asistidos en ECMO, es FALSO:

a. La no mejoría de la función ventricular en las primeras 48 horas es un signo de mal pronostico

b. En los lactantes la asistencia cardiopulmonar no debe extenderse mas alla de 2 semanas

c. Es uno de los grupos en los que el pronostico de recuperación ventricular con ECMO es mejor

31. En un feto normal:

a. El cuarto arco derecho forma el arco aórtico

b. Las arterias pulmonares derivan del quinto arco

c. El cuarto arco izquierdo forma el arco aórtico

32. Respecto al postoperatorio de la cirugía de Fontan:

a. siempre existe hipertensión venosa sistémica

b. la disfunción de nodo sinusal puede presentarse a consecuencia de la manipulación quirúrgica en dicha área

c. Ambas son correctas

33. En los hallazgos ecocardiograficos de la Atresia Tricuspide, es FALSO:

a. La unión atrioventricular derecha esta ocupada por un tejido fibroso, solo en ocasiones existe una valvula Tricuspide imperforada por la fusión de las veloss

b. En caso de normoposicion de los grandes vasos (tipo I) valvula pulmonar suele ser estar bien formada y su diámetro esta próximo a la normalidad

c. En caso de transposición de grandes vasos (tipo II) la estenosis subaortica esta producida por un cono fibromuscular

34. ¿Hasta qué tiempo límite la parada circulatoria se considera que conlleva poco riesgo neurológico?

a. menos de 30 minutos

b. menos de 45 minutos

c. menos de 60 minutos

35. En el origen anómalo de la coronaria izquierda del tronco pulmonar:

a. El ECG demuestra casi siempre un trazado de infarto anterolateral

b. Suele dar lugar a miocardiopatia hipertrófica

c. Siempre produce miocardiopatia dilatada con disfunción ventricular moderada-severa

36. La American Heart Association considera alto en niños de 2-19 años un nivel de colesterol:

a. Total > o =170 y LDL > o =100

b. Total >o = 200 y LDL > o = 130

c. Total >o = 200 y LDL >o = 100

37. Respecto al taponamiento cardiaco es FALSO:

a. La ventilación con presión positiva compromete el retorno venoso y debe evitar siempre que sea posible

b. El pulso paradójico indica una alteración en la contracción ventricular con la inspiración

c. El principal dato ecocardiográfico de taponamiento es la exagerada variabilidad del llenado ventricular con la respiración

38. Todas las siguientes son caracteristicas que diferencian a los niños y los adultos en su respuesta al Bypass cardiopulmonar EXCEPTO:

a. Los niños tiene mayor tasa de consumo de oxigeno

b. Los adultos tienen peor tolerancia a los microembolos

c. Los niños tienen mayor reactividad vascular pulmonar

39. Respecto al hemitruncus o origen de una de la arterias pulmonares de la aorta ascendente:

a. La arteria pulmonar izquierda naciendo de la aorta se asocia frecuentemente a Tetralogia de Fallot

b. En los casos de aparicion aislada el arco aortico suele ser izquierdo

c. El origen directo de una arteria pulmonar de la aorta es asintomatica salvo asociación con otras malformaciones

40. Respecto al BNP (péptido natriurético tipo B o cerebral); señale la FALSA:

a. Puede detectar, tanto en pacientes sintomáticos como asintomáticos el fallo en la función del ventrículo izquierdo

b. Aunque se eleva tras el infarto agudo de miocardio no sirve como predictor de supervivencia a largo plazo post-infarto

c. Tiene una acción similar al óxido nítrico

41. Respecto a la Valvuloplastia en la estenosis pulmonar critica del Recien Nacido, es FALSO:

a. El índice de reestenosis es 25-50% en el primer año de vida

b. La utilización de balones de coronarias de bajo perfil puede ser útil para la predilatacion de la valvula

c. La progresión de guías a la aorta descendente a través del ductus durante el procedimiento no es aconsejable

42. Respecto a los rabdomiomas:

a. Su presencia como tumor cardiaco en los niños obliga a descartar la existencia de esclerosis tuberosa

b. En ocasiones presentan una regresión espontánea

c. Ambas son correctas

43. En la valoración cardiovascular del Sindrome de Transfusión Feto-Fetal pueden aparecer todas las alteraciones enunciadas EXCEPTO:

a. Resistencia vascular periferica aumentada en el feto donante

b. Cardiomegalia e hipertrofia ventricular en el feto receptor

c. Menor indice-Tei en los receptores respecto a los donantes

44. Todos los siguientes se asocian a disautonomia hipoadrenergica EXCEPTO:

a. Anorexia nerviosa

b. Sindrome de Guillen Barre

c. Bulimia

45. En el CATCH 22 aparecen:

a. Anomalías faciales, hipoplasia tímica, hipoparatiroidismo, hipocalcemia, cardiopatía

b. Anomalías faciales, hipotiroidismo, hipoparatiroidismo, hipocalcemia, cardiopatía

c. Anomalías faciales, hiperplasia tímica, hipoparatiroidismo, hipocalcemia, cardiopatía

46. ¿Cuál es la FALSA?

a. Los inhibidores de la enzima convertidora de la angiotensina (IECAs) son un tratamiento de primera línea para la Insuficiencia cardiaca en niños

b. La nutrición con mayor aporte calórico está indicada en el tratamiento de la Insuficiencia cardíaca en niños

c. La Furosemida es un diurético de asa e inhibidor de la anhidrasa carbónica

47. Cuál de las siguientes entidades NO es causa de dextrocardia:

a. Atresia de esofago

b. Síndrome de Cantrell

c. Hernia diafragmatica izquierda

48. El fallo de medro es algo asociado a los pacientes con cardiopatía congénita. Este retraso ponderal se debe a:

a. Generalmente por escasa ingesta calórica (dificultad en la alimentación por taquipnea, vómitos, mayor incidencia de infecciones respiratorias,etc)

b. Los lactantes con cardiopatía precisan mayor aporte calórico (> 150 Kcal/kg/día) que un lactante sin cardiopatía (100 Kcal/kg/día) para engordar

c. Ambas son correctas

49. En la coartación de aorta ¿Cuál es FALSA?

a. La presencia de una subclavia derecha aberrante asociada es rara y suele ocurrir en el 3% de los casos

b. El diámetro de la aorta a nivel del istmo es el punto más estrecho de la aorta torácica en un arco aórtico normal

c. La coartación de aorta no suele asociarse a hipoplasia de arco aórtico

50. Respecto a la endocarditis bacteriana en niños:

a. La endocarditis bacteriana subaguda afecta de 0.5:1000 a 1: 1000 pacientes hospitalarios excluyendo aquellos con endocarditis postoperatoria

b. Todas las cardiopatías congénitas sin excepción y las valvulopatías predisponen a la endocarditis

c. Todas son correctas

51. El miocardio no compactado se ha descrito asociado a:

a. Glucogenosis tipo III

b. Síndrome de Barth

c. Mucopolisacaridosis tipo I

52. Respecto a la epidemiología de la fiebre reumática:

a. La fiebre reumática tiene mayor incidencia en invierno y primavera

b. La fiebre reumática no tiene incidencia estacional

c. La fiebre reumática tiene mayor incidencia en otoño y primavera

53. Respecto a la anatomia de la Atresia Tricuspide:

a. En caso de normoposicion de grandes vasos (tipo I), la sangre pasa al ventrículo derecho por una comunicación que en la mayoría de los casos es muscular, única o multiple

b. En caso de transposición de grandes vasos (tipo II) la asociación con Coartacion de Aorta es mas frecuente

c. La asociación con otras anomalías como el arco aórtico derecho, yuxtaposición de orejuelas, persistencia de la cava superior pueden ocurrir con igual frecuencia en el tipo I y en el tipo II

54. Respecto al drenaje venoso pulmonar anómalo total es FALSO que:

a. constituye el 1% de las cardiopatías congénitas

b. existe marcada preponderancia femenina en el tipo infracardiaco (proporción niña:niño de 4:1)

c. el tipo "mixto" afecta al 10% de los pacientes portadores de esta cardiopatía

55. Respecto al ductus arterioso persistente en niños

a. La incidencia de ductus arterioso en niños es de 3 por 1000 nacimientos

b. Cuando el ductus arterioso es grande el soplo puede no ser típico

c. La mayoría de los niños con ductus arterioso persistente presenta cianosis

56. Señale la FALSA respecto al truncus arterioso:

a. La válvula truncal la mayoría de las veces es monocúspide

b. Con frecuencia se asocia al síndrome de DI George- delección del cromosoma 22q11

c. En el periodo embrionario la reptación del tronco arterioso en aorta y arteria pulmonar principal se produce hacia el final de la 5ª semana de gestación

57. Sobre el trasplante cardíaco infantil, es FALSO:

a. El trasplante cardíaco en receptores menores de un año tiene mayor mortalidad precoz

b. Entre los 1-5 años postrasplante el rechazo agudo y las infecciones son la causa más frecuente de muerte

c. la cardiopatía congénita como indicación de trasplante no es un factor de riesgo de mortalidad en el primer año postrasplante

58. Respecto a los cambios inflamatorios propios de la enfermedad de Kawasaki, y según la clasificación de Fujimara y Hawashima, la pancarditias es propia:

a. de la fase II de la enfermedad

b. de la fase III de la enfermedad

c. de la fase IV de la enfermedad

59. Respecto a la cirugia de Damus-Kaye-Stansel:

a. solo puede realizarse en periodo neonatal

b. se realiza en cardiopatias tipo ventriculo único con obstrucción real o potencial al flujo sistemico a nivel intraventricular

c. Normalmente una de las dos valvulas sigmoideas es atresica

60. Sobre la "Presion de Enclavamiento de la Venas Pulmonares", es FALSO:

a. Suele corresponder al valor de la Presion Pulmonar aunque con tendencia a sobreestimarla

b. Puede ser utilizada como estimación de las Presiones Pulmonares en aquellos casos en que las ramas pulmonares no pueden ser cateterizadas

c. Para obtener dicho valor hemodinamico las venas pulmonares deben ser sondadas selectivamente con un cateter diagnostico convencional o un cateter balón con la punta dista abierta

61. ¿Cuál define hemodinámicamnete la Hipertensión Pulmonar?

a. Presiones Pulmonares Medias > 25 mmHg en reposo, y > 30 mmHg durante el ejercicio

b. Presiones Pulmonares Medias > 20 mmHg en reposo, y > 35 mmHg durante el ejercicio

c. Presiones Pulmonares Medias > 20 mmHg en reposo, y > 40 mmHg durante el ejercicio

62. Respecto al desarrollo del corazón es FALSA:

a. El sistema cardiovascular se desarrolla a partir del mesodermo

b. El pericardio deriva del celoma intra-embrionario

c. El tubo cardiaco se desarrolla a partir del dia 50

63. Respecto a los tumores cardiacos señale lo falso:

a. Los rabdomiomas son los tumores cardiacos más frecuentes

b. Los fibromas son más frecuentes en los varones

c. Los hamartomas del sistema de Purkinje son más frecuentes en las mujeres

64. Respecto a la auscultación de la estenosis valvular aórtica:

a. se escucha un soplo mesosistólico áspero en segundo espacio intercostal derecho, con buena transmisión a punta y cuello

b. se escucha un soplo mesosistólico áspero en segundo espacio intercostal izquierdo, con buena transmisión a punta y cuello

c. se escucha un soplo mesosistólico áspero en segundo espacio intercostal derecho e izquierdo, con buena transmisión a punta y cuello

65. Respecto a los soplos sistólicos de regurgitación:

a. La mayoría de los soplos sistólicos de regurgitación en niños se deben a CIA, extendiéndose siempre hasta el segundo tono cardiaco

b. En algunos niños el soplo sistólico de regurgitación finaliza en la sístole media o precoz

c. Ninguna es cierta

66. Todos los siguientes aumentan el automatismo espontáneo EXCEPTO:

a. Niveles de dioxido de carbono elevados

b. Niveles de calcio disminuidos

c. Aumento de la temperatura corporal

67. El incremento del trabajo ventricular durante el ejercicio físico se acompaña de un aumento de flujo coronario, pudiendo alcanzar valores de:

a. 240 ml/min/gramo de tejido

b. 300 ml/min/gramo de tejido

c. 550 ml/min/gramo de tejido

68. Respecto a la ventana aortopulmonar, es FALSO:

a. Asocia otros defectos cardiacos en el 50-80% de los casos

b. Resulta de una alteración en el desarrollo de la cresta neural

c. El Sindrome de Berry consiste en la asociación de Interrupción del arco aortico tipo A, ventana aortopulmonar tipo C, origen de la arteria pulmonar derecha de la aorta y ductus arterioso persistente

69. ¿Cuál de las siguientes alteraciones genéticas no se asocia a las malformaciones cardiacas cono-truncales?

a. Síndrome de delección del cromosoma 22q11

b. Mucopolisacaridosis tipo I (Hurler)

c. Embriopatía por ácido retinoico

70. Respecto a la D-TGA señale la FALSA:

a. Embriológicamente se produce por un mal desarrollo de los conos subarteriales (sub-aórtico y subpulmonar)

b. Se asocia a CIV en un 15%

c. Si las grandes arterias están lado a lado las coronarias pueden tener un trayecto intra-mural

71. Respecto al manejo preoperatorio del Síndrome de ventriculo izquierdo hipoplásico:

a. la saturacion de 85% indica un Qp/Qs de 1

b. la saturacion de 80% indica un Qp/Qs de 1

c. la saturacion de 75% indica un Qp/Qs de 1

72. El Ventrículo derecho de doble salida es una cardiopatíaque con frecuencia se asocia a malfuncionamiento de las válvulas cardiacas, tanto de las atrioventriculares como de las semilunares. Señale la que se asocia al VDDS con más frecuencia:

a. Estenosis aórtica

b. Estenosis pulmonar

c. Atresia pulmonar

73. Sobre la estenosis valvular, es FALSO:

a. La estenosis valvular es el tipo más frecuente

b. Las estenosis pulmonares periféricas pueden asociarse a síndrome de Noonan

c. Las válvulas pulmonares displásicas pueden asociarse a síndrome de Alagille

74. El foramen bulboventricular en el contexto anatómico de ventrículo único se considera obstructivo cuando:

a. su área es inferior a 2 cm2/m2 de superficie corporal

b. la velocidad doppler en el mismo es superior a 2,5 m/seg

c. las dos anteriores son correctas

75. Cuál de las siguientes situaciones no se considera una contraindicación para el embarazo en mujeres con cardiopatía congénita:

a. Ser portadora de válvula mecánica

b. Hipertensión pulmonar arterial

c. Síndrome de Marfan con dilatación de aorta por encima de 40 mm

76. Respecto a la pericarditis aguda es FALSO:

a. El dolor característico aumenta al sentarse o incorporarse
b. La alteración inicial del ECG es la elevación del ST en derivaciones anteriores e inferiores
c. La elevación discreta de la troponina I se asocia a inflamación del miocardio subyacente

77. Respecto a los soplos sistólicos en el área pulmonar, es FALSO:

a. En la contracción auricular prematura, el soplo continuo es de grado 2-4/6 en la zona infraclavicular derecha
b. En el retorno venoso pulmonar anómalo total presenta un segundo tono desdoblado y fijo
c. En el retorno venoso pulmonar anómalo parcial el segundo tono puede no ser fijo salvo que se asocie con CIA

78. En relación a la fisiopatología de la cianosis:

a. la cianosis puede presentarse en pacientes con saturaciones arteriales de oxígeno normales
b. la cianosis se hace perceptible cuando la cantidad de hemoglobina no reducida supera los 3g/dl
c. la cianosis puede producirse en situaciones de disminución del diferencial arteriovenoso de oxígeno

79. Respecto a la transposición congénitamente corregida:

a. Su incidencia es de 0.02- 0.07 por 1000 nacimientos
b. El bloqueo cardiaco completo está a veces presenta al nacimiento
c. Todas son ciertas

80. En relación al estudio electrocardiográfico de los pacientes con canal auriculoventricular parcial:

a. el eje QRS es característicamente superior, oscilando entre -30 y – 150 grados
b. Un bloqueo auriculoventricular de primer grado se encuentra en el 70% de los casos
c. Las dos anteriores son correctas

81. En la anomalía de Ebstein, es FALSO:

a. Afecta a las valvas anterior y posterior de la tricúspide
b. Las valvas pueden adherirse al septo interventricular
c. La inserción vavular se encuentra desplazada por debajo de la unión auriculo ventricular

82. Antes de los distintos procedimientos a los que es necesario someter a un paciente con cardiopatía congénita (Cirugía, cateterismo, RMN) se suelen indicar una serie de fármacos como pre-medicación para disminuir la ansiedad. Señale de los siguientes el que no se utiliza:

a. Asociado a midazolam vía oral, se utiliza la ketamina vía oral para facilitar una situación de disociación e hipnosis
b. El hidrato de cloral vo o vía rectal se puede emplear, aunque en el 10-20% de los niños puede producir una reacción de disforia
c. Pueden emplearse todos los citados anteriormente

83. Señale la correcta:

a. La tetralogía de Fallot con atresia pulmonar asocia con mayor frecuencia que otras formas de tetralogía de Fallot, el arco aórtico derecho, dilatación de aorta ascendente e insuficiencia aórtica
b. La tetralogía de Fallot con ausencia de válvula pulmonar no se asocia a insuficiencia pulmonar libre ya que cursa con estenosis pulmonar
c. La tetralogía de Fallot nunca presenta anomalías coronarias

84. El termino "vena contracta" en la evaluación por doppler color de la insuficiencia Mitral hace referencia a;

a. Es el diámetro mas estrecho del jet color de regurgitación
b. Es el diámetro mas ancho del jet color de regurgitación a nivel del plano valvular Mitral
c. Es la relación entre la superficie de la Aurícula Izquierda y del total del jet color de regurgitación en sístole, estimados ambos por planimetría

85. En relación a la enfermedad de Kawasaki, la afectación coronaria en forma de ectasia o aneurismas coronarios se produce en:

a. 5-10% de los pacientes
b. 1 5-25% de los pacientes
c. 30-40% de los pacientes

86. Respecto a la comunicación interventricular, es FALSO:

a. Todos los defectos interventricular tiene el mismo origen embriologico
b. la CIV subpulmonar es mas frecuente entre los asiaticos
c. La aparicion de insuficiencia aortica en los pacientes con CIV perimembranosa se debe a efecto Venturi del yet de alta velocidad

87. Indicar la correcta:

a. las lipoproteínas de alta densidad (HDL) representan el 40%-50% del colesterol total
b. Las lipoproteínas de muy baja densidad (VLDL) representan el 5%-7% del colesterol total
c. Las lipoproteínas de baja densidad representan el 60-70% del colesterol total

88. Respecto a los determinantes del gasto cardiaco en el feto, es FALSO:

a. el feto tiene una capacidad limitada de aumentar el gasto cardiaco y lo hace aumentando la frecuencia cardiaca
b. el feto tolera bien el aumento de la postcarga
c. el miocardio fetal tiene mas proporción de elementos no contractiles que el miocardio adulto

89. Las crisis convulsivas que aparecen después de una cirugía cardíaca:

a. son más frecuentes después de parada circulatoria más prolongada
b. son más frecuentes tras las 48 h de la cirugía
c. el pronóstico de las crisis no depende de la etiología subyacente

90. En la atresia pulmonar con septo íntegro:

a. El tamaño del ventrículo derecho suele ser de buen tamaño
b. Los sinusoides coronarios son infrecuentes
c. El tamaño del anillo tricuspídeo se correlaciona con el tamaño del ventrículo derecho

PEDIATRÍA (DIGESTIVO)

1 B	6 A	11 A	16 B	21 C	26 C	31 C	36 C	41 B	46 A	51 A	56 B	61 B	66 B	71 B	76 B	81 B	86 B
2 A	7 C	12 B	17 B	22 A	27 C	32 C	37 C	42 C	47 A	52 C	57 B	62 C	67 A	72 C	77 C	82 A	87 B
3 A	8 C	13 A	18 C	23 A	28 B	33 B	38 B	43 C	48 C	53 A	58 C	63 C	68 B	73 A	78 C	83 A	88 B
4 B	9 A	14 C	19 C	24 B	29 A	34 B	39 C	44 A	49 B	54 A	59 A	64 C	69 C	74 C	79 B	84 B	89 C
5 B	10 C	15 C	20 B	25 B	30 A	35 A	40 A	45 A	50 B	55 A	60 B	65 B	70 C	75 C	80 C	85 A	90 B

1. En el hepatoblastoma, es indicación de trasplante hepático, según SIOPEL (Childhood Liver Tumor Study Gorup) en todas las siguientes situaciones EXCEPTO:

a. Enfermedad Pretext IV multifocal

b. Enfermedad Pretext II con invasión vascular macroscópica

c. Enfermedad Pretext III con proximidad a grandes vasos y dudas sobre su afectación

2. Dentro de los criterios diagnósticos de anorexia nerviosa (DSM IVR) la amenorrea deberá ser de al menos:

a. Al menos 3 ciclos consecutivos

b. Máximo 6 ciclos

c. Entre 3 y 6 ciclos independientemente del tiempo de menarquia

3. En relación a la prevención de recidivas de sangrado en hipertensión portal:

a. En los pacientes de alto riesgo de sangrado el tratamiento de elección es la utilización de β-bloqueantes

b. La escleroterapia debe de indicarse para prevención de primer episodio de sangrado

c. La ligadura de bandas por vía endoscópica previene el primer episodio de sangrado en pacientes de alto riesgo

4. La malnutrición en el niño NO puede provocar:

a. Debilidad muscular

b. Aumento de motilidad intestinal

c. Atelectasias

5. La forma más severa de enfermedad de Gaucher con afectación multisistémica y peor pronóstico es:

a. Tipo I

b. Tipo II

c. Tipo III

6. Cuál es el fármaco de elección para sedar a un niño diagnosticado de fallo hepático agudo:

a. Clormetiazol

b. Midazolam

c. Loracepam

7. El tratamiento farmacológico con Acetato de Megestrol en los pacientes pediátricos oncológicos está indicado cuando:

a. Pérdida Peso < 5%

b. Apetito grado 1-2

c. Menos 80% necesidades basales por v.oral

8. En relación con las infecciones en el postoperatorio de trasplante hepático en niños podemos afirmar:

a. Las infecciones víricas son muy frecuentes en el postoperatorio inmediato

b. Las infecciones bacterianas suelen aparecer de forma tardía por gérmenes de origen intestinal

c. A partir del 6º mes postransplante, un 80% de los pacientes presentan incidencia de infecciones similares a población general

9. El tratamiento farmacológico de la obesidad en la infancia se recomienda en las siguientes situaciones:

a. En los procesos asociados o comorbilidad

b. Solo en niños mayores de un año de vida

c. Sí, si hay riesgo vital

10. El déficit de galactocinasa en niños:

a. Se trata de una enfermedad autonómica recesiva ligada a X

b. Pude producir cuadros de hepatitis fulminante

c. Puede producir cuadros compatibles con pseudotumor cerebri

11. El adenoma hepático en niños:

a. Se manifiesta en asociación con otras enfermedades (glucogenosis tipo I, galactosemia ...)

b. Suele ser de pequeño tamaño, superficial y mal vascularizado

c. Escaso potencial de malignización

12. La colocación de sondas de gastroenterostomía por vía endoscopica está indicada en niños cuando:

a. La nutrición enteral por sonda se prolonga más allá de 24 semanas

b. La nutricón enteral por sonda se prolonga más allá de 12 semanas

c. Se puede usar de forma precoz siempre en niños con deformidades torácicas graves

13. ¿En cual de las siguientes situaciones NO hay indicación de trasplante inestinal multivisceral?

a. Fracaso intestinal irreversible asociado a trombosis portomesentérica

b. Fracaso intestinal irreversible asociado a dismotilidad gástrica grave

c. Fracaso intestinal irrversible asociado a trombosis severa del territorio esplácnico

14. En el síndrome de realimentación en niños desnutridos podemos obejtivar las siguientes manifestaciones EXCEPTO:

a. Intolerancia a los hidratos de carbono

b. Déficit de vitaminas

c. Enfermedad metabólica ósea

15. Según la técnica quirúrgica empleada, la forma de trasplante intestinal más frecuente en la edad infantil es:

a. Trasplante intestinal aislado

b. Trasplante intestinal multivisceral

c. Trasplante hepatointestinal

16. Sobre los cálculos biliares en niños, es FALSO:

a. Los más frecuentes son los cálculos radiopacos

b. Los cálculos con concentración de carbonato cálcico alta son más frecuentes en los adultos

c. Los cálculos marrones se producen en situaciones de estasis biliar

17. En relación a los marcadores serológicos de hepatitis autoinmune en la infancia:

a. Los ANA son el marcador de hepatitis autoinmune hasta en un 50% de los niños

b. Los anticuerpos antiASGPR están presentes en un tercio de los niños, y su persistencia anuncia la recaída tras retirada de corticoides

c. Los anticuerpos antiSLA/LP están presentes en menos del 30% de los niños

18. Las manifestaciones clínicas de la colangitis esclerosante primaria:

a. No preceden en el tiempo a las manifestaciones de enfermedad inflamatoria intestinal

b. Un 70% de los niños está asintomático al diagnóstico y el hallazgo es casual

c. Puede manifestarse en el periodo neonatal

19. Se objetiva mayor respuesta a litotricia en litiasis biliar en niños con:

a. Cálculos radiolúcidoa múltiples

b. Cálculos radiopacos únicos

c. Cálculos radiolúcidos únicos

20. En niños con fallo hepático agudo son criterios predictivos de muerte y necesidad de trasplante hepático (King's College Hospital) todos EXCEPTO:

a. Tiempo de protrombina > 100 sg independientemente de grado de encefalopatía

b. Ictericia previa a inicio de encefalopatía de menos de 15 días de evolución

c. Tiempo de protrombina por encima de 50 sg. con encefalopatía grado III

21. En relación con la enfermedad hepática en pacientes con déficit de alfa 1 antitripsina, es falso:

a. Es la causa metabólica más frecuente de indicación de trasplante hepático

b. La presencia de ictericia más de 6 semanas y alteraciones histológicas graves empeoran el pronóstico del mismo

c. No se produce en pacientes heterocigotos SZ

22. Dentro de los criterios de bulimia (DSM IVR), se considera diagnósticos atracones o comportamiento inapropiado:

a. 2 veces por semana 3 meses

b. 1 vez cada 15 días 6 meses

c. todos los días 5 semanas

23. El trasplante hepático en niños con déficit de alfa 1 antitripsina:

a. El riesgo de desarrollo de enfisema pulmonar disminuye tras el mismo

b. La hepatopatia se reproduce en el receptor con el transcurso del tiempo

c. En ningún caso es curativo

24. La complicación más frecuente en trasplante intestinal es:

a. Complicaciones derivadas de la técnica quirúrgica

b. Complicaciones derivadas al rechazo

c. Complicaciones secundarias a infecciones

25. En la actualidad, el fallo hepático agudo en niños se clasifica según la duración de la coagulopatía:

a. Fallo hepático hiperagudo se considera cuando la coagulopatía dura entre 10 y 15 días

b. Fallo hepático fulminate se considera cuando la coagulopatía dura entre 11 y 8 semanas

c. Fallo hepático subagudo se considera cuando la coagulopatía se prolonga por encima de las 26 semanas

26. Son manifestaciones de la hemocromatosis tipo 1 todas, EXCEPTO:

a. Miocardiopatía

b. Hipogonadismo hipogonadotrópico

c. Hipotiroidismo secundario

27. No se recomienda la realización de trasplante hepático en las siguientes enfermedades con excepción de:

a. Anemia hemolítica autoinmune asociada a hepatitis de células gigantes

b. Hepatitis autoinmune Coombs positiva

c. Cavernomatosis portal con disfunción hepática severa

28. En niños, la colangitis esclerosante primaria se puede asociar con los siguientes trastornos EXCEPTO:

a. Anemia de células falciformes

b. Endoteliomas de células gigantes

c. Sarcoma de células reticulares

29. Cuál de las siguientes es una indicación de nutrición enteral en niños:

a. Fístulas pancreáticas

b. Síndrome de dumping

c. Piloroplastia precoz

30. El síndrome hepatorrenal se caracteriza por todo EXCEPTO:

a. Fracción de excreción de sodio en orina > 1%

b. Oliguria

c. Cociente creatinina urinaria / plasmática < 10

31. En relación con la nutrición enteral intermitente en el recién nacido pretérmino extremo:

a. No es aconsejable frente a la nutrición enteral continúa

b. Aumenta la alergia alimentaria frente a la nutrición enteral continua

c. Produce un aumento de peso mayor que la nutrición enteral continua

32. Son factores de mal pronóstico en la evolución postcirugia de la atresia de vías biliares extrahepática

a. Edad de cirugía por encima de 60 días de vida

b. Heces coloreadas de forma precoz tras cirugía

c. Forma sindrómica

33. En el reparto diario de calorías en la edad preescolar es aconsejable:

a. Administrar el 15% de la energía diaria en el desayuno

b. Administrar el 30% de la energía diaria en la comida

c. Administrar el 10% de la energía diaria en la cena

34. Son factores relacionados con el desarrollo de trombosis de arteria hepática en el postoperatorio de trasplante hepático todos EXCEPTO:

a. Hematocrito elevado

b. Utilización de heparina

c. Necesidad de reconstrucción arterial del injerto

35. En relación a la hepatitis autoinmune tipo 2:

a. Se asocia a HLADRB1*0701

b. Es más frecuente en América del Norte que en Europa

c. En el caso de asociación a distrofia ectodérmica-candidiasis y poliendocrinopatía autoinmune, la enfermedad hepática es poco agresiva

36. El edulcorante artificial más recomendado en el niño diabético es:

a. Sorbitol   b. Acesulfamo   c. Aspartamo

37. En la enfermedad de Wilson podemos objetivar en controles analíticos, todo, EXCEPTO:

a. Elevación AST por encima de ALT

b. Fosfatasa alcalina disminuida

c. Acido úrico elevado

38. Cuál de los siguientes aminoácidos es preceptivo administrar en las solucioines de nutrición parenteral, en prematuros extremos:

a. Arginina   b. Tirosina   c. Triptófano

39. La fructosuria benigna es una entidad:

a. Se produce por déficit de actividad de 1,6 difosfoaldolasa

b. No suele haber alteraciones bioquímicas asociadas

c. La fructosa disminuye en sangre tras ingesta de fructosa

40. El hallazgo de cifras elevadas de triglicéridos en líquido ascítico es compatible con:

a. Síndrome nefrótico

b. Ascitis tumoral

c. Ascitis de origen biliar

41. Se recomienda una ingesta de colesterol diaria en la dieta infantil de:

a. El colestrerol debe excluirse en la medida de lo posible

b. Se debe administra como máximo 300 mg/día

c. la ingesta reomendada es libre siempre que sea de origen vegetal

42. En relación con el desarrollo somático del niño de edad preescolar:

a. El crecimiento longitudinal en edad preescolar es de 4-5 cm al alo

b. Esta etapa de crecimiento se caracteriza por la aceleración brusca de la ganancia ponderal

c. El incremento ponderal en la etapa preescolar es de 2-3 kg anuales

43. La intoxicación por haloperidol puede producir todas las siguientes manifestaciones EXCEPTO:

a. Reacciones colestásicas

b. Eosinofilia

c. Hipercalcemia

44. Causan fallo hepático intraútero las siguientes enfermedades EXCEPTO:

a. Galactosemia

b. Enfermedad Nieman dic tipo C

c. Enfermedad mitocondrial

45. La primera opción de tratamiento de la enfermedad de Wilson en pacientes presintomáticos es:

a. Sales de zinc b. Trientina c.Antioxidantes

46. En el síndrome de intestino irritable, según clasificación Roma III, que criterio debe cumplirse para su diagnostico al menos una vez por semana ,en los ultimos dos meses

a. Molestias abdominales que mejoran al menos 25% del tiempo con defecación

b. El paciente debe tener más de 3 años de edad

c. El paciente debe presentar frecuencia anormal de deposiciones al menos más de 6 deposiciones al día y 3 o menos deposiciones a la semana

47. En relación al pronóstico del estreñimiento funcional:

a. Un 50% de los pacientes recaen en al menos una ocasión en los primeros cinco años tras el diagnóstico

b. los síntomas persisten entre 10-20% en primeros 5 años tras diagnóstico

c. Durante el primer año de tratamiento se resuelven el 70% de los casos de estreñimiento

48. Paciente de 13 años de edad con síntomas digestivos compatibles con RGE,en el que se objetiva, en esófagogastroscopia, erosiones longitudinales ,con tendencia al sangrado. Desde el punto de vista de la clasificación de Savary-Miller sobre gravedad de esofagitis, este paciente presenta:

a. Esofagitis grado 4A

b. Esofagitis grado 4B

c. Esofagitis grado 3

49. En el caso anterior, ¿qué tratamiento médico y durante cuánto tiempo, se administraría?

a. Tratamiento con procinéticos 4 semanas

b. Inhibidores de bomba de protones 8 semanas

c. Antiácidos durante 42 semanas

50. Según criterios Roma III (clasificación del dolor abdominal crónico funcional) para el diagnóstico de dispepsia funcional, es imprescindible presentar:

a. Dolor abdominal persistente en área umbilical del menos 1 vez por semana un mes previo al diagnóstico

b. No evidencia de alivio de sintomatología con defecación

c. Evidencia de mejoría clínica con fármacos antiácidos

51. El sindrome de Heiner es la manifestación pulmonar inducida por alimentos, siendo el principal alimento causante:

a. Leche de vaca b. Huevo c. Frutos secos

52. En relación a la enfermedad celíaca, es FALSO:

a. El riesgo teórico de enfermedad celíaca en niños diagnosticados de síndrome de Down es para toda la vida

b. Los familiares de primer grado de enfermos celiacos tienen un 10% de riesgo de padecer la enfermedad

c. La presencia de marcadores serológicos en la fase activa de la enfermedad y su desaparición tras la eliminación del gluten de la dieta es un dato diagnostico per se en la enfermedad celiaca

53. En relación a la transmisión materno-filial de la hepatitis C:

a. No hay diferente riesgo según el tipo de parto (vaginal o cesárea) ni alimentación en el periodo neonatal (lactancia materna o lactancia artificial) en niños nacidos de madres antiVHC positivo ARNVHC positivas

b. Los niños nacidos de madres coinfectadas VHC y VIH presentan riesgo aumentado de transmisión incluso si se recibe tratamiento antiretroviral de alta eficacia

c. El riesgo de transmisión a niños de madres anti VHC con ARNVHC negativo es del 2%

54. Paciente de 13 años de edad, diagnosticado de colitis ulcerosa, que presenta deposiciones sanguinolentas en número de 7 al día, tenesmo rectal, sin fiebre, con control analítico con PCR elevada, VSG normal, hemograma normal, y patrón inflamatorio característico en recto y sigma. Cuál sería su primera opción terapéutica:

a. Mesalazina tópica

b. Ciclosporina oral

c. Corticoides orales

55. La indicación de antibioterapia oral en la diarrea aguda está justificada en el siguiente supuesto:

a. Diarrea aguda por Shigella en área endémica

b. Diarrea aguda por Salmonella en niños mayores de 3 meses

c. Diarrea por Campylobater independientemente del estado inmunológico y edad del paciente

56. En el síndrome hipereosinofílico primario:

a. Se trata de un trastorno leucoproliferativo caracterizado por la presencia de eosinofilia periférica masiva durante al menos 12 meses en ausencia de causa conocida

b. Sólo un 15% de los pacientes presenta afectación digestiva

c. Su pronóstico es benigno con resolución completa en la mayoría de los casos

57. Recién nacido pretérmino que presenta, a los 7 días de nacimiento, un cuadro de vómitos, distensión abdominal, emisión de sangre en heces. En control radiológico se objetiva disminución de la velocidad tránsito con ileo, y gas en porta, sin ascitis, ¿qué diagnóstico sugiere según la clasificación de Bell?

a. Enterocolitis necrotizante grado I B

b. Enterocolitis necrotizante grado II B

c. Enterocolitis necrotizante grado III A

58. En el caso anterior que medidas terapéuticas NO aplicaría de forma inmediata:

a. Continuar nutrición enteral mínima

b. Antibioterapia de amplio espectro

c. Descompresión abdominal mediante sonda rectal y orogástrica

59. En relación al pronóstico de los pacientes con hepatitis B crónica en niños:

a. El riesgo acumulado de cirrosis a los 18 años de edad se estima en un 5%

b. Hasta un 60% de los pacientes tendrán complicaciones graves a lo largo de toda su vida

c. El riesgo acumulado de hepatocarcinoma a los 18 años de edad es del 6%

60. En el tratamiento de la intolerancia secundaria a la lactosa se aconseja:

a. La administración precoz de hidrolizados de proteína de leche de vaca o fórmula de soja

b. El uso de productos parcialmente digeridos como yogurt, de forma precoz

c. la administración de Betagalactosidasa exógena en forma de solución líquida añadida a los productos lácteos

61. En relación con los defectos selectivos de absorción de hidratos de carbono, es falso:

a. Los defectos congénitos son raros

b. Los sujetos heterocigotos muestran frecuentemente sintomatología menor como diarrea recidivante, vómitos y fallo de medro

c. Los pacientes pueden manifestar glucosuria intermitente

62. La asociación de epilepsia, calcificaciones intracraneales occipitales bilaterales y enfermedad celiaca en la población pediátrica se conoce como:

a. Enfermedad de Donat

b. Enfermedad de Graus

c. Enfermedad de Gobbi

63. En relación al virus que ocasiona hepatitis C crónica, podemos afirmar:

a. Se trata de un virus con importante efecto citopático directo

b. Las mutaciones espontáneas son poco frecuentes

c. Todo el ciclo replicativo del virus ocurre en el citoplasma del hepatocito

64. En un paciente de 5 años de edad diagnosticado de pseudobstrucción intestinal crónica, en la manometría antroduodenal esperamos encontrar:

a. En el patrón tipo neuropático las ondas son coordinadas de baja amplitud

b. En el patrón tipo miopático, las ondas son de gran amplitud e incoordinadas

c. La presencia en fase 3 del complejo motor migratorio durante el ayuno supone una respuesta favorable a la nutrición enteral

65. De los siguientes fármacos, cual no origina estreñimiento habitualmente:

a. Metilfenidato

b. Carbamazepina

c. Antiácidos

66. En lo relativo a la displasia epitelial intestinal, como causa de diarrea grave rebelde en niño, es falso:

a. Se asocia con otras alteraciones como atresia de coanas o atresia anorrectal

b. Es más frecuente en pacientes de origen judio askenazi

c. Provoca diarrea secretora en periodo neonatal con grave riesgo vital

67. La enfermedad celiaca evolucionada sin tratamiento puede ocasionar:

a. Hemorragia digestiva

b. Hipercalcemia

c. Deshidratación hiponatremia grave

68. En relación a la hemorragia digestiva alta (HDA) secundaria a varices:

a. El tratamiento de elección en niños por debajo de los dos años de edad es la utilización de sonda Sengtaken-Blackemore

b. La profilaxis de un primer sangrado se puede realizar administrando propranolol oral independientemente de la edad del niño

c. La utilización de propranolol para la prevención de un primer episodio de HDA en niños no es discutible

69. En relación con las úlceras pépticas crónicas por Helicobacter pylori:

a. Las úlceras pépticas crónicas gástricas son más frecuentes en antro pilórico y de menor tamaño que las duodenales

b. La localización más frecuente de las úlceras pépticas duodenales es la cara posterior del bulbo duodenal

c. Las úlceras pépticas duodenales crónicas suelen ser múltiples y de forma regular

70. Sobre la colonoscopia en enfermedad inflamatoria intestinal, es FALSO:

a. En la enfermedad de Crohn son características las lesiones ulcerativas mayores a 5 mm, redondas, con bordes precisos y limpios

b. En la colitis ulcerosa se objetiva mucosa edematosa, friable, con pérdida de patrón vascular y lesiones ulcerativas de pequeño tamaño

c. La afectación en colitis ulcerosa es transmural sobre todo en colón transverso

71. Sobre el tratamiento profiláctico del síndrome de vómito cíclico en infancia:

a. Se debe emplear cuando los episodios son poco frecuentes y de moderada intensidad

b. Los agentes antimigrañosos están especialmente indicados si hay antecedentes de migraña en la familia

c. El tratamiento profiláctico, cualquiera que sea, debe tomarse sólo en los días iniciales de las crisis de vómitos

72. En relación con la pancreatitis aguda en niños, es FALSO:

a. Entre 10-15% de los pacientes presentan niveles de amilasa sérica normal al inicio del cuadro

b. La lipasa sérica permanece elevada más tiempo que la amilasa sérica en estos pacientes

c. La ecografía abdominal manifiesta signos objetivos desde inicio del cuadro en un 95% de los casos

73. En relación a los defectos selectivos de la absorción de grasa, es falso:

a. La abetalipoproteinemia puede ocasionar fallo de medro, hiperreflexia y ataxia así como ceguera nocturna

b. Un hallazgo de laboratorio frecuente en pacientes con sospecha de abetalipoproteinemia son cifras bajas de VLDL y LDL así como ausencia de quilomicrones

c. En el tratamiento nutricional de los pacientes con abetalipoproteinemia debemos suplementar con triglicéridos de cadena media

74. En relación con la deficiencia de zinc en niños:

a. Los niveles séricos de zinc presentan una adecuada correlación con sus necesidades reales

b. La deficiencia de zinc es muy frecuente en nuestro medio, en pacientes con dieta vegetariana con graves efectos clínicos

c. La ingesta de una dieta rica en azúcares y grasas contribuye a su desarrollo

75. En relación al tratamiento de pacientes con fibrosis quística en la edad infantil, es falso:

a. Las exacerbaciones con afectación de función pulmonar significativa deben tratarse con antibioterapia intravenosa

b. Los broncodilatadores se deben de utilizar antes de la fisioterapia, de la administración de DNAsa y suero salino hipertónico inhalado

c. Todos los pacientes diagnosticados deben recibir suplementos de vitaminas liposolubles sobre todo A y D, incluso con tratamiento enzimático

76. Según la clasificación del sistema Sydney, las lesiones gástricas secundarias a Helicobacter pylori, se localizan con más frecuencia en:

a. Gastritis crónica tipo A en cuerpo y fundus

b. Gastritis crónica tipo B en antro pilórico

c. Gastritis crónica tipo C en cardias

77. En relación con la hepatitis B crónica:

a. Durante la fase de replicación el antígeno HBe es negativo y se objetiva alta carga viral (ADN-VHB > 105 copias/ ml)

b. En la reactivación el AntiHBe es negativo pero la carga viral es elevada (ADN-VHB > 105 copias/ ml)

c. La variante más frecuente en región preC del gen C en hepatitis crónica Ag HBe es la A1896G

78. La indicación de administrar hidrolizado de proteínas de leve de vaca en un recién nacido tras finalizar periodo de lactancia materna es:

a. Niños con dermatitis seborreica severa

b. Niños con familiar de segundo grado con historia de anafilaxia por proteínas de leche de vaca

c. Niños con familiar de primer grado con enfermedad alérgica documentada

79. El sindrome de sobrecrecimiento bacteriano, puede manifestarse clínicamente como las siguientes entidades EXCEPTO:

a. Síndrome malabsortivo

b. Hipoclorhidria

c. Sintomas neurológicos

80. En un paciente con hemorragia digestiva alta, en el que, en estudio endoscópico se objetiva lesión ulcerosa con sangrado babeante en cámara gástrica, el riesgo de recidiva del sangrado será:

a. 30%   b. 50%   c. 60%

81. En relación al curso de la hepatitis B crónica:

a. El valor ADN-VHB permite predecir siempre seroconversión

b. Sólo el 10% de niños con Ag HBe positivo cambian a fase de baja replicación

c. Valores elevados de ALT permiten predecir de forma fiable la seroconversión durante el año siguiente al diagnóstico

82. La solución OMS/UNICEF 2004 de rehidratación oral se caracteriza por:

a. Concentración de glucosa 75 mmol/L

b. Osmolaridad 330 mOsm/L

c. Concentración de sodio de 90 mmol/L

83. La citrulina plasmática es un marcador indirecto de la masa enterocitaria en pacientes con sindrome de intestino corto:

a. A mayor resección intestinal menor concentración plasmática de citrulina

b. A mayor resección intestinal mayor concentración plasmática de citrulina

c. Es poco valorable como marcador de rechazo en seguimiento de transplante intestinal

84. Pueden ser agentes etiológicos de la pancreatitis crónica todos, EXCEPTO:

a. Parasitosis

b. Hipercalcemia

c. Hiperlipemias

85. La incidencia de hepatitis fulminante por infección vírica en niños es:

a. La hepatitis B se puede complicar en hepatitis fulminante hasta un 0.5%
b. La hepatitis A se puede complicar en hepatitis fulminante hasta un 1%
c. La hepatitis E puede complicarse hasta en un 0.3%

86. Son causa frecuente de enteropatía pierde-proteinas en la infancia las siguientes EXCEPTO:

a. Enfermedad de Menetrier
b. Hipotiroidismo no autoinmune
c. Cardiopatia congénita

87. En relación con la acalasia esofágica:

a. El diagnóstico requiere siempre confirmación endoscópica
b. Las manifestaciones respiratorias son frecuentes en niños pequeños
c. La acalasia familiar presenta transmisión hereditaria autosómica recesiva

88. ¿Cuantas horas antes del inicio de una pH metría esofágica se aconsejará la retirada de tratamiento con inhibidores de bomba de protones?

a. 24 horas
b. Mínimo 72 horas
c. Mínimo 120 horas

89. Sobre la diarrea crónica inespecífica según criterios Roma III:

a. Su tratamiento se basa en dietas de exclusión de grasas
b. La restricción de zumos azucaradotes obligatoria
c. La administración de una dieta equilibrada resuelve la mayoría de los casos

90. Sobre el síndrome de vómitos cíclicos en la infancia, es FALSO:

a. Existen antecedentes familiares de migraña en familiares de primer grado con elevada frecuencia
b. Es más frecuente en varones sobre todo durante la adolescencia
c. Se presenta en forma de episodio repetitivo de vómitos autolimitados con periodo libre normal

PEDIATRÍA (INFECCIOSAS)

1 B	6 C	11 C	16 B	21 C	26 C	31 C	36 C	41 C	46 B	51 C	56 B	61 C	66 A	71 B	76 A	81 C	86 A
2 C	7 B	12 A	17 A	22 C	27 B	32 C	37 B	42 C	47 A	52 C	57 B	62 A	67 C	72 A	77 C	82 B	87 B
3 B	8 B	13 C	18 A	23 B	28 C	33 A	38 B	43 A	48 B	53 B	58 A	63 A	68 A	73 B	78 C	83 A	88 B
4 A	9 B	14 B	19 B	24 B	29 C	34 C	39 C	44 C	49 C	54 C	59 B	64 A	69 B	74 B	79 C	84 B	89 C
5 A	10 A	15 C	20 C	25 C	30 C	35 C	40 A	45 A	50 A	55 C	60 C	65 C	70 B	75 A	80 C	85 A	90 C

1. La toxoplasmosis adquirida en niños mayores y adultos NO se caracteriza:

a. Puede presentarse de manera asintomática o cursar con adenopatías
b. En series de madres de lactantes con toxoplasmosis congénita los signos y síntomas parecen ser más frecuentes
c. Las adenopatías de localización mesentérica pueden simular un cuadro de apendicitis aguda

2. Sobre el espectro clínico de la infección por enterovirus, es FALSO:

a. El cuadro clínico llamado herpangina se origina con más frecuencia por el Coxackie grupo A
b. Los Echovirus son los responsables de la inmunodeficiencia de linfocitos B
c. La miopericarditis se origina con mayor frecuencia por los virus Coxackie del grupo A

3. Sobre la ruta de trasmisión de las siguientes infecciones virales, es FALSO:

a. el virus responsable de producir la fiebre de lassa se transmite a través de los roedores
b. el virus responsable de la encefalitis japonesa se transmite por la mordedura de animales
c. el virus responsable de la fiebre amarilla se transmite a través de la picadura de artrópodos

4. En el tratamiento del absceso cerebral, es FALSO:

a. El tratamiento combinado médico-quirúrgico debe realizarse si el absceso cerebral tiene una localización quirúrgica accesible y el paciente se encuentra clínicamente estable sin signos de hipertensión intracraneal
b. El tratamiento quirúrgico dependerá del tamaño del absceso y del tiempo de evolución del cuadro
c. El tratamiento antibiótico suele ser la única alternativa en abscesos cerebrales localizados en zonas anatómicas críticas, abscesos múltiples, pacientes con condiciones quirúrgicas que contraindican la cirugía como lateración en la coagulación

5. Sobre la colistina, es FALSO:

a. Es un antibiótico perteneciente al grupo de las polimixinas con actividad bacteriostática al inhibir la replicación bacteriana por un mecanismo de competencia en el núcleo
b. Es un antibiótico de uso restringido y sólo debería utilizarse en tratamiento de microorganismos multirresistentes por presentar toxicidad primaria de tipo renal y neuromuscular
c. Una de sus indicaciones es de manera aerosolizada como colistimethato en el tratamiento de los pacientes con fibrosis quística

6. En la infección VIH pediátrica la profilaxis primaria frente a Micobacterium avium complex (MAC):

a. Se recomienda independientemente de la edad cuando los CD4 sean inferiores a 500 cells/mm3
b. debe utilizarse claritromicina o azitromicina si los CD4 son menores de 200 cells/mm3 en menores de 6 años
c. La rifabutina es una alternativa a los macrólidos cuando éstos no son tolerados

7. Dentro de los marcadores de infección de la hepatitis B señale lo falso:

a. El HBeAg detectable en la infección aguda refleja replicación viral e infectividad elevada
b. La detección de HbcAg es indicativo de infección aguda
c. La prsenecia de IgM anti HBc y anti HBc como únicos marcadores positivos señalan infección aguda en resolución

8. La infección por Echinococcus granulosus:

a. La mayoría de las infecciones primarias consisten en varios quistes en el pulmón
b. Sólo un 10-20% de los casos de infección por Echinococcus son diagnosticadas en pacientes menores de 16 años
c. La serología es muy poco útil para hacer el diagnóstico de esta infección

9. Respecto a los mecanismos de resistencia de los antibiótico, es FALSO:

a. Las bacterias gram negativas presentan como mecanismo de resistencia más importante frente a los betalactámicos la producción de betalactamasas

b. La inactivación enzimática es el mecanismo de resistencia más importante de las bacterias gram positivas frente a los betalactámicos

c. El mecanismo de resistencia más frecuente frente a los aminoglicósidos es la modificación enzimática

10. Con respecto a la cisticercosis, es FALSO:

a. Es una infección de tejidos u órganos producida por la larva (cisticerco) de las tenias solium y saginata

b. En la neurocisticercosis la cefalea puede ser el síntoma inicial de aumento de presión intracraneal

c. En la neurocisticercosis se han descrito déficits cognitivos y alteraciones del aprendizaje

11. Dentro de las manifestaciones de la malaria severa no se encuentra:

a. Hipoglucemia

b. Ictericia

c. Hipertermia mantenida (>40°)

12. En relación a la infección por el virus de la parotiditis epidémica, es FALSO:

a. La infección del sistema nervioso central no presenta una predisposición por género habiéndose documentado con igual frecuencia en mujeres que en varones

b. No se ha documentado que la infección aguda durante el embarazo sea teratogénico para el feto

c. La orquitis que puede producirse por este virus origina en un 50% de los casos algún grado de atrofia testicular

13. Señale lo falso en relación a la infección por papilomavirus humano:

a. Las verrugas anogenitales se pueden encontrar en un lactante como causa de transmisión vertical en el parto de una mujer con papilomatosis genital

b. La epidermodisplasia veruciforme es un cuadro clínico cuyo mecanismo de adquisición es por contacto sexual

c. Se ha descrito papilomatosis respiratoria recurrente juvenil por adquisición vertical relacionada con los serotipos 16,18,31 y 35

14. En relación a la meningitis bacteriana, señale lo falso:

a. La fiebre prolongada o recurrente puede deberse a fiebre medicamentosa

b. La sordera es una rara complicación de la meningitis por Hib y N meningítidis pudiéndose encontrar en menos del 5% de los pacientes

c. La pérdida de audición se ha visto que aparece con más frecuencia cuando la glucorraquia es inferior a 20 mg/dl en la meningitis por neumococo

15. Señale lo FALSO en relación a la fiebre amarilla:

a. Está producida por un virus de la familia de los flavivirus

b. El periodo de incubación es de 3 a 6 días

c. La infección puede conducir en un pocentaje inferior al 20% a un cuadro de enfermedad grave con elevada morbi/mortalidad

16. En relación a las enfermedades de transmisión sexual, es FALSO:

a. La mayoría de las mismas cursan de manera asintomática

b. La infección por Clamydia trachomatis no produce disuria

c. La presentación clínica de las lesiones genitales debidas a la infección por herpes simplex y a la infección primaria por Treponema pallidum puede ser similar

17. En relación a las infecciones que pueden producirse en el paciente que recibe un trasplante de órgano sólido, señale lo falso:

a. Más del 50% de las infecciones bacterianas que se originan en el periodo posttrasplante suceden a partir del mes de la realización del trasplante

b. Las infecciones de periodo intermedio postrasplante (30-180 días) son secundarias a infecciones transmitidas del donante o bien reactivaciones endógenas del receptor

c. En el periodo tardío posttrasplante (>180 días) las infecciones que presentan la mayoría de los niños que reciben un trasplante de órgano sólido son similares a las que presentan los niños sanos

18. La larva migrans cutánea:

a. Está causada por larvas filariformes del perro y el gato

b. Está causada por el strongiloides cuando afecta el tejido celular subcutáneo y la epidermis

c. Está causada lor las filarias del género Loasis en su paso por la piel

19. Respecto a la orquitis señale lo FALSO:

a. La causa más frecuente responsable de la misma en la infancia es la infección por el virus de la parotiditis

b. Cuando se asocia a la parotiditis epidémica la orquitis habitualmente coincide con la aparición de la parotiditis

c. La instauración clínica puede ser gradual o aguda y si sólo es derecha se puede confundir con una apendicitis

20. Señale lo Falso con respecto a la varicela:

a. Los recién nacidos que nacen 4 días después de padecer su madre una varicela o 2 días antes pueden presentar un cuadro grave de varicela que sin tratamiento conlleva a una mortalidad de hasta el 30%

b. Los lactantes que nacen de una madre inmune y que se exponen a varicela suelen presentar una varicela leve o subclínica pudiéndose manifestar en la infancia tardía como un herpes zoster

c. La tasa de ataque de padecer una varicela neonatal los recién nacidos de madres que presentan la varicela en los últimos días de gestación es del 50-60%

21. La queratoconjuntivitis epidémica producida por el adenovirus, señale lo falso:

a. Es una infección grave ocular que ocurre principalmente en la edad adulta

b. Puede progresar a conjuntivitis pseudomembranosa y eritema y edema palpebral simulando una celulitis periorbitaria bacteriana

c. La sintomatología aguda puede durar de 4 a 6 semanas pudiéndose asociar con insuficiencia respiratoria por inflamación bronquial

22. Podemos encontrar aumentados los monocitos en sangre en todas las infecciones que aparecen a continuación EXCEPTO en:

a. Infección por Mycobacterium tuberculosis

b. Infección por Listeria monocytogenes

c. Infección por Mycoplasma pneumoniae

23. Con respecto al Eritema Infeccioso señale lo falso:

a. Se conoce también como la quinta enfermedad exantemática

b. La infección habitualmente se adquiere en la infancia de forma epidémica en los meses fríos

c. La sintomatología clínica cursa con un eritema en mejillas y exantema reticular en tronco pudiéndose también manifestar como un un exantema papular purpúrico en manos y pies denominado "síndrome papular purpúrico en guantes y calcetín

24. En La profilaxis preexposición de la rabia señale lo que es FALSO:

a. En personas inmunocompetentes no es necesario la medición de anticuerpos

b. El embarazo es una contraindicación para esta vacuna

c. La cloroquina interfiere con la producción de anticuerpos que se generan con las vacunas diploides humanas

25. Señale lo FALSO con respecto a la infección de orina:

a. La infección de orina en el recién nacido pretérmino es hasta cuatro veces más frecuente que en el recién nacido a término

b. Los lactantes varones menores de 3 meses tienen hasta 5-8 veces más infecciones del tracto urinario que las mujeres en este rango de edad

c. Por debajo del año de edad es el rango de edad en el cual los niños experimentan con más frecuencia su primera infección de orina

26. Dentro de la prevención y el tratamiento de la infección por CMV en el paciente receptor de trasplante de órgano sólido es FALSO:

a. El tratamiento debe realizarse con ganciclovir intravenoso hasta que tanto desde el punto de vista clínico como analítico se demuestre una resolución de la infección

b. La terapia de mantenimiento debe administrarse a pacientes con riesgo elevado de padecer una recidiva por mantener la situación de inmunodeficiencia

c. Si existiera resistecia a ganciclovir para tratar la infección debería utilizarse la asociación de ganciclovir y foscarnet

27. Con respecto a la Blastomycosis:

a. La infección se adquiere a través de la inhalación de las esporas del hongo

b. Se pueden presentar formas clínicas extrapulmonares siendo las manifestaciones del sistema nervioso central más frecuentes en el niño que en el adulto

c. La transmisión de la infección persona a persona o de animales es rara

28. Señale lo falso con respecto a la oncocercosis:

a. La infección crónica con alta parasitación de microfilarias se caracteriza por una dermatitis muy pruriginosa que puede evolucionar a atrofia epidérmica y falta de pigmentación cutánea

b. La forma ocular es la complicación más grave de la infección por Onchocerca volvulus

c. Las formas adultas de las filarias que producen la oncocercosis suelen vivir alrededor de 3-5 años y producen millones de microfilarias que migran a la piel y el tejido conectivo

29. No es cierto con respecto a la clínica que se presenta en una infección por virus influenza:

a. En el menor de 2 meses se puede confundir con un cuadro de sepsis bacteriana

b. Del 10 al 50% de los niños menores de 5 años tienen infección del tracto respiratorio inferior produciéndose neumonía

c. En la mayoría de los niños menores de 5 años la neumonía que se produce en esta infección acaba complicándose con sobreinfección bacteriana

30. Uno de estos virus no es un virus DNA:

a. Adenovirus

b. Circovirus

c. Calicivirus

31. En la hepatitis A:

a. La inmunización frente a hepatitis A está indicda a partir de los 6 meses de edad

b. Al menos el 50% de los niños menores de 6 años tienen un cuadro clínico que cursa con ictericia

c. Aunque la infección suele cursar de forma aguda algunas personas presentan un cuadro con sintomatología prolongada o recaídas durante 6 meses

32. En la enfermedad de Creutzfeldt Jakob señale la FALSA:

a. La puerta de entrada de la infección probablemente sea el tracto gastrointestinal pudiéndose también transmitir por transfusiones de sangre

b. La sintomatología clínica inicialmente consiste en alteración de conciencia con sintomatología confusional

c. El electroencefalograma no suele encontrarse alterado en esta enfermedad

33. En relación a la infección por rotavirus señale lo falso:

a. La clasificación de los rotavirus por grupo se hace en base a las proteínas VP7 (G) y VP4 (P)

b. Los grupos B y C producen sintomatología clínica menos importante que el grupo A

c. La mayor incidencia de gastroenteritis por rotavirus se produce en niños desde los 4 meses a los 3 años de edad

34. Con respecto a la infección por Hymenolepis señale lo FALSO:

a. Es la infección producida por cestodos más frecuente en la infancia

b. Los contactos familiares particularmente los hermanos deberían estudiarse examinándose las heces de estos

c. El tratamiento de la infección por Hymenolepis consiste en dos dosis de praziquantel una al diagnóstico y otra a las 4 semenas de la primera

35. En la infección genital que se produce por la infección por el virus herpes:

a. El tratamiento con aciclovir en la primoinfección puede evitar el estado de latencia viral

b. La administración intravenosa de aciclovir es igual de eficaz que la terapia tópica tanto en la primoinfección como en las recurrencias

c. El tratamiento con aciclovir ha mostrado mayor beneficio en la primoinfección que en las recurrencias

36. Señale lo Falso con respecto al patrón de actividad antimicrobiana para cada antibiótico:

a. La eficacia de los betalactámicos se basa en la duración que el fármaco tiene por encima de la CMI

b. Los aminoglicósidos basan su eficacia antimicrobiana en la concentración que el antibiótico tiene por encima de la CMI o del cociente AUC/CMI

c. Las fluoroquinolonas basan su eficacia en la duración que el fármaco tiene por encima de la CMI

37. En la infección por el virus Epstein Barr es falso que:

a. Los linfocitos B juegan un papel crucial en la infección de modo que las personas con agammaglobulinemia ligada a X no contraen la infección

b. Probablemente debido a que la infección produce una depresión en la actividad de los linfocitos T CD8 y NK, el paciente presenta una inmunodepresión transitoria

c. El Epstein Barr debido a la infección que produce en los linfocitos B es capaz de crecer de manera contínua en los cultivos celulares

38. En la aspergilosis pulmonar invasora del paciente inmunodeprimido:

a. La presentación clínica más frecuente es la disnea y la tos

b. En los pacientes tratados con corticoides a altas dosis la fiebre puede estar ausente

c. Es a menudo unilateral

39. Señale lo que es FALSO con respecto a la esquistosomiasis:

a. El esquistosoma difiere de otros trematodos en que no es hermafrodita

b. La mayor prevalencia de la infección en zonas endémicas se produce alrededor de los 10-14 años de edad

c. En la esquistosomiasis crónica la eosinofilia que se observa es similar a la que se presenta en la squistosomiasis aguda

40. En el diagnóstico diferencia de la Enfermedad de Kawasaki por compartir hallazgos clínicos debería tenerse en cuenta:

a. El sarampión, el shock tóxico, la artritis reumatoide juvenil

b. La enfermedad por arañazo de gato, La varicela

c. La enfermedad por mordedura de rata

41. En el niño con infección por VIH:

a. Los tumores suponen el 2% de las causas clínicas definitorias de SIDA siendo el tumor más frecuente el sarcoma de Kaposi

b. El linfoma asociado a la infección VIH es el linfoma Hodgkin

c. La neuroimagen del linfoma de SNC revela lesiones periventriculares hiperintensas con efecto masa similares a las de la toxoplasmosis cerebral

42. Señale lo falso en relación a los pacientes con neutropenia febril:

a. Ante una bacteriemia de brecha por gram positivos está indicado añadir vancomicina

b. Ante la presencia de un patrón radiológico de neumonitis intersticial y persistencia de fiebre se debe considerar añadir al tratamiento empírico trimetropín/sulfametoxazol y un macrólido

c. Ante signos de infección de la piel del catéter es suficiente realizar tratamiento con vancomicina

43. En los pacientes con fiebre y neutropenia secundaria a quimioterapia:

a. Siempre debe administrarse antibioterapia de amplio espectro para cubrir una posible infección bacteriana

b. El tratamiento empírico antimicrobiano debería suspenderse si se recupera la neutropenia (>500/mm3), el paciente sigue con fiebre y no se ha encontrado microorganismo en los cultivos

c. En los pacientes de bajo riesgo de infección grave no es necesario administrar antibioterapia empírica de amplio espectro por la escasa posibilidad de la infección

44. Respecto a la Giardiasis, es FALSO:

a. La diarrea aguda es la sintomatología más frecuente

b. El estado de portador asintomático se puede encontrar hasta en el 26% de los niños que acuden a guardería

c. Los pacientes con fibrosis quística presentan con menos frecuencia giardiasis que la población general

45. En la infección por el HHV6 (herpes hominis 6) señale lo falso:

a. Es un herpes virus que como el Herpes hominis 7 (HHV7) pertenece a la familia de los alfa virus

b. La infección no tiene una predilección estacional

c. El pico de incidencia de la primoinfección abarca fundamentalmente desde los 6 meses hasta los 2-3 años de edad

46. Cuál es la etiología más frecuente de pericarditis aguda purulenta:

a. Streptococcus pneumoniae

b. Staphylococcus aureus

c. Haemophilus influenzae tipo b

47. Respecto a la meningitis a tuberculosa es Falso que:

a. Complica aproximadamente un 5% de las tuberculosis no tratadas

b. Es más frecuente en niños con edades comprendidas entre 6 meses y 4 años

c. El papiledema es un hallazgo tardío de la meningitis tuberculosa

48. Son factores que predisponen al desarrollo de otitis externa, EXCEPTO:

a. Baño en piscinas

b. Convivencia con fumador

c. Otorrea crónica

49. Respecto a la tuberculosis es falso:

a. El contagio en los niños es casi siempre intrafamiliar

b. La edad es un factor de riesgo asociado a la progresión de infección a enfermedad

c. La mayoría de los casos de enfermedad tuberculosa ocurren en niños entre 5-14 años

50. Respecto a las endocarditis sobre válvula nativa, los factores de riesgo más importantes asociados al desarrollo de endocarditis son:

a. Tener defectos estructurales cardíacos que producen soplos con turbulencias

b. Tener una inmunodeficiencia asociada

c. Haber suspendido recientemente la profilaxis antibiótica

51. Sobre la sinusitis aguda:

a. Es frecuente que los niños con sinusitis aguda precisen drenaje quirúrgico

b. La Neuritis óptica es una complicación que NO se ha descrito asociada a las sinusitis aguda

c. Muchos niños con sinusitis crónica tiene patología de base (reflujo gastroesofágico, rinitis alérgica) que debe tratarse para conseguir la resolución de su cuadro de sinusitis

52. La causa más frecuente se la celulitis orbitaria es tener:

a. Infección dentaria

b. Traumatismo penetrante

c. Sinusitis

53. Con respecto a la meningitis por bacilos entéricos gram negativos, es FALSO:

a. Escherichia coli y Klebsiella spp son los patógenos gram negativos entéricos que con más frecuencia pueden producir meningitis en niños

b. El tratamiento requiere administración de antibioterapia eficaz de modo sistémico un mínimo de 6 semanas

c. Ocasionalmente puede ser necesario la administración local de aminoglicósidos para lograr esterilizar el líquido cefalorraquídeo

54. El agente etiológico más frecuente en la osteomielitis neonatal es:

a. Enterobacterias gram-negativas

b. Streptococo agalactie

c. S. aureus

55. Cuál es la mejor técnica de laboratorio pára el diagnóstico de gastroenteritis viral aguda:

a. Cultivo viral

b. Determinación de leucocitos en heces

c. Técnicas de detección de antigenos virales o acidos nucleicos del virus en muestra fresca

56. El tratamiento antibiotico de elección en niños que han sido mordidos por perro o gato es:

a. Trimetoprim-sulfametoxazol en monoterapia

b. Amoxicilina-acido clavulánico

c. Cloxacilina oral

57. Cuál de los siguientes síntomas o signos NO forman parte de la definición del síndrome de respuesta inflamatoria sistémica (SIRS):

a. Fiebre >38°5 C o hipotermia <36ªC

b. Oligo-anuria

c. Leucocitosis o leucopenia (no secundarios a quimioterapia) ó>10% de neutrófilos inmaduros

58. Respecto al tratamiento antibiótico de las mordeduras de animales diga cúal es la FALSA:

a. Está contraindicado en mordeduras de de manos y pies

b. Está indicado en mordeduras moderadas si hay edema o aplastamiento

c. En niños alérgicos a betalactamicos puede utilizarse azitromicina

59. Señale que no es característico de la infección por Naegleria:

a. Produce meningoencefalitis amebiana primaria

b. La puerta de entrada de la infección es a través del pulmón

c. El periodo de incubación es de 2-7 días hasta 15 días

60. Entre las complicaciones del eritema infeccioso están:

a. Artropatía crónica

b. Hidrops fetalis no isoinmune

c. C Ambas complicaciones pueden presentarse

61. Cuál de los siguientes signos o síntomas no suelen estar presentes en el sarampión:

a. Fiebre elevada de 4-7 días en el periodo preeruptivo

b. Tos intensa y conjuntivitis no purulenta

c. Adenopatias occipitales muy dolorosas

62. Cuál de los siguientes signos clínicos No está presente en la celulitis preseptal:

a. Proptosis

b. Motilidad ocular extrínseca normal

c. Pupilas isocóricas y normoreactivas

63. Con respecto a la infección por Acanthamoeba:

a. Puede producir encefalitis y queratitis

b. la puerta de entrada es a través del neuroepitelio olfatorio

c. El curso clínico de la infección suele ser agudo y fulminante

64. La neurocisticercosis es secundaria a la infección por:

a. Tenia solium
b. Tenia saginata
c. Toxoplama

65. Respecto al diagnostico de mastoiditis, es FALSO:

a. Para llegar al diagnóstico no es imprescindible realizar pruebas de imagen
b. Un 50% de pacientes con Otitis media aguda no complicada pueden tener una mastoides borrosa y mal aireada
c. Para su curación siempre es necesario el tratamiento quirúrgico

66. En la epiglotitis aguda por Haemophilus influenzae:

a. Con frecuencia el paciente presente bacteriemia asociada
b. En general es autolimitado y se resuelve con tratamiento sintomático
c. Es un cuadro infrecuente que sólo afecta a niños inmunodeprimidos

67. Cuál de los siguientes agentes pueden producir hepatitis granulomatosa:

a. Aspergillus
b. S. aureus
c. candida sp

68. El microorganismo más frecuente de la sepsis neonatal adquirida por via vertical es:

a. Estreptococo del grupo B (agalactie)
b. Staphylococcus epidermidis
c. Listeria monocytogenes

69. En niños con inmunodeficiencia congénita por déficit de células B los microorganismos que con mayor frecuencia producen neumonia grave son:

a. Mycobacterias
b. Streptococcus pneumoniae y enterovirus
c. Hongos

70. La etiología más frecuente de osteomielitis aguda en la infancia es:

a. KIngella Kingae
b. . S.aureus
c. . Streptococcus pneumoniae

71. Qué investigaciones no están indicadas en el estudio de un niño que se sospecha ha sido victima de abuso sexual:

a. Serología frente a VIH
b. Serología frente a Hepatitis C
c. Cultivo rectal para Chlamydia trachomatis

72. Respecto a la tuberculosis congénita:

a. Es una forma muy contagiosa de enfermedad, el recién nacido es muy contagioso y debe permanecer aislado
b. Es una forma frecuente de enfermedad tuberculosa
c. El estudio de la placenta o la biopsia endometrial de la madre ayudan en el diagnóstico

73. Cuál de los siguientes NO es una complicación asociada a la parotiditis aguda:

a. Sordera
b. Osteomielitis
c. Encefalomielitis post-infecciosa

74. Respecto al eritema infeccioso o 5ª Enfermedad, es FALSO:

a. Rash en cara (cara abofeteada) y rash de aspecto de encaje en el cuerpo
b. El agente etiológico, recientemente demostrado es el Herpesvirus tipo 6
c. En la fase aguda puede producirse anemia aplasica transitoria

75. Sobre el tratamiento de la tuberculosis:

a. El tratamiento debe ser combinado con 3-4 drogas y de larga duración
b. La estreptomicina está indicad en el tratamiento de la gestante con tuberculosis
c. Kanamicina es una droga de primera elección en el tratamiento de la tuberculosis

76. Los pacientes neutropénicos suelen tener neumonías producidas por:

a. Stenotrophomonas spp
b. Mycobacterias
c. Virus Sincitial respiratorio

77. Entre los factores de riesgo asociados a padecer una aspergilosis broncopulmonar invasora no se encuentra:

a. Duración de la neutropenia
b. Tratamiento con corticoides
c. Tratamiento de la Leucemia linfoblástica aguda

78. Respecto al derrame pleural paraneumonico cúal de los siguientes hallazgos NO es típico del Exudado:

a. Glucosa <40mg/dL
b. Proteinas >1000IU/mL
c. Ph >7.1

79. Cuál de los siguientes agentes puede producir fiebre oculo-ganglionar:

a. S. aureus
b. H. Influenzae
c. Francisella tularensis

80. Cuál de los siguientes signos son signos clínicos de sepsis neonatal precoz:

a. Rechazo del alimento
b. Hipoglucemia
c. Cualquiera de los anteriores

81. Para el tratamiento de la leishmaniasis cutánea del Nuevo Mundo no se ha empleado en el tratamiento:

a. Pentamidina
b. Ketoconazol, itraconazol y fluconazol
c. Flucitosina

82. Cuál de los siguientes Se considera factor de riesgo de adquirir una infección invasiva por neumococo:

a. Edad mayor de 6 años
b. Tener una asplenia congénita o adquirida
c. Estar en tratamiento profiláctico con inmunoglobulinas

83. Qué afirmación es FALSA , respecto a las complicaciones que ocurren tras la meningitis por Haemophilus influenzae:

a. Son más frecuentes en niños mayores de 2 años
b. La sordera es la complicación más frecuente y afecta entre 5.15% de los niños
c. Del 5%-20% de lso niños pueden quedarse con algún grado de retraso mental

84. Cuál de los siguientes no son causa de Mantoux FALSAmente negativo:

a. Malnutrición
b. Dosis Booster
c. Infección concomitante por VIH

85. Respecto a la FUO en pediatría, es FALSO:

a. La etiología más frecuente son las colagenosis
b. Hasta en el 20% los casos no se llega al diagnóstico etiológico
c. Cuando la evolución supera las 4 semanas de fiebre, en el 40% de los casos el diagnóstico más probable es que se trate de una enfermedad grave (colagenosis, enfermedad inflamtoria intestinal o tumoral)

86. Cuál es el hueso más afectado en la osteomielitis aguda en la infancia:

a. El fémur   b. El humero   c. El peroné

87. El Mebendazol es el antiparasitario de elección en el tratamiento de la infestación por:

a. Tenia
b. Ascaris
c. Schistosoma Manzoni

88. La presencia de granulomas caseificados en la histología de una adenopatía es típico de:

a. Staphylococcus aureus
b. Mycobacterias
c. Bartonella hensalae

89. En la intoxicación alimentaria por Staphylococcuus aureus NO es característico:

a. A : Período de incubación corto: 1-6 horas
b. Vómitos incoercibles
c. Diarrea con sangre

90. Cuál de los siguientes antibióticos no están indicados en la profilaxis aplicada a niños que han sido víctimas de una agresión sexual:

a. Ceftriaxona IM en una sola dosis
b. Metronidazol oral
c. Penicilina Benzatina IM

1 A	6 A	11 C	16 B	21 C	26 C	31 B	36 C	41 B	46 B	51 C	56 A	61 A	66 A	71 C	76 A	81 A	86 B
2 A	7 B	12 A	17 B	22 B	27 B	32 B	37 A	42 C	47 C	52 B	57 B	62 B	67 A	72 B	77 A	82 A	87 B
3 C	8 A	13 B	18 B	23 C	28 A	33 C	38 C	43 A	48 A	53 C	58 C	63 B	68 C	73 A	78 A	83 A	88 B
4 A	9 B	14 B	19 C	24 B	29 C	34 B	39 A	44 B	49 B	54 B	59 A	64 A	69 B	74 A	79 A	84 A	89 C
5 A	10 C	15 A	20 B	25 A	30 C	35 B	40 B	45 C	50 C	55 C	60 C	65 B	70 B	75 C	80 C	85 C	90 B

1. En los niños con traumatismos raquimedulares, pueden producirse distintos cuadros clínicos según la localización de la lesión medular. Señale el cuadro clínico correcto:

a. Síndrome de hemisección o de Brown-Séquard: parálisis ipsilateral y pérdida de propiocepción, y contralateralmente pérdida de la sensibilidad al dolor y la temperatura

b. Síndrome medular anterior: parálisis y pérdida de la propiocepción, conservando la sensibilidad al dolor y la temperatura

c. Síndrome medular posterior: pérdida de la sensibilidad al dolor y la temperatura, conservando la propiocepción

2. La complicación más frecuente de la sonda transpilórica es:

a. Desplazamiento retrógrado de la sonda hacia estómago

b. Estenosis de píloro

c. Diarrea, al haberse obviado los procesos gástricos de la digestión

3. Complicación más frecuente en el donante de órganos:

a. Diabetes insípida neurogénica

b. Hipotermia

c. Hipotensión arterial

4. Dentro de las recomendaciones para minimizar el riesgo de edema cerebral durante el tratamiento de la cetoacidosis diabética no se incluye:

a. Corregir la deshidratación a ritmo constante durante 24 horas

b. Inicialmente usar suero salino al 0,9% y posteriormente sueros con 75-100 mEq/L de sodio

c. Descontar los líquidos administrados previamente, incluidos los de la fase de urgencia

5. En el coma en la infancia:

a. La gran mayoría de los comas en la infancia se deben a lesiones no estructurales y suelen presentar un curso subagudo en horas o días

b. La letargia representa el estadío más profundo de la alteración de conciencia, con incapacidad para despertar o reaccionar frente a estímulos externos

c. La escala de Glasgow que valora la profundidad del coma sólo se utiliza para coma por traumatismo craneoencefálico

6. Entre los factores que afectan a la eficacia de la diálisis peritoneal NO está:

a. Concentración de sodio

b. Tiempo de intercambio

c. Temperatura del líquido de diálisis

7. Durante el tratamiento de un niño con cetoacidosis diabética que recibe una perfusión continua de insulina a 0,1 UI/kg/hora y fluidoterapia que incluye glucosa al 5% se realiza una analítica que presenta: pH 7,24 y glucemia de 130 mg/dL. ¿Qué actitud terapéutica sería más apropiada:

a. Disminución de la dosis de la perfusión de insulina

b. Aumento del aporte de glucosa en la fluidoterapia

c. No hacer cambios hasta que la glucemia baje de 100 mg/dL

8. En relación con la nutrición de un niño con técnica de depuración extrarrenal continua, hemos de tener en cuenta:

a. Las pérdidas de nutrientes que pudieran producirse dependen del tipo de membrana y de la técnica utilizada

b. No hay pérdidas de aminoácidos ni de proteínas, pero sí de vitaminas y oligoelementos

c. Se recomienda el empleo de nutrición parenteral, para un mejor control y aporte de oligoelementos y otras potenciales pérdidas nutricionales

9. Sobre el aporte de lípidos en la nutrición parenteral del niño, es FALSO:

a. Pueden mezclarse con los demás componentes de la nutrición parenteral

b. Se recomienda usar las emulsiones al 10%

c. Las emulsiones de lípidos deben protegerse de la luz

10. Con respecto a los fármacos que pueden emplearse en el tratamiento del estatus convulsivo es FALSO:

a. Las benzodiacepinas pueden producir depresión respiratoria y disminución de conciencia

b. La fenitoína no deprime el centro respiratorio ni la conciencia, pero puede producir hipotensión arterial y arritmias cardiacas

c. El ácido valproico no produce depresión respiratoria, y está contraindicado si se sospecha enfermedad metabólica y en el fallo hepático

11. En el tratamiento de la hipertensión intracraneal de un niño con traumatismo craneoencefálico grave, cuál de las siguientes medidas se considera de segundo nivel:

a. Terapia hiperosmolar con suero salino hipertónico o manitol

b. Administración de relajantes musculares

c. Hipotermia de 32-34°C

12. Las alteraciones del ECG que son debidas a hiperpotasemia no incluyen:

a. Acortamiento del intervalo P-R

b. Aplanamiento de las ondas P

c. Elevación de las ondas T

13. Las manifestaciones clínicas de hipocalcemia grave en el niño no incluyen:

a. Broncoespasmo y laringoespasmo

b. Obnubilación y coma

c. Parestesias y tetania

14. En relación con la homeostasis del potasio es FALSO:

a. La hipopotasemia se asocia frecuentemente con alcalosis metabólica hipoclorémica

b. El tratamiento con propranolol puede producir hipopotasemia por redistribución del potasio al espacio intracelular

c. En el hiperaldosteronismo primario o secundario puede producirse hipopotasemia, porque están aumentadas las pérdidas renales de potasio

15. En relación con la nutrición de un niño con insuficiencia renal aguda:

a. La nutrición enteral es la mejor opción, siempre que sea posible

b. La restricción del aporte proteico es uno de los pilares del tratamiento nutricional, incluso con depuración extrarrenal

c. La nutrición con mezclas específicas de aminoácidos esenciales y no esenciales mejoran el estado nutricional y reducen las necesidades de depuración

16. No esperaría acidosis metabólica con aumento del anión GAP en caso de intoxicación por uno de los siguientes agentes:

a. Salicilatos

b. Paracetamol

c. Etanol

17. En un niño con una tetralogía de Fallot que presenta una crisis hipoxémica, cuál de las siguientes medidas terapéuticas es menos beneficiosa:

a. Sedación
b. Oxigenoterapia
c. Administración de volumen

18. En relación al mantenimiento del drenaje ventricular externo en un paciente, cuál de las siguientes es FALSA:

a. Se cerrará siempre que se movilice al paciente
b. Se mantendrá abierto cuando el niño llore o se enfade, para evitar aumento de presión intracraneal
c. Antes de retirar el drenaje, para comprobar que no se va a reproducir la hidrocefalia es mejor cerrar el drenaje periódicamente que elevarlo

19. En un niño con una intoxicación grave por metanol se plantea la depuración extrarrenal para la eliminación del tóxico. Indique qué tipo de depuración extrarrenal sería el indicado:

a. Diálisis peritoneal
b. Hemodiafiltración venovenosa continua
c. Hemodiálisis

20. En un niño con un catéter de diálisis peritoneal, la salida de sangre a través del catéter de diálisis peritoneal debe tratarse:

a. Lavados del catéter y cavidad peritoneal con suero fisiológico o solución de diálisis sin heparina
b. Lavados del catéter y cavidad peritoneal con suero fisiológico o solución de diálisis con heparina
c. Lavados sólo del catéter con uroquinasa y después de la cavidad peritoneal con suero fisiológico sin heparina

21. El riesgo de precipitar un cuadro de hipertermia maligna es un potencial efecto secundario de uno de los siguientes relajantes musculares:

a. Rocuronio
b. Vecuronio
c. Succinilcolina

22. Para la nutrición enteral en un niño, con respecto a la elección del tipo de nutriente es FALSO:

a. Si la función gastro-intestinal es normal se utilizará una dieta polimérica isotónica y cuando hay compromiso digestivo una dieta monomérica
b. Las fórmulas elementales tienen mayor poder de inducción de recuperación de la mucosa intestinal
c. En lactantes se utiliza lactancia materna o una fórmula de leche adaptada, y en caso de intolerancia a las proteínas de leche de vaca o síndrome de malabsorción, se utilizan los hidrolizados de proteínas lácteas sin lactosa

23. Una de las siguientes patologías no es una contraindicación para la utilización de succinilcolina en la intubación de secuencia rápida:

a. Síndrome de Guillain-Barré
b. Miopatía
c. Asma

24. Un niño asmático de 4 años de edad desarrolla una crisis hipertensiva durante un episodio de asma, y en su tratamiento no utilizaría:

a. Urapidilo
b. Labetalol
c. Nitroprusiato

25. Un adolescente ha ingerido una dosis tóxica de antidepresivos tricíclicos y benzodiacepinas. Como parte de su tratamiento no es correcto:

a. Administración de flumazenil
b. Administración de bolo de bicarbonato sódico, seguido de perfusión para alcalinización
c. En caso de hipotensión se utilizará noradrenalina o adrenalina, porque habrá poca respuesta a la dopamina

26. En el postoperatorio del trasplante hepático en el niño es FALSO:

a. El primer mes postrasplante son frecuentes las infecciones bacterianas con gérmenes de la flora intestinal
b. El fallo primario del injerto se manifiesta por shock, hipoglucemia, acidosis metabólica y depresión neurológica
c. El fallo de la función hepática se debe siempre a un flujo sanguíneo inadecuado

27. Para la realización de una técnica de depuración extrarrenal continua venovenosa en un niño de 15 kg se coloca un catéter de 2 luces en una vena central. ¿Cuál sería el tamaño más adecuado?

a. 5 French
b. 7 French
c. 11 French

28. La monitorización BIS suele utilizarse para optimizar la sedación y tiene algunas limitaciones. Indique lo que es FALSO con respecto a esta monitorización:

a. El valor de BIS no disminuye con el sueño natural
b. Los valores de BIS deben ser una guía, vigilándose también los parámetros clínicos y los demás datos proporcionados por la monitorización BIS
c. La isquemia cerebral puede disminuir el valor de BIS

29. El tratamiento de un niño con hiponatremia sintomática incluye:

a. Corregir la hipoxia si estuviera presente y valorar iniciar ventilación mecánica
b. Administración de 3-5 ml/kg de suero salino al 3% en 30 minutos para elevar la natremia rápidamente
c. Todas las medidas incluidas en las respuestas anteriores deben realizarse conjuntamente

30. De los factores enumerados a continuación, indique el que tiene menos influencia en la prevención de la neumonía nosocomial en el niño:

a. Higiene de manos
b. Utilización de una sonda de aspiración por proceso o empleo de sistemas cerrados de aspiración
c. Descontaminación digestiva selectiva

31. Las medidas terapéuticas para la prevención y tratamiento de la encefalopatía hepática en el niño no incluyen:

a. Restricción proteica en la nutrición
b. Transfusiones de plasma fresco congelado diarias
c. Administración de lactulosa oral o en enemas

32. Con respecto a la intoxicación por monóxido de carbono, es FALSO:

a. La pulsioximetría no refleja la intoxicación, porque la lectura de carboxihemoglobina se interpreta como oxihemoglobina por el aparato
b. La concentración de carboxihemoglobina en sangre arterial es la mejor, y la de sangre venosa sólo orientadora
c. La gravedad se clasifica en función de los síntomas, y no siempre guarda relación con las concentraciones de carboxihemoglobina

33. Sobre la Saturación venosa mixta:

a. Representa el consumo tisular de oxígeno
b. Mide la cantidad de oxígeno de la sangre capilar
c. Refleja la relación entre el transporte de oxígeno y el consumo de oxígeno

34. En un niño con técnica de depuración extrarrenal continua, la administración de la solución de reposición prefiltro tiene la ventaja respecto a la administración postfiltro de:

a. Mejora el aclaramiento de solutos
b. Disminuye el riesgo de coagulación del hemofiltro al reducirse la fracción de filtración
c. Disminuye el gasto en líquido empleado

35. El pulso paradójico puede verse en la curva de tensión arterial y se define como:

a. Disminución de la presión arterial sistólica mayor de 20 mmHg durante la espiración
b. Disminución de la presión arterial sistólica mayor de 20 mmHg durante la inspiración
c. Aumento de la presión arterial sistólica mayor de 20 mmHg durante la inspiración

36. ¿Cuál de las siguientes situaciones no supone una limitación para que la medición de la técnica de calorimetría indirecta ventilatoria pueda realizarse adecuadamente en niños intubados?

a. Fuga de aire alrededor del tubo endotraqueal >20%
b. Ventilación con FiO2 >60%
c. Ventilación con PEEP >6 cmH2O

37. Para adecuar el tratamiento vasoactivo en un niño con un corazón recién trasplantado tendría en cuenta que:

a. Los vasodilatadores arteriales tienen más efecto porque no se produce taquicardia refleja
b. La respuesta a betabloqueantes es menor que la del corazón inervado
c. Se conserva la respuesta a fármacos que actúan a través del sistema nervioso parasimpático, como la atropina

38. Sobre el tratamiento farmacológico de la hemorragia digestiva, es FALSO:

a. La ranitidina puede administrarse en infusión continua y también introducirse en la nutrición parenteral
b. El sucralfato tiene efecto protector local y no actúa sobre la protección ácida
c. El omeprazol modifica poco el pH y puede obstruir la sonda nasogástrica

39. En el tratamiento de un niño con hipertensión intracraneal, cuál de las siguientes medidas terapéuticas produce una reducción más rápida de la presión intracraneal:

a. Hiperventilar al niño para intentar conseguir una PaCO2 de 30-35 mmHg
b. Administración de suero salino hipertónico al 3%, en dosis de 5 ml/kg
c. Tratamiento con dexametasona intravenosa a 0,25 mg/kg

40. En relación con la bacteriemia relacionada con un catéter de larga evolución en un niño oncológico, es FALSO:

a. Se debe intentar un tratamiento conservador sin la retirada del catéter permanente
b. Retirar el catéter tras 24 horas de tratamiento antibiótico
c. Se puede realizar un sellado del catéter con antibióticos y administración sistémica de antibiótico por otro acceso vascular

41. Resultados de laboratorio realizados en un niño de 2 años que podrían relacionarse con mayor probabilidad con un síndrome de secreción inadecuada de ADH:

a. Sangre: Na 120 mEq/L, urea 90 mg/dL, osmolalidad 288 mOsm/kg H2O. Orina: Na 110 mEq/L, osmolalidad 480 mOsm/kg H2O
b. Sangre: Na 120 mEq/L, urea 20 mg/dL, osmolalidad 250 mOsm/kg H2O. Orina: Na 160 mEq/L, osmolalidad 510 mOsm/kg H2O
c. Sangre: Na 120 mEq/L, urea 90 mg/dL, osmolalidad 250 mOsm/kg H2O. Orina: Na 30 mEq/L, osmolalidad 600 mOsm/kg H2O

42. De las siguientes medidas ¿cuál no mejora el intercambio de oxígeno en el oxigenador de un circuito de ECMO?

a. Aumento de la FiO2
b. Aumento de la superficie de la membrana
c. Aumento del flujo de gas

43. En un lactante se sospecha clínicamente un cuadro de botulismo infantil. Señale la respuesta incorrecta:

a. El electromiograma precoz es el mejor método diagnóstico
b. Los efectos en el sistema nervioso autónomo incluyen sequedad de mucosas, estreñimiento y retención urinaria
c. Nunca se produce pérdida sensorial

44. Con el tratamiento de determinados fármacos, generalmente medicación antipsicótica, puede desarrollarse un síndrome neuroléptico maligno. Señale la respuesta FALSA respecto a este síndrome:

a. Es similar en sus manifestaciones y tratamiento a la hipertermia maligna
b. Se asocia a alteraciones genéticas y a algunas enfermedades neuromusculares
c. No se asocia a la susceptibilidad a desarrollar hipertermia maligna

45. Uno de los siguientes fármacos antiarrítmicos debe evitarse en el postoperatorio del trasplante cardiaco:

a. Digoxina
b. Propranolol
c. Trifosfato de adenosina

46. El drenaje excesivo es una de las complicaciones de la cirugía de la hidrocefalia en el niño, y supone un riesgo para:

a. Desarrollo de una fístula de LCR
b. Formación de colecciones subdurales
c. Infección del trayecto de la derivación

47. De las siguientes respuestas relacionadas con las tubuladuras de la ventilación no invasiva, es FALSO:

a. Los respiradores de ventilación no invasiva utilizan circuitos simples
b. Los respiradores convencionales con módulos de ventilación no invasiva utilizan circuitos dobles
c. Los circuitos deben cambiarse cada 2 semanas para disminuir el riesgo de infección

48. Sobre el tratamiento antitrombótico con heparina de bajo peso molecular en el niño, es FALSO:

a. A diferencia de la heparina no fraccionada su efecto no se revierte con la administración de protamina y requiere la transfusión de plasma
b. En comparación con la heparina no fraccionada hay menor incidencia de hemorragia y menor riesgo de trombopenia
c. Los niños menores de 2 meses requieren dosis mayores

49. Los respiradores que se utilizan para ventilación no invasiva de uso domiciliario deben tener una serie de características, entre las que no se exige la capacidad de:

a. Funcionar con flujo continuo
b. Medición del volumen corriente inspirado y espirado
c. Compensar las fugas

50. En un niño que ha sido sometido a un procedimiento neuroquirúrgico y tiene un catéter de drenaje ventricular externo, es FALSO:

a. La presión elevada con drenaje escaso condiciona mayor riesgo de desarrollo de una fístula de LCR por la herida
b. Un drenaje excesivo puede favorecer el desarrollo de un hematoma subdural
c. La pérdida de LCR debe reponerse con suero glucosalino o glucosado

51. Un niño con drepanocitosis desarrolla un síndrome torácico agudo grave con fiebre, que requiere ingreso en cuidados intensivos y asistencia respiratoria mecánica. Seleccione la opción terapéutica INCORRECTA:

a. Se iniciará tratamiento antibiótico de amplio espectro para cubrir gérmenes capsulados más un macrólido para bacterias atípicas
b. Se administrarán líquidos a necesidades basales y se evitará la hiperhidratación
c. Se evitará en todo lo posible la transfusión dado que están adaptados a la anemia crónica

52. En la programación de la ventilación mecánica convencional por volumen, el retardo inspiratorio es:

a. Periodo que tarda el respirador en iniciar el ciclo tras detectar un esfuerzo del niño con la sensibilidad
b. Periodo de tiempo que tarda el respirador en conseguir el flujo máximo
c. Periodo de tiempo inspiratorio que deja el aire sin salir de los alvéolos

53. Para el tratamiento de un niño de 7 años con un flutter auricular utilizaría:

a. Flecainida
b. Propranolol
c. Cardioversión eléctrica

54. En relación con la utilización de ventilación no invasiva en niños, es FALSO:

a. Incluye varias técnicas de ventilación que evitan la intubación o la traqueostomía
b. La ventilación no invasiva siempre es con presión positiva
c. Puede utilizarse en todas las edades, incluido neonatos y recién nacidos pretérmino

55. De las siguientes consideraciones que se enumeran respecto al tratamiento con Heliox, es FALSO:

a. El helio debe administrarse siempre con oxígeno, pues con la administración por separado cualquier desconexión del oxígeno sería fatal

b. En lactante y neonatos puede producirse hipotermia porque tiene una conductividad térmica muchísimo mayor que el aire y que el oxígeno, por lo que debe calentarse adecuadamente

c. La eficacia de la tos es mayor, debido a los cambios en el flujo que se producen por su menor densidad

56. La presencia de cianosis periférica en un niño puede deberse a:

a. Anemia

b. Cortocircuito intracardiaco

c. Cortocircuito intrapulmonar

57. Sobre la transfusión de sangre completa en el niño:

a. Es el producto principal del que disponen los bancos de sangre

b. Debe ser ABO idéntica, con compatibilidad Rh

c. Tiene menos riesgos que la transfusión de otros componentes, al estar menos manipulada

58. En relación con la precarga ventricular derecha, es FALSO:

a. El retorno venoso al ventrículo derecho es un fenómeno pasivo que se lleva a cabo por un gradiente de presión entre la circulación venosa periférica, las grandes venas extratorácicas y la aurícula derecha

b. En ventilación espontánea, durante la inspiración desciende la presión media de la aurícula derecha

c. La precarga del ventrículo derecho desciende durante la inspiración de la ventilación espontánea

59. En los datos obtenidos de la monitorización hemodinámica de un niño utilizando el análisis del contorno de la onda de pulso, se obtiene un valor de variación del volumen sistólico del 25%, que interpretaría como:

a. El niño puede tener una respuesta hemodinámica positiva a la expansión de volumen

b. Un tratamiento que aumente las resistencias vasculares sistémicas producirá mejoría hemodinámica

c. La disminución de las resistencias vasculares sistémicas sería el mejor tratamiento

60. Indique qué cambio del parámetro de la ventilación de alta frecuencia oscilatoria de los enumerados a continuación no mejora la ventilación:

a. Aumento de la amplitud

b. Aumento del flujo

c. Aumento de los Hertzios

61. De los gráficos de función respiratoria de la ventilación mecánica en un lactante de 6 meses, elija el que le permite la valoración de las resistencias espiratorias:

a. Flujo – Tiempo

b. Presión – Tiempo

c. Volumen – Presión

62. La realización de una fibrobroncoscopia en un niño con ventilación mecánica puede causar una serie de alteraciones, siendo más infrecuente:

a. Broncoespasmo

b. Hemorragia pulmonar

c. Aumento de la resistencia al flujo por obstrucción mecánica, con incremento de la PEEP

63. En el periodo postoperatorio de un niño intervenido por un canal aurículoventricular programaría un marcapasos temporal externo en AAI si:

a. Tiene un ritmo nodal con alteración de la conducción AV

b. Se desea aumentar la frecuencia del niño y su conducción AV es normal

c. No se debe utilizar esta modalidad en niños operados por cardiopatías

64. En un paciente con una lesión pulmonar aguda o un SDRA es fundamental mantener el reclutamiento alveolar, y puede hacerse con un menor valor de PEEP si se controlan otros factores, que no incluyen:

a. Posición semiincorporado a 30°

b. Disminución del agua pulmonar

c. Disminución del edema de la caja torácica

65. En relación con el tratamiento fibrinolítico en niños, es FALSO:

a. Los productos de degradación del fibrinógeno (PDF) y el Dímero-D evalúan el efecto fibrinolítico

b. La transfusión de plasma fresco congelado disminuye la actividad fibrinolítica y la eficacia del tratamiento

c. Puede iniciarse la heparinización durante el tratamiento trombolítico, sin necesidad de dosis de carga

66. En la hiperinsuflación dinámica por atrapamiento aéreo con ventilación mecánica:

a. Se debe aumentar la PEEP programada

b. Tiene que disminuirse el volumen corriente

c. Se aumentará el tiempo inspiratorio

67. ¿Cuál de las siguientes condiciones mejora el rendimiento del fármaco administrado de forma inhalada durante la ventilación mecánica?

a. Tiempo inspiratorio prolongado

b. Aumento de la humidificación

c. Velocidad de flujo elevada

68. El aumento de los valores del CO2 espirado no se produce relacionado con:

a. Aumento del gasto cardiaco

b. Hipertermia

c. Fuga de aire alrededor del tubo endotraqueal

69. Una niña de 9 años diagnosticada de artritis idiopática juvenil de comienzo sistémico hace 2 años, presenta fiebre persistente, obnubilación, hepatoesplenomegalia, mucosa oral friable y de fácil sangrado, pancitopenia, hipertrigliceridemia, coagulopatía con hipofibrinogenemia y VSG baja. Su sospecha diagnóstica sería:

a. Shock tóxico estreptocócico

b. Linfohistiocitosis hemofagocítica

c. Brote de artritis idiopática juvenil

70. La principal complicación de la ventilación de alta frecuencia oscilatoria es:

a. Infección respiratoria nosocomial

b. Aparición de síndrome de escape aéreo

c. Úlceras de decúbito por la vibración

71. Sobre la presión arterial diastólica, es FALSO:

a. Junto con la presión arterial sistólica constituyen los valores más representativos de la poscarga ventricular izquierda

b. Se ve afectada por la existencia de fístulas arteriovenosas sistémicas

c. Expresa la presión de perfusión de los diferentes órganos corporales

72. Con respecto a la humidificación del aire inspirado en un niño con ventilación no invasiva:

a. En niños mayores de 2 años no es necesario intercalar humidificador, pues sus fosas nasales pueden humidificar suficiente

b. Debe humidificarse y calentarse el aire intercalando un humidificador simple de placa calentadora

c. Para humidificar más el aire se utilizará un dispositivo intercambiador de calor y humedad higroscópico desechable, dado que con el sistema humidificador simple de placa calentadora el agua del circuito produce mal funcionamiento del respirador

73. La gráfica de función respiratoria de Volumen – Tiempo de un respirador es útil para evaluar la:

a. Fuga aérea

b. Disminución de la complianza

c. Hiperinsuflación pulmonar

74. En un niño de 2 años que es colocado en ventilación de alta frecuencia oscilatoria, se considera que ha alcanzado el volumen pulmonar óptimo cuando:

a. La PaO2 sea > 60 mmHg con FiO2 ≤ 0,6 y en radiografía de tórax ambos hemidiafragmas estén a la altura de la 9ª costilla

b. La vibración se transmite hasta la zona umbilical y en radiografía de tórax ambos hemidiafragmas estén a la altura de la 9ª costilla

c. La vibración se transmite hasta la zona inguinal y en radiografía de tórax ambos hemidiafragmas estén a la altura de la 7ª costilla

75. Para la utilización de ventilación no invasiva en un lactante de 4 kg se plantea el uso de un sistema Infant-Flow®, cuyas características no incluyen:

a. Posibilidad de administrar FiO2 desde 0,21 hasta 1

b. La presión de CPAP se genera al pasar un flujo continuo a través de una pieza junto a la interfase

c. Puede utilizarse con otras interfases (como una prótesis nasal larga o un tubo endotraqueal cortado)

76. Elija la respuesta más adecuada para el tratamiento de la hiperuricemia del síndrome de lisis tumoral de un niño de 10 años:

a. Administración de rasburicasa

b. Administración de bicarbonato sódico para alcalinización

c. Alcalinización con bicarbonato sódico y tratamiento con rasburicasa

77. ¿Cuál de las siguientes interacciones cardiorrespiratorias que se enumeran a continuación es cierta?

a. La ventilación con presión positiva desciende la poscarga del ventrículo izquierdo

b. Durante la inspiración de la ventilación espontánea disminuye la poscarga del ventrículo izquierdo

c. La ventilación con presión positiva aumenta la poscarga del ventrículo derecho y del ventrículo izquierdo

78. En el tratamiento de los accidentes cerebrovasculares en los niños con drepanocitosis es FALSO:

a. El tratamiento trombolítico produce mejor respuesta que en los debidos a otras etiologías

b. Debe realizarse exanguinotransfusión parcial

c. El tratamiento incluye el mantenimiento de valores normales de glucemia y evitar la hipertermia y la hipotensión

79. Cuando se utiliza ventilación con presión de soporte, el tiempo inspiratorio es variable, pudiendo estar muy alargado cuando:

a. Existen fugas alrededor del tubo endotraqueal

b. La presión de soporte programada es baja

c. La PEEP utilizada es alta

80. Sobre los errores de la pulsioximetría en algunas circunstancias, es FALSO:

a. La hiperbilirrubinemia no interfiere en las lecturas del pulsioxímetro

b. En la intoxicación por monóxido de carbono, la carboxihemoglobina se lee como oxihemoglobina y la medición se sobreestima

c. En la metahemoglobinemia se infravalora la medición de la oxihemoglobina por el pulsioxímetro

81. La interacción cardiorrespiratoria es un elemento importante en niños con circulación de Fontan. Es FALSO que:

a. La extubación y retirada de la presión positiva disminuye la presión en vena cava y el flujo pulmonar

b. El flujo pulmonar es máximo durante la inspiración de ventilación espontánea y mínimo con una maniobra de Valsalva

c. El flujo pulmonar es el determinante clave del gasto cardiaco de estos pacientes

82. En los sistemas de oxigenoterapia de alto flujo todo el gas es aportado por el dispositivo, y entre éstos se incluye:

a. Mascarilla Venturi

b. Mascarilla con reservorio

c. Cánulas nasales

83. La resistencia de las vías aéreas en la ventilación mecánica puede estimarse mejor con:

a. Diferencia entre presión pico y presión meseta en modalidad de volumen controlado

b. Diferencia entre presión pico y PEEP en modalidad de volumen controlado

c. Diferencia entre presión pico y PEEP en modalidad de presión controlada

84. Cuál de los siguientes aspectos relacionados con la ventilación no invasiva en el niño es FALSO:

a. Las cánulas nasales suelen ser peor toleradas que las mascarillas

b. Es muy importante tener en cuenta la comodidad del paciente en todo momento

c. El inicio de la ventilación con parámetros bajos con aumento progresivo posterior, suele favorecer la adaptación del paciente

85. Indique la respuesta incorrecta relacionada con la indicación de la administración de concentrados específicos de factores de la coagulación:

a. Concentrado de antitrombina III si no se consigue una correcta anticoagulación con heparina

b. Concentrado de complejo protrombínico en pacientes con anticoagulantes orales que precisan revertir la anticoagulación por hemorragia que comprometa la vida

c. Concentrado de factor XIII en pacientes con hemofilia B

86. En un niño de 5 años con ventilación de alta frecuencia oscilatoria, si la vibración disminuye de forma evidente y aumenta la PaCO2 sin haber cambiado los parámetros del aparato, lo primero que debe pensarse es que:

a. El paciente ha hecho un neumotórax

b. El paciente necesita ser aspirado

c. Se ha desinflado el balón del tubo endotraqueal

87. La modalidad de ventilación mixta o de volumen controlado y flujo decelerado se diferencia de la de volumen controlado en:

a. La presión está controlada y se programa

b. No se programa pausa inspiratoria

c. No se puede combinar con presión de soporte para el destete

88. La causa más frecuente de un tiempo de protrombina prolongado en los niños ingresados en cuidados intensivos es:

a. Enfermedad hepática

b. Déficit de vitamina K

c. Tratamiento con dicumarínicos

89. En relación con la administración de óxido nítrico inhalado, es FALSO:

a. La administración continua a dosis mayor de 40 ppm no suele producir mayor beneficio

b. Deben monitorizarse las concentraciones de NO2 en el gas inspirado y las concentraciones de metahemoglobina en sangre

c. Puede retirarse rápidamente desde una concentración de 5 ppm y desde concentraciones mayores cuando no ha habido respuesta

90. Entre las posibles complicaciones de la ventilación mecánica, es FALSO:

a. La ventilación mecánica produce atrofia de los músculos respiratorios

b. La ventilación mecánica con presión positiva intermitente no tiene repercusión sobre el área esplácnica

c. Pueden producirse complicaciones hemodinámicas por aumento de la presión intratorácica media

Pediatría (Neonatología)

1 B	6 A	11 A	16 C	21 A	26 B	31 B	36 C	41 C	46 B	51 B	56 A	61 B	66 A	71 C	76 C	81 A	86 A
2 A	7 B	12 C	17 A	22 A	27 C	32 A	37 B	42 B	47 C	52 C	57 B	62 B	67 C	72 A	77 B	82 A	87 A
3 A	8 A	13 A	18 A	23 B	28 B	33 A	38 B	43 C	48 B	53 A	58 A	63 A	68 A	73 A	78 B	83 A	88 A
4 C	9 A	14 A	19 A	24 A	29 C	34 C	39 A	44 A	49 B	54 C	59 A	64 A	69 B	74 C	79 A	84 A	89 C
5 A	10 A	15 B	20 B	25 B	30 B	35 B	40 C	45 B	50 B	55 B	60 A	65 C	70 C	75 A	80 A	85 A	90 C

1. No se contempla como tratamiento dietético en el déficit de 3-OH Acil Coa deshidrogenasa de cadena larga:

a. Evitar el ayuno prolongado
b. Suprimir de la dieta los MCT (triglicéridos de cadena media)
c. Restricción de la dieta de LCT(triglicéridos de cadena larga)

2. Señale la FALSA acerca del Síndrome nefrotico congénito:

a. Debe sospecharse en madres con una disminución en líquido amniótico de los niveles de alfa-fetoproteína debido a la pérdida proteica del feto
b. Las características clínicas incluyen proteinuria masiva, hipoalbuminemia, hiperlipidemia y edema
c. La forma Finlandesa está causada por mutaciones en NPHS1, el gen que codifica la nefrina, que se encuentra en el brazo largo del cromosoma 19

3. Acerca del tratamiento de la sífilis congénita en el recién nacido:

a. El tratamiento de elección es la Penicilina G sodica por vía IV o penicilina procaína IM
b. Si existe alergia demostrada a penicilina, podría administrarse ampicilina
c. Ambas correctas

4. Sobre la Gastrosquisis-Onfalocele

a. Relacion varon: mujer: 1:1 en onfalocele 3:1 en gastrosquisis
b. Otras malformaciones asociadas:10-20% en onfalocele;45-80% en Gastrosquisis
c. Tamaño del defecto: Gastrosquisis < 4cm Onfalocele > 4cm

5. Qué hallazgo no es típico del Síndrome de Smith-Lemli-Opitz:

a. Niveles de colesterol elevados
b. Niveles elevados de 7 dehidrocolesterol
c. Niveles elevados de 8 dehidrocolesterol

6. Tumor más frecuente de la placenta:

a. Corioangioma
b. Coriocarcinoma
c. No se han descrito tumores placentarios primarios

7. La transformación de testosterona en su metabolito activo (dihidrotestosterona) lo cataliza la siguiente enzima:

a. 20-Deshidrogenasa
b. 5-a Reductasa
c. CYP 19 Aromatasa

8. Dentro de las fases de procesamiento de los hemoderivados se realiza la leucorreducción y la irradiación de los mismos. Ésta última medida es la que se ha demostrado más eficaz en la prevención de una de las siguientes complicaciones asociadas a la transfusión de hemoderivados:

a. La enfermedad de injerto contra huésped asociada a la transfusión
b. Reacción febril no hemolítica
c. Transmisión de CMV

9. En los pacientes con ventrículo único y estenosis subaórtica , se realiza la cirugia de Damus-KayeStansel. ¿En qué consiste?

a. La anastomosis de la arteria pulmonar principal a la aorta ascendente
b. La anastomosis de la vena cava superior a la arteria pulmonar derecha
c. La anastomosis de la aurícula derecha (proximal a la vena cava superior) a la arteria pulmonar

10. En cuál de las siguientes enfermedades metabólicas no esperaría encontrar unos niveles elevados de amonio en sangre:

a. Fenilcetonuria   b. Citrulinemia   c. A+B

11. En cuál de las siguientes glucogenosis con afectación hepática existe, además, afectación renal:

a. Tipo Ia (Déficit de glucosa-6-fosfatasa)
b. Tipo III (Déficit de enzima desramificante)
c. Tipo IV (Déficit de enzima ramificante)

12. Sobre la asociación de cardiopatías congénitas y síndrome pediátricos, es FALSO:

a. Estenosis aórtica o pulmonar supravalvular y síndrome de Beuren-Williams
b. Estenosis pulmonar periférica y síndrome de Alagille
c. Comunicación interventricular y embriopatía rubeólica

13. El Síndrome de Bartter no se acompaña de:

a. Hipertensión
b. Aumento en la eliminación urinaria de prostaglandina E2
c. Aumento de la eliminación de cloro y sodio por la orina

14. Los siguientes factores son de mal pronóstico en el neuroblastoma, EXCEPTO:

a. Edad menor de un año
b. Amplificación del oncogén N-Myc
c. Ambas son correctas

15. En un recién nacido con parálisis braquial en el que a la exploración presenta el brazo flexionado, el antebrazo en supino con el hombro en una posición normal y la muñeca y los dedos flácidos ¿A qué nivel del plexo braquial se ha producido la lesión?

a. C4 a C6   b. C8 a T1   c. C5 a C6

16. Acerca de El síndrome de Beckwith-Wiedemann (SBW):

a. Mayor susceptibilidad que la población general a desarrollar cancer
b. El SBW se debe a alteraciones genéticas complejas
c. Ambas son correctas

17. Las proteínas mayoritarias en el calostro son:

a. Lactosuero
b. Caseína
c. Las dos proteínas se encuentran en igual proporción en el calostro

18. ¿Dónde se localizan los genes responsables de un patrón de herencia materno?

a. En la mitocondría
b. En el cromosoma X
c. En el núcleo celular de los autosomas

19. señale la FALSA acerca de la circulación fetal:

a. Alrededor del 80% de la sangre de la vena umbilical pasa por el conducto venoso y entra directamente en la vena cava inferior
b. La sangre de la vena cava superior está menos oxigenada que la proveniente de la cava inferior
c. Existe una elevada resistencia vascular pulmonar y una baja resistencia vascular sistémica

20. Parte del intestino dónde se produce la absorción de vitamina B-12:

a. Ileon terminal
b. Duodeno
c. Colon ascendente

21. El Síndrome de "Maullido de gato" se debe a

a. Delección terminal del brazo corto del cromosoma 5

b. Delección terminal del brazo largo del cromosoma 5

c. Delección terminal del brazo largo del cromosoma 8

22. Relación entre la anemia de Diamond-Blackfan(D-B) y la anemia de Fanconi (F)y las características clínicas que las distinguen:

a. Anemia de Diamond-Blackfan – afectación sólo de la eritropoyesis

b. Anemia de Fanconi – menor fragilidad cromosomica que en la de D-B

c. Anemia de Fanconi – anemia desde el nacimiento

23. Qué tipo de herencia tiene el déficit de ornitina transcarbamilasa (OTC):

a. Recesiva ligada a X

b. Dominante ligada a X

c. Autosomica recesiva

24. Las malformaciones esófago traqueales mas frecuentes por orden decreciente son:

a. Atresia de esófago y fístula traqueoesofágica distal, atresia de esófago aislada, fístula traqueoesofágica sin atresia de esófago

b. Atresia de esófago y fístula traqueoesofágica distal, atresia de esófago y fístula proximal, fístula traqueo esofágica sin atresia de esófago

c. Atresia de esófago y fístula traqueoesofágica distal, fístula aislada sin atresia de esófago, atresia de esófago aislada

25. En condiciones de presión atmosférica de 760 mmHg y humedad relativa del aire de 100% respirando aire ambiente ¿Qué fórmula utilizaría para calcular la presión alveolar de oxigeno (PA 02)?

a. PA 02= Presión arterial de CO2 (Pa C02) – Presión arterial de 02 (Pa02) /3

b. PA 02= 150 x PaC02/0,8

c. PA 02= Pa02 – 1,25 x PaC02

26. ¿Cuál seria la actitud ante un recién nacido de 39 semanas de edad gestacional y 2540gr de peso al nacimiento cuya madre es portadora de EGB (en cultivo vaginal y rectal de la semana 35) que nace mediante cesárea por riesgo de pérdida de bienestar fetal con bolsa íntegra?

a. Extraer hemocultivo y observación clínica durante 24-48 h

b. Observación clínica 24-48 horas

c. Administrar 50.000 UI de Penicilina G IM la primera hora de vida y realizar hemograma y PCR a las 12 horas de vida

27. Le consultan por un recién nacido pretermino de 26s y 750gr de peso que a las 72 h comienza con distensión abdominal y restos biliosos . El estado general es bueno y en la RX de abdomen no se ve neumatosis ni calcificaciones No ha realizado meconio desde el nacimiento. Su primera impresión diagnóstica es que se trata de un íleo meconial. Ante éste diagnóstico ¿Cuál sería su actitud terapéutica?

a. Cirugía urgente para realizar ileostomia

b. Realizar un test del sudor y si este confirma que es una fibrosis quistica iniciar tratamiento con hormonas pancreáticas

c. Enema de gastrografin

28. ¿Qué es la disomia uniparental?

a. La presencia en un individuo de al menos dos líneas celulares que difieren en su genotipo (o cariotipo) derivando ambas de un cigoto único

b. La presencia en un individuo de un pareja de cromosomas homólogos ambos procedentes del mismo progenitor

c. Se refiere a la expresión diferencial de algunos genes dependiendo de su origen paternal (materno o paterno)

29. ¿Cuál de las siguientes condiciones se necesitan para una diferenciación masculina completa en un recién nacido?

a. Acción del gen SRY,

b. Producción de MIF(hormona antimulleriana)por las células de Sertoli

c. a+b son ciertas

30. En la solución intravenosa de lípidos para uso en recién nacidos (Clinoleico), el ácido graso principal es:

a. Acido palmitico C 16:0

b. Ácido oleico C 18:1

c. Ácido linolenico C 18:3

31. Acerca del Fibrosarcoma congénito:

a. Su localización más frecuente es retroperitoneal

b. Se ha identificado una translocación cromosómica que resulta en una proteína de fusión ETV6-NTRK3 hallazgo que comparte con el nefroma mesoblastico

c. A diferencia de los niños mas grandes, en el recién nacido es un tumor con un alto potencial biológico

32. Si en los resultados de un ensayo clínico se especifica que se ha realizado un análisis por intención de tratar ¿Qué población se incluye en dicho análisis?

a. Todos los pacientes aleatorizados , aunque no hayan recibido el tratamiento asignado

b. Todos los pacientes que no han abandonado el estudio por acontecimientos adversos

c. Todos los pacientes que han completado el seguimiento previsto

33. En la ecocardiografia realizada a un recién nacido hipoxemico se ve una insuficiencia tricuspidea con una velocidad pico de 4.0m/seg . No se objetiva cardiopatia estructural. ¿Qué presión pulmonar estima que tiene si la Presión Venosa Central es de 6 mmHg?

a. 70 mmHg

b. 64 mmHg

c. 58 mmHg

34. En un ensayo clínico que compara un nuevo tratamiento con placebo, se observaron diferencias estadísticamente significativas (p=0,01):

a. El nuevo tratamiento es más eficaz que el placebo

b. Las diferencias observadas no se deben al azar

c. Si la eficacia fuese la misma, habría una probabilidad del 1% de observar estas diferencias u otras todavía mayores

35. En la sepsis vertical por Listeria Monocytogenes, el tratamiento de elección es:

a. Penicilina

b. Ampicilina+aminoglucosido

c. Ampicilina

36. Sobre la laringomalacia es FALSO:

a. Es la causa más frecuente de estridor en el recién nacido y representa hasta un 60% de los problemas de laringe en la población pediátrica

b. Típicamente, el estridor se desarrolla entre la segunda y cuarta semanas de vida aunque puede estar presente desde el nacimiento

c. El llanto es afónico

37. ¿Cuál es el mejor método diagnóstico de la infección fetal por Citomegalovirus?

a. Cultivo viral de liquido amniótico

b. PCR (reacción en cadena de la polimerasa) cuantitativa de liquido amniótico

c. Medición de IgG e Ig M en sangre fetal mediante cordocentesis

38. ¿Qué alteración en el ECG produce la hipocalcemia?

a. Alarga el intervalo QT

b. Bloqueo sinoatrial

c. A+B son ciertas

39. La delección distal del cromosoma 17p da lugar al:

a. Síndrome de Miller-Dieker

b. Síndrome de DiGeorge

c. Síndrome de Wolf-Hirschhorn

40. señale la FALSA respecto a las Fórmulas para prematuros:

a. El contenido proteínico de las fórmulas para prematuros es más alto que el de las fórmulas para el niño a término (2.7 a 3 g/100 Kcal)

b. El Carbohidrato principal es la dextrino-maltosa

c. La proteína principal es la caseína

41. Le consultan por un neonato de 48 h de vida con hipotonía. Apgar 8/9. En la exploración encuentra: Reflejos tendinosos ausentes, diplegia facial, pies zambos. El nivel de CPK en suero es normal. ¿En qué enfermedad neromuscular pensaría como primera opción?

a. Distrofia muscular congénita

b. Atrofia muscular espinal

c. Distrofia miotónica congénita

42. Acerca del Metapneumovirus humano:

a. Es un virus DNA de la familia paramyxovirus

b. Puede producir infecciones del tracto respiratorio superior, bronquiolitis, crup, neumonía

c. A+B son ciertas

43. Acerca de la inmunización frente a Hepatitis B en el Recién nacido pretermino con peso al nacimiento < 2000 gr cuya madre es HBs Ag negativa:

a. Se debe inmunizar con 4 dosis de vacuna: Al nacimiento, al mes, entre el 2°-3° mes y entre el 6°-7° mes de edad cronológica

b. Verificar títulos de anti-HBs y HBsAg entre los 9 y 15 meses de edad

c. Administrar la primera dosis de hepatitis B a la edad cronológica de 30 días, independientemente de la edad gestacional, o al alta si el bebé es dado de alta antes de 30 días de edad

44. ¿Qué función tiene el factor Von Villebrand?

a. Favorecer la adhesión de las plaquetas a la matriz subendotelial

b. Estimula la producción de prostaciclina endotelial

c. Inhibe la activación del factor VIII

45. ¿Qué medida estaría indicada en el manejo de la profilaxis de la transmisión vertical del VIH en el neonato cuando la madre fue diagnosticada durante el embarazo con una carga viral de >1000 copias/ ml en la que se hizo cesárea electiva a las 38 semanas?

a. Iniciar Zidovudina oral y Lamivudina oral en las primeras 12 horas de vida

b. Iniciar Zidovudina oral en las primeras 8 horas de vida

c. Zidovudina oral + Lamivudina oral durante 4 semanas; y Nevirapina en los primeros 5 a 14 días de vida

46. Diga lo que es falso en cuanto a las fases de desarrollo pulmonar

a. Se divide en 5 fases

b. La fase canalicular ocurre entre la 5ª y 17ª semana posconcepcional

c. En la fase Canalicular se diferencian los neumocitos tipo I y II y aparecen los cuerpos camelares en los neumocitos tipo II

47. La La constante de tiempo es una medida de cuánto tardan en equilibrarse las presiones (y volúmenes) de la vía respiratoria alveolares y proximales. Señale lo FALSO respecto a dicha constante de tiempo:

a. Se calcula multiplicando la compliance por la resistencia del sistema respiratorio y se expresa en segundos

b. Se necesita un tiempo inspiratorio equivalente a 3 constantes de tiempo para equilibrar las presiones (y el volumen) en un 95%

c. El pulmón de un neonato con síndrome de distres respiratorio tiene una constante de tiempo más larga que el pulmón de un neonato sano

48. Según las recomendaciones de la Academia Americana de Pediatría, que haría con un recién nacido de 50 horas de vida y una cifra de bilirrubina total de 27 mg/dl:

a. Realizar un nuevo control de BR en 6 horas y si aumenta a un ritmo mayor de 5mg/dl iniciar tratamiento con fototerapia

b. Iniciar fototerapia y si no hay descenso de las cifras de bilirrubina a las 6 horas de 1-2 mg/dl hacer exanguinotransfusión

c. Exanguinotransfusión

49. Existen 4 tipos de Acidosis Tubular Renal (ATR) ¿Qué tipo de ATR se ve en el Síndrome de Fanconi?

a. Tipo I   b. Tipo II   c. Tipo III

50. Acerca de la producción de bilirrubina en el recién nacido

a. El primer paso de la conversión del grupo hemo a biliverdina está catalizado por la enzima HEMO OXIDASA, existiendo dos isoenzimas de la misma

b. El catabolismo de 1 mol de hemo a 1 mol de bilirrubina libera 1 mol de monóxido de carbono

c. Todas son ciertas

51. Vd. se encuentra en la sala de partos a un recién nacido en apnea y cianótico, la vía aérea está permeable y usted le estimula. A los 30 segundos, ante la falta de respuesta, usted comienza ventilación con presión positiva. A los 30 segundos, la frecuencia cardiaca del bebe es de 80 latidos/minuto. ¿Cuál seria el siguiente paso a seguir con este recién nacido?

a. Iniciar compresiones torácicas

b. Continuar la ventilación con presión positiva

c. Continuar la ventilación con presión positiva e iniciar compresiones torácicas

52. En un Recién nacido con hiperplasia adrenal congénita ¿Cuál de los siguientes hallazgos es anormal?

a. Sexo genético

b. Diferenciación gonadal

c. Genitales externos en niñas

53. Cuál es la hormona responsable del reflejo de descenso de la leche:

a. Oxitocina

b. Prolactina

c. Progesterona

54. La causa más frecuente de infección viral congénita es:

a. Rubéola

b. Herpes simple

c. Citomegalovirus

55. ¿Qué tipo de hemofilia tiene una herencia ligada a X?

a. El déficit de factor VIII y el 1% del déficit de factor IX

b. La hemofilia A y la hemofilia B

c. La enfermedad de Von Willebrand

56. La poliquistosis renal autosomica recesiva:

a. El defecto genético se encuentra en el cromosoma 6p21

b. Raramente se presenta en el período neonatal

c. En la mayoría de los casos, el gen alterado es el PKD1 situado en el cromosoma 16

57. Cuando analizamos la validez de una prueba diagnóstica, utilizamos, entre otros, los conceptos de sensibilidad, especificidad, "índice de probabilidad "para una prueba de resultado positivo:

a. Cuando una prueba tiene una sensibilidad muy elevada un resultado negativo confirma de forma eficaz el diagnóstico

b. El índice de probabilidad para una prueba con resultado positivo compara la probabilidad de que un paciente enfermo presente un resultado positivo a una prueba diagnóstica frente a la probabilidad de que se obtenga un resultado positivo en un paciente no enfermo

c. El índice de probabilidad para una prueba con resultado positivo se calcula entre la fracción de falsos negativos y la especificidad

58. Uno de los siguientes factores no es predisponente para la aparición de Nefrocalcinosis:

a. Tratamiento con tiazidas

b. Tratamiento con corticoides

c. Tratamiento con xantinas

59. Acerca de la sindactilia

a. Es la forma más común de anomalía congénita en las extremidades superiores

b. La anomalia parece ser familiar en el 80% de los casos, y el otro 20% son de aparición esporádica.

c. Ambas son correctas

60. la FALSA respecto a la Epidermolisis bullosa:

a. La variedad "juncional" tipo Herlitz es la forma más benigna y la presentación neonatal es muy poco frecuente

b. En la variedad "distrófica" el defecto molecular está en el colágeno tipo VII

c. En la "juncional" tipo Herlitz existe un defecto molecular en la laminina 5

61. Una mujer de 35 años tiene Tensiones Arteriales normales. En su primera gestación se le detecta a las 8 semanas una TA de 140/90 mmHg; en la semana 28 tiene una TA de 170/110 mmHg, sin edemas y con una proteinuria en orina de 24 h de 300mg/dl ¿Cómo clasificaría ésta gestación?

a. Hipertensión inducida por el embarazo

b. Hipertensión crónica con preeclampsia añadida

c. Hipertensión gestacional

62. La Hiperplasia adrenal congénita es una enfermedad autosomica recesiva producida por la deficiencia de una de las 5 enzimas que convierten el colesterol en cortisol. Una de las siguientes enzimas no estaría implicada en este proceso. Señálela

a. 20,22 Desmolasa

b. 17ß Hidroxilasa

c. 21-Hydroxilasa

63. Entre los hallazgos físicos al explorar a un recién nacido con displasia evolutiva de cadera se encuentran una maniobra de Barlow positiva ¿Podría decir como se lleva a cabo ésta maniobra?

a. Con el bebe en supino, se estabiliza la pelvis con una mano. Con la otra mano se flexiona la rodilla y la cadera del lado a estudiar. El pulgar de la mano del examinador debe recaer sobre el trocánter menor y la punta del dedo corazón sobre el trocánter mayor. Con la cadera y la rodilla en flexión, se ejerce una presión suave sobre el trocánter menor produciéndose un "resalte" o chasquido conforme la cabeza femoral sale del acetábulo

b. Con el bebe en supino, se estabiliza la pelvis con una mano. Con la otra mano se flexiona la rodilla y la cadera del lado a estudiar. El pulgar de la mano del examinador debe recaer sobre el trocánter menor y la punta del dedo corazón sobre el trocánter mayor. Con la cadera y la rodilla en flexión, se ejerce una abducción empujando el trocánter mayor hacia delante percibiendo un "resalte" o chasquido

c. Con el bebe en supino con las caderas y rodillas flexionadas se colocan los pies juntos y se evalúan las alturas relativas de las rodillas observándose una rodilla mas baja en el lado de la cadera afectada

64. La anatomía más frecuente en la D-Transposición de grandes vasos es:

a. Ventrículos normo posicionados. La aorta nace del ventrículo derecho y en posición anterior

b. La aorta nace en posición anterior del ventrículo anatómicamente izquierdo que esta situado a la derecha

c. La aorta sale del ventrículo posicionado a la derecha y en posición posterior

65. ¿Cuál es la pauta de corticoides prenatales en las gestaciones de riesgo de parto pretermino entre las 24-34 semanas de edad gestacional?

a. Dos dosis de 12 mg de betametasona administrada via intramuscular separadas 24 horas

b. Cuatro dosis de 6 mg de dexametasona administradas via intramuscular separadas 12 horas

c. Ambas son correctas

66. En la Trombocitopenia aloinmune neonatal en la raza blanca el antígeno plaquetario humano (HPA) que produce en el 80-90% de los casos la respuesta immune es:

a. HPA-1

b. HPA-5b

c. HPA-4

67. De las siguientes respuestas solo una es contraindicación para la lactancia materna:

a. Fibrosis quistica

b. Madre con Enfermedad de Graves en tratamiento con propiltiouracilo

c. A+B

68. señale la FALSA del antibiótico Vancomicina:

a. Es un antibiótico bactericida para el Enterococo

b. Es el antibiótico de elección para las infecciones causadas por Stafilococcus meticilin resistente y Pneumococo penicilin resistente

c. El intervalo de administración en un recién nacido prematuro de 31 semanas con 5 días de vida sería cada 12 horas

69. El síndrome de transfusión feto-feto es una complicación de las gestaciones monocoriales. El diagnóstico es ecográfico y debe cumplir lo siguientes requisitos menos uno

a. Placenta única y fetos del mismo sexo

b. Discordancia de peso entre los dos gemelos de mas de un 50%

c. Discordancia significativa de liquido amniótico entre gemelos

70. Acerca de la Holoprosencefalia

a. Malformación cerebral que ocurre durante la fase embrionaria de inducción ventral

b. La mayoría de los casos de holoprosencefalia son esporádicos

c. Ambas son ciertas

71. En un recién nacido de 10 días de vida con insuficiencia renal ¿Cuál de los siguientes hallazgos le descartaría que fuese una insuficiencia renal prerrenal?

a. Cociente BUN/creatinina (mg/ml) > 30

b. Sodio en orina £ 20 meq/L

c. Sodio en orina ‡ 50 meq/L

72. ¿Cuál es el cociente respiratorio de los hidratos de carbono?

a. 1

b. 1,71

c. 1,8

73. Los siguientes síntomas en un neonato a término nos deberían hacer pensar en un Glaucoma congénito:

a. Epifora, fotofobia y diámetro corneal > 12 mm

b. Aniridia, buftalmos y diámetro corneal 10 mm

c. Coloboma, aniridia y blefaroespasmo

74. La heterocromia del iris (diferencia de coloración entre los dos iris) puede aparecer asociado a distintos sindromes. Señale en cuál de los siguientes no aparece:

a. Megacolon aganglionico (Enfermedad de Hirschprung)

b. Síndrome de Waardenburg

c. En los dos anteriores puede aparecer ese hallazgo

75. El índice de CRIB (Clinical Risk Index for Babies) es un índice de riesgo para recién nacidos menores de 1500 gramos o menores de 31 semanas de gestación sin malformaciones congénitas letales que contempla las siguientes variables:

a. Peso al nacimiento, edad gestacional, presencia o ausencia de malformaciones, máxima y mínima Fi02 requerida en las primeras 12 horas de vida, máximo déficit de bases en las primeras 12 horas de vida

b. Peso al nacimiento, edad gestacional, presencia o ausencia de malformaciones, máxima y mínima Fi02 requerida en las primeras 24 horas de vida, máximo déficit de bases en las primeras 24 horas de vida,

c. Peso al nacimiento, edad gestacional, presencia o ausencia de malformaciones, máxima Fi02 requerida en las primeras 12 horas de vida, mínimo bicarbonato en las primeras 12 horas de vida

76. La primera evaluación que hacemos en los primeros segundos para decidir si un recién nacido necesita reanimación se centra en la respuesta a 4 preguntas clave. Una de las siguientes preguntas no es clave para determinar nuestra actitud:

a. ¿El liquido amniótico es claro?

b. ¿El recién nacido respira o llora?

c. ¿Está sonrosado?

77. Acerca del Aciclovir

a. Es un fármaco antiviral que inhibe la síntesis de RNA viral
b. Puede producir neutropenia en un 20% de los pacientes
c. Tiene una vida media de 72 h en los pacientes con función hepática y renal normales

78. En la reanimación neonatal, debe mantener una relación de compresiones torácicas: ventilación de:

a. 3:02
b. 3:01
c. 5:02

79. El Síndrome de PHACE se caracteriza por:

a. Malformación cerebral en fosa posterior, hemangiomas faciales extensos, anomalías arteriales, anomalías cardiovasculares y anomalías oculares
b. Angiomatosis facial, coroideo y en leptomeninges
c. Hemangioma, trombopenia y coagulopatia

80. señale la FALSA respecto al Cyclopentolato oftálmico:

a. Es un alfa adrenergico
b. Puede producir entre otros efectos secundarios fiebre, taquicardia, vaso dilatación, retraso en el vaciamiento gástrico
c. El máximo efecto ocurre entre 30-60 minutos después de su administración

81. En un recién nacido con tortícolis congénita por fibrosis del músculo esternocleidomastoideo derecho, la postura que Vd encontraría seria:

a. Inclinación de la cabeza hacia el músculo afectado y rotación de la barbilla hacia el lado opuesto
b. Inclinación de la cabeza hacia el músculo afectado y rotación de la barbilla hacia el mismo lado
c. Inclinación de la cabeza hacia el músculo sano y rotación de la barbilla hacia el músculo afectado

82. Acerca de la Prostaglandina E 2 (PGE 2)como principal reguladora de la permeabilidad del Ductus Arterioso (DA):

a. Las concentraciones elevadas de cortisol en el feto disminuyen la sensibilidad del DA al efecto vasodilatador de la PGE2
b. El efecto vasodilatador de la PGE 2 en el DA se produce por su unión a los receptores estimulantes de la ciclooxigenasa
c. Ambas son correctas

83. Las mutaciones trombofilicas más frecuentes son:

a. Mutación del Factor V Leiden y la mutación del gen 20210 A de la protrombina
b. Mutación del Factor V Leiden y mutación C677T del gen de la metilentetrahidrofolatoreductasa (MTHFR)
c. Mutación en el gen de las proteínas C y S

84. Todas las siguientes alteraciones son causa de diarrea acuosa en período neonatal EXCEPTO:

a. Déficit congénito de sucrosa-isomaltasa
b. Déficit congénito de lactasa
c. Malabsorción de glucosa-galactosa

85. En los ensayos clínicos aleatorizados y controlados, para valorar la magnitud de una intervención para producir un efecto beneficioso utilizamos la reducción relativa del riesgo (RRR); la reducción absoluta del riesgo (RAR) y el numero de pacientes necesario para tratar (NNT):

a. La RAR es una medida más significativa de los efectos del tratamiento que la reducción relativa del riesgo
b. 1-RAR es el NNT
c. Si en un ensayo clínico nos sale como resultado un NNT de 9 significaría que necesitaríamos tratar a un 9% de la población para que el medicamento resultara rentable

86. señale la FALSA respecto a la interacción tiroidea feto-placenta-madre:

a. La TSH atraviesa fácilmente la placenta
b. El Yodo materno atraviesa mejor la placenta que la T4
c. La TRH atraviesa peor la placenta que el Yodo materno

87. La interrupción del arco aórtico se clasifica anatómicamente en tres tipos A, B, C. Al respecto del tipo A:

a. La interrupción es distal a la arteria subclavia izquierda. Se asocia a la Transposición de grandes vasos
b. El tipo A es el mas frecuente. Se asocia con síndrome de DiGeorge y origen anómalo de arteria subclavia derecha
c. Es el tipo menos frecuente y la interrupción se origina entre la arteria innominada derecha y arteria carótida izquierda

88. Tratamiento de elección de las pausas de apnea asociadas a la prematuridad:

a. Citrato de cafeína oral
b. Aminofilina IV
c. Cualquiera de las dos anteriores

89. Anomalías mas frecuentemente encontradas en la asociación CHARGE:

a. Coloboma, defectos cardiacos, atresia ileal, anomalía del radio, anomalías genitales, anomalías en pabellón auricular
b. Coloboma, defectos cardiacos, atresia anal, anomalías del radio, alteración en genitales, anomalías del pabellón auricular
c. Coloboma, defectos cardiacos, atresia de coanas, retardo mental y de crecimiento, anomalías genitales (en los varones), anomalías del pabellón auricular

90. Sobre el Levetiracetam (Anticonvulsivante):

a. Es el fármaco de primera elección en las convulsiones neonatales
b. Su administración es intravenosa
c. La dosis recomendada en período neonatal es 10mg/Kg /dosis cada 24 horas

1 B	6 C	11 C	16 B	21 B	26 B	31 A	36 B	41 B	46 C	51 A	56 B	61 C	66 C	71 B	76 A	81 C	86 A
2 B	7 B	12 A	17 A	22 A	27 B	32 C	37 C	42 B	47 C	52 A	57 A	62 B	67 C	72 C	77 A	82 C	87 B
3 A	8 C	13 B	18 A	23 B	28 C	33 A	38 C	43 A	48 B	53 C	58 B	63 A	68 C	73 C	78 B	83 B	88 C
4 B	9 B	14 B	19 C	24 A	29 C	34 B	39 B	44 B	49 B	54 A	59 C	64 A	69 C	74 A	79 C	84 C	89 A
5 C	10 B	15 C	20 B	25 A	30 B	35 A	40 A	45 B	50 B	55 A	60 A	65 A	70 B	75 C	80 A	85 B	90 B

1. En la encefalomielitis diseminada aguda (ADEM), cuál es FALSA:

a. Se cree que se produce por un mecanismo inmune

b. La existencia de pleocitosis leve o hiperproteinorraquia descarta el diagnóstico

c. El inicio es habitualmente agudo, con clínica neurológica, signos focales motores y/o alteración del nivel de conciencia

2. En el Chiari tipo 1:

a. Cuando produce clínica suele ser de manera aguda

b. Es con frecuencia un hallazgo incidental de estudios de neuroimagen

c. Se asocia a mielomeningocele

3. En la malformación de Dandy-Walker no existe:

a. Agenesia de hemisferios cerebelosos

b. Dilatación quística en fosa posterior que comunica con el cuarte ventrículo

c. Hidrocefalia

4. El síndrome de Gradenigo:

a. Afecta a II y III pares craneales

b. Se produce por tromboflebitis del seno petroso inferior

c. Es secundario a una infección habitualmente vírica

5. El síndrome de Aicardi se caracteriza por:

a. Malformación de Arnold-Chiari

b. Hidranencefalia

c. Agenesia cuerpo calloso

6. Cuál no es una causa de elevaciones importantes de los niveles de CPK

a. Distrofinopatía

b. Asfixia perinatal

c. Atrofia muscular espinal

7. La neuritis óptica en los niños:

a. Se asocia a esclerosis múltiple más que en adultos

b. La pérdida importante de agudeza visual suele ser el síntoma inicial

c. Es más frecuente los casos monoculares que en los adultos

8. La enfermedad de von Hippel-Lindau:

a. Es una enfermedad autosómica recesiva

b. Los hemangioblastomas cerebelosos suelen ser el primer síntoma en la infancia

c. Los hemanigioblastomas retinianos se manifiestan por pérdida de agudeza visual

9. La tortícolis paroxística benigna:

a. Es rara antes del año de vida

b. Con el tiempo los ataques pueden evolucionar a cuadros de vértigo paroxístico o migraña

c. Tipicamente la desviación cefálica siempre es hacia el mismo lado

10. La cerebelitis aguda:

a. Afecta a niños mayores de 5 años

b. Suele ser secundaria a una infección vírica

c. El comienzo es lento con fiebre y ataxia troncal

11. Con respecto al felbamato:

a. Está indicado en el tratamiento del síndrome de West refractario

b. Tiene pocas interacciones con otros antiepilépticos

c. Se ha descrito anemia aplásica y fallo hepático

12. El cierre precoz de sutura metópica se llama:

a. Trigonocefalia

b. Oxicefalia

c. Plagiocefalia

13. Localización más frecuente de los encefaloceles en occidente:

a. Línea media frontal

b. Línea media occipital

c. Parietal

14. En el corea de Huntington:

a. Cuando el comienzo es en la infancia, habitualmente el progenitor afecto es la madre

b. Existe anticipación genética

c. Los síntoma principales son las crisis convulsivas

15. La hipertensión arterial severa puede producir paralisis de:

a. III par craneal

b. VI par craneal

c. VII par craneal

16. Con respecto a la epilepsia posttraumática:

a. Los antiepilepticos profilácticos disminuyen su incidencia

b. Es más frecuente si existe fractura deprimida o hematoma intracraneal

c. Ocurren en un 30% de los traumatismos cerrados en niños

17. El criterio clínico esencial para el diagnóstico de síndrome de Guillain-Barré es:

a. Debilidad motora progresiva y arreflexia

b. Disfunción esfinteriana

c. Ataxia troncular

18. El déficit severo de biotinidasa se caracteriza por:

a. Crisis epilépticas, síntomas dermatológicos y disminución de agudeza visual

b. Crisis epilépticas, agenesia de cuerpo calloso y lagunas retinianas

c. Crisis epilépticas, atrofia cerebelosa y trastornos de migración neuronal

19. ¿Cuál no es un síntoma de aumento brusco de la presión intracraneal en niños mayores:

a. Diplopia

b. Nausea y vómitos

c. Aumento del perímetro cefálico

20. ¿Cuál de estos fármacos no produce típicamente una neuropatía?

a. Isoniacida

b. Prednisona

c. Vincristina

21. Un niño de 15 meses con convulsiones generalizadas que posteriormente presenta coma, arreflexia, respuesta pupilar perezosa, múltiples hemorragias retinianas y hematoma subdural, sugiere como diagnóstico más probable:

a. Traumatismo craneoencefálico

b. Maltratato infantil

c. Ictus hemorrágico

22. ¿Cuál es el tumor que produce comprensión medular con más frecuencia en niños pequeños?

a. Neuroblastoma

b. Sarcoma Ewing

c. Astrrocitoma

23. La parálisis facial congénita bilateral con frecuencia acompañada de parálisis del VI pc se conoce como:

a. Parálisis de Bell
b. Síndrome de Moebius
c. Síndrome de Miller-Fisher

24. El síndrome de Sturge-Weber:

a. Es una enfermedad esporádica
b. La mancha roja vino de Oporto es habitualmente bilateral
c. El tamaño de la mancha roja vino de Oporto se relaciona con el angioma leptomeningeo

25. ¿Cuál no es una característica de la enfermedad de Menkes?

a. A Es una enfermedad autosómica recesiva
b. Existe un fallo en la absorción intestinal de cobre
c. Las radiografías óseas de los pacientes pueden sugerir una osteogénesis imperfecta

26. ¿Cuál de los siguientes hallazgos en la exploración neurológica presenta habitualmente un niño con coma metabólico?

a. Midriasis reaciva
b. Focalidad neurológica
c. Movilientos oculares desconjugados

27. ¿Cuál es FALSA en la hipertermia maligna?

a. Es desencadenada por algunos anestésicos inhalados
b. La clínica consiste en debilidad lentamente progresiva de miembros inferiores y febrícula
c. El tratamiento es el cese de la anestesia y la administración de dantrolene

28. La incontinencia pigmenti:

a. Es una enfermedad neurocutánea autosómica recesiva
b. Es raro que se presente en el periodo neonatal
c. Los síntomas neurológicos más frecuentes son convulsiones y retraso psicomotor

29. El aumento benigno del espacio subaracnoideo:

a. Es una causa rara de macrocefalia en la infancia
b. En ocasiones precisan derivación ventriculoperitoneal
c. En general los pacientes tienen una exploración neurológica y un desarrollo psicomotor normal

30. En el síndrome de Sturge-Weber:

a. Las calcificaciones intracraneales paralelas son frecuentes en el recién nacido
b. Se acompaña con frecuencia de hemiparesia y hemianopsia
c. El angioma facial afecta exclusivamente a las regiones 2ª y 3ª rama del V pc

31. Para establecer la muerte cerebral en un niño de 1 mes de vida es necesario

a. Dos exploraciones clínicas y dos registros electroencefalográficos que muestren inactividad eléctrica cerebral separados al menos 24 horas
b. Una exploración clínica y un registro Electroencefalográfico que muestre inactividad electrica cerebral junto a una angiografía cerebral que demuestre ausenta de circulación arterial intracraneal
c. Dos exploraciones clínicas y dos registros electroencefalográficos que muestren inactividad eléctrica cerebral separados al menos 48 horas

32. ¿Cuál no es un síntoma de la herniación cerebelosa?

a. Parálisis de pares craneales bajos
b. Rigidez de cuello y tortícolis
c. Hemianopsia homónima

33. En la neurofibromatois tipo 1 no es un criterio diagnóstico:

a. Imágenes de vacuolización mielínica en la RM
b. Glioma óptico
c. Uno o más parientes de primer grado afectos de la enfermedad

34. La herniación de disco lumbar

a. Es frecuente en la edad infantil
b. Es más frecuente por traumatismos
c. El diagnóstico se realiza mediante radiografía columna

35. ¿Cuál de estos pares craneales no se encuentra afectado en la enfermedad de Werdnig-Hoffmann?

a. III par
b. VII par
c. X par

36. El temblor esencial:

a. No afecta nunca a cabeza o cuello
b. Aumenta con los movimientos de precisión
c. Se recomienda la administración de alcohol como tratamiento porque mejora la clínica

37. La escala de medida del coma de Glasgow:

a. Valora los siguientes parámetros: apertura ocular, respuesta verbal, respuesta motora y reflejos oculocefálicos
b. Puede ser aplicable desde el periodo neonatal
c. Define el TCE grave si la puntuación es igual o menor a 8

38. Se denomina ictus por arteriopatía postvaricela a aquella arteriopatía que se produce si:

a. El enfermo ha tenido una varicela en los 30 días previos al ictus
b. El enfermo ha tenido una varicela en los 6 meses previos al ictus
c. El enfermo ha tenido una varicela en los 12 meses previos al ictus

39. En relación a la encefalitis herpética:

a. No se debe iniciar el tratamiento sin confirmación diagnóstica
b. El aciclovir consigue disminuir la mortalidad pero no las secuelas
c. Las lesiones neuropatológicas tienen preferencia por los lóbulos occipitales

40. Con respecto a la neurofibromatosis tipo 1:

a. Las manchas café con leche son una manifestación constante de la enfermedad
b. La aparición de nódulos de Lisch en el iris no es edad dependiente
c. Los meningiomas son los tumores asociados más frecuentes

41. La paralisis de Bell:

a. Habitualmente es bilateral
b. Habitualmente afecta a la porción intratemporal del nervio facial
c. Es frecuente la aparición de vesículas en el pabellón auricular ipsilateral

42. En la distrofia muscular congenita por déficit severo de laminina alfa 2 (merosina):

a. Los enfermos tienen retraso intelectual severo
b. La progresión clínica de la patología muscular es suele ser muy lenta o nula
c. La resonancia magnética cerebral suele ser normal

43. Con respecto al retraso mental:

a. Es más grave si se detecta antes de los dos años
b. Existe siempre en los niños con microcefalia
c. El más frecuente es de origen perinatal

44. Causa más frecuente de empiemas subdurales en los niños pequeños:

a. Sinusitis
b. Meningitis
c. Traumatismo craneal penetrante

45. ¿Cuál de las siguientes manifestaciones permite diferenciar un espasmo del sollozo de una crisis epiléptica generalizada tónica y/o clónica?

a. Pérdida de control de esfínteres
b. Duración del ataque
c. Normalidad del EEG intercrítico

46. El riesgo de desarrollar epilepsia tras una crisis febril es mayor

a. En niños mayores de dos años
b. En las crisis febriles simples
c. Si existe enfermedad neurológica previa

47. Un paciente con sospecha de síndrome de Guillain-Barré ingresa en el hospital y comienza con debilidad progresiva y arreflexia rotuliana y aquilea. ¿Qué prueba convendría realizar?

a. Determinación de CPK
b. Electrocardiograma
c. Prueba de función respiratoria

48. Las crisis neonatales que con menos frecuencia se asocian a anomalías paroxísticas críticas en EEG son:

a. Clónicas focales
b. Sutiles
c. Mioclónicas

49. Una paciente con miastenia gravis se queda embarazada y da a luz un bebe a término con test de Apgar de 2 y 3 al 1 y 5 mn de vida respectivamente. El niño tiene un llanto débil y apenas respira. La medida más importante para tratar a este niño consiste en:

a. Administrar adrenalina
b. Intubación endotraqueal
c. Administración de edrofonio

50. En relación a las crisis neonatales:

a. El neonato tiene menor riesgo de crisis que el niño o el adulto
b. Las crisis tonico-clónicas no suelen producirse
c. Las crisis de etiología metabólica son las más frecuentes

51. La etiología más frecuente de la infección congénita es:

a. Citomegalovirus
b. Rubeola
c. Toxoplasma

52. En un niño con asfixia al nacer, la recuperación de la normalidad del patrón electroencefalográfico indica buen pronóstico si esta se realiza antes de:

a. 7 días
b. 14 días
c. 21 días

53. El síndrome de alcohol fetal es una causa frecuente de retraso psicomotor, que se caracteriza por:

a. Macrocefalia
b. Ataxia truncal
c. Retraso de crecimiento pre y postnatal

54. La manifestación inicial más común en la adrenoleucodistrofia infantil ligada al X es:

a. Empeoramiento del rendimiento escolar
b. Nauseas o vómitos
c. Crisis convulsivas

55. La epilepsia parcial benigna idiopática con paroxismos rolándicos:

a. Es frecuente encontrar historia familiar
b. Nunca presentan generalización secundaria
c. Las anomalías electroencefalográficas aumentan durante la ELI e HPV

56. En un pseudotumor cerebri puede aparecer:

a. Focalidad neurologica
b. Diplopia
c. Pleocitosis de LCR

57. El método diagnóstico de imagen, de elección en el estudio de la asfixia perinatal, es:

a. RMN cerebral
b. Tomografía por emisión de positrones
c. Ecografía doppler cerebral

58. En la ataxia de Friedreich, es FALSO:

a. Existen alteraciones esqueléticas: escoliosis, pies cavos
b. Existe disminución del cociente intelectual
c. El signo de Romberg es positivo

59. ¿Cuál de las siguientes es una característica de las miopatías congénitas?

a. Los niveles séricos de CPK siempre están elevados
b. La normalidad inicial del EMG excluye el diagnostico
c. Incidencia de procesos de hipertermia maligna asociados a anestesia en algunos casos

60. ¿Cuál de las siguientes es la definición más exacta de un alelo?

a. Dos genes situados en loci homólogos en sus cromosomas respectivos
b. Un gen que posee un efecto específico sobre un individuo heterocigoto
c. Un gen específico en un lugar específico de un mismo cromosoma

61. Un paciente de 15 meses con un mielomeningocele lumbar bajo reparado, se ha mantenido en buena situación hasta hace 5 días, en que comienza con estridor, problemas para la alimentación y rigidez en los brazos. En la exploración se aprecia estridor inspiratorio con apnea intermitente. La laringoscopia directa revela una parálisis de cuerdas vocales. El diagnóstico más probable es:

a. Laringotraqueobronquitis
b. Medula anclada
c. Chiari tipo II

62. ¿Cuál no es una característica del síndrome de Landau-Kleffner?

a. Comienzo entre los 3 y 8 años
b. Afasia adquirida predominantemente expresiva
c. Trastorno de conducta y de la personalidad

63. En la enfermedad de Steinert:

a. Se hereda con carácter autosómico dominante
b. El fenómeno miotónico aparece en el periodo neonatal
c. Se acompaña de mialgia

64. Un chico de 13 años se queja de cefalea y problemas visuales. Además ha notado un aumento de la sed y de la diuresis. No muestra de momento ningún signo de pubertad. El diagnóstico más probable es:

a. Craneofaringioma
b. Neurofibromatosis
c. Síndrome diencefálico

65. La hidrocefalia posthemorrágica no se caracteriza por:

a. Crecimiento del perímetro cefálico de 0,5 cm/semana
b. Clínica de hipertensión intracraneal
c. Clínica de fontanela abombada, diástasis de suturas y aumento del perímetro cefálico que aparece de forma insidiosa en semanas o meses

66. Un niño de 7 años con mala dentición presenta cefaleas frontales persistentes, fiebre e irritabilidad desde hace 5 semanas. La presión de apertura del LCR durante la punción lumbar es de 250 mmHg; el número de leucocitos es 120 con un 75% de neutrófilos, la glucorraquia de 80 mg/dl y la proteinorraquia de 95 mg/dl. Los resultados de la punción del GRAM y el cultivo son negativos. ¿Qué habría que hacer a continuación?

a. Cultivo de LCR para tuberculosis
b. Determinación del antígeno criptocócico
c. TAC craneal

67. En una adolescente de 15 años con episodios recurrentes de pérdida de conocimiento, en alguna ocasión acompañado de clonismos, sin respuesta a tratamiento antiepiléptico y EEG repetidos normales, ¿Cuál es el diagnóstico más probable?

a. Tumor cerebral
b. Cardiopatía congénita
c. Síncope

68. Con respecto a los espasmos infantiles del síndrome de West:

a. Son más frecuentes en el sueño profundo
b. Siempre son en flexión
c. En ocasiones se acompañan de movimientos oculares o sutiles de los hombros

69. En las enfermedades peroxisomales la anormalidad bioquímica más común es:

a. Hiperamoniemia
b. Hipercolesterolemia
c. Elevación de ácidos grasos de cadena muy larga

70. Se establece un diagnóstico de adrenomieloneuropatía en un varón de 50 años, que había sido erróneamente diagnosticado de esclerosis múltiple con anterioridad, es FALSO:

a. Todas sus hijas son portadoras de ALD
b. Si existe ALD en otros miembros de la familia, probablemente estos padecerán la forma más leve del adulto y no la forma cerebral infantil grave
c. Su función suprarrenal probablemente es normal

71. Un niño de 4 meses, previamente sano, empieza con hipotonía progresiva y dificultad para la alimentación. En la exploración física se aprecia macroglosia, ritmo de galope y taquicardia, hipotonía severa y un psiquismo conservado. Los estudios de laboratorio revelan una glucemia normal y el electrocardiograma taquicardia sinusal con acortamiento del intervalo PR. La prueba diagnóstica más útil será:

a. Biopsia de piel
b. Biopsia muscular
c. Punción lumbar

72. La ptosis palpebral adquirida no es un síntoma de:

a. Botulismo
b. Miastenia gravis
c. Hipertiroidismo

73. Todo lo siguiente causa crisis neonatales, EXCEPTO:

a. Lisencefalia
b. Incontinencia pigmenti
c. Espina bífida

74. Un recién nacido a término, de una madre sana, con un embarazo y parto sin problemas desarrolla una crisis focal izquierda durante 15 minutos. La exploración física realizada 2 horas después muestra mínima hemiparesia izquierda. El paciente se encuentra afebril y alerta. La glucemia, el calcio sérico y los electrolitos son normales al igual que el hemograma. ¿Cuál sería el paso siguiente para el diagnóstico?

a. RM cerebral
b. Punción lumbar
c. EEG

75. Una niña de 12 años sufre sacudidas repetitivas de miembros superiores al despertarse que le molestan al peinarse y cepillarse los dientes y desaparecen a mitad de la mañana. A los 14 años sufre una crisis tonicoclónica generalizada durante 5 minutos, mientras se encuentra en el colegio. Los resultados del examen neurológico son normales y el EEG muestra puntas y ondas irregulares a una frecuencia de 4-6Hz, sobre todo con la estimulación luminosa intermitente. ¿Cuál de los antiepilépticos siguientes estaría más indicado?

a. Etoxusimida
b. Carbamacepina
c. Acido valproico

76. ¿Cuál de los siguientes hallazgos es común en la glucogenosis Ia y en la glucogenosis III?

a. Hepatomegalia
b. Cataratas
c. Retraso mental

77. ¿Qué tumor intracraneal de los siguientes tiene peor pronóstico?

a. Meduloblastoma
b. Astrocitoma hemisférico
c. Ependimoma cerebeloso

78. ¿Cuál de los siguientes hallazgos permite diferenciar el déficit de galactocinasa y la galactosemia?

a. Cataratas
b. Hipoglucemia
c. Aumento de galactitiol

79. La administración de carbamazepina puede producir los siguientes efectos secundarios, EXCEPTO:

a. Rash cutáneo
b. Aumento de las transaminasas
c. Litiasis renal

80. En relación al tratamiento profiláctico de las convulsiones febriles:

a. No hay prevención total de las crisis febriles
b. Se prefiere siempre la profilaxis intermitente con diazepam a la continua con valproato
c. Se mantiene el tratamiento hasta un año después de la crisis febril

81. La enfermedad neuromuscular hereditaria más frecuente es:

a. Miopatía nemalínica
b. Distrofia miotónica de Steinert
c. Distrofia muscular de Duchenne

82. En el síndrome de Lennox-Gastaut, señale la FALSA:

a. Las crisis tónicas son las más frecuentes
b. Se manifiesta en niños a partir del año de edad
c. Es habitualmente idiopático

83. Un niño de 15 años refiere cefalea recurrente, dolor progresivo de cuello y disfunción vesical en los últimos 7 meses. En la exploración física llama la atención la rigidez de nuca y la espasticidad en los miembros inferiores. La prueba diagnóstica más adecuada es:

a. Punción lumbar
b. RM craneal
c. RM lumbosacra

84. Una niña de 18 meses comienza bruscamente con episodios de caída al suelo, ataxia y rechazo para caminar o sentarse. Estos episodios duran 1º minutos y han ocurrido de forma ocasional en los últimos dos meses: Los hallazgos en la exploración física son normales salvo nistagmus horizontal. El diagnostico más probable es:

a. Neurinoma del acústico
b. Astrocitoma cerebeloso
c. Vértigo paroxístico benigno

85. ¿Cuál de los siguientes métodos terapéuticos se considera menos eficaz en el tratamiento de un RN con asfixia perinatal y encefalopatía hipóxico-isquémica grave?

a. Administración de dopamina que además mejora el flujo renal
b. Corticoides sistémicos
c. Anticonvulsivantes como el fenobarbital, si convulsiones frecuentes y prolongadas

86. Un lactante de 13 meses es encontrado en estado de coma después de quedarse dormido más de lo habitual. En la exploración física está febril, tiene un peso y talla normales, pero el hígado se palpa a 4 cm del reborde costal. La glucemia es de 15 mg/dl, el bicarbonato es de 20 mEq/L, urea 35 mg/dl, amonio 295 micromol/L, AST de 320 U/L, ALT de 425U/L y la bilirrubina normal. La orina no contiene glucosa, cuerpos cetónicos, proteínas ni sustancia reductoras ¿Cuál sería el diagnóstico más probable?

a. Deficiencia de acil-coA deshidrogenasa de los acidos graos de cadena media
b. Deficiencia de glucosa-6-fosfatasa (Glucogenosis tipo I)
c. Hiperinsulinismo congénito

87. Estos estados se asocian a ataxia aguda EXCEPTO uno:

a. Sobredosis aguda de fenitoína
b. Sobredosis aguda de paracetamol
c. Síndrome postvaricela

88. La lesión neurológica aguda más frecuente en el recién nacido pretérmino es:

a. Encefalopatía hipóxico-isquémica
b. Leucomalacia periventricular
c. Hemorragia de la matriz germinal- hemorragia intraventricular

89. Con respecto al tratamiento antiepiléptico:

a. La determinación de los niveles de los fármacos de debe realizar en ayunas, antes de tomar la medicación
b. Las recidivas de las crisis tras la suspensión del tratamiento, no suelen ocurrir en el primer año de la retirada
c. Las epilepsias sintomáticas en general recurren con menos frecuencia que las idiopáticas

90. La fijación visual de los neonatos se asocia a uno de los siguientes estados de conducta de Prechtl:

a. Somnoliento
b. Tranquilo y alerta
c. Despierto y activo

1 C	6 C	11 A	16 C	21 C	26 C	31 A	36 A	41 A	46 C	51 B	56 A	61 B	66 B	71 C	76 A	81 B	86 A
2 A	7 B	12 A	17 B	22 B	27 B	32 A	37 B	42 B	47 B	52 A	57 A	62 A	67 B	72 B	77 A	82 C	87 C
3 B	8 B	13 C	18 B	23 A	28 B	33 B	38 A	43 A	48 B	53 A	58 A	63 C	68 C	73 B	78 C	83 A	88 B
4 B	9 C	14 B	19 B	24 A	29 C	34 A	39 A	44 A	49 A	54 C	59 A	64 B	69 C	74 A	79 C	84 C	89 C
5 C	10 A	15 A	20 C	25 C	30 C	35 C	40 C	45 A	50 B	55 A	60 B	65 B	70 A	75 A	80 B	85 C	90 C

1. La localización más frecuente del astrocitoma en niños es:

a. Hemisferio cerebral
b. Estructuras de la línea media profunda
c. Cerebelo

2. Respecto a los rabdomiosarcomas es falso que:

a. La órbita se considera una localización desfavorable
b. Los de localización vaginal suelen ser de histología botroide
c. Más del 50% son de histología embrionaria

3. La traslocación t (2;13) se asocia a:

a. Fibrosarcoma
b. Rabdomiosarcoma alveolar
c. Sinoviosarcoma

4. Acerca del osteosarcoma en los huesos largos:

a. Generalmente afecta la diáfisis y menos la porción metafisaria
b. Generalmente afecta la metáfisis y menos la porción diafisaria
c. No hay diferencia entre la afectación metafisaria y diafisaria

5. Es falso en el síndrome mielorpoliferativo transitorio asociado a Síndrome de Down que:

a. Los blastos suelen ser de estirpe megacariocítica
b. El porcentaje de blastos en sangre periférica suele ser mayor que en médula ósea
c. No son clonales

6. Es falso sobre el tumor rabdoide renal que:

a. Es más frecuente en los primeros 2 años de vida
b. Suele metastatizar
c. Deriva de las células musculoesqueléticas

7. Es falso acerca del sarcoma sinovial:

a. Es la forma histológica más frecuente dentro de los sarcomas no rabdomiosarcoma en adolescentes
b. Afecta con mayor frecuencia la extremidad superior
c. Se asocian a la traslocación t(X;18)

8. ¿Cuál de la localización más frecuente de los rabdomiosarcomas?

a. Tracto genitourinario
b. Cabeza y cuello
c. Extremidades

9. Por orden de frecuencia el Sarcoma de Ewing metastatiza a:

a. Huesos>Pulmones>Médula ósea
b. Pulmones>Médula ósea>Huesos
c. Pulmones>Huesos>Médula ósea

10. El desarrollo de segundos tumores en la Enfermedad de Hodgkin es la complicación tardía más seria. Es falso que:

a. La leucemia linfoblástica aguda representa el 2º tumor más frecuente en estos pacientes
b. Suele ocurrir a los 5-10 años de finalizar el tratamiento
c. La incidencia de tumores sólidos aumenta con el tiempo con una latencia de 20 o más años

11. En el estadiaje de las metástasis del meduloblastoma:

a. M1 corresponde a células tumorales encontradas microscópicamente en el líquido cefalorraquídeo
b. M2 corresponde a nódulos encontrados en el espacio subaracnoideo espinal
c. M3 corresponde a metástasis extraneurales

12. La localización primaria intraabdominal de los sarcomas no rabdomiosarcomas se relaciona con:

a. Mayor riesgo de recaída local
b. Mayor riesgo de metástasis
c. Mejor supervivencia que en otras localizaciones

13. Es FALSO sobre los teratomas sacrococcigeos:

a. Son los tumores germinales más frecuentes en la infancia
b. Son los tumores germinales extragonadales más frecuentes
c. Son más frecuentes en niños

14. Sobre la criptorquidia es FALSO:

a. Se asocia a un mayor riesgo de tumores testiculares
b. El tipo histológico más frecuente es del seno endodérmico
c. Suele manifestarse en la 4ª década de vida

15. Según la clasificación TNM del melanoma un melanoma de 4 mm de profundidad, no ulcerado con afectación de 3 ganglios y metástasis pulmonares corresponde a:

a. T3aN2M2
b. T4a N3M1
c. T3aN1M1

16. El tumor primario más frecuente de la región pineal es:

a. Astrocitoma
b. Pinealoblastoma
c. Tumor de células germinales

17. El tumor de Wilms metastatiza con mayor frecuencia en:

a. Pulmón y huesos
b. Pulmón e hígado
c. Pulmón y médula ósea

18. Es falso sobre el meduloblastoma:

a. Tiene peor pronóstico en menores de 3 años
b. Es más frecuente en niñas
c. Es el tumor neurológico que metastatiza con mayor frecuencia

19. El tumor espinal intramedular más frecuente en niños es:

a. Ependimoma
b. Astrocitoma
c. Oligodendroglioma

20. Los siguientes síndromes paraneoplásicos se asocian al neuroblastoma, EXCEPTO:

a. Opsoclonus o ataxia cerebelar
b. Diarrea secretora por secreción de VIP
c. Secreción de ACTH

21. En el diagnóstico diferencial por inmunohistoquímica de la leucemia mieloblástica aguda la cloracetato esterasa es débil positiva o negativa en:

a. Leucemia mieloblástica aguda M3
b. Leucemia mieloblástica aguda M4
c. Leucemia mieloblástica aguda M5

22. La localización central más frecuente dentro del sarcoma de Ewing es:

a. Parrilla costal
b. Pelvis
c. Columna espinal o región paravertebral

23. La traslocación t (1;22) se associa a:

a. Leucemia aguda mieloblástica M7
b. Leucemia aguda mieloblástica M4Eo
c. Leucemia aguda mieloblástica M5b

24. Es falso acerca del síndrome de vena cava superior:

a. La causa más frecuente es el cáncer
b. El tumor más frecuentemente asociado es el linfoma no Hodgkin
c. Se llama síndrome mediastino superior cuando asocia compresión traqueal

25. Es falso sobre el retinoblastoma que:

a. Generalmente aparece de forma esporádica
b. En los casos genéticos la herencia es predominantemente dominante
c. El gen del retinoblastoma RB1 se localiza en el cromosoma 15

26. Son agentes alquilantes todos menos:

a. Temozolamida
b. Cisplatino
c. Etopósido

27. El diagnóstico diferencial de las metástasis en médula ósea del neuroblastoma indiferenciado incluye los siguientes tumores, EXCEPTO:

a. Rabdomiosarcoma
b. Osteosarcoma
c. Leucemia aguda

28. Son de origen glial los siguientes tumores cerebrales, EXCEPTO:

a. Astrocitoma
b. Gangliocitoma
c. Tumor de plexos coroideos

29. No es cierto acerca del fibrosarcoma congénito que:

a. La localización más frecuente es en las extremidades
b. Se asocia a la traslocación t(12;15)
c. Es más frecuente en niñas

30. El Síndrome de Rothmund-Thompson se asocia a un mayor riesgo de:

a. Leucemia linfoblástica aguda
b. Tumores del sistema nervioso central
c. Osteosarcoma

31. El Babinski es extensor cuando la compresión medular espinal se localiza en:

a. El cono medular
b. En la cauda equina
c. En ninguno de los dos

32. Es falso sobre el neuroblastoma con historia familiar conocida:

a. Suelen tener un curso fatal
b. La herencia es autosómica dominante
c. Suelen presentarse con múltiples tumores primarios

33. En caso de extravasación se debe aplicar frío local sin presionar en:

a. Vincristina
b. Daunomicina
c. Cisplatino

34. Es falso sobre el ameloblastoma:

a. Suele desarrollarse en los huesos frontal y temporal
b. Puede ser benigno o maligno
c. El tratamiento de elección se basa en la excisión quirúrgica

35. ¿Cuál de lo siguientes síndromes no se asocia al rabdomiosarcoma?

a. Síndrome de Li-Fraumeni
b. Neurofibromatosis tipo 1
c. Síndrome de Beckwith-Wiedemann

36. Es falso en el Sarcoma de Ewing:

a. La presencia de metástasis pulmonares tiene peor pronóstico que si son a nivel óseo o en médula ósea
b. La localización primaria en costillas se encuadra dentro de las de localización más favorable
c. El pronóstico es mejor en pacientes <10 años

37. Es un inhibidor de la mitosis:

a. Mercaptopurina
b. Vinorelbina
c. Irinotecan

38. El riesgo de trombosis 2º a la Asparaginasa se debe a que:

a. Disminuye los niveles de Antitrombina III y Plasminógeno
b. Disminuye los niveles de Antitrombina III y Proteína C
c. Disminuye los niveles de Antitrombina III y Proteína S

39. Según la clasificación de Ann Arbor en el linfoma de Hodgkin es falso que:

a. La afectación de una única cadena ganglionar y un órgano extralinfático del mismo lado del diafragma se considera un estadio IE
b. La afectación de 2 o más cadenas ganglionares del mismo lado del diafragma se considera un estadio II
c. La afectación de cadenas ganglionares a ambos lados del diafragama acompañado de infiltración esplénica se considera un estadio IIIs

40. El síndrome MEN 2B se asocia a:

a. Adenoma paratiroideo
b. Insulinoma
c. Ganglioneuromas

41. Respecto al hemangiopericitoma infantil es falso que:

a. Generalmente se presenta a partir del año de edad
b. Se localiza preferentemente en extremidades
c. El tratamiento suele ser quirúrgico en las formas localizadas

42. De los siguientes citostáticos son altamente emetizantes todos, menos:

a. Actinomicina D
b. Procarbacina
c. Ifosfamida

43. Sobre la incidencia de los tumores germinales:

a. Son más frecuentes en niñas < 15 años que en niños
b. Son más frecuentes en niñas > 15 años que en niños
c. No hay diferencia por sexos

44. En un niño < 1 año con una masa hepática no pensaría en:

a. Sarcoma embrionario
b. Hepatoblastoma
c. Metástasis de neuroblastoma

45. El tumor más frecuente en un neonato es:

a. Neuroblastoma
b. Teratoma
c. Leucemia aguda

46. Los anillos de Cabot no se ven en:

a. La intoxicación por plomo
b. La anemia perniciosa
c. La anemia sideroblástica

47. El fenómeno de Kasabach-Merritt se asocia a:

a. Hemangioma hepático difuso
b. Angioblastoma
c. Hemangioma segmentario (o Síndrome PHACES)

48. Sobre el Síndrome de Schwachman Diamond es falso que:

a. Cursa con neutropenia e insuficiencia pancreática exocrina y hasta en un 40% desarrollan anemia o trombopenia
b. Es algo más frecuente en niñas
c. Se trata de una enfermedad monogénica con diferentes mutaciones en el centrómero del cromosoma 6 (gen SBDS)

49. Se considera criterio hematológico de la Linfohistiocitosis Hemofagocítica a partir de:

a. Hemoglobina < 9 g/dl
b. Plaquetas < 50.000/mm3
c. Neutrófilos < 500/mm3

50. Es falso que:

a. Los eritrocitos maduros pasan varias veces al día por el bazo y los reticulocitos pasan su primera 24-48 horas en el bazo
b. El bazo se puede identificar a partir de la 4ª semana de gestación
c. Los eritrocitos atraviesan los cordones de Billroth en su salida del bazo

51. El Síndrome de Pearson se caracteriza por todo menos:

a. Anemia sideroblástica refractaria con vacuolización de los precursores mieloides y eritroides en médula ósea

b. Asocian con frecuencia disfunción pancreática exocrina, retraso mental e insuficiencia hepática

c. Delección en el DNA mitocondrial

52. No es cierto sobre la leucemia B madura que:

a. Se caracteriza por la presencia de inmunoglobulinas de superficie IgG

b. La morfología corresponde al subgrupo L3 de la FAB con un citoplasma intensamente basófilo similar a los proeritroblastos

c. Supone un 1-2% de las leucemias en niños

53. Los primeros megacariocitos aparecen alrededor de:

a. 6ª semana gestacional

b. 10ª semana gestacional

c. 14ª semana gestacional

54. No es un criterio menor de la Policitemia Vera:

a. Leucocitosis (>12.000/mm3)

b. Trombocitosis (> 400/mm3)

c. Esplenomegalia

55. En el recién nacido, la hemorragia hipoprotrombinémica muestra afectación de los siguientes factores, EXCEPTO:

a. Factor XI

b. Factor VII

c. Factor X

56. La mutación a nivel del gen HFE localizado en el cromosoma 6p, se asocia a la hemocromatosis:

a. Tipo 1

b. Tipo 2

c. Tipo 3

57. Referente al metabolismo del hierro, es FALSO:

a. En el estómago, gracias al CLH, el hierro se reduce de la forma ferrosa a la férrica

b. La absorción se realiza fundamentalmente en el duodeno

c. El transporte en sangre se realiza fundamentalmente unido a una betaglobulina (la transferrina) y una pequeña parte a una apoferritina

58. Es falso sobre el linfoma anaplásico de célula grande que:

a. Los linfocitos generalmente son de estirpe B

b. Suele afectar ganglios, piel y huesos

c. Se asocia a la traslocación t(2;5)

59. En el síndrome de Down:

a. La leucemia mieloblástica aguda es más frecuente en menores de 4 años mientras que en los mayores predomina la leucemia linfoblástica aguda

b. La LMA asociada al síndrome de Down tiene peor pronóstico y se recomienda aumentar la dosis de citarabina

c. No suelen asociar alteraciones en el cariotipo salvo la trisomía 21

60. La trombopenia secundaria a secuestro esplénico puede deberse a las siguientes causas, EXCEPTO:

a. Hipotermia

b. Hipoxia neonatal o insuficiencia placentaria

c. Quemaduras

61. Sobre la esferocitosis hereditaria es falso que:

a. La severidad clínica y la respuesta a la esplenectomía dependen del grado de deficiencia de espectrina

b. En los esferocitos la concentración de sodio está disminuída y la de potasio y agua están aumentadas

c. Los defectos en la síntesis de alfa espectrina se suelen asociar a una herencia autosómica recesiva y los de beta espectrina a una herencia autosómica dominante

62. Sobre la leucemia mieloblástica aguda y el síndrome mielodisplásico secundarios a tratamiento en niños:

a. El tiempo de latencia entre el tratamiento y la aparición de LMA o SMD es más corto para los inhibidores de la Topoisomerasa II (2-3 años) y más largo para los agentes alquilantes (5-7 años)

b. El tiempo de latencia entre el tratamiento y la aparición de LMA o SMD es más corto para los agentes alquilantes (2-3 años) y más largo para los inhibidores de la Topoisomerasa II (5-7 años)

c. No hay diferencia entre unos y otros

63. La célula de Langerhans no marca para:

a. CD1a

b. S100

c. CD11c

64. Sobre la fisiopatología de la hemoglobina S:

a. El efecto solubilizador sobre la HbS es mayor para la HbA que para la HbF

b. La hemoglobina S tiene una carga eléctrica neta más alta que la hemoglobina A

c. A menor concentración de hemoglobina Fetal en las células, más leve es el cuadro clínico

65. En el diagnóstico diferencial entre la Anemia de Blackfan Diamond y la eritroblastopenia transitoria es falso que:

a. La edad de diagnóstico suele ser más precoz en la Anemia de Blackfan Diamond

b. El Ag i se normaliza en la Anemia de Blackfan Diamond en situación de remisión

c. La hemoglobina fetal aumenta en la eritroblastopenia transitoria durante la fase de recuperación

66. ¿Cuál de las siguientes complicaciones es rara encontrar en un paciente con Anemia Falciforme mayor de 5 años?

a. Necrosis avascular

b. Secuestro esplénico

c. Síndrome torácico agudo

67. En el diagnóstico diferencial entre Anemia de Fanconi y Trombopenia con ausencia de radio (TAR) es falso que:

a. La ausencia de radio y presencia de pulgar esta presente en el 100% de los casos de TAR

b. La herencia en la Anemia de Fanconi es autosómica recesiva y en la TAR está ligado al DNA mitocondrial

c. El diagnóstico de TAR suele, ser en el periodo neonatal, mientras que la Anemia de Fanconi se suele manifestar más tarde

68. Son agentes capaces de estimular la secreción de eritropoyetina todos, EXCEPTO:

a. Hormona de crecimiento

b. Hormona tiroidea

c. Estrógenos

69. ¿Cuál de las anemias hemolíticas autoinmunes primarias en los niños no suele estar mediada por IgG?

a. La hemoglobinuria paroxística a frigore

b. La anemia hemolítica por anticuerpos calientes

c. La enfermedad por aglutininas frías

70. Dentro del diagnóstico diferencial de los Síndromes de Enfermedad de Células Falciformes, el Síndrome de HbS con persistencia de hemoglobina fetal:

a. Están asintomáticos

b. Cursan con anemia normocítica leve-moderada

c. Cursan con esplenomegalia

71. Es falso sobre la trombopenia neonatal aloinmune:

a. Se debe al paso de aloanticuerpos maternos frente antígenos heredados del padre presentes en las plaquetas del feto

b. En la población blanca la causa más frecuente es una incompatibilidad frente al aloantígeno HPA-1a

c. El tratamiento de elección en las formas severas (< 30.000 plaquetas/mm3) es la Inmunoglobulina intravenosa

72. En el diagnóstico diferencial ante un niño con hemartros es falso que:

a. Un TP y un APTT prolongado orienta hacia un déficit congénito de Factor V

b. Un TP prolongado y un APTT normal orienta hacia un déficit congénito de Factor XI

c. Un APTT alargado con un TP normal orienta hacia una hemofilia

73. Los cuerpos de Alder-Reilly dentro de los neutrófilos son un hallazgo morfológico típico en una de las siguientes enfermedades de depósito:

a. Síndrome de Niemann-Pick

b. Síndrome de Hurler

c. Síndrome de Farber

74. Sangrado a nivel del cordón umbilical y retraso en la cura de la herida sugiere:

a. Déficit de factor XIII

b. Disfunción plaquetaria

c. Déficit de plasminógeno

75. Es falso sobre la púrpura postransfusional:

a. Suele ocurrir a las pocas horas de la infusión

b. Ocurre en pacientes transfundidos previamente o mujeres con embarazos previos

c. Los aloanticuerpos destruyen tanto las plaquetas transfundidas como las propias plaquetas del paciente

76. Indique la FALSA:

a. La presencia de microcitosis, hipocromía, aumento de hemoglobina fetal y hemoglobina A2, sugiere la presencia de delta-beta-talasemia

b. La hemoglobina A se forma por 2 cadenas alfa y 2 beta, la A2 por 2 cadenas alfa y 2 delta y la hemoglobina fetal por 2 cadenas alfa y 2 gamma

c. La hemoglobina fetal no se une al 2-3 Difosfoglicerato, por lo que tiene más afinidad por el oxígeno que la hemoglobina A

77. Sobre el linfoma linfoblástico B:

a. Suele aparecer como tumores cutáneos

b. Es rara la afectación ganglionar

c. Expresan Inmunoglobulina de superficie

78. En los eritrocitos se puede ver punteado basófilo prominente en las siguientes entidades, menos en:

a. Déficit de Piridina 5-nucleotidasa

b. Hemoglobinopatías inestables

c. Xerocitosis hereditaria

79. La traslocación t(4;11) no se asocia a:

a. Presencia del antígeno CD15 en más de la mitad de los casos

b. Hiperleucocitosis

c. Sexo masculino

80. No es factor etiológico de anemia megaloblástica en el niño:

a. La prematuridad

b. La Osteogénesis imperfecta

c. La celiaquía

81. Es falso respecto a los cloromas que:

a. Aparecen en un 4-5% de las leucemias mieloblásticas agudas de los niños

b. Se asocian a un peor pronóstico y se incluyen en regímenes de tratamiento más intensivos

c. Con frecuencia está presente la t (8;21)

82. La disminución de hormonas tiroideas tiene los siguientes efectos sobre la serie roja, EXCEPTO:

a. Aumenta la afinidad por el oxígeno

b. Disminuye el 2.3 Difosfoglicerato

c. Aumenta el sodio intraeritrocitario

83. En relación a las características comunes de los autoanticuerpos en las anemias hemolíticas autoinmunes es falso que:

a. Los anticuerpos calientes se dirigen frente al sistema I/i y no fijan complemento

b. Los autoanticuerpos en la hemoglobinuria paroxística a friogre se dirigen frente el sistema P de los eritrocitos

c. La hemólisis mediada por anticuerpos fríos es fundamentalmente intravascular

84. En niños son causa de trombosis arterial todos EXCEPTO:

a. Presencia de anticuerpos antifosfolípido

b. Activación plaquetaria aumentada

c. Disminución de los niveles de Lipoproteína A

85. La Hemoglobina Fetal se encuentra aumentada en las siguientes entidades, menos en:

a. Trombopenia amegacariocítica

b. Síndrome de Blackfan Diamond

c. Trombopenia con ausencia de radio

86. Sobre el síndrome hemolítico urémico es falso que:

a. La mayoría cursa con anemia y trombopenia severa

b. En niños la mayoría de los casos se atribuyen a un cuadro infeccioso previo, aunque también hay formas familiares

c. Es la causa más frecuente de fallo renal en la primera infancia

87. Es falso que:

a. La traslocación recíproca t (8;14) se asocia la linfoma de Burkitt

b. La traslocación t(1;19) se asocia al fenotipo pre-B (con inmunoglobulinas citoplasmáticas positivas)

c. La traslocación t (8;22) se asocia al fenotipo de leucemia aguda mieloblástica-M2

88. ¿En cuál de las siguientes entidades no está aumentado el riesgo de desarrollar tumores sólidos?

a. Disqueratosis congénita

b. Síndrome de Schwachman Diamond

c. Síndrome de Shekel

89. ¿Cuál de los siguientes síndrome genéticos asocia mayor riesgo de leucemia?

a. Síndrome de Klinefelter

b. Síndrome de Wiskott-Aldrich

c. Síndrome de Down

90. Es falso de la trombopenia inmune:

a. El tratamiento de primera línea incluye corticoides, inmunoglobulina intravenosa e inmunoglobulina Anti-D

b. Factores asociados con mayor riesgo de desarrollar trombopenia crónica son la edad >10 años, el sexo femenino y un inicio insidioso

c. El pico de incidencia en niños está entre los 5 y 8 años

Cirugía Pediátrica

1 A	6 B	11 C	16 A	21 C	26 A	31 C	36 C	41 C	46 B	51 A	56 A	61 B	66 A	71 B	76 A	81 B	86 A
2 C	7 A	12 C	17 C	22 B	27 A	32 A	37 C	42 B	47 A	52 C	57 B	62 C	67 C	72 A	77 B	82 C	87 C
3 A	8 C	13 A	18 A	23 B	28 C	33 C	38 C	43 B	48 C	53 C	58 C	63 A	68 C	73 A	78 C	83 C	88 C
4 A	9 A	14 C	19 A	24 B	29 B	34 B	39 B	44 C	49 A	54 B	59 C	64 C	69 A	74 A	79 C	84 C	89 C
5 A	10 B	15 B	20 C	25 C	30 A	35 C	40 B	45 C	50 B	55 B	60 A	65 A	70 C	75 B	80 B	85 C	90 C

1. En los pacientes a los que se les realiza una cervicouretroplastia según técnica de Young-Dees-Leabdeter, cual de las siguientes no es una secuela significativa:

a. La aparición de reflujo vesicoureteral secundario

b. La disminución de la capacidad vesical

c. La dificultad para el sondaje

2. La pancreatitis crónica familiar se caracteriza:

a. Por su curso crónico larvado y menos agresivo que la pancreatitis crónica obstructiva

b. Por su herencia autosómica recesiva

c. Por ser clínicamente más agresiva que la asociada a malformaciones ductales

3. En la enfermedad exostosante:

a. Es frecuente la deformidad de antebrazos

b. El porcentaje de malignización supera el 15%

c. No existe tendencia hereditaria

4. La insensibilidad parcial a los andrógenos aparece asociado a diferentes fenotipos y no está presente en:

a. Síndrome de Rubinstein-Taby

b. Síndrome de Gilbert-Drayfus

c. Síndrome de Reifenstein

5. Un tumor de ovario localizado en uno o dos ovarios con extensión pélvica es un estadio:

a. II   b. IIIA   c. IV

6. En los tumores de células claras renales es falso que:

a. La doxorrubicina es parcialmente eficaz

b. La localización más frecuente de las recaídas es local

c. La supervivencia del estadio I es del 100%

7. Ante una flujometría ¿Cuál es el parámetro de mayor valor diagnóstico?

a. Flujo máximo

b. Tiempo de flujo

c. Morfología de la curva

8. El tratamiento nutricional es crucial en pacientes con pancreatitis aguda. La hiperalimentación con balance nitrogenado positivo se realizará con hiperalimentación agresiva parenteral, que debe de incluir lípidos, manteniendo los triglicéridos séricos por debajo de:

a. 300 mg/dl   b. 400 mg/dl   c. 500 mg/dl

9. EL gen DAX1 se encuentra localizado en el brazo corto del cromosoma X. En las anomalías cromosómicas en las que está presente más de un gen DAX1 ¿cuál de las siguientes alteraciones se produce?

a. Disminución de la expresión de la proteina reguladora de la esteroidogénesis StAR

b. Estímulo del desarrollo testicular

c. Fenotipo indeterminado

10. Dentro de las características del síndrome de Crouzon se encuentra:

a. Sinostosis sagital

b. Retrusión mediofacial

c. Malformaciones digitales

11. Tras la cirugía de íleo meconial está recomendado instilar una solución de Nacetilcisteina por la sonda nasogástrica a una concentración de:

a. 1%   b. 50%   c. 4%

12. ¿Y cuál sería la sospecha diagnóstica en el caso anterior?

a. Apendicitis aguda

b. Invaginación intestinal

c. Síndrome de obstrucción intestinal distal

13. De las siguientes técnicas de reconstrucción cervicouretral para el tratamiento de la incontinencia ¿Cuál está basada en un "flap" o colgajo vesical?

a. Técnica de Tanagho

b. Técnica de Arap

c. Técnica de Kropp

14. La técnica de Kropp para la reconstrucción cervicouretral vesical no condiciona:

a. Alta tasa de continencia, de entre el 80-94%

b. Alta tasa de reintervenciones

c. Posibilidad de mantener la micción voluntaria

15. Todas las formas de enterocistopastia dan origen a una acidosis hiperclorémica, es FALSO:

a. El origen de la acidosis hipercloremia está en la reabsorción de NH4+ que se produce en la mucosa intestinal

b. Es frecuente en la enterocistoplastia realizada con un segmento de sigma

c. El efecto inhibitorio del amonio en el intercambio Na+ - H+ permite el transporte de amonio NH4+ que sustituye al Na+

16. El tumor de Warthin:

a. Es un tumor parotídeo

b. Es un tumor sublingual

c. Es un tumor submandibular

17. En los quistes de Baker es frecuente hallar el cuello de la hernia a nivel de:

a. Gemelos

b. Sóleo

c. Semimembranoso y semitendinoso

18. En cuanto a las manifestaciones neonatales de la fibrosis quística señale la FALSA:

a. En los pacientes con atresias yeyunoileales se diagnostica fibrosis quística en un 0,5% de los pacientes

b. La incidencia de fibrosis quística en pacientes con peritonitis meconial es de un 15-40%

c. La hiperplasiade células caliciformes y la acumulación de secreciones en criptas es característico de la fibrosis quística

19. En cuanto ala tiroidectomía subtotal en la enfermedad de Graves:

a. El riesgo de hipotiroidismo tras la cirugía aumenta con el tiempo de seguimiento

b. Estos pacientes deben tratarse con solución de Lugol durante 4-7 días tras la intervención quirúrgica

c. El riesgo de hipertiroidismo a los 25 años de la cirugía se estima en un 65%

20. La quimioterapia preoperatoria de la SIOP-9 en el tratamiento del Tumor de Wilms no incluye:

a. D. Doxorrubicina

b. E. Vincristina

c. F. Tenopóxido

21. Anatómicamente las fístulas branquiales no se relacionan con uno de los siguientes nervios:

a. Vago
b. Espinal
c. Glosofaríngeo

22. La hiperglucemia hiperinsulinémica persistente de la infancia tiene dos formas, focal y difusa. Cuál de las siguientes características no es propia de la forma difusa:

a. Está producida por una anomalía difusa de las celulas b hacinares
b. Se debe a la pérdida de un alelo materno del cromosoma 11p15
c. Es necesario realizar una resección pancreática

23. ¿Cuál de estos síndromes no tiene asociado la presencia de tumores ováricos?

a. Síndrome de Pert-Jeghers
b. Síndrome de Jaffe-Campanacci
c. Síndrome de Maffucci

24. ¿Cuál es la localización más frecuente del rabdomiosarcoma embrionario?

a. Extremidades
b. Cabeza, cuello y tracto genitourinario
c. Tracto genitourinario y retroperitoneo

25. Excluyendo la aniridia ¿Cuál es la manifestación más frecuente del Síndrome de Warg?

a. Tumor de Wilms
b. Insuficiencia renal
c. Criptorqudia

26. La retracción secundaria de la superficie de un injerto está en relación con su grosor, de manera que:

a. El injerto laminar grueso se contrae menos que el de espesor intermedio
b. El injerto de espesor total es el que más se contrae
c. El injerto laminar fino es el que menos se contrae

27. La supervivencia del carcinoma de celulas renales no está determinado por:

a. Invasión vascular tumoral
b. Estadío al diagnóstico
c. Resección completa

28. En cuanto a los pacientes con fibrosis quística señale la FALSA:

a. Una de sus manifestaciones puede ser la ausencia congénita bilateral del conducto deferente
b. Las alteraciones en las glándulas intestinales contribuyen más que la insuficiencia pancreática exocrina en el desarrollo del íleo meconial
c. La mutación DF506 es responsable del 70% de los genes anormales de la fibrosis quística

29. Los pacientes con disfunción vesical neurogénica presentan incontinencia urinaria no se puede atribuir:

a. Disfunción vesical de llenado con baja acomodación y altas presiones
b. Presión de fuga de estress elevada
c. Menor crecimiento de la vejiga

30. En el "síndrome del yeso" aparecen:

a. Alcalosis hipoclorémica y vómitos
b. Desorientación espacio temporal
c. Pérdida de calcio y litiasis renal

31. En el rabdomiosarcoma embrionario de células fusiformes, es FALSO:

a. Tiene un crecimiento leiomiomatoso
b. Presenta una marcada diferenciación rabdomioblastomatosa
c. Es característica su localización en próstata y cara posterior de la vejiga

32. Hoy en día la supervivencia de los cánceres pediátricos es muy elevada. Sin embrago, existe un riesgo muy elevado de aparición de segundos tumores. ¿Cuál es el cancer con mayor incidencia de segundos primarios?

a. Enfermedad de Hodgkin
b. Leucemia linfoide aguda
c. Tumor de Wilms

33. En la histiocitosis X, uno de los siguientes factores no se acompaña de mal pronóstico

a. Edad inferior a 2 años
b. Afectación de órganos hematopoyéticos
c. Afectación hipotálamo-hipofisaria

34. El signo de Grey-Turner es un hallazgo característico en la inspección del abdomen en pacientes con pancreatitis necrotizante. ¿A cual de los siguientes hallazgos corresponde?

a. La aparición de equímosis periumbilical
b. La aparición de equímosis en los flancos abdominal
c. La aparición de equímosis en la línea media

35. En la bipedestación el centro de gravedad del cuerpo cae justo delante de:

a. L5
b. S1
c. S2

36. Recientemente se ha desarrollado una nueva nomenclatura de las Desórdenes de la Diferenciación Sexual. Señale la correspondencia correcta:

a. DSD ovotesticular. Previamente Disgenesia gonadal pura (forma común)
b. 45,XX/46XY DSD ovotesticular. Peviamente Pseudohermafrodismo verdadero
c. 45,XX/46XY DSD ovotesticular. Previamente Disgenesia gonadal mixta

37. La conjuntiva palpebral se reemplaza electivamente por:

a. Mucosa nasal de espesor total
b. Mucosa bucal de espesor total
c. Mucosa bucal de espesor parcial

38. ¿Qué tinción inmunohistoquímica permite diferenciar los tumores de Ewing´s extraóseos y los tumores neuroectodérmicos primitivos de los rabdomiosarcomas?

a. Desmina policlonal
b. MSA o actina musculoespecífica
c. MIC-2

39. En el coriocarcinoma ovárico, señale la FALSA:

a. Es un tumor productor de estrógenos
b. Cursa con AFP aumentada
c. Con frecuencia al diagnóstico el tumor invade estructuras vecinas

40. Ante un niño con opacidad corneal, deformidad angular en extremidades y mala regulación de la temperatura corporal, debe pensarse en:

a. síndrome de Williams
b. indiferencia congénita al dolor
c. síndrome de Ehlers-Danlos

41. En los pacientes con disfunción vesical neurogénica, con manejo conservador, se considera que tienen un riesgo elevado de deterioro del tracto urinario superior, cuando:

a. La presión de fuga es mayor de 30 cmH2O
b. La presión máxima del detrusor es mayor de 30 cmH2O
c. Durante el llenado la presión del detrusor está por encima de 30 cmH2O

42. ¿En cuál de los siguientes tumores es menos útil la radioterapia?

a. Tumor de Wilms
b. Hepatoblastoma
c. Astrocitoma

43. Un ángulo sacro-femoral menor de 45º-50º indica en el paralítico cerebral:

a. contractura de adductores
b. contractura en flexión de las caderas
c. rotadores internos de cadera espásticos

44. La pérdida de heterozigotia en el cromosoma 16q se ha observado en los tumores de Wilms. Es FALSO:

a. Aparece en el 15-20% de los casos
b. Esta área está asociada con tres grupos supresores tumorales
c. Está asociado con una incidencia de recaida menor

45. Entre las teratogenias producidas por la talidomida, se encuentran el síndrome de I-II arco. Una de las siguientes características es FALSA:

a. Desarrollo incompleto de la lengua
b. Glándula parótida afuncional
c. Microftalmia

46. En cuanto a la hidatidosis señale la FALSA:

a. Es la parasitación en humanos de la Taenia Echinococcus, un helminto perteneciente a los cestodos

b. Un síntoma frecuente es la miositis por enquistamiento de la larva

c. Una reacción de Casona negativa no descarta la hidatidosis

47. Entre las causas congénitas que no produce una nariz corta está:

a. Hiperplasia naso-orbito-etmoidal

b. Hendidura de la línea media

c. Síndrome de Binder

48. Indique la FALSA:

a. En el S. prune-belly, el 50% de los casos tienen riñones normales

b. El S. prune-belly es sinónimo de S. Eagle-Barret

c. La malformación urológica más frecuente en el S. prune-belly es el megaureter primario obstructivo

49. La blefarofimosis tipo I según la clasificación de Callahan se caracteriza por:

a. Epicanto invertido

b. Desplazamiento del canto interno

c. Obstrucción del lagrimal

50. ¿Qué es la crisis de Dietl?

a. Dilatación gástrica aguda transitoria

b. Obstrucción aparente intermitente de la unión pieloureteral

c. Crisis hemolítica de la anemia falciforme

51. La malformación adenomatoidea quística pulmonar se ha clasificado en 3 variantes o subtipos. En cuanto a estos subtipos, señale la FALSA:

a. La tipo I tienen quistes de gran tamaño y está frecuentemente asociada a otras malformaciones congénitas

b. La tipo II tiene múltiples quistes macroscópicos pero menores de 2 cm

c. La tipo III se caracteriza por presentar quistes microscópicos con una apariencia sólida y se asocia frecuentemente a polihidramnios

52. Sobre el desarrollo de los grandes vasos que forman los anillos vasculares:

a. El segundo arco forma la arteria carótida

b. El quinto arco izquierdo forma la porción del arco aórtico que va de la carótida izquierda a la subclavia izquierda

c. La porción proximal del sexto arco derecho forma la parte proximal de la arteria pulmonar derecha

53. La sinovitis villonodular pigmentaria:

a. suele ser multiarticular

b. no suele afectar a la movilidad de las articulaciones

c. puede afectar al hueso penetrando por los agujeros vasculares

54. La parálisis facial obstétrica puede deberse a presión instrumental sobre:

a. Pabellón auricular

b. Orificio estilomástoideo

c. Región temporomandibular

55. ¿Cuál de los siguientes pacientes se encuentra en el grupo de riesgo intermedio del neuroblastoma de la clasificación del Children's Oncology Group?

a. Lactante con estadio 2 sin amplificación N-myc

b. Lactante estadio 4 con metástasis en pleura sin amplificación N-myc

c. Paciente estadio 2 mayor de 1 año y amplificación N-myc

56. La ataxia telangiectasica se caracteriza por presentar problemas neurológicos, alteraciones de la inmunidad e hipersensibilidad a radiaciones ionizantes, y además presenta una mayor incidencia de cáncer del tipo de:

a. tumores digestivos

b. tumores cutáneos

c. tumores del sistema nervioso central

57. NO es característica de la ventilación de alta frecuencia:

a. Volumen tidal similar al volumen de espacio muerto

b. Pico inspiratorio superior a 25 cm H2O

c. Frecuencia respiratoria superior a 60 por minuto

58. El tumor de Castleman es:

a. un tumor óseo

b. un tumor del sistema nervioso central

c. una proliferación linfoide

59. La alteración ósea más frecuente en la homocistinuria es:

a. Núcleos cefálicos femorales similares a los de la enfermedad de Perthes

b. Fracturas

c. Osteoporosis

60. Un adolescente varón con fenilcetonuria presenta un cuadro de apendicitis aguda ¿qué es lo que SI podemos administra si lo precisa para el acto quirúrgico como presanestesia ?

a. Solo atropina

b. Solo narcóticos

c. Un narcótico, asociado con barbitúricos y escopolamina

61. Después de una gastrectomía subtotal radical, la irrigación del resto de estómago no proviene de:

a. Ramas ascendentes de la arteria coronaria estomática

b. Arteria gástrica anterior

c. Ramas descendentes de las ramas esofágicas torácicas

62. ¿Cuál de estas malformaciones no aparece asociada al síndrome de PallisterKillian?

a. Hernia diafragmática

b. Cleft laringotraqueal

c. Nódulos tiroideos

63. ¿En qué mucopolisacaridosis la herencia va ligada al sexo?

a. Hunter

b. San Filippo

c. Morquio

64. ¿En cual de estas enfermedades la esplenectomía no aumenta la supervivencia de los pacientes?

a. Enfermedad de Felty

b. Enfermedad de Gaucher

c. Enfermedad de Niemman-Pick

65. Uno de los siguientes criterios de Ranson de disfunción orgánica útiles para predecir la supervivencia de pacientes con pancreatitis aguda severa es FALSO:

a. Exceso de base < 4 mEg/L a las 48 horas del ingreso

b. LDH > 350 UI/L al ingreso

c. Calcio sérico < 8 mg/dl a las 48 horas del ingreso

66. ¿Cuál es el tumor pulmonar benigno más frecuente?

a. El granuloma de células plasmáticas

b. El hamartoma pulmonar

c. El teratoma

67. ¿Cuál es el tumor hepático benigno más frecuente en la infancia?

a. Hemangioma

b. Hamartoma mesenquimal

c. Hemangioendotelioma

68. En cuanto a la estrategia de control de daños en pacientes con trauma abdominal exanguinante:

a. Está universalmente aceptada

b. En su primera fase implica la resucitación y tratamiento agresivo en la UCIP

c. El éxito de la estrategia radica en su empleo de forma precoz

69. En los estudios HLA se ha encontrado una asociación de la enfermedad de Crohn con el siguiente alelo:

a. HLA-DR4

b. HLA-DR3

c. HLA-DR2

70. La enfermedad de Milroy se caracteriza por:

a. Linfedema peo-escrotal precoz

b. Linfedema peno-escrotal primario asociado en ocasiones a linfedema de miembros inferiores

c. Linfedema peno-escrotal primario y linfedema de miembro inferior unilateral

71. Las pérdidas de sustancia del lecho ungueal deben cubrirse preferentemente con:

a. injerto dérmico "invertido"
b. injerto fino de lecho ungueal
c. injerto dérmico laminar fino

72. En el labio superior la acción muscular elevadora se realiza principalmente por:

a. El elevador del labio superior + el elevador del ángulo bucal + el zigomático mayor
b. El elevador del labio superior + el zigomático mayor
c. El elevador del labio superior + el bucinador

73. El primer signo de anestesia raquidea en un neonato será:

a. Disminución de la saturación de oxígeno
b. Hipotensión
c. Aumento del índice cardíaco

74. El número de alveolos de un recién nacido a termino respecto a un adulto es:

a. 8%
b. 25%
c. 50%

75. El síndrome hereditario de Van der Woude se caracteriza por:

a. sindactilia de la mano asociada a fisura labio-palatina
b. fístulas labiales asociadas a fisura labial y/o palatina
c. anomalía genital asociada a fisura labio-palatina

76. Las ventajas específicas de la ventilación por alta frecuencia son:

a. Reduce las posibilidades de edema pulmonar intersticial
b. Asegura el volumen espiratorio del paciente
c. Reduce el trabajo respiratorio del enfermo

77. La enfermedad de Recklinghausen se caracteriza por:

a. herencia autosómica recesiva
b. escoliosis
c. microcefalia

78. En cuanto a la ventilación mecánica:

a. La ventilación mecánica controlada por volumen es la preferida para ventilar a recién nacidos
b. La ventilación mecánica controlada por volumen se utiliza fundamentalmente para reducir el riesgo de barotrauma
c. En la ventilación mecánica controlada por presión es esencial vigilar la disminución del volumen tidal y la hipoventilación del enfermo

79. En cuanto al tratamiento de los tumores adrenocorticales:

a. El tratamiento de elección del adenoma adrenal es el Mitotane
b. El carcinoma adrenocortical tiene una hipercaptación de la gammagrafía con NP-59
c. El TAC y la RMN puede ayudar a distinguir entre una hiperplasia adrenal y un tumor adrenal

80. En cuanto al traumatismo torácico en la edad pediátrica, señale la FALSA:

a. La toracotomía urgente debe realizarse en caso de hemotórax masivo
b. El tratamiento de elección en la sospecha de la rotura de la vía aérea es quirúrgico
c. La RX de tórax inicial es normal en un 30-50% de las lesiones diafragmáticas

81. En cuanto al seno urogenital es FALSO que:

a. la desembocadura de los conductos de Wolf divide al seno urogenital en dos partes: genital y urinaria
b. al obliterarse su porción anterior se forma el uraco
c. la evolución de la zona genital según el sexo se produce a partir del tercer mes

82. En cuanto a la fórmula de Parkland, señale la FALSA:

a. La reposición hídrica debe conseguir una diuresis de más de 1ml/kg/hr
b. Se debe rehidratar a los quemados con un bolo de 3-4 ml/kg peso/ superficie corporal quemada de cristaloides
c. La cantidad de líquido obtenido debe administrarse la mitad en las primeras 8 horas y las otra mitad en las 16 siguientes desde que comenzamos la hidratación del paciente

83. El tumor óseo benigno más frecuente en menores de 5 años es:

a. Osteocondroma
b. Fibroma no osificante
c. Granuloma eosinofílico

84. Desde el punto de vista clínico, en un paciente con parálisis facial con contractura del músculo orbicular se observa:

a. Borramiento de la cresta filtral del lado paralizado
b. Relieve evidente de la cresta filtral del lado contralateral
c. Relieve evidente de cresta filtral del lado paralizado

85. ¿Qué es el cociente respiratorio?

a. La cantidad de oxígeno consumido en la oxidación de las grasas, carbohidratos y proteínas
b. La cantidad de ATP consumido en la oxidación de grasas, carbohidratos y proteínas
c. La cantidad de anhídrido carbónico producido en la oxidación de grasas, carbohidratos y proteínas

86. ¿Cuál de las siguientes anomalías se asocia con la heterocromía del iris, amplia raíz nasal, cejas fusionadas y mechón de pelo blanco anterior?

a. Sordera
b. Tumor de Wilms
c. Glioma óptico

87. El tratamiento de elección en un paciente con Enfermedad de Crohn y una estenosis ileal de 25 cm es:

a. La resección de la zona y anastomosis termino terminal
b. Hacer una estricturoplastia de Heineke-Mickulicz
c. La estricturoplastia de Finney

88. La primera descripción en la literatura de un secuestro pulmonar se realizó en 1946 por:

a. Ladd
b. Gross
c. Pryce

89. En cuanto a la clínica del neuroblastoma, señale la FALSA:

a. El 25% de los casos cursa con HTA
b. Los síntomas neurológicos (ataxia, movimientos mioclónicos) tienen mal pronóstico y su evolución no se relaciona con la respuesta al tratamiento
c. Un 15% cursan con Síndrome de Cushing por aumento de la secreción de cortisol

90. La criptotia es una malformación congénita que se caracteriza por:

a. anomalía del cartílago con piel auricular normal
b. anomalía del cartílago y ausencia de desarrollo cutáneo del 1/3 superior auricular
c. normalidad del cartílago auricular y ausencia de desarrollo cutáneo del 1/3 superior auricular

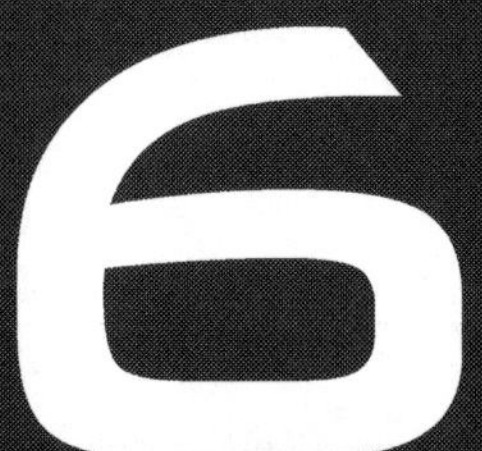

OBSTETRICIA Y GINECOLOGÍA

1 A	6 A	11 B	16 C	21 C	26 B	31 A	36 C	41 A	46 A	51 B	56 A	61 B	66 A	71 C	76 B	81 A	86 C
2 B	7 B	12 B	17 B	22 C	27 A	32 A	37 B	42 C	47 C	52 A	57 C	62 B	67 C	72 A	77 B	82 B	87 B
3 C	8 A	13 A	18 B	23 C	28 A	33 A	38 C	43 C	48 C	53 A	58 C	63 C	68 C	73 C	78 B	83 C	88 C
4 B	9 B	14 A	19 B	24 A	29 A	34 A	39 C	44 A	49 A	54 B	59 A	64 C	69 B	74 C	79 C	84 C	89 A
5 C	10 C	15 A	20 C	25 C	30 C	35 A	40 A	45 C	50 A	55 C	60 C	65 A	70 A	75 A	80 B	85 A	90 B

1. Tipo de pólipo más frecuentemente hallado durante una histeroscopia

a. Pólipo hiperplásico
b. Pólipo glándulo-quístico
c. Pólipo adenomiomatoso

2. Todas las siguientes apoyan el componente genético de la endometriosis EXCEPTO:

a. La concordancia entre gemelas monocigóticas
b. Las mutaciones detectadas en los genes TP53 y RASK
c. El aumento del riesgo a padecerla si una familiar de primer grado está afectada por la enfermedad ·

3. La Clasificación actual de los estados hipertensivos del embarazo marcada por el " Programa Nacional para Educación en Hipertensión" en colaboración coel Colegio Americano de Obstetras y Ginecólogos reconoce como Hipertensión Gestacional:

a. Aquella HTA que se detecta antes del embarazo o antes de la semana 20 del mismo y/o persiste a la 12 semana tras el parto
b. Aquella HTA que cursa con aumento súbito de la proteinuria o HTA ,o desarrollo de Sindr. de Hellp,en gestante con HTA crónica
c. HTA sin proteinuria ,que desaparece dentro de las 12 semanasprimeras tras el parto y se denomina también HTA transitoria

4. ¿Cuál de los siguientes tumores endometriales tiene mejor pronóstico?

a. Carcinoma papilar seroso
b. Carcinoma mucinoso
c. Carcinoma de células claras

5. Ante el diagnóstico de gestación en la mujer con Epilepsia que no ha planificado el embarazo:

a. Es indicación de Aboro terapéutico
b. No se debe monitorizar la concentración del fármaco de forma más exhaustiva que en los embarazos planificados
c. No debería cambiarse el tratamiento antiepiléptico si las convulsiones estan controladas pues el riesgo excede las ventajas

6. De las siguientes técnicas de oclusión tubárica por laparoscopia ¿cuál es la de menor eficacia?

a. Grapa metálica
b. Coagulación monopolar
c. Endocoagulación térmica

7. La presencia de metástasis intraperitoneales de un carcinoma primario de ovario que se extienden hasta la superficie del hígado, con ganglios linfáticos retroperitoneales positivos, es compatible con un:

a. Estadío IIIB
b. Estadío IIIC
c. Estadío IV

8. Sobre el tratamiento de la gonorrea no complicada, es FALSO:

a. En las pacientes alérgicas a penicilina se debe descartar también el tratamiento con cefalosporinas
b. Los regímenes de primera elección son tan eficaces que no se recomienda realizar controles para confirmar la curación
c. Es razonable repetir el cribado en 1-2 meses para descartar una reinfección

9. El HPV se vincula con la aparición de cáncer de cérvix, vaginal, vulvar y anal:

a. Los tipos 16 y 18 de HPV están implicados en más del 95% de los casos de cáncer cervical
b. Los CIN de diferentes grados y el adenocarcinoma in situ asociados a los tipos 16 y 18 de HPV se redujeron en más del 90% en las receptoras de vacunas tetravalentes
c. El 95% de las infecciones por HPV son transitorias y se resuelven en 1-2 años

10. El test de la Tuberculina durante el embarazo:

a. Está contraindicado si la paciente está en el primer trimestre del embarazo
b. Se considera el test positivo ante una induración de 5 m.ms
c. En caso de negatividad del test durante el embarazo la administración de la vacuna BCG está contraindicada y se debería repetir la prueba de la Tuberculina tras embarazo

11. La administración prequirúrgica de análogos de GnRH ofrece una serie de ventajas con vistas a la posterior resección histeroscópica de miomas ¿cuál de estas ventajas es FALSA?

a. Disminución del sangrado intraoperatorio
b. Disminución de la absorción intraoperatoria de glicina
c. Disminución del tiempo quirúrgico

12. Los cuerpos de Schiller-Duval son característicos de:

a. Disgerminoma
b. Tumor del seno endodérmico
c. Teratoma inmaduro

13. En la relación existente entre el tabaco y el riesgo de padecer cáncer de cerviz:

a. El tabaco se asocia con un aumento de riesgo de padecer carcinoma epidermoide, pero no de padecer adenocarcinoma

b. El tabaco se asocia con un aumento de riesgo de padecer adenocarcinoma, pero no de padecer carcinoma epidermoide

c. El tabaco se asocia con un aumento de riesgo de padecer tanto adenocarcinoma como carcinoma epidermoide

14. De los siguientes carcinomas de cérvix, ¿cuál tiene mejor pronóstico?

a. Carcinoma epidermoide de células grandes no queratinizante

b. Carcinoma epidermoide de células pequeñas

c. Adenocarcinoma

15. Dentro del adenocarcinoma de cérvix, el tipo histológico más frecuente es el:

a. Mucinoso

b. De células claras

c. Seroso papilar

16. En el tratamiento de la metropatía hemorrágica ¿Cuál de las siguientes variables no se considera condicionante de los resultados obtenidos mediante resección endometrial histeroscópica?

a. Tamaño uterino (mayor de 12 cms versus menor de 12 cms)

b. Edad de la paciente (menor de 35 años versus mayor de 35 años)

c. Técnica empleada (asa versus bola rodante)

17. La principal causa actualmente de histerectomía obstétrica es:

a. Atonía

b. Placentación anormal

c. Rotura uterina

18. ¿Cuál de las siguientes NO es una visión histeroscópica característica de la atrofia endometrial?

a. Endometrio lloroso

b. Imagen en empedrado

c. Superficie marfilina

19. Respecto del momento adecuado para la realización de esterilización tubárica por histeroscopia mediante microcoil autoexpansivo, es FALSO:

a. En pacientes que tuvieron un parto o un aborto no se puede llevar a cabo hasta que hayan pasado como mínimo 6 semanas

b. Si la paciente es portadora de DIU, es conveniente mantenerlo hasta el día de la histeroscopia para minimizar al máximo el riesgo de embarazo

c. La fase proliferativa es el momento del ciclo ideal para llevar a cabo el procedimiento

20. De las siguientes técnicas de reanastomosis de las trompas de Falopio, ¿con cuál se obtienen mejores resultados, medido por el índice de embarazos intrauterinos?

a. Reanastomosis ístmico-ampular

b. Reanastomosis ístmico-cornual

c. Reanastomosis ístmico-ístmica

21. Sobre el tratamiento Antirretroviral durante la gestación, es FALSO:

a. Debe ofrecerse tratamiento (antirretroviral) sea cual sea el estadio de la enfermedad incluso en aquellas mujeres que no requerían tratamiento

b. El tratamiento de elección es el TARGA compuesto por 2 Análogos de Nucleósido y un inhibidor de la Proteasa

c. Si la gestante ya estaba con tratamiento ARV, en el primer trimestre se recomienda suspenderlo aunque éste sea efectivo

22. Respecto de la endometriosis, es FALSO:

a. Puede aparecer en varones

b. Puede aparecer en mujeres que nunca han menstruado

c. Es exclusiva de los homínidos

23. En relación a la información que debemos ofrecer a una gestante que acude a consulta presentando coinfección VIH-VHC:

a. La coinfección VIH-VHC no aumenta el riesgo de transmisión vertical del VHC

b. La coinfección VIH-VHC es indicación de cesarea electiva para proteger de la transmisión vertical de la VHC

c. Las mujeres con recuentos de linfocitos CD4 muy bajos pueden no producir respuesta serológica al VHC estando indicado el estudio de RNA de VHC para el dx de coinfeccion

24. En el cáncer de ovario:

a. Los tumores que peor responden a los tratamientos basados en platino son los mucinosos y los de células claras

b. La respuesta al carboplatino es superior a la respuesta al cisplatino pero su toxicidad es mayor

c. La combinación de platino y placlitaxel ofrece mejores resultados en cuanto a intervalo libre de enfermedad pero no en cuanto a supervivencia

25. El síndrome de mielinolisis pontino central o desmielinización osmótica aparece como consecuencia de:

a. Hiponatremia mantenida en el curso de una intoxicación acuosa causada por determinados fluidos de distensión usados en histeroscopia

b. Hiponatremia de instauración brusca en el curso de una intoxicación acuosa causada por determinados fluidos de distensión usados en histeroscopia

c. Por ninguna de las dos anteriores porque realmente se produce por la corrección brusca de la hiponatremia

26. Según las Leyes de Mendel, las Enfermedades Monogénicas que se transmiten según un patrón hereditario Autosómico Recesivo:

a. Se transmiten de una generación a la siguiente , afectando por igual a varones y hembras (50%)

b. Afecta a varios individuos de la misma generación y camada (25%), de ambos sexos

c. Suelen afectar casi exclusivamente a varones, transmitido a través de las hembras y los varones afectos no pueden transmitir el defecto a sus hijos varones

27. La secuencia habitual de cambios que ocurren durante la pubertad comprende el desarrollo de:

a. Telarquia, adrenarquia y menarquia

b. Telarquia, menarquía y adrenarquia

c. Adrenarquia, telarquia y menarquia

28. Sobre el empleo de fármacos antituberculosos en el embarazo:

a. Con el uso de la Estreptomicina existe una mayor incidencia de lesión del VIII par durante toda la gestación

b. La Isoniazida es un fármaco liposoluble con un alto peso molecular que no cruza fácilmente la placenta

c. La Isoniazida , Rifampicina y el Etambutol están contraindicados en el primer trimestre del embarazo

29. El tipo histológico más frecuente en la degeneración maligna de un teratoma quístico benigno es:

a. Carcinoma epidermoide

b. Adenocarcinoma

c. Sarcoma

30. Están en estudio experimental en cuanto al Síndrome de Hiperestimulación Ovárica:

a. Prednisona

b. Bromocriptina

c. Ambos

31. En el síndrome de Lynch tipo II el tumor extracolónico más frecuente en la mujer afecta es:

a. El cáncer de endometrio

b. El cáncer de ovario

c. El cáncer de estómago

32. La glicina puede ser utilizada como medio de distensión en la histeroscopia ¿Cuál de los siguientes no es efecto secundario de la toxicidad por glicina?

a. Dolor precordial

b. Ceguera transitoria

c. Convulsiones

33. ¿Cuál de los siguientes sarcomas uterinos tiene mejor pronóstico?

a. Adenosarcoma

b. Leiomiosarcoma

c. Carcinosarcoma

34. El músculo elevador del ano está compuesto por los siguientes haces musculares:

a. Iliococcigeo, pubococcígeo y puborrectal
b. Iliococcigeo, Iliorrectal y pubococcígeo
c. Iliorrectal, puborrectal y pubococcígeo

35. Presentan unas mayores tasas de gemelaridad:

a. Edad materna avanzada
b. Paciente asiática
c. Ambas

36. ¿Cuál de los siguientes tumores de células germinales es más frecuente?

a. Tumor del seno endodérmico
b. Coriocarcinoma no gestacional
c. Disgerminoma

37. En relación al diagnóstico serológico de la infección por Treponema Palidum en la embarazada:

a. Las pruebas serológicas no treponémicas(VDRL y RPR) son pruebas confirmatorias que detectan anticuerpos dirigidos contra componente celulares del germen
b. Las pruebas serológicas treponémicas (FTA-ABS,TPPA) son altamente sensibles y específicas y permanecen positivas a pesar del tratamiento adecuado
c. Las pruebas serológicas no treponémicas no son indicativas de la actividad de la infección

38. En el endometrio, el carcinoma seroso papilar de alto grado:

a. Se presenta más frecuentemente en mujeres jóvenes
b. Se ha demostrado su relación con la estimulación estrogénica
c. Tiene peor pronóstico que el adenocarcinoma endometrioide

39. El trabajo de parto y el parto en una gestante con lesión medular espinal son estímulos que pueden provocar Hiperreflexia Autónoma.Señale la FALSA a respecto:

a. La instauración aguda del cuadro precisa diagnóstico diferencial con la Preeclampsia
b. Se procurará evitar la episiotomía por poder desencadenar la Hiperreflexia Autonómica
c. La anestesia epidural está contraindicada en estas pacientes

40. En relación a las hemorragias intracerebrales en el embarazo:

a. Los aneurismas generalmente sangran en tercer trimestre y recidivan en 7-10 días
b. Las malformaciones AV generalmente sangran en primer trimestre y se dan en pacientes mayores
c. Siempre se deben finalizar estas pacientes por cesárea

41. En relación con el carcinoma de células escamosas de la vagina:

a. Es sensible a radioterapia
b. La mediana de edad en el momento del diagnóstico ronda los 19-20 años
c. Se asocia a la exposición al dietilestilbestrol intraútero

42. En la relación cáncer y embarazo, es FALSO:

a. Del 1% al 3% de los cánceres de mama se descubren durante el embarazo y postparto
b. Del 2% al 4% de los cánceres de cuello uterino están asociados al embarazo
c. Del 1% al 2% de los tumores de ovario asociados al embarazo son malignos

43. ¿Cuál es el tumor metastásico más frecuente en la placenta?

a. Linfoma
b. Cancer de mama
c. Melanoma

44. ¿Cuál de las siguientes técnicas no se puede usar cuando el medio de distensión empleado en la histeroscopia es suero salino o ringer lactato?

a. Monopolar
b. Bipolar
c. Láser

45. En los casos en los que se ha demostrado la existencia de una infección fetal por Toxoplasma Gondii:

a. La Espiramicina a dosis de 3 grs./ dia es útil para modificar el curso de la infección
b. Durante el primer trimestre la Pirimetamina es un fármaco seguro en relación al riesgo de teratogenicidad
c. La Pirimetamina es un antagonista del Ac.Fólico por lo que éste se debe administrar durante el tratamiento para evitar los efectos secundarios por el déficit generado

46. La LHR ("lung to head ratio") es un parámetro ecográfico de utilidad para la predicción de hipoplasia pulmonar en la hernia diafragmática congénita:

a. Relaciona el tamaño del pulmón contralateral a la hernia con la circunferencia cefálica
b. Relaciona el tamaño del pulmón ipsilateral a la hernia con la circunferencia cefálica
c. Relaciona el tamaño de ambos pulmones con la circunferencia cefálica

47. Los efectos secundarios en el tratamiento de la Vejiga Hiperactiva son menos frecuentes con:

a. Cloruro de Trospio
b. Oxibutinina
c. Tolterodina

48. La elevada tasa de falsos positivos del perfil biofísico de Manning para el control del bienestar fetal en el crecimiento intrauterino restringido se debe principalmente a qué parámetro:

a. Movimientos respiratorios
b. Tono fetal
c. Registro cardiotocográfico

49. La mejoría sintomática de la Vejiga Hiperactiva con el tratamiento médico con anticolinérgicos es:

a. Del 50-60%
b. Cercano al 80%
c. Próximo al 100%

50. El componente diastólico de la onda de velocidad de flujo en el territorio arterial fetal se correlaciona principalmente con:

a. La resistencia vascular
b. La viscosidad sanguínea
c. La contractibilidad miocárdica

51. El riesgo de cromosomopatía es prácticamente nulo en una de las siguientes cardiopatías congénitas:

a. Defectos septales
b. Transposición de las grandes arterias
c. Coartación de aorta

52. En el diagnóstico ecográfico de una tumoración ovárica, sospecharemos malignidad ante los siguientes hallazgos:

a. Septos irregulares de más de 3mm. de espesor
b. Estudio Doppler color positivo con vasos de alta resistencia
c. Ambas son verdaderas

53. ¿De qué nutrientes no es posible cubrir los requerimientos diarios sólo con la dieta durante el embarazo?

a. Hierro
b. Acido Fólico
c. Calcio

54. Son técnicas para el tratamiento quirúrgico de la Incontinencia Urinaria de Esfuerzo por hipermovilidad uretral las siguientes EXCEPTO una:

a. Colposuspensión laparoscópica
b. Cabestrillo suburetral
c. Bandas libres de tensión (TVT)

55. No es un hallazgo ecográfico característico del síndrome de Crouzon:

a. Craneosinostosis de la sutura coronal
b. Proptosis ocular e hipertelorismo
c. Sindactilia ósea y cutánea de dedos de manos y pies

56. Para la evaluación de la capacidad contráctil de los músculos pubococcígeos de manera aislada, el método ideal es:

a. Palpación vaginal
b. Perineometría
c. Electromiografía

57. El plano ecográfico adecuado para la medición del diámetro biparietal (DBP):

a. Se realiza a nivel de los ventrículos laterales englobando el glomus de los plexos coroideos

b. Debe englobar fosa posterior, cerebelo y cuarto ventrículo

c. Incluye línea media con visualización de tálamos y cavum del septum pellucidum

58. Con respecto a las complicaciones del tratamiento quirúrgico de la Incontinencia Urinaria de Esfuerzo con bandas libres de tensión suprapúbicas:

a. La retención urinaria se sitúa alrededor de un 5%

b. La incidencia de perforación vesical en la mayoría de las serias se sitúa alrededor del 4-6%

c. A y B son ciertas

59. En cuanto al tratamiento de la ETG estadio IB, con deseo de fertilidad, la conducta a seguir es:

a. Evacuación uterina, quimioterapia profiláctica

b. Evacuación uterina, contracepción 6 meses

c. Quimioterapia profiláctica, contracepción 12 meses

60. ¿Qué cardiopatía materna tiene menor riesgo de mortalidad durante la gestación?

a. Sindrome de Eisenmenguer

b. Sindrome de Marfan

c. Coartación de aorta

61. Paciente con antecedente de miastenia gravis sin tratamiento actual. Gestación de 35 semanas. TA: 180/ 110, proteinuria +++ , elevación de transaminasas y fotopsias. ¿Qué fármaco está contraindicado?

a. Trandate

b. Sulfato de magnesio

c. Diacepam

62. De los siguientes hallazgos ecográficos, sólo uno es sugestivo de quiste endometriósico:

a. Presencia de focos hiperecogénicos en la periferia del quiste

b. Vascularización periférica

c. Áreas en su interior con sombra acústica posterior

63. En cuanto al cáncer de mama y embarazo:

a. El tipo histológico más frecuente es el lobulillar infiltrante

b. Son más diferenciados que fuera del embarazo

c. Hay mayor porcentaje de receptores E/P negativos

64. Gestación de 31+5 semanas, taquicardia supraventricular fetal a 240 lpm. de 24 horas de evolución sin alteraciones hemodinámicas ni signos de hidrops:

a. Observación estricta sin tratamiento ya que no existen alteraciones hemodinámicas y existe la posibilidad de resolución espontanea

b. Iniciar tratamiento con sotalol ya que digoxina implica mayor riesgo materno-fetal por toxicidad asociada

c. Iniciar tratamiento con digoxina ya que se considera el tratamiento de elección

65. Respecto al índice cerebroplacentario:

a. Tiene especial utilidad para el control del bienestar fetal en el crecimiento intrauterino restringido a edades gestacionales avanzadas

b. Es menos sensible que el índice de pulsatilidad de la arteria umbilical para el control del bienestar fetal en el crecimiento intrauterino restringido

c. Se correlaciona peor con la hipoxia que el índice de pulsatilidad de la arteria umbilical

66. Primigesta de 29 semanas ingreso por RPM . Controles clínicos , analíticos y pruebas de bienestar fetal seriados normales. En semana 31 se objetiva leucocitosis materna y aumento de PCR sin signos clínicos de corioamnionitis. Se realiza amniocentesis: Tinción de GRAM negativa (sin hallazgos), leucocitos-90/ mm3, glucosa- 2 mg/dl, cultivo pendiente:

a. Diagnóstico de corioamnionitis subclínica

b. Seguir controles estrictos materno-fetales ya que el resultado del estudio del LA excluye corioamnionitis

c. Diagnóstico de corioamnionitis y extracción fetal mediante cesárea

67. De los siguientes hallazgos ecográficos, sólo uno no es sugestivo de quiste hemorrágico:

a. Presencia de ecos en su interior que presentan un patrón reticular

b. Presencia de áreas de aspecto sólido en su interior con márgenes convexos

c. Presencia de vascularización en el área central del quiste detectable con Doppler color

68. Respecto a la IGFBP-1 es falso que:

a. Su vida media es inferior a la vida media de la hCG

b. Su vida media es inferior a la vida media de la progesterona

c. Valores elevados en suero materno suelen asociarse a una evolución correcta de la gestación incipiente

69. El componente sistólico de la onda de velocidad de flujo en el territorio arterial fetal se correlaciona principalmente con:

a. La resistencia vascular

b. La contractibilidad miocárdica

c. La compliance o distensibilidad de la fibra miocárdica

70. La lesión del plexo braquial es el segundo accidente obstétrico más frecuente después de la fractura de clavícula. La lesión nerviosa secundaria a la afectación de las raíces C8-T1 se denomina:

a. Parálisis de Klumpke

b. Parálisis de Erb-Duchenne

c. Ninguna de la anteriores

71. Es FALSO con respecto al tratamiento quirúrgico de las fístulas vesico-vaginales:

a. No hay unanimidad de criterio sobre si es necesario resecar el trayecto fistuloso

b. La mayoría de los autores consideran que se debe realizar una corrección inmediata en la mayoría de los casos

c. No se aconseja la interposición de colgajos en campos quirúrgicos previamente radiados

72. Se considera positivo el Q-tip test cuando el elemento rígido intrauretral se desvía:

a. Más de 30°

b. Más de 50°

c. Más de 60°

73. Macroprolactinoma y gestación, es FALSO:

a. Seguimiento seriado de campo visual perimétrico de Goldmann aún en ausencia de sintomatología

b. Mantenimiento de tratamiento con bromocriptina durante toda la gestación

c. Inhibición de lactancia por riesgo de crecimiento tumoral en el puerperio

74. Microprolactinoma y gestación:

a. Precisa tratamiento profiláctico con bromocriptina

b. Seguimiento seriado de cifras de prolactina y realización de campo perimétrico de Goldmann si cifras > de 300 ng/dl

c. Remisión espontanea en casi 50% de los casos postparto

75. La estructura vascular que más riesgo tiene de ser lesionada en la colpopexia al sacroespinoso es:

a. Arteria glútea inferior

b. Arteria ciática

c. Arteria sacra lateral

76. Respecto al estudio Doppler de la arteria uterina durante la gestación podemos afirmar que:

a. Es especialmente útil en la predicción del crecimiento intrauterino restringido y de la preeclampsia que requieren finalizar la gestación después de la semana 32
b. Además de ser útil en el cribado del crecimiento intrauterino restringido, la presencia de una onda de velocidad de flujo patológica en tercer trimestre parece asociarse a un incremento de resultado perinatal adverso
c. Su estudio es útil en el cribado del crecimiento intrauterino restringido y de la preeclampsia pero no en la predicción de resultado perinatal adverso

77. En la mola completa se dan las siguientes características:

a. Cariotipo 46 XXY, ausencia de embrión, quistes teca luteínicos raros
b. Ausencia de embrión, ausencia de amnios, complicaciones médicas frecuentes
c. Cariotipo 46 XX, aborto diferido, complicaciones médicas raras

78. Respecto a la circulación útero-placentaria:

a. El proceso de invasión trofoblástica se inicia simultáneamente en toda la superficie placentaria
b. El proceso de invasión trofoblástica se inicia en el centro de la placenta y avanza en sentido centrífugo hacia la periferia
c. El proceso de invasión trofoblástica se inicia en la periferia de la placenta y avanza en sentido centrípeto hacia el centro de la misma

79. Respecto a la sonohisterografía:

a. Es preferible realizarla en fase periovulatoria
b. Es preferible realizarla en fase secretora
c. Es preferible realizarla en fase proliferativa

80. La progesterona es una hormona esteroide que se caracteriza por:

a. Tener una vida media menor a la vida media de la Inhibina A
b. Tener una vida media menor a la vida media de la hCG
c. Ser de mayor utilidad para establecer el diagnóstico de gestación incipiente que para predecir la evolución de ésta

81. No forma parte de los factores pronósticos de la FIGO en la enfermedad trofoblástica gestacional:

a. Tamaño de las metástasis
b. Número de las metástasis
c. Localización de las metástasis

82. Dentro de la clasificación de las anomalías congénitas, se entiende por defecto disruptivo aquel causado por:

a. Fuerzas mecánicas aberrantes sobre un tejido normal
b. Evento destructivo que interfiere en el desarrollo de un tejido normal
c. Una organización celular anormal primaria en un tejido específico

83. Respecto a la miastenia gravis y gestación:

a. .La miastenia neonatal sólo se relaciona con el paso de anticuerpos a través de la leche materna , por lo que la lactancia está contraindicada
b. Se trata de una enfermedad autoinmune con anticuerpos IgM contra receptores de acetilcolina de músculo estriado
c. No hay relación entre la miastenia neonatal y la gravedad materna pero sí con el título de anticuerpos

84. El fallo de la aponeurosis pubocervical dará lugar a un cistocele por:

a. Defecto central
b. Defectos transversos
c. A y B son ciertas

85. La medición ecográfica del diámetro fronto-occipital (DFO):

a. Permite el cálculo del índice cefálico combinándolo con el diámetro biparietal
b. Es útil como parámetro aislado para estimar el peso fetal
c. Está aumentado en la braquicefalia y disminuido en la dolicocefalia

86. Señale la asociación incorrecta del efecto teratogénico de los siguientes fármacos en el embarazo

a. Fenitoina = malformación cardiaca fetal
b. Warfarina = condrodisplasia punctata
c. Espironolactona = hipotiroidismo fetal

87. La cromosomopatía más frecuentemente asociada el onfalocele es:

a. Trisomía 21
b. Trisomía 18
c. Trisomía 13

88. Respecto al crecimiento intrauterino restringido:

a. Es la misma entidad clínica que el feto pequeño para la edad gestacional
b. Siempre es secundario a una insuficiencia útero-placentaria
c. Debe descartarse un defecto congénito

89. Respecto a la onda de velocidad de flujo de la vena umbilical fetal es falso:

a. La presencia de pulsaciones venosas sincrónicas con el ciclo cardiaco debe ser considerada como un fenómeno patológico en primer trimestre
b. La presencia de pulsaciones venosas sincrónicas con el ciclo cardiaco debe ser considerada como un fenómeno patológico en tercer trimestre
c. Se puede cuantificar el volumen de flujo conociendo la velocidad máxima y el área de la sección transversal del vaso

90. Con cual técnica quirúrgica del tratamiento quirúrgico del prolapso de cúpula la vagina queda de menor longitud:

a. Colposacropexia
b. Técnica de Richter
c. Técnica de McCall

DERMATOLOGÍA

1 A	6 C	11 B	16 C	21 C	26 A	31 B	36 C	41 C	46 B	51 C	56 A	61 C	66 A	71 A	76 C	81 C	86 A
2 C	7 C	12 C	17 C	22 C	27 B	32 A	37 C	42 B	47 C	52 C	57 C	62 C	67 B	72 A	77 C	82 A	87 B
3 C	8 B	13 C	18 C	23 B	28 B	33 C	38 A	43 A	48 C	53 C	58 C	63 B	68 A	73 A	78 B	83 C	88 A
4 A	9 B	14 B	19 B	24 A	29 B	34 A	39 C	44 B	49 C	54 B	59 C	64 C	69 A	74 C	79 A	84 C	89 C
5 C	10 C	15 C	20 C	25 C	30 C	35 A	40 C	45 C	50 C	55 B	60 B	65 C	70 C	75 B	80 B	85 C	90 C

1. ¿Cuál de estas presentaciones es más frecuente en la psoriasis artropática?

a. Artritis asimétrica oligoarticular
b. Artritis distal digital mutilante
c. Espondilitis anquilopoyética

2. Dentro del grupo de las infecciones por micobacterias en la piel:

a. El chancro tuberculoso es una reinfección
b. La tuberculosis verrugosa se produce en individuos con mala inmunidad
c. El lupus tuberculoso se produce en individuos con buena inmunidad

3. Respecto a las fiebres exantemáticas:

a. El tifus endémico es causado por Rickettsia conori
b. El tifus epidémico se transmite por garrapata
c. La fiebre botonosa tiene como vector a Riphicephalus sanguineus

4. Entre los causantes de eccema alergico de contacto en cosméticos NO está:

a. Resina de formaldehído
b. Quaternium
c. Isoeugenol

5. La histiocitosis cefálica benigna:

a. Suelen aparecer como nódulos y placas en cabeza y cuello
b. Es un cuadro de aparición en adultos
c. Es una histiocitosis noX

6. Dentro del grupo de enfermedades por artrópodos, escabiosis:

a. El sarcoptes scabiei tiene 3 pares de patas
b. La vesícula perlada tiene parasito en su interior
c. La eminencia acarina tiene parásito en su interior

7. En la batería estandar española de pruebas epicutáneas no aparece:

a. Lactonas
b. Etilendiamina
c. Mercaptotiuram mix

8. El síndrome de la piel escaldada estafilocócica:

a. Está producida por toxinas del grupo I, tipo 66 y 51
b. No afecta mucosas
c. Está causado por toxinas TSST-1

9. El eritema infeccioso infantil

a. Tambien se denomina 6º enfermedad
b. Se provoca por primoinfección por parvovirus B19
c. Afecta celulas endoteliales en primer lugar

10. ¿Qué inmunosupresor no debe asociarse a cotrimoxazol?

a. Azatioprina
b. Ciclofosfamida
c. Metotrexate

11. El síndrome de Cobb asocia malformación vascular con...

a. shunt arterio venoso
b. afectación medula espinal
c.con alteración plaquetaria

12. ¿Cuál de los siguientes hallazgos inmunohistológicos suele estar presente en el tumor de células granulares?

a. Células de citoplasma pequeño y basófilo
b. Hiperplasia psoriasiforme
c. Cuerpos pústulo-ovoides de Milian (CPO)

13. ¿Qué fenómenos físicos se producen cuando irradiamos un tejido con una fuente de luz?

a. Transmisión, penetración, absorción, dispersión
b. Expansión, emisión, penetración, dispersión
c. Reflexión, transmisión, dispersión, absorción

14. En el desarrollo de la hiperplasia epidérmica característica de la psoriasis parece estar implicado uno de los siguientes mecanismos:

a. La angiogénesis
b. Resistencia de los queratinocitos a la apoptosis
c. Exudación de neutrófilos

15. Molécula que participa en la resistencia de los queratinocitos a la apoptosis:

a. Interleucina 12
b. Factor de crecimiento epidérmico
c. Survivina

16. El síndrome metabólico en psoriasis está ligado a:

a. mayores de 65 años
b. Psoriasis palmoplantar
c. Precocidad en su aparición

17. En el grupo de los penfigoides:

a. La técnica de inmunofluorescencia directa en piel humana es menos sensible que la realizada en esófago de mono
b. El antígeno del penfigoide ampolloso es intracelular en membrana basal
c. El penfigoide cicatrizal de mucosas puede tener distintos antigenos causantes

18. El llamado síndrome PHACES no incluye:

a. hemangiomas faciales
b. Rafe supraumbilical
c. Higroma quístico

19. Respecto a la embriología de la piel:

a. El germen epitelial primario se forma en el sexto mes de gestación
b. Los melanocitos sintetizan melanina desde el cuarto mes de embarazo
c. Las fibras elasticas se forman en la décima semana

20. La enfermedad de Lyme:

a. Está causada en Europa por la picadura de Ixodes dammini
b. El eritema necrolítico migratorio aparece en fases precoces
c. el tratamiento en casos de intolerancia a tetraciclinas puede ser con cefalosporinas tipo cefuroxima

21. ¿Cuál de los siguientes corticoides se utiliza como screenig de sensibilización tópica a corticoides?

a. Mometasona
b. Betametasonal
c. Tixocortol

22. Entre las características clínicas de la lepra:

a. La lepra indeterminada progresa a formas evolucionadas en 80%casos
b. La lepra lepromatosa no produce lepromas
c. La lepra tuberculoide produce máculas de borde evidente eritematoso

23. Entre los criterios diagnósticos de la neurofibromatosis tipo I, no aparece:

a. Displasia de esfenoides
b. Retinoblastoma óptico
c. Efélides axilares

24. La trombosis es uno de los efectos adversos de los anticonceptivos orales que, aunque muy infrecuente, es grave. Este efecto se debe a:

a. Los estrógenos y es dosis-dependiente

b. Los progestágenos

c. La potenciación de los efectos de estrógenos y gestágenos en un mismo preparado

25. Entre los términos empleados en terapia tópica, es FALSO:

a. Cremas y leches son emulsiones

b. Una solucion con disolvente aceite se llama linimento

c. Los geles son soluciones de consistencia semisólida de estructura invariable tras fluidificarse

26. ¿Qué organismo no está implicado en la formación de úlceras tropicales?

a. Treponema carateum

b. Treponema Vicenti

c. Fusobacterium

27. El Iatrodectismo:

a. Está provocado por picadura de araña reclusa parda

b. Esta provocado entre otras por la araña denominada viuda negra

c. Si causa alteraciones neurologicas se administra gluconato sodico 10%

28. ¿Cuál de las siguientes hormonas no solicitaría para valorar un acne con hirsutismo y alopecia?

a. Dehidroepiandrosterona sulfato:DHEA

b. Estrona dihidrocetato

c. Glucuronido de androstendiol

29. NO es un efecto secundario de las heparinas:

a. Reacciones alérgicas por un mecanismo de hipersensibilidad tipo IV

b. El síndrome de los dedos azules

c. El prurito palmo-plantar

30. En la homocistinuria:

a. Existe un deficit de la enzima cistatiotina oxidasa

b. La herencia recesiva ligada al cromosoma X

c. Hay desplazamiento de cristalino

31. Uno de los siguientes no es un factor predictivo de buena respuesta a la fotoféresis en pacientes con linfoma cutáneo de células T. Cuál:

a. Eritrodermia

b. Baja tasa de CD8 en sangre periférica

c. Ausencia de afectación visceral

32. Sobre la estructura de la piel:

a. La unidad melanoepidermica engloba al melanocito y unos 36 queratinocitos cercanos a los que transfiere sus melanosomas

b. Existen 16 tipos de fibras de colágeno

c. La fase anagen folicular del cuero cabelludo dura entre 2y 5 meses

33. En mujeres con acné, éste va a mejorar con los anticonceptivos orales:

a. Cuanta mayor cantidad de estrógeno contenga el anticonceptivo

b. Cuanta menor dosis de estrógeno contenga

c. Debido al aumento de la globulina fijadora de las hormonas sexuales y la disminución de las concentraciones de testosterona libre producida por los gestágenos

34. Dentro del grupo de las candidiasis mucocutaneas crónicas:

a. En el grupo I se incluyen niños con severas inmunodeficiencias como el síndrome de Nezelof

b. En el grupo II, la clinica aparece en la edad adulta

c. No se asocia a hipoparatiroidismo sino a hiperparatiroidismo

35. Tipo de estudio más adecuado para generar la hipótesis de si existe relacion entre nevus sebaceo y Ca basocelular:

a. Series de casos

b. Metaanálisis

c. Ensayo randomizado

36. Dentro de las dermatosis agravadas o precipitadas por luz solar, no se encuentra:

a. Síndrome de Bloom

b. Síndrome de Cockayne

c. Síndrome de Touraine

37. ¿Cuál es el tratamiento más eficaz en la lobomicosis?

a. Itraconazol

b. Anfotericina B

c. Cirugía

38. Los anticonceptivos orales de tercera generación (productos que contienen desogestrel o gestodeno con 20, 25 o 30 µg de etinilestradiol) no estarían indicados en:

a. Pacientes obesas

b. Pacientes con diabetes tipo 1 sin afectación angiopática

c. Pacientes que hayan padecido una hepatitis aguda

39. Entre los fármacos que se han relacionado con la aparición de un pénfigo foliaceo no aparece:

a. Captopril   b. Furosemida   c. Itraconazol

40. La ictiosis adquirida se asocia con más frecuencia a:

a. Ca gastrico

b. Ca mama

c. Linfoma Hodgkin

41. Respecto al uso de clopidogrel:

a. Existen numerosos estudios que evalúan las complicaciones hemorrágicas en pacientes sometidos a cirugía cutánea

b. Su efecto aparece 24-48 horas tras su administración y es máximo a los 3-5 días

c. Se han descrito numerosos casos de púrpura trombótica trombocitopénica

42. En cuanto al procedimiento y mecanismo de acción de la fotoquimioterapia extracorpórea (FQEC), es FALSO:

a. El procedimiento de la FQEC se divide en tres fases: leucoféresis, fotoactivación y reinfusión

b. Para la fotoactivación es de elección la utilización de 8-MOP vía oral por su baja incidencia de efectos adversos

c. Uno de los procesos fundamentales tras la FQEC es la apoptosis de las células T

43. Acerca de la acantosis nigricans, señale la FALSA:

a. Aparece una dermatitis interfase con hiperqueratosis

b. Predomina la papilomatosis con acantosis e hiperqueratosis

c. Aparecen queratinocitos necróticos e infiltrado linfocitario

44. En la proteinosis lipoidea:

a. Existe distonia muscular

b. Existe ronquera

c. Existe falta de acomodación ocular

45. Qué test NO se usa para medir el efecto de un corticoide tópico:

a. Test de vasoconstricción

b. Test de atrofia

c. Test de ROAT

46. Respecto a la terapia con rituximab:

a. Su utilización en procesos autoinmunes es limitada y no debe emplearse si el paciente tiene artritis reumatoide

b. No elimina los anticuerpos ya formados

c. Su eficacia es máxima a los 18 meses

47. ¿Cuál de las siguientes lesiones vasculares tiene capacidad proliferativa?

a. Macroquística linfática

b. Malformación arteriovenosa

c. Hemangioendotelioma kaposiforme

48. Cuál de las proteinas del HPV está implicada en la carcinogénesis degradando la p53?

a. E2   b. E5   c. E6

49. En el síndrome de Netherton aparece:

a. Tricorrexis nodosa

b. Eritrodermia ampollosa

c. Ictiosis lineal circunfleja

50. En el síndrome del pelo impeinable se suele encontrar

a. Moniletrix

b. Pseudomoniletrix

c. Pili canaliculi

51. La dermatitis alérgica de contacto por resinas:

a. Las resinas epoxi se encuentran en pegamentos y suelos de madera

b. Las resinas de fenolformaldehido aparecen en tejidos elásticos exclusivamente

c. Las resinas epoxi pueden provocar ecema aerotransportado

52. En la dermatosis IgA lineal:

a. Se ha descrito el antígeno localizado a nivel de fibrillas de anclaje

b. El fármaco mas implicado es el ibuprofeno

c. El tratamiento es con sulfonas y/o corticoides orales

53. La ciclosporina:

a. Ejerce su acción al inhibir el receptor toll like 8

b. Ees un estimulador de la calcineurina

c. Ejerce su acción inhibiendo la IL2

54. La dosis habitual de hidroxicloroquina en el tratamiento de la Porfiria cutanea tarda es:

a. 6,5Mg/kg/dia

b. 100-200 mg/dia dos-tres dias por semana

c. 200 mg/12 horas 3 dias por semana

55. En la urticaria-angioedema por déficit de C1 inhibidor se han empleado como terapias las siguientes modalidades:

a. Plasma fresco,dapsona, acido traxenámico

b. Concentrado de C1 inhibidor , danazol, plasma fresco

c. Estrógenos, aminocaproico, concentrado C1 inhibidor

56. La clínica de púrpura tipo Schamberg en extremidades inferiores puede ser debido a:

a. Eccema de contacto a tintes azo

b. Resinas formaldehído

c. Resinas epoxi

57. Entre los criterios diagnósticos de la neurofibromatosis tipo 2,no aparece

a. Neurinomas vestibulares

b. Meningiomas múltiples

c. Agenesia de esfenoides

58. Entre los componentes habituales de los cosméticos labiales se encuentran:

a. Tiomersal b. Metacrilatos c. Propilgalatos

59. En punta nasal no se usa en la reconstrucción tras extirpar un basalioma:

a. Colgajo bilobulado

b. Colgajo de avance lateral

c. Colgajo de Abbe

60. En relación al grupo de penfigo vulgar:

a. La desmogleina 3 produce anticuerpos no patógenos

b. Los anti Dsg3 son más sensibles que la IFI

c. Los antidesmocolinas suponen un agravamiento del pénfigo

61. El síndrome de Chanarini-Dorfman:

a. Es una alteración del metabolismo de las proteinas

b. Clinicamente aparece una ictiosis con ampollas

c. Se caracteriza por eritodermia no ampollosa

62. Respecto al grupo de las ictiosis:

a. La ictiosis ligada al cromosoma X se produce por un cruce entre cromosomas

b. La ictiosis vulgar afecta a 1:1000 habitantes

c. En la ictiosis recesiva ligada al X, hay casos de parto prolongado por el déficit de sulfatasa esteroidea

63. El colgajo de Limberg es un colgajo:

a. Romboidal de avance

b. Romboidal de transposición

c. Triangular de rotacion

64. Asociación correcta en características dermatoscópicas:

a. Molusco contagioso-vasos en hebilla

b. Hiperplasia sebácea-vasos en corona sin cruzar el centro

c. Queratosis seborreica-signo de la mordida

65. Forma clínica más habitual de reactivación tuberculosa con los tratamientos anti factor de necrosis tumoral:

a. Hemoptisis

b. Hematuria

c. Enfermedad diseminada

66. El gen alterado que codifica la protoporfirinógeno oxidasa es la mutación que encontramos en:

a. Porfiria variegata

b. Protoporfiria eritropoyetica

c. Porfiria aguda intermitente

67. El colgajo de Limberg se puede realizar cuando los ángulos del rombo en su diámetro largo se encuentran en torno a los:

a. 30°-40 °   b. 45°-60°   c. 70°-90°

68. Técnica que permite diferenciar mejor, con más especificidad, el antiigeno implicado en enfermedades ampollosas :

a. Inmunotransferencia

b. ELISA

c. Western Blot

69. ¿Qué síndrome genético esta asociado a niveles bajos de cisteina?

a. Tricotiodistrofia

b. Síndrome pelo impeinable

c. Tricorrexis nodosa

70. En la dermatitis herpetiforme:

a. La asocacion con intolerancia al gluten varia del 13-45%

b. La IFD que detecta IgA en membrana basal es una tecnica que apoya el diagnóstico

c. Las sulfonas pueden producir neuropatia y psicosis

71. El eritema indurado de Bazin suele ser una:

a. Paniculitis lobulillar con vasculitis

b. Paniculitis septal con vasculitis

c. Paniculitis septal sin vasculitis

72. En el liquen escleroso:

a. En un 5% de los casos se desarrolla un Ca epidermoide

b. El diagnóstico clínico se confirma por deposito de IgM

c. Los corticoides topicos potentes pueden empeorar el cuadro por aumentar la atrofia

73. En la amioidosis sistémica pueden aparecer los signos siguientes, EXCEPTO:

a. Polaquiuria

b. Peudohipertrofia muscular

c. linfadenopatias

74. La asociación de neuropatía,ataxia cerebelosa,retinitis pigmentosa,anosmia,ictiosis se denomina:

a. Enfermedad de Larsson

b. Enfermedad de Lamb

c. Enfermedad de Refsum

75. En cuanto a los siringomas y sus características, señale la FALSA

a. Los ductos muestran proliferaciones en cola de renacuajo

b. Suelen aparecer en monte de Venus

c. Hay casos familiares,eruptivos y solitarios

76. Los pacientes con síndrome de Costello tienen mayor predisposición a padecer:

a. Carcinoma epidermoide mucosas

b. Carcinoma célula renal

c. Rabdomiosarcoma

77. Entre las características del penfigoide ampolloso, NO figura:

a. La aparición de depósito de IgG en membrana basal

b. Depósito de IgG en techo de ampolla creada con NaCl 1molar

c. La determinación de antiBP180 por inmunofluorescencia directa

78. En la histopatología del sarcoma de Kaposi aparecen:

a. Luces vasculares,promontorio endotelial,bacilos Warthin positivos

b. Luces vasculares ,células fusiformes en dermis

c. Células endoteliales, capilares con displasia,mitosis de fibroblastos

79. Cuál de los siguientes signos no forma parte de la enfermedad de Leiner

a. Telangiectasias faciales

b. Eritrodermia

c. Detención del desarrollo

80. Entre las patologías donde se ha descrito la aparición de eccema herpeticum, no se encuentra:

a. Enfermedad de Darier

b. Papuloeritrodermia de Ofuji

c. Pénfigo foliaceo

81. En la cirugía dermatológica:

a. El plano graso es el plano de disección en punta nasal
b. En mejilla,el plano de disección es justo por encima de la fascia muscular
c. En cuero cabelludo el plano menos vascularizado es el subaponeurótico

82. Respecto a la paraqueratosis granular

a. La mayoría de las veces aparece en axilas de mujeres
b. La histopatología muestra queratohialina eosinófila con hiperqueratosis
c. El mecanismo conocido es un eccema de contacto a cosméticos

83. Los nódulos de Lisch:

a. Aparecen en la esclerosis tuberosa
b. Son hamartomas de cristalino
c. Aparecen en 90% de neurofibromatosis en mayores de 30 años

84. El síndrome de la piel escaldada se produce por la toxina epidermolítica de:

a. Grupo I, fago 51
b. Grupo III, fago 82
c. Grupo II, fago 71

85. Cuál de los siguientes medicamentos es más probable que produzca reacciones cutáneas pelagroides

a. Procainamida
b. Tetraciclina
c. 6-Mercaptopurina

86. En relación a la medición de antigenos en el pénfigo foliaceo:

a. El western blot desnaturaliza la estructura conformacional antigénica
b. Los anti Dsg 1 no son patogénicos
c. La inmunotransferencia es una técnica colorimétrica

87. En el hydroa vacciniforme,las lesiones se reproducen al exponer al paciente a:

a. UVB   b. UVA   c. Luz visible

88. Ante la evidencia de afectación por melanoma de una placenta con feto afectado,los sitios más probables de daño en el feto serán 'piel' y :

a. hígado   b. pulmon   c. ganglios

89. La colofonia no se encuentra como alergeno en:

a. Sustancias con esencia de pino-abeto
b. Perfumes y vendas elásticas
c. Mangos de goma elástica

90. El tricofoliculoma:

a. Suele ser múltiple
b. Suele afectar mujeres mayores,y localizado en labios mayores
c. Suele aparecer como una pápula con pelos en su interior en dorso nasal

OFTALMOLOGÍA

1 C	6 B	11 B	16 C	21 B	26 A	31 B	36 C	41 B	46 C	51 B	56 B	61 C	66 B	71 A	76 A	81 A	86 A
2 C	7 C	12 A	17 A	22 C	27 A	32 B	37 B	42 C	47 C	52 A	57 A	62 C	67 C	72 A	77 A	82 B	87 C
3 A	8 B	13 A	18 C	23 C	28 C	33 C	38 C	43 B	48 A	53 B	58 A	63 B	68 C	73 A	78 B	83 A	88 A
4 A	9 B	14 B	19 C	24 C	29 A	34 C	39 A	44 C	49 B	54 A	59 C	64 C	69 A	74 A	79 B	84 B	89 A
5 A	10 A	15 B	20 C	25 C	30 B	35 B	40 A	45 B	50 B	55 B	60 C	65 C	70 B	75 B	80 B	85 B	90 B

1. En la hidrodisección del cristalino durante la cirugía de cataratas, el iris se prolapsa, la cámara se estrecha y el ojo se pone duro. ¿Cuál es el diagnóstico más probable?

a. Hemorragia coroidea expulsiva
b. Edema del cuerpo ciliar
c. Mala dirección del fluido irrigador al vítreo anterior

2. La Queratopatía infecciosa cristalina se ha descrito asociada a numerosas especies bacterianas. ¿cuál de las siguientes es la causa más común de este tipo de infección?

a. Staphylococcus aureus
b. Streptococcus pneumoniae
c. Streptococcus viridans

3. De las siguientes moléculas, una de ellas se ha descartado en la vitreolisis enzimática por provocar una alta tasa de uveitis postoperatorias:

a. estreptoquinasa
b. uroquinasa
c. lactoferrina

4. Un granuloma conjuntival se puede ver en las siguientes afecciones EXCEPTO:

a. Conjuntivitis alérgica aguda
b. Reacción de cuerpo extraño
c. Sarcoidosis

5. ¿Cuál de estas coroidopatias se caracteriza por ser crónica y recurrente?

a. retinocoroidopatia en perdigonada
b. EPPMPA
c. Síndrome de múltiples puntos blancos evanescentes

6. Germen más frecuente en la endoftalmitis tardía tras cirugía de catarata:

a. Staphylococcus epidermidis
b. Propionibacterium acnes
c. Serratia marcesens

7. En un paciente con penfigoide cicatricial avanzado, alergia a fármacos sulfa, y deficiencia de Glucosa -6-fosfato deshidrogenasa, ¿qué fármaco se debe evitar?

a. Metotrexato
b. Ciclofosfamida
c. Dapsona

8. De las siguientes complicaciones de la cirugía de pterigium con mitomicina C, ¿cuál es la más seria?

a. Reepitelización corneal retrasada
b. Melting del lecho escleral
c. Toxicidad de superficie ocular

9. El hydrops corneal del queratocono se debe a una ruptura de:

a. Membrana basal epitelial
b. Membrana de Descemet
c. Membrana de Bruch

10. Sobre la distrofia viteliforme de Best y la distrofia viteliforme foveomacular del adulto, es falso:

a. El EOG esta muy disminuido en ambos trastornos
b. El tipo de herencia es AD en ambos trastornos
c. La AV se mantiene por encima de 0.5 hasta la quinta decada de la vida

11. Durante la cirugía de cataratas, ¿qué es más probable que aumente el riesgo de edema corneal posquirúrgico?

a. Facoemulsificación en cámara posterior
b. Distrofia de Fuchs
c. Uso de corticoides tópicos

12. Un niño de 5 años tiene una historia de parálisis bilateral de oblicuo superior. ¿Qué desviaciones y patrones mostraría el cover-test?

a. Esotropia con patrón en V
b. Esotropia con patrón en A
c. Exotropia con patrón en A

13. Un niño de 2 años acude con secreción mucopurulenta abundante unilateral. ¿Cuál es la causa más frecuente de conjuntivitis aguda en los niños?

a. Bacteriana
b. Química
c. Vírica

14. Un niño de 13 años con exotropia intermitente, ¿qué resultado del test de estereopsis tendrá más probablemente?

a. Sd de monofijación
b. Excelente estereopsis
c. Diplopia con ausencia de estereopsis

15. Ante un paciente con hemangioma capilar retiniano multifocal en el contexto de una enfermedad de Von Hippel Lindau, hay que buscar:

a. Hepatocarcinoma
b. Hemangioma cerebeloso
c. Insuficiencia limbar

16. ¿Cuál de las siguientes opciones está más asociada con edema macular cístico tras cirugía de cataratas?

a. Extracción extracapsular con incisión amplia
b. No utilización de antiinflamatorios no esteroideos
c. Tracción vítreo-macular

17. Respecto las alteraciones supranucleares de la motilidad ocular:

a. En la oftalmoplejía internuclear bilateral se produce limitación de la aduccion derecha y nistagmo atáxico del ojo izquierdo en la mirada a la izquierda y limitación de la aducción izquierda y nistagmus atáxico del ojo derecho en la mirada a la derecha
b. En la oftalmoplejía internuclear bilateral se produce limitación de la abduccion derecha y nistagmo atáxico del ojo izquierdo en la mirada a la izquierda y limitación de la abducción izquierda y nistagmus atáxico del ojo derecho en la mirada a la derecha
c. En la oftalmoplejía internuclear bilateral se produce limitación de la abduccion derecha y nistagmo atáxico del ojo izquierdo en la mirada a la derecha y limitación de la abducción izquierda y nistagmus atáxico del ojo derecho en la mirada a la izquierda

18. La coroideremia:

a. Se asocia a un aumento de la ornitina serica
b. Hay afectación de grandes vasos retinianos y coroideos
c. Entre la 3 y 5ª década el Campo Visual es de menos de 5° centrales

19. Un bebé de 6 meses presenta en ojo derecho una opacidad blanca de 0.2 mm en la cápsula anterior del cristalino con bridas de iris adheridas. El ojo izquierdo es normal. En la retinoscopia no se muestra anisometropía. ¿Qué es más apropiado?

a. Extracción inmediata de la catarata
b. Oclusión del ojo izquierdo
c. Observación

20. En la primera visita postoperatoria tras una facoemulsificación rutinaria con implante en saco de lente intraocular acrílica hidrófoba, se aprecia un aumento de la presión intraocular. ¿Cuál es la fisiopatología más probable de la presión elevada?

a. Alta pseudoplasticidad del viscoelástico retenido
b. La mayor calidad cohesiva del viscoelástico retenido
c. El peso molecular, la viscosidad y la longitud de la cadena de las moléculas del viscoelástico retenido

21. Un paciente con insuficiencia renal y un síndrome de Behcet que no controla adecuadamente su uveitis con corticoides hay que plantear añadir al tratamiento:

a. Ciclosporina
b. Azatioprina
c. Infliximab

22. ¿Qué tipo de escleritis se asocia más comúnmente con una enfermedad sistémica subyacente?

a. Escleritis anterior difusa
b. Escleritis posterior
c. Escleritis anterior necrotizante

23. El HLA A 29 esta asociado a:

a. Coroiditis punteada interna
b. EPPMPA
c. Retinocoroidopatia en perdigonada

24. En el hemangioma racemoso de la retina no complicado el tratamiento adecuado es:

a. Terapia anti VEGF
b. Terapia fotodinámica
c. Observación

25. Previamente a la cirugía de catarata, un paciente refiere una reacción alérgica a la procaína, un anestésico éster, en un procedimiento dental previo. ¿Cuál de los siguientes anestésicos se debe evitar también?

a. Lidocaína   b. Bupivacaína   c. Tetracaína

26. Respecto a la vasculopatia coroidea polipoidea, es falso:

a. Es rara la localización papilar
b. Es mas frecuente en pacientes asiáticos y africanos
c. Son frecuentes los desprendimientos de EPR serosanguinolentos y las hemorragias vitreas

27. Tras un desgarro capsular en una facoemulsificación, decidimos no poner la lente en saco sino fijada al sulcus. Generalmente, ¿cuál de los siguientes debe ser el poder de una LIO fijada al sulcus?

a. 0.5 a 1 D más que la calculada para la fijación en saco
b. La misma que la calculada para la fijación en saco
c. 0.5 a 1 D menos que la calculada para la fijación en saco

28. Hay aumento de la autofluorescencia en las siguientes enfermedades EXCEPTO:

a. Retinitis pigmentosa
b. La enfermedad de Best
c. La DMAE neovascular

29. Las lesiones corneales por radiación ultravioleta presentan típicamente:

a. Pérdida de células epiteliales
b. Daño del colágeno estromal
c. Pérdida de células endoteliales

30. El Electrooculograma es generalmente normal en:

a. Enfermedad de Best
b. Distrofia de conos
c. Coroideremia

31. El tumor vascular más frecuente de la retina es:

a. Hemangioma racemoso retiniano
b. Tumor vasoproliferativo de la retina
c. Hemangioma capilar de la retina

32. Método más eficaz para mantener el alineamiento al reponer el desprendimiento de la membrana de Descemet:

a. Inyectar C3F8 en cámara anterior
b. Inyectar aire o SF6 en cámara anterior
c. Rellenar la cámara anterior con viscoelástico dispersivo

33. En el síndrome uveítico de Fuchs es FALSO:

a. Aparece una uveítis unilateral y granulomatosa
b. Puede ocasionar glaucoma
c. Ausencia de sinequias posteriores

34. En una paciente de 44 años con historia de erosiones corneales recidivantes sin clínica en los últimos meses, ¿cuál de los siguientes hallazgos es más frecuente encontrar?

a. Opacidades subepiteliales
b. Filamentos epiteliales
c. Líneas de huella dactilar en la membrana basal

35. Respecto a las parálisis de la mirada vertical:

a. En el síndrome centroencefálico dorsal de Parinaud se produce parálisis supranuclear a la mirada hacia abajo

b. La parálisis supranuclear progresiva se presenta en ancianos y en un primer momento afecta principalmente a la mirada hacia abajo

c. En el síndrome de Steele-Richardson-Olszewski los movimientos horizontales se afectan antes que los verticales y en ocasiones puede llegar a una parálisis total de la mirada

36. En la queratoconjuntivitis límbica superior, ¿qué test es más apropiado?

a. Anticuerpos antinucleares (ANA)

b. Factor Reumatoide

c. Hormona estimulante tiroidea (TSH)

37. No es un posible efecto secundario del tratamiento con Ciclosporina:

a. Nefrotoxicidad

b. Supresión de la medula osea

c. Hipertensión arterial

38. En el hemangioma circunscrito coroideo al realizar la angiografía con verde de indocianina se puede ver:

a. una característica hipofluorescencia en tiempos precoces

b. un típico efecto pantalla sobre la tinción posterior

c. una hipofluorescencia tardía conocida como "fenómeno de lavado"

39. En la atrofia girata es falso:

a. Sigue un patron de herencia ligada a X

b. Hay mala adaptación a la oscuridad

c. Se puede tratar con vitamina B6

40. En el proceso de preparación de la plasmina autóloga para la realización de vitreolisis enzimática:

a. Se necesitan 7 ml de sangre para conseguir 1.8 ml de plasma

b. Se mezcla 1.8 ml de plasma con 1 vial de uroquinasa calentado a 37°

c. Hay que evitar agitar la mezcla hasta su inyección

41. ¿Cuál de las siguientes medicaciones no se asocia a córnea verticillata?

a. Hidroxicloroquina

b. Metazolamida

c. Amiodarona

42. Una uveítis hipertensiva granulomatosa con atrofia sectorial de iris, será probablemente debida a:

a. Sarcoidosis

b. Toxoplasma gondii

c. Virus del Herpes Zóster

43. La respuesta fotopica del electroretinograma es normal en:

a. Distrofia progresiva de conos

b. Distrofia en alas de mariposa

c. Coroideremia

44. Un paciente con síndrome de pseudoexfoliación, ¿de cuál de las siguientes complicaciones tiene más riesgo?

a. Midriasis traumática

b. Edema corneal

c. Fimosis de la cápsula anterior

45. ¿Un paciente con hepatitis cronica y un síndrome de Behcet que no controla adecuadamente su uveitis con corticoides hay que plantear añadir al tratamiento:

a. Azatioprina

b. Ciclosporina

c. Metotrexato

46. De los siguientes procedimientos quirúrgicos, indique cuál de ellos no sería una opción para el tratamiento del ectropión:

a. Lazy-T   b. Z-plastia   c. Quickert

47. Señale la FALSA respecto a la ciclofotocoagulación transescleral con LASER Nd: YAG para tratamiento de glaucoma:

a. Se emplea un LASER Nd:YAG de 1064 nm

b. Se emplea la lente trans-escleral de Shields , la distancia del limbo de 1-3 mm(localización del cuerpo ciliar mediante transiluminación)

c. Se realizan aplicaciones en 180 grados con energia 1,5-10 mJ por pulso

48. Paciente de 3 años de edad, que es remitido por su pediatra por haber notado una asimetría en la hendidura palpebral. Se trata de un niño adoptado y los padres no poseen datos sobre su estado previo ni antecedentes en el parto. Han observado que al succionar el chupete se le nota menos. En la exploración se observa que el párpado derecho cubre 2 mm el limbo superior del ojo derecho y 4 el del ojo izquierdo. Las ducciones son normales. Se observa un descenso disminuido del párpado del ojo izquierdo en la mirada inferior y ausencia de pliegue palpebral. Cuál es el hallazgo más probable en esta situación:

a. Reacciones pupilares normales

b. Doble línea de glándulas de Meibomio

c. Heterocromía del iris

49. Señale la FALSA respecto a la trabeculoplastia selectiva para el tratamiento de glaucoma:

a. El tiempo de exposición por disparo es inferior en comparación con la trabeculoplastia con LASER Argón siendo también menor la energía total liberada

b. El spot utilizado es menor que en la trabeculoplastia con LASER Argón por lo que se minimiza el daño tisular

c. No es una técnica fotocoagulativa

50. Respecto al carcinoma de glándulas sebáceas:

a. Ante una sospecha de afectación difusa en conjuntiva debe realizarse biopsia mapeada con fijación de las muestras en formol para su análisis anatomopatológico

b. La radioterapia se reserva como tratamiento de las recurrencias o de la enfermedad local avanzada

c. Se trata de un tumor agresivo, con una mortalidad asociada entre el 50% y el 65%, según los estudios

51. El síndrome de Fraser se caracteriza por, EXCEPTO:

a. Criptoftalmos   b. Artropatía   c. Sindactilia

52. El linfoma es la afectación maligna más frecuente en la órbita entre los adultos. Respecto a esta patología, es FALSO:

a. La forma histológica más frecuente es el linfoma asociado a tejidos linfoides de mucosas y la segunda por orden de frecuencia, el linfoma folicular de bajo grado

b. En el estudio de extensión es muy útil la utilización del PET, que también puede servir en el seguimiento de la respuesta al tratamiento

c. La radioinmunoterapia con Ytrio 90 (90Y-ibritumomab tiuxetan) o Iodo 131 (131I-tositumomab) son fármacos útiles en las formas resistentes a rituximab que no expresan CD20

53. Respecto a las alteraciones supranucleares de la motilidad ocular

a. Una lesión de la formación reticular paramediana de la protuberancia da lugar a una parálisis de la mirada horizontal contralateral con incapacidad para mirar en dirección contraria a la lesión

b. Una oftalmoplejía internuclear izquierda se caracteriza por :ojos rectos en posición primaria, aducción izquierda defectuosa y nistagmus atáxico del ojo derecho en la mirada a la derecha, la mirada a la izquierda es normal

c. En una lesión combinada de la formación reticular paramediana de la protuberancia y el fascículo longitudinal medial del mismo lado el único movimiento residual es la aducción del ojo contralateral

54. Respecto a los procesos implicados en la producción del humor acuoso señale la FALSA:

a. La difusión permite que moléculas liposolubles pasen a través de la parte lipídica de la membrana celular hasta la cámara posterior es independiente de la presión y gasta energía

b. La ultrafiltración permite pasar agua y pequeñas moléculas hidrosolubles es dependiente de la presión y no gasta enegía

c. El trasporte activo bombea sodio (seguido de agua) y otros iones y moléculas hidrosolubles mayores y más cargadas como ascorbato y aminoácidos por un mecanismo que es independiente de la presión

55. Paciente varón de 4 años de edad que presenta hipocromía del iris, telecanto, sordera y un mechón de pelo blanco. El diagnóstico más probable es de:

a. Síndrome de Alagille
b. Síndrome de Waardenburg
c. Síndrome de Zellweger

56. En el tratamiento de una úlcera corneal infectada por Pseudomonas la inyección subconjuntival de Tobramicina es una alternativa útil, señale la concentración correcta:

a. Tobramicina 14 mg/ml
b. Tobramicina 40 mg/ml
c. Tobramicina 140mg/ml

57. En qué momento del desarrollo gestacional se produce la fusión de las yemas que darán lugar a los párpados

a. 12ª semana
b. 15ª semana
c. 18ª semana

58. En el tratamiento de queratitis fúngica, anfotericina B es una alternativa terapeútica, señale la concentración correcta para tratamiento tópico:

a. Anfotericina B 0,15%
b. Anfotericina B 0,5%
c. Anfotericina B 2,25%

59. Cuál de las siguientes anomalías cromosómicas se relaciona con la aparición de queratocono posterior:

a. Síndrome Schmidt-Fraccaro
b. Delección del brazo largo del cromosoma 13
c. Delección del brazo corto del cromosoma 18

60. La gonioscopia es una técnica esencial para la exploración del glaucoma. Hay dos técnicas principales para ver el ángulo de la cámara anterior: la directa y la indirecta. Cuál de estas lentes se usa para gonioscopia indirecta:

a. Layden   b. Worst   c. Posner

61. Cuál de los siguientes es uno de los criterios de defecto moderado glaucomatoso según la clasificación de Hodapp:

a. Menos de 27 puntos deprimidos por debajo de p menor de 5% y menos de 18 puntos por debajo de p menor de 1%
b. Menos de 35 puntos deprimidos por debajo de p menor de 5% y menos de 18 puntos por debajo de p menor de 1%
c. Menos de 37 puntos deprimidos por debajo de p menor de 5% y menos de 20 puntos por debajo de p menor de 1%

62. Qué tipo de carcinoma adenoide quístico de la glándula lagrimal tiene el peor pronóstico:

a. Cribiforme
b. Esclerosante
c. Basalioide

63. En cuál de las siguientes distrofias corneales aparecen depósitos corneales de amiloide:

a. Distrofia de Reis-Bücklers
b. Distrofia tipo lattice
c. Distrofia de Schnyder

64. Señale la correcta:

a. El índice de refraccion del aire es 1,000, el de cornea 1,406 y el de humor acuoso 1,336
b. El índice de refracción de la córnea es 1.376, el de humor acuoso 1,336 y el de vitreo 1,386
c. El índice de refracción de córnea es 1,376, el vítreo 1,336 y el de humor acuoso 1,336

65. Mujer de 16 años de edad que acude a urgencias por presentar "los ojos hinchados", desde hace 24 horas. Es el tercer episodio en este año. Los anteriores fueron tratados con compresas frías y remitieron en unos 3 días. No refiere picor ni dolor. No hay síntomas sistémicos asociados. Los antecedentes familiares son anodinos. En la exploración se evidencia edema de ambos párpados superiores no depresible, sin eritema. En el polo anterior se aprecia hiperemia conjuntival bilateral. Respecto a la actitud sobre esta paciente:

a. Tranquilizaremos a la paciente, se trata de un cuadro banal sin posibles repercusiones posteriores
b. Indicaremos tratamiento con una pomada de corticoides
c. Citaremos a la paciente en la consulta para posteriores determinaciones del nivel del inhibidor de C1

66. ¿Qué tumoración palpebral presenta en su histología una expansión del epitelio escamoso de la epidermis por una proliferación de células basales, inclusiones quísticas llenas de queratina, zonas de células escamosas dispuestas en espiral y extensión a la dermis?

a. Siringoma
b. Queratosis folicular invertida
c. Queratosis actínica

67. El hemangioma capilar es el tumor benigno más frecuente en la infancia. Respecto a su tratamiento:

a. El tumor tiende a disminuir su tamaño con la edad, por lo que el tratamiento se limitará a los casos en los que haya compresión del nervio óptico
b. La ausencia de respuesta a la inyección local de corticoides a la semana de su aplicación es indicación para administrar una nueva dosis
c. El interferon alfa 2-a es una opción terapéutica que se ve limitada por los efectos secundarios

68. Cuál de los siguientes hallazgos no es un rasgo que se considera en la clasificación de la actividad de la orbitopatía tiroidea según la escala CAS (clinical activity score)

a. Enrojecimiento de los párpados
b. Edema de carúncula
c. Diplopia

69. El origen más frecuente del carcinoma de células sebáceas palpebrales:

a. Glándulas de Meibomio
b. Glándulas de Zeiss
c. Metastásico

70. Sobre la perimetría estática, es FALSO:

a. La luminancia del estímulo se mide en apostilbios (asb) , 1 asb = 0.3183 candelas = 0.1 miliamberto
b. 0 decibelios en el perímetro Octopus corresponde a la luminancia del estímulo de 10000 apostilbios
c. 10 decibelios en el perímetro Humphrey corresponde a la luminacia del estímulo de 1000 apostilbios

71. Qué lesión produce una sectoranopia horizontal homónima izquierda:

a. Lesión de la arteria coroidea lateral en cuerpo geniculado lateral derecho
b. Lesión de la arteria coroidea anterior en cuerpo geniculado lateral derecho
c. Lesión de la arteria coroidea posterior en cuerpo geniculado lateral derecho

72. Señale la FALSA respecto a la fluctuación en el campo visual para el seguimiento de glaucoma:

a. La fluctuación a corto plazo representa la principal limitación para detectar progresión en el campo visual
b. La fluctuación a largo plazo homogénea se refiere a un cambio unidireccional en la sensibilidad en todo el campo y es de aproximadamente 1dB en ojos normales
c. La fluctuación a largo plazo heterogénea se refiere a diferentes cantidades y direcciones en el cambio de sensibilidad en diferentes localizaciones del campo visual

73. Señale la FALSA respecto al estudio colaborativo del tratamiento inicial del glaucoma (CGTS):

a. Las variables primarias registradas fueron la pérdida de campo visual y la PIO y las variables secundarias la agudeza visual, la formación de cataratas y la calidad de vida
b. El tratamiento inicial podía ser farmacológico o trabeculectomía (con o sin 5FU)
c. Los criterios de inclusión fueron : PIO igual o mayor a 20 mmHg con defecto en campimetría Humphrey de al menos tres puntos contiguos y un disco considerado compatible con glaucoma ó PIO comprendida entre 20 y 26 mmhg con dos puntos contiguos de defecto en el campo visual ó PIO igual o mayor de 27 mmHg sin daño en el campo visual y con disco óptico sospechoso de glaucoma

74. Respecto al estudio del tratamiento del glaucoma incipiente (estudio EMGT). La razón Progresión Media (RoP) medida como MD en dB/mes observada en este estudio fue:

a. 0.05 dB/mes en el grupo de no tratamiento y 0.03 dB/mes en en el de tratamiento
b. 0.05 dB/mes en el grupo de no tratamiento y 0.01 dB/mes en el de tratamiento
c. 0.04 dB/mes en el grupo de no tratamiento y 0.01 dB/mes en el de tratamiento

75. El escotoma de la unión provocado por una lesión en la unión del quiasma y el nervio óptico produce un escotoma central en el campo del ojo ipsilateral y un defecto en el campo del ojo contralateral que será:

a. Superonasal
b. Superotemporal
c. Inferonasal

76. Las reacciones alérgicas a anestésicos locales utilizados en la cirugía oculoplástica suelen ser de tipo:

a. I   b. II   c. III

77. En el tratamiento inicial de la queratitis por acanthamoeba se emplea colirio de propamidina isetionato (brolene), seguido de polihexametil biguanida o Clorhexidina cada hora,18 horas al día. Señale la concentración correcta de clorhexidina:

a. 0,02%   b. 0,12%   c. 0,25%

78. En el ápex orbitario, no accede a la órbita por dentro del anillo de Zinn el siguiente par craneal:

a. III par   b. IV par   c. VI par

79. Sobre el rabdomiosarcoma orbitario:

a. La forma histológica más frecuente es la embrionaria y típicamente presenta una translocación del gen FKHR en el cromosoma 13 y el PAX3 (cromosoma 2) o PAX7 (cromosoma 1)
b. Los pacientes con tumores que presentan hiperdiploidía tienen un mejor pronóstico que los que presentan diploidía o tetraploidía
c. Los estudios IRS (Intergroup Rhabdomyosarcoma Study) I y II han demostrado un peor pronóstico de la forma alveolar

80. Respecto al pronóstico y tratamiento de la oftalmopatía tiroidea (enfermedad de Graves):

a. Aun habiéndose descrito una relación entre el Graves y el consumo de tabaco, no se ha demostrado una relación de dosis respuesta entre el número de cigarrillos consumidos al día y la probabilidad de desarrollar enfermedad de Graves
b. Los pacientes con función tiroidea no controlada (tanto hiper como hipotiroidismo) están más predispuestos a sufrir una afectación severa que los eutiroideos
c. Aproximadamente un 50% de los pacientes experimentan una progresión de la enfermedad preexistente en los 6 meses posteriores al tratamiento con radioiodino

81. Señale la FALSA respecto a las degeneraciones corneales:

a. La degeneración marginal de Terrien predominantemente afecta a varones,el proceso comienza con más frecuencia en la parte inferior de la córnea marginal sin dolor y con un adelgazamiento no ulcerativo
b. La degeneración de Furrow es un adelgazamiento periférico, sin ulceración , ni vascularización ni defecto epitelial, es más frecuente en ancianos y generalmente no necesita tratamiento
c. La úlcera de Mooren es un proceso severo inflamatorio con despitelización y vascularización en la base de la úlcera. Cuando afecta a varones ancianos es más frecuente unilateral y cuando afecta a jóvenes bilateral

82. De las siguientes exploraciones de imagen, señale la que aporta menos información para el diagnóstico y seguimiento de la oftalmopatía tiroidea:

a. TAC orbitario
b. RNM FLAIR
c. RNM con saturación grasa en T1

83. La disminución de la presión de perfusión ocular es un factor de riesgo para la progresión de la neuropatía óptica glaucomatosa. La presión de perfusión ocular se calcula como:

a. 2/3 [Tensión arterial diastólica + 1/3 (Tensión arterial sistólica- Tensión arterial diastólica)]- Presión intraocular
b. 2/3 [Tensión arterial sistólica – 1/3 (Tensión arterial sistólica- tensión arterial diastólica)]– Presión intraocular
c. 2/3 (Tensión arterial sistólica- 1/3 Tensión arterial diastólica) – Presión intraocular

84. Señale la FALSA respecto al Glaucoma Hemifield Test de perimetría Humphrey:

a. Borderline se produce cuando no se cumple el criterio para fuera de límites normales pero se da una diferencia de sector pareado superior-inferior presente en menos del 3% de la población general
b. Reducción general de la sensibilidad se produce cuando la zona más normal del campo se encuentra por debajo del nivel del 0,5% de la población normal. Puede aparecer simultáneamente a fuera de límites normales
c. Sensibilidad anormalmente alta aparece cuando el mejor 15% del campo excede el valor esperado para el 99,5% de la población normal. Si esta condición está presente el test no dará ninguno de los otros cuatro posibles mensajes

85. Indique la relación correcta entre cada estructura y su origen embrionario

a. Conjuntiva-ectodermo; tarso-mesénquima; músculos palpebrales-mesénquima
b. Conjuntiva-ectodermo; tarso-cresta neural; músculos palpebrales-mesénquima
c. Conjuntiva-ectodermo; tarso-mesénquima; músculos palpebrales-cresta neural

86. Un paciente presenta en la exploración gonioscópica los siguientes hallazgos : inserción de la raíz del iris detrás del espolón escleral, amplitud del ángulo de 30 grados y configuración del iris periférico plano¿Cuál es la clasificación de Spaeth que corresponde?

a. D, 30 grados y r
b. E, 30 grados y s
c. D, 30 grados y s

87. El ángulo entre el eje óptico y el eje visual se denomina:

a. Eje pupilar
b. Angulo kappa
c. Angulo alpha

88. Una de las manifestaciones de la displasia ocular-auricular (síndrome de Goldenhar) son los colobomas palpebrales. La localización más frecuente de éstos es:

a. Tercio interno de párpado superior
b. Tercio medio de párpado superior
c. Tercio externo de párpado superior

89. Paciente varón de 45 años que es remitido a urgencias por haber sufrido un accidente al caerse de la bicicleta. No llevaba casco y se golpeó la cara. La agudeza visual es de 0.8 en ambos ojos. En la exploración se observa ptosis completa en ojo derecho y oftalmoplejia de ese lado. La pupila está midriática y es arreactiva. La sensibilidad está disminuida en la hemifrente ipsilateral, pero no en la mejilla de ese lado. Nos encontramos probablemente ante un:

a. Síndrome de la hendidura esfenoidal superior
b. Síndrome del seno cavernoso
c. Síndrome del ápex orbitario

90. Señale la FALSA respecto a la vía óptica en el cuerpo geniculado lateral

a. Las capas 1 y 4 reciben fibras cruzadas del ojo contralateral y las capas 2 y 5 reciben fibras no cruzadas del ojo ipsilateral
b. Las capas 1 y 3 reciben fibras cruzadas del ojo contralateral y las capas 2 y 5 reciben fibras no cruzadas del ojo ipsilateral
c. Las capas 4 y 6 reciben fibras cruzadas del ojo contralateral y la capa 5 recibe fibras no cruzadas del ojo ipsilateral

Otorrinolaringología

1 C	6 C	11 C	16 A	21 A	26 B	31 B	36 A	41 C	46 C	51 B	56 B	61 C	66 B	71 A	76 A	81 A	86 C
2 C	7 B	12 B	17 A	22 B	27 A	32 C	37 A	42 B	47 C	52 A	57 A	62 B	67 B	72 A	77 B	82 B	87 C
3 C	8 A	13 C	18 A	23 A	28 C	33 B	38 B	43 A	48 A	53 B	58 A	63 C	68 B	73 C	78 B	83 A	88 C
4 B	9 A	14 B	19 A	24 B	29 B	34 B	39 A	44 A	49 B	54 C	59 B	64 C	69 B	74 A	79 B	84 B	89 B
5 B	10 A	15 A	20 A	25 A	30 A	35 B	40 C	45 A	50 A	55 C	60 B	65 B	70 C	75 A	80 B	85 B	90 A

1. En la siguiente tiroiditis el único tratamiento es el quirúrgico:

a. Tiroiditis de Hashimoto
b. Tiroiditis de Quervain
c. Tiroiditis de Riedel

2. El subtipo histológico más frecuente del carcinoma nasofaríngeo es:

a. Carcinoma de células escamosas
b. Carcinoma no queratinizante
c. Carcinoma indiferenciado o linfoepitelial

3. En relación a la inervación:

a. Las fibras vegetativas parasimpáticas provienen del trigémino
b. Las fibras vegetativas simpáticas provienen del simpático cervical y alcanzan la mucosa nasal a través del nervio petroso superficial mayor
c. Las fibras sensoriales nasales dependen del I par craneal

4. Tumor maligno de oído más frecuente en el niño:

a. Sarcoma osteogénico
b. Rabdomiosarcoma
c. Metástasis del tumor de Ewing

5. Sobre la lepra nasosinusal, es falso:

a. El bacilo de Hansen es un bacilo, ácido alcohol resistente, que se cultiva con dificultad en medio de Ziehl-Neelsen
b. La forma tuberculoide de la lepra es la manifestación habitual en las formas evolucionadas nasales
c. La forma inicial se caracteriza por una obstrucción nasal con rinorrea serosa

6. La úlcera simple de Hajeck

a. Se localiza en la parte media del tabique cartilaginoso nasal
b. Se relaciona con alteraciones del sistema neurovascular sistémico
c. Conduce a necrosis del cartílago sin una causa determinada

7. El factor hereditario tiene influencia en:

a. Las disglosias
b. Las disfemias
c. Las dislalias

8. El antro de Higmoro forma parte de:

a. La pared medial del seno maxilar
b. El complejo ostium-receso frontal
c. El infundíbulo etmoidal

9. En las crisis otolíticas de Turmarkin es FALSO

a. Pueden aparecen unos pródromos leves de inestabilidad mayor
b. Puede ser la primera manifestación de una crisis de la Enfermedad de Menière y pasados meses desaparecer
c. Pueden presentarse de forma aislada sin crisis de la Enfermedad de Menière

10. Señale lo correcto:

a. En el canal semicircular posterior las corrientes utriculopetas son inhibitorias
b. En el canal semicircular horizontal las corriente utriculópetas son inhibitorias
c. La dirección de la corriente endolinfática influye del mismo modo en los tres canales

11. Con respecto al linfoma en la edad pediátrica señale lo FALSO:

a. Los linfomas ocupan el segundo lugar entre los tumores sólidos del niño, el 15% se localizan en cabeza y cuello
b. La edad media de aparición es los 8 años
c. El linfoma de Hodgkin es el que mas afecta al anillo de Waldeyer

12. No es un criterio menor de fiebre reumática:

a. Artralgias
b. Eritema marginatum
c. Aumento del espacio P-R en ECG

13. Indicaciones relativas para amigdalectomía por amigdalitis de repetición, señale la opción FALSA:

a. 7 episodios en un año
b. 5 episodios por año durante dos años
c. 4 episodios por año durante tres años

14. Señale el músculo extrínseco lingual

a. Músculo transversus
b. Músculo longitudinalis inferior
c. Músculo verticalis

15. En relación al tratamiento de OMA en los niños señale la FALSA:

a. En un niño mayor de 2 años con OMA y conjuntivitis purulenta el tratamiento de elección es Amoxicilina 80-90 mg/kg/día desde el inicio sin esperar resolución espontánea
b. El estado vacunal frente al neumococo determina la dosis del tratamiento
c. Amoxicilina es el tratamiento de elección para la OMA porque en el Oído medio alcanza concentraciones adecuadas para la mayoría de neumococos

16. En un paciente con desviación de la comisura bucal a la derecha y conservación de la motilidad facial superior, la lesión del nervio facial se encuentra a nivel:

a. Supranuclear izquierda
b. Supranuclear derecha
c. Distal al ganglio geniculado derecho

17. Sobre el 'signo de la cortina', es FALSO:

a. Consiste en el desplazamiento del velo del paladar hacia el lado afecto
b. Signo que aparece en la parálisis del IX par craneal
c. El tratamiento irá encaminado a asegurar una correcta alimentación y evitar aspiraciones

18. La laringe interviene en el segundo tiempo de la deglución así:

a. Ascenso laríngeo, cierre glotis, descenso base lingual
b. Descenso laríngeo cierre glotis ascenso base lingual
c. Ascenso laríngeo, descenso base de lengua, cierre glotis

19. Sobre el desarrollo de niños normoyentes, es FALSO:

a. De 0 a 4 meses localizan los sonidos en el plano horizontal
b. De 5 a 6 meses comienzan a balbucear
c. De 7 a 12 meses responden a su nombre

20. En relación a la fisiología nasal señale la FALSA:

a. La gran carga de vapor de agua se obtiene en condiciones fisiológicas en el meato inferior
b. En la nariz el aire inspirado alcanza una humedad relativa del 80-95%
c. Las fosas nasales son capaces de calentar el aire inspirado hasta temperaturas de 32-34ºC

21. En cuanto a la fisiología nasal señale la FALSA:

a. La capa de moco esta constituida por una fase fluida producida por células caliciformes y una fase densa producida por las glándulas subepiteliales del corión
b. El sistema de filtro nasal impide el paso de partículas mayores de 4 micras
c. El movimiento ciliar consigue eliminar partículas adheridas al moco en 10- 15 min.

22. El siguiente valor del fonetograma no se considera crítico para ser registrado como mínimo:

a. Rango vocal
b. Frecuencia más baja alcanzada
c. Intensidad más baja alcanzada

23. Señale la afirmación FALSA sobre el desarrollo embriológico de la nariz:

a. La parte más inferior de la pirámide nasal deriva del mamelón maxilar inferior
b. El paladar secundario se forma a partir de las crestas palatinas
c. El paladar primario se forma a partir del proceso nasal interno

24. En la mastoiditis aguda:

a. El tratamiento inicial recomendado es ceftriaxona y cloxacilina IV siete a 10 días y posteriormente cuatro semanas con pauta oral
b. En la mastoiditis aguda, como complicación de la OMA, las bacterias aisladas no suelen coincidir
c. No suele ser de utilidad la timpanocentesis

25. De los distintos tipos de eccema del CAE ¿Cuál de ellos es el más frecuente?

a. Eccema seborreico
b. Eccema endógeno
c. Eccema microbiano

26. La aponeurosis intrafaríngea, señale la opción FALSA:

a. Es una túnica fibroconjuntiva interpuesta entre la mucosa y la capa muscular
b. Anterior y superior se inserta a cada lado en el borde posterior del ala externa de la apófisis pterigoides
c. Por arriba excede el borde superior del constrictor superior de la faringe y se fija a la base del cráneo

27. El conducto nasolagrimal mantiene una distancia con el borde libre de la apófisis unciforme de

a. 8.8 mm   b. 5.4 mm   c. 9,3 mm

28. Un paciente disfónico presenta un quiste en la cuerda vocal derecha, del cual es operado. A los 15 días de la intervención encontraremos en la exploración todo lo siguiente, EXCEPTO:

a. Relación s/a próximo a 1
b. Simetría en la amplitud de vibración de ambas cuerdas
c. Desaparición de la onda mucosa en el estudio laringoestroboscópico

29. En el absceso retrofaríngeo la valoración con Rx lateral de cuello:

a. A nivel de C2 se considera patológico un espacio retrofaríngeo con anchura mayor de 5 mm tanto en niños como en adultos
b. A nivel de C6 se considera patológico un espacio retrofaríngeo mayor de 14 mm en niños
c. Las radiografías laterales de cuello no son importantes en la valoración de esta condición

30. La glotografia señale la opción FALSA

a. Tiene un interés cuantitativo más que descriptivo
b. Se puede calcular la duración de las fases de abertura y cierre
c. Permite evaluar las variaciones de la superficie de contacto de las cuerdas vocales

31. Los receptores gustativos, señale la opción FALSA:

a. Las papilas foliáceas son escasas en el adulto y abundantes en el recién nacido
b. Las papilas caliciformes se sitúan paralelas a la V lingual
c. Las papilas fungiformes se sitúan en el ápex y bordes laterales linguales

32. ¿Cuál de estos síntomas obligarán a sospechar una OMA en un lactante?

a. Supuración de oído
b. Rinitis, fiebre
c. Fiebre, vómitos, diarrea

33. Una obstrucción bronquial asmática de urgencia se puede confundir con:

a. Disfonía espasmódica
b. Movimiento vocal paradójico
c. Disfonía psicógena

34. El habla escandida es típico de:

a. La disartria fláccida
b. La disartria atáxica
c. La disartria espástica

35. La laringitis de la enfermedad de Wegener es:

a. Una laringitis nodular
b. Una laringitis crónica
c. Una laringitis papilomatosa

36. En relación al carcinoma del CAE y oído medio NO es cierto:

a. Se presenta como una otorrea crónica sanguinolenta no dolorosa que puede asociar parálisis facial periférica
b. Predomina la forma espinocelular
c. El 50- 80% de los casos de carcinoma de oído medio se desarrollan sobre una otitis media crónica

37. La arteria tonsilar inferior no suele ser rama de:

a. Arteria faríngea ascendente
b. Arteria facial
c. Arteria palatina ascendente

38. Sobre el SAOS

a. El ronquido es un sonido respiratorio (sobre todo espiratorio) por vibración de diferentes partes de la vía aérea producido durante el sueño
b. La frecuencia de roncadores alcanza el 60% de la población
c. La etiología menos frecuente es la retrognatia

39. Filogenéticamente el seno paranasal más constante es:

a. El seno maxilar
b. El seno etmoidal
c. El seno esfenoidal

40. La videonistagmografía:

a. No evalúa la disfunción vestibular espontánea
b. Analiza solo el sistema vestibular
c. Distingue entre lesiones compensadas y no compensadas

41. En la disfonía espasmódica es FALSO que:

a. El diagnóstico está basado en la respuesta a la toxina botulínica
b. La voz empeora cuando se habla por teléfono
c. La forma aductora es debido a la hiperfunción del músculo cricoaritenoideo posterior

42. Señale la prueba de exploración del sistema oculomotor en la que las estructuras implicadas no se localizan en el tronco encefálico

a. El sistema sacádico
b. El sistema de seguimiento lento
c. El sistema optocinético

43. La inervación sensitiva del oído medio está formada por

a. IX par
b. V par
c. Plexo coroideo

44. En cuanto a los neurinomas del acústico, señale la FALSA:

a. Los tumores voluminosos se abordan por vía fosa media
b. En tumores pequeños con buena audición se puede realizar una vía retrosigmoidea (retrolaberíntica)
c. Si el paciente está en cofosis se realizará una vía translaberíntica, transcoclear, trasnotico y transtemporal retroauricular

45. En la fisiología de las fosas nasales, las resistencias nasales no disminuyen con:

a. Inspiración de aire frío
b. El ejercicio físico
c. La edad

46. Respecto a los melanomas de cabeza y cuello:

a. Es más frecuente en varones
b. Los melanomas mucosos tienen una alta tasa de metástasis ganglionares
c. Suponen del 10 al 30% de todos los melanomas

47. En relación con los potenciales evocados auditivos:

a. Los potenciales de latencia media se obtienen entre los 5 y 10 milisegundos

b. En la interpretación de llos resultados de los potenciales evocados auditivos de tronco cerebral hay que considerar la influencia del sueño en la onda V

c. Cuantos más estímulos por unidad de tiempo más se alarga la latencia de las ondas de los potenciales evocados auditivos de tronco

48. Señale la aplasia del oído interno que presenta hiperóstosis

a. La aplasia de Manasse

b. La aplasia de Alexander

c. La aplasia de Scheibe

49. El dolor faríngeo y disfagia asociada con una apófisis estiloides elongada se conoce como:

a. Síndrome de Trotter

b. Síndrome de Eagle

c. Síndrome de Garcin

50. Una de las siguientes pruebas es utilizada para el diagnostico de alteraciones de la articulación de la voz:

a. El test de Fletcher

b. La prueba de Stenger

c. Prueba de Czermak

51. La forma clínica de la Otosclerosis en la que desde el comienzo la hipoacusia es de percepción se denomina

a. Otosclerosis de Lermoyez

b. Otosclerosis de Manasse

c. Otosclerosis de Politzer-Siebenmann

52. Las alteraciones histopatológicas por ototoxicidad con antibióticos aminoglucósidos, señale la FALSA:

a. A nivel vestibular las células vestibulares sensoriales tipo II son mas sensibles que las tipo I sin diferencias en las máculas y las crestas ampulares

b. En la cóclea las células ciliadas externas son las primeras en afectarse

c. Existe una destrucción selectiva de las células sensoriales cocleares o Vestibulares pudiendo afectar otras estructuras como la estría vascular

53. De la arteria carótida externa no se desprende normalmente:

a. La arteria temporal superficial

b. La arteria tiroidea inferior

c. La arteria meníngea media

54. Seleccione el enunciado que define al asa de Haller:

a. Es el arco que describe la rama marginal del nervio espinal antes de dar inervación al músculo trapecio

b. Es sinónimo de asa del Hipogloso

c. Es la anastomosis entre el nervio facial y el glosofaríngeo

55. En cuanto a los tipos de presbiacusia en uno de ellos existe un componente hereditario y es más frecuente en mujeres ¿en cuál ?

a. Presbiacusia sensorial

b. Presbiacusia conductiva coclear

c. Presbiacusia estrial

56. El órgano de Jacobson

a. Es un órgano rudimentario del oído medio

b. Es un órgano rudimentario del tabique nasal

c. Es un resto embrionario que debuta con quistes branquiales cerca del IX par craneal

57. En relación a las bases genéticas de la hipoacusia señale la opción FALSA:

a. La mutación mitocondrial 1555A>G se asocia a sordera congénita

b. Mutaciones del gen SANS producen una variante del síndrome de Usher

c. Mutaciones del gen PAX3 se asocian al síndrome de Waardenburg

58. Señale la opción FALSA de la "Laringitis Tuberosa"

a. Es una laringitis atrófica posterior a una fase de laringitis catarral

b. Es una laringitis con formación de islotes

c. La motilidad de las cuerdas vocales esta conservada

59. Un paciente tiene una producción verbal fluida pero parafásica la comprensión del lenguaje hablado esta intacta y existe un grave trastorno de la repetición. Indique la afectación que padece

a. Afasia transcortical motora

b. Afasia de conducción

c. Afasia transcortical sensitiva

60. El tumor de Abrikossof:

a. Esta encapsulado y bien delimitado

b. Suele afectar al tercio posterior del plano glótico

c. No tiene riesgo de malignización

61. La prueba de Williams registra:

a. Las valoraciones del umbral de detectabilidad de la voz tras aplicar un estímulo sonoro de intensidad superior a los 80 dB HL

b. Las variaciones del porcentaje de discriminación máxima tras una prueba de Toynbee

c. Las variaciones timpanométricas en condiciones basales y tras la aplicación de presión positiva y negativa en el conducto auditivo externo

62. El estudio del reclutamiento en la exploración funcional auditiva se puede realizar mediante:

a. La prueba de Williams

b. La prueba de Metz

c. La prueba de Gelle

63. El rinoescleroma, señale la opción FALSA

a. Es causado por la bacteria Klebsiella rhinoescleromatis

b. El estudio histopatológico muestra células de Mikulicz

c. En los estadios iniciales el tto es con antibióticos durante cuatro semanas

64. En cuanto a las características diferenciales entre Otoemisiones acústicas provocadas y los productos de distorsión acústica , es falso que:

a. El estímulo de las OEAP es transitorio y en los PD es continuo

b. No existe latencia en los PD

c. En las OEAP existe estudio de reserva coclear

65. Un paciente con una imagen anillada en el encéfalo en el estudio de imagen,señale la opción FALSA:

a. Absceso encefálico

b. Neuroblastoma

c. Glioblastoma

66. Sobre la anatomía del Órgano de Corti:

a. Los estereocilios de las células ciliadas externas se disponen en forma de W abierta hacia el modiolo

b. Las células de Deiters soportan en su polo superior la base de las células ciliadas internas y tienen función de sostén

c. El segmento interno de la membrana tectoria reposa sobre las células interdentales

67. En cuanto a la ototoxicidad por agentes antineoplásicos señale la FALSA:

a. El sulfato de vincristina destruye células sensoriales del órgano de Corti y también neuronas y fibras de ganglio espiral

b. La vinblastina destruye células de la estría vascular, neuronas y fibras del ganglio espiral

c. La captación de cisplatino en oído interno es doble o triple en la estría vascular que a nivel del órgano de Corti

68. En cuanto a la Enfermedad de Horton, (arteritis temporal) señale la opción FALSA:

a. El síntoma más característico es la claudicación de la mandíbula

b. Las manifestaciones neurológicas son frecuentes

c. Las manifestaciones oftalmológicas marcan el pronóstico de la enfermedad

69. Con respecto al linfoma en la edad pediátrica señale el enunciado falso:

a. Los linfomas ocupan el segundo lugar entre los tumores sólidos del niño, el 15% se localizan en cabeza y cuello

b. La edad media de aparición es a los 10 años

c. El linfoma tipo Burkit es el que mas afecta al anillo de Waldeyer

70. Señale la opción FALSA:

a. El cuerpo del yunque se une a la cabeza del martillo por medio de una articulación de tipo diartrosis

b. La apófisis articular del yunque se une a la cabezuela del estribo por medio de una articulación de tipo enartrosis

c. La articulación estapediovestibular constituye una sindartrosis

71. ¿Cuál es la parálisis bilateral laríngea más característica en las lesiones centrales?

a. Parálisis de Gerhardt

b. Parálisis de Riegel

c. Parálisis de Ziemsen

72. La aplasia de tipo Scheibe ha sido descrita en el estudio histopatológico de los pacientes portadores de una de estas enfermedades:

a. Sindrome de Usher

b. Síndrome de Goldenhar

c. Síndrome de Stickler

73. El síndrome de Bogart y Bacall corresponde a:

a. Una hipertonicidad laríngea de tipo isométrico

b. Una hipertonicidad laríngea con contracción lateral

c. Una hipertonicidad laríngea con contracción anteroposterior del plano glótico

74. En relación a síndrome dehiscencia del canal semicircular superior:

a. El nistagmo es vertical en el plano del conducto afecto

b. Produce hipoacusia con GAP en 1000 Hz-2000 Hz

c. Esta presente el signo de Turkin

75. Los componentes del asa de Galeno son:

a. Rama descendente del laríngeo superior interno con la rama posterior del nervio recurrente

b. Rama laríngea externa del nervio laríngeo superior con la rama anterior del nervio recurrente

c. Rama descendente del laríngeo superior interno con la rama anterior del nervio recurrente

76. En la prueba denominada " O de Sullivan" señale la FALSA:

a. En individuos otoscierosos la ganancia es mayor de 25 dB

b. Compara la vía ósea del oído afecto en las frecuencias 250-500- 1000 Hz

c. Es una traducción audiométrica del signo de Bing

77. El único músculo abductor de la laringe es,

a. El músculo cricotiroideo

b. El músculo cricoaritenoideo posterior

c. El músculo cricoaritenoideo lateral

78. En relación al acúfeno que puede acompañar a la otosclerosis señale la FALSA

a. Puede desaparecer con la evolución pero lo habitual es persistencia

b. Se calcula que aparece en un tercio de las pacientes

c. Suele ser de tono grave lo que sugiere una relación con causa vascular

79. Respecto a Las manifestaciones clínicas de la ototoxicidad:

a. El síntoma inicial más frecuente de toxicidad coclear es la hipoacusia en frecuencias mayores de 8.000 Hz

b. Suele haber una recuperación auditiva tras la toma de salicilatos

c. La toxicidad vestibular muestra alteración en las pruebas Vestibulares previos a los síntomas

80. Acerca del noma es falso que:

a. Suele tener un carácter estacional coincidiendo con las epidemias de rubeola y el fin de la estación seca

b. Es menos frecuente en las niñas

c. Los germenes implicados en el debut de la enfermedad son la Borrelia vincenti y el Fusiformis fusiformis

81. Es falso que

a. Los tumores de las glándulas salivales menores del labio suelen localizarse en el labio inferior

b. Los tumores de las glándulas salivales menores de la lengua son prácticamente siempre malignos

c. Los tumores de las glándulas salivales menores localizados en área retromolar son prácticamente siempre malignos

82. Los mecanismos bioquímicos de la ototoxicidad por aminoglucósidos:

a. Se produce un bloqueo irreversible de los canales de Calcio

b. Existe una disminución de poliamidas tras inactivación de la enzima ornitina decarboxilasa

c. Existe un aumento de la síntesis proteica a nivel ribosomial con formación de un metabolito intermediario citotóxico

83. En relación con la inervación del laberinto del oído interno

a. El nervio ampollar posterior se adentra en el foramen singulare de Morgagni hasta la mancha cribosa inferior e inerva exclusivamente la cresta ampollar del canal semicircular posterior

b. El nervio vestibular inferior entra en el vestíbulo por la mancha cribosa media y termina en la macula utricular

c. El nervio vestibular superior, tras penetrar en la mancha cribosa superior se divide en ramas que inervan la mácula del utrículo y las crestas ampollares de los tres canales semicirculares

84. En relación a la amiloidosis laríngea:

a. En el microscopio muestra birrefringecia de color rojo tras tinción Rojo Congo

b. Son depósitos de proteínas fibrilares con epitelio intacto

c. Aparecen nódulos subepiteliales o engrosamiento de la mucosa laríngea localizados generalmente en la parte posterior de la subglotis

85. La aplasia de Michel de oído interno, es falso que:

a. Se ha detectado en los síndromes de Klippel-Feil y Duane

b. Es congénita y suele ser de herencia autosómica recesiva

c. Ocurre cuando la noxa actúa sobre la tercera semana del desarrollo embrionario

86. La curva de Wegel representa:

a. La secuencia temporal del decaimiento del reflejo estapedial (réflex decay test)

b. La relación de puntos en la onda electroglotográfica en correspondencia con las fases de contacto del ciclo vocal

c. Los umbrales de audibilidad mínima los de audibilidad dolorosa en el audiograma

87. En la videonistagmografía la prueba calórica bitérmica alternante:

a. Valora el conducto semicircular posterior

b. La hiperreflexia vestibular indica la existencia de una lesión periférica del otro lado

c. Es la única prueba que valora selectivamente la función de los conductos semicirculares

88. Desde el punto de vista del desarrollo embriológico del oído:

a. Las malformaciones del pabellón se deben a un fallo en la diferenciación en el primer arco branquial

b. De l cartílago de Reicher se formará la articulación incudomaleolar

c. Al quinto mes ya se ha formado el primitivo órgano de Corti dentro del conducto coclear

89. Respecto a la maniobra de McClure:

a. Permite medir la agudeza visula dinámica

b. Es sugestiva de canalitiasis o cupulolitiasis

c. Es el método de provocación del nistagmo evocado por la mirada

90. Único músculo que se inserta en la apófisis vocal del cartílago aritenoides:

a. Musculo tiroaritenoideo inferior

b. Músculo tiroaritenoideo lateral

c. Músculo tiroaritenoideo superior

HEMATOLOGÍA Y HEMOTERAPIA

1 A	6 B	11 C	16 C	21 B	26 A	31 A	36 C	41 B	46 B	51 B	56 A	61 C	66 A	71 B	76 A	81 A	86 A
2 A	7 A	12 B	17 A	22 A	27 A	32 B	37 B	42 C	47 C	52 C	57 B	62 C	67 A	72 C	77 B	82 C	87 A
3 C	8 B	13 C	18 C	23 C	28 B	33 B	38 B	43 B	48 A	53 B	58 B	63 B	68 B	73 B	78 A	83 C	88 B
4 C	9 B	14 C	19 C	24 A	29 C	34 A	39 C	44 B	49 B	54 C	59 C	64 C	69 A	74 B	79 A	84 A	89 A
5 A	10 C	15 C	20 C	25 C	30 C	35 C	40 C	45 C	50 A	55 C	60 B	65 A	70 A	75 C	80 C	85 B	90 C

1. Qué alteración molecular origina la hemoglobina S

a. Cambio de un aminoácido en posición 6 de cadena beta

b. Cambio de un aminoácido en posición 8 de cadena beta

c. Cambio de un aminoácido en posición 12 de cadena beta

2. Recientemente se ha introducido con éxitio el anticuerpo monoclonal eculizumab en la hemoglobinuria paraxística nocturna sobre todo en la disminución de los requerimientos trasfusionales de ciertos pacientes. Señale su mecanismo de acción:

a. Inhibición de la molécula C5 del complemento

b. Inhibición de la molécula C3b del complemento

c. Inhibición del complejo C3b-CR1 del complemento

3. Todas las opciones siguientes son válidas y razonables para la prevención de la talasemia mayor, EXCEPTO:

a. Estudios poblacionales para detección de heterocigotos

b. Detección de embarazadas heterocigotas en su primera visita prenatal

c. Recomendar no tener hijos a los portadores de talasemia minor

4. En un paciente diagnosticado de mieloma múltiple IgG kappa con lesiones líticas en cráneo, pelvis y fémures, Hb 10 g/dl, creatinina 2.1 mg/dl, pico M de 40 g/L, beta-2 microglobulina 6 mg/dl, ¿cuál estima que es su supervivencia, en meses, de acuerdo al sistema de estadiaje internacional (ISS)?

a. 15-20   b. 50-55   c. 25-30

5. Entre las alteraciones hemostáticas propias de la cirrosis hepática se encuentran principalmente:

a. disminución de síntesis de factores e inhibidores de la coagulación

b. disminución de la actividad fibrinolítica

c. ambos mecanismos están implicados

6. señale la FALSA en relación al cromosoma Filadelfia (Ph):

a. El cromosoma Ph se halla no sólo en los precursores granulocíticos sino también en los eritrociticos, megacariocitos y linfocitos B

b. El trastorno que origina la leucemia mieloide crónica radica en la célula madre comprometida hacia la línea granulocítica

c. El oncogén abl del cromosoma 9 al unirse a la región m-bcr del cromosoma 22, da origen al oncogén bcr-abl

7. ¿Cuál de los siguientes antígenos sanguíneos es el más inmunogénico en caso de alotransfusión?

a. Kell   b. Lewis a   c. Kidd b

8. En relación al diagnóstico de la anemia hemolítica autoinmune por anticuerpos calientes, es FALSO:

a. Puede estar producida por anticuerpos Ig-G solo, Ig-G más complemento o por complemento solo

b. En la mayoría de los paciente suele detectarse un anticuerpo que reacciona con cierta especeficidad relativa frente a un antígeno menor del sistema Rh

c. La prueba de Coombs directa es negativa en 1-5% de los casos

9. ¿En cuál de las siguientes enfermedades es INFRECUENTE hallar una plasmocitosis reactiva en médula ósea?

a. Cirrosis hepática

b. Insuficiencia renal

c. SIDA

10. En un hemograma rutinario de un paciente no fumador de 65 años, se obtienen los siguientes parámetros: concentración de hemoglobina 19 g/dl, valor hematocrito 55%. La masa eritrocitaria medida por dilución de hematíes marcados con Cr51 y los niveles de eritropoyetina sérica están elevados. La saturación arterial de oxígeno es del 95%. Diagnóstico más probable:

a. Enfermedad pulmonar obstructiva crónica

b. Policitemia vera

c. Carcinoma renal

11. Para establecer el diagnóstico de la leucemia prolinfocítica B, la proporción de prolinfocitos presentes en sangre periférica debe ser superior al:

a. 30% de los leucocitos circulantes

b. 30% de los linfocitos circulantes

c. 55% de los linfocitos circulantes

12. ¿Cuál es el inmunofenotipo característico de la tricoleucemia?

a. CD19+CD20+CD103-CD11c+CD25+

b. CD19+CD20+CD103+CD11c+CD25+

c. CD19+CD20+CD103+CD11c-CD25+

13. Sobre los factores dependientes de la vitamina K, es FALSO:

a. Son los factores II, VII, IX y X

b. Son serin-proteasas estables

c. La vitamina K interviene en la carboxilación del ácido pirúvico mediante la incorporación de radicales CO2

14. En relación a los datos de laboratorio en una leucemia linfática crónica:

a. Suele existir hiperganmaglobulinemia en el 20%-40% de los pacientes

b. La detección de una ganmapatía monoclonal ocurre en el 30% de los casos

c. Las concentraciones séricas de ácido úrico, LDH y b2-microglobulina pueden elevarse

15. Respecto a la expresión biológica de las coagulopatías congénitas:

a. Déficit de factor II: tiempo de hemorragia (TH) normal, tiempo de protrombina (TP) normal, tiempo de tromboplastina parcial activado (TTPA) alargado y tiempo de trombina (TT) normal

b. Disfibrinogenemia: TH normal, TP normal, TTPA alargado y TT alargado

c. Enfermedad de Von Willebrand: TH alargado, TP normal, TTPA normal o alargado y TT normal

16. La hemoglobina Lepore resulta de:

a. Una anormal cadena alfa

b. Una anormal cadena beta

c. Fusión cadenas delta-beta

17. En la LMA-M3, se pueden establecer al diagnóstico diferentes grupos de riesgo de recaída. ¿Cuál de las siguientes combinaciones NO identifica a un paciente de alto riesgo?

a. leucocitos 5.000/mm3 y plaquetas 5.000/mm3

b. leucocitos 12.000/mm3 y plaquetas 50.000/mm3

c. leucocitos 15.000/mm3 y plaquetas 10.000/mm3

18. Entre las alteraciones citogenéticas presentes en la leucemia linfática crónica B, ¿cuál de las siguientes es menos frecuente?

a. del 13q14.3

b. trisomía 12

c. del 11q22-23

19. En relación a los cambios producidos en la última clasificación de la organización mundial de la salud (WHO, 2008), es FALSO:

a. Se ha definido una nueva entidad llamada proliferaciones mieloides relacionadas con el síndrome de Down

b. Se han añadido 3 nuevas categorías en la leucemias agudas mieloides con traslocaciones recurrentes, t(6;9)(p23;q23), inv(3)(q21q26.2) o t(3;3)(q21;q26.2) y t(1;22)(p13;q13)

c. Las neoplasias mieloides relacionadas con el tratamiento quimioterápico previo se han subdividido en las relacionadas con el tratamiento con alquilantes, en las relacionadas con el tratamiento con inhibidores de la topoisomerasa II y en las relacionadas con otros agentes

20. ¿Cuál de las siguientes alteraciones cromosómicas NO se suele encontrar en los síndromes mielodisplásicos?

a. Del 20q

b. Trisomía 8

c. Trisomía 7

21. Los hematíes suspendidos en Sagmanitol ¿Qué tiempo máximo es recomendable conservarlos?

a. 35 días

b. 42 días

c. 47 días

22. Es un producto del metabolismo del hematíe:

a. 2,3 difosfoglicerato

b. Potasio

c. Fosfatos

23. La coagulación intravascular diseminada (CID) se asocia más frecuentemente con cual de las siguientes circunstancias clínicas:

a. complicaciones obstétricas

b. neoplasias

c. sepsis

24. En relación con los anticuerpos anti Rh, señalar cual puede aparecer más frecuentemente de forma natural (sin exposición previa a hemoderivados)

a. Anti-E

b. Anti-C

c. Anti-D

25. ¿Cuál de estas entidades NO está considerada como una neoplasia de precursores de células B o T, según la clasificación de la OMS 2008?

a. Leucemia/linfoma linfoblástica B con t(5;14)(q31;q32)

b. Leucemia/Linfoma linfoblástico T

c. Leucemia/ linfoma tipo Burkitt

26. La enfermedad de hemoglobina H adquirida, es rara, pero reconocida en:

a. Leucemia mieloide aguda

b. Leucemia linfoide crónica

c. Linfoma no Hodgkin

27. Los niveles de B12 por debajo de los 300-350 pg/ml identifican mal los enfermos con carencia de B12. Para paliar esta coyuntura se debe cuantificar sus metabolitos (homocisteína y ácido metil-malónico), pero para su valoración es importante conocer su relación:

a. Homocisteína y metil-malónico se encuentran elevados en el déficit de cobalaminas y homocisteína elevada en el déficit de folatos

b. Homocisteína elevada en el déficit de cobalaminas y homocisteína y metil-malónico elevado en el déficit de folatos

c. Homocisteína elevada, metilmalónico normal en déficit de cobalaminas y metilmalónico elevado y homocisteína normal en déficit de folatos

28. En los Síndromes Linfoproliferativos Post-Trasplante de órgano sólido, el clon tumoral se origina con mayor frecuencia en células que provienen:

a. del donante

b. del receptor

c. indistintamente

29. Hombre de 65 años diagnosticado de mieloma múltiple IgG Kappa con un nivel de paraproteina de 2.400 mg/dl, sin proteinuria de Bence Jones, sin anemia, ni insuficiencia renal, ni hipercalcemia, ni lesiones óseas. La actitud terapéutica inicial debe ser:

a. Esquemas con Talidomida y Prednisona

b. Poliquimioterapia tipo PAD (Bortezomid, Adriamicina, Dexametasona)

c. ninguno de los anteriores

30. Un paciente, en el tercer día de su ingreso por una trombosis venosa profunda, estando anticoagulado con heparina, presenta dolor lumbar y sudoración profusa. En la exploración presenta signos de mala perfusión periférica, palidez, TA 90/60 (previa 140/80), 120 lpm, auscultación cardíaca y pulmonar normal, abdomen blando, sin ningún signo de irritación peritoneal y tacto rectal con heces de color normal. Aspirado de sonda nasogástrica de características normales. Hto 29% (previo 45%), Hb 10,5 g/dl (previa 15 g), tiempo de cefalina 3 veces superior al valor basal. Tras ser transfundido, el paciente recupera las cifras de TA y mejora su cuadro de hipoperfusión. ¿Qué exploración se realizaría para establecer la causa del deterioro del paciente?

a. Gammagrafía pulmonar

b. Endoscopia digestiva alta

c. TC abdominal

31. Respecto a los subtipos de enfermedad de von Willebrand, el subtipo con una deficiencia cualitativa con pérdida de multímeros de alto peso molecular y disminución de la adhesión dependiente de las plaquetas se corresponde con el subtipo:

a. 2A

b. 2B

c. 2N

33. ¿Cuál de los siguientes fármacos NO se ha implicado en la génesis de una leucemia aguda secundaria?

a. Tenipósido

b. Vincristina

c. Melfalán

34. En relación con la patogenia de las púrpuras que cursan con hemólisis y microangiopatía, señale la FALSA:

a. Hay formas congénitas de Púrpura Trombótica Trombocitopenica (PTT) y de Síndrome Hemolítico-Urémico (SHU) que cursan ambas con una deficiencia severa de la Metaloproteasa ADAMTS13

b. En la forma adquirida de PTT se suele observar un auto-anticuerpo IgG anti ADAMTS13

c. ADAMTS13 es responsable de degradar los multímeros, de muy alto peso molecular, del Factor von Willebrand

---

35. ¿En cuál de las siguientes enfermedades se pueden presentar tipicamente las hemolisinas bifásicas (o anticuerpos de Donath-Landsteiner) productoras de hemoglobinuria paroxística a frigore?

a. Leucemia linfática crónica

b. Linfomas de la zona marginal

c. Sífilis

---

37. En el control de calidad del banco de sangre, los estándares exigen que el concentrado de plaquetas obtenido de cada donación voluntaria tengan un número total mínimo de plaquetas, al menos en el 75% de ellos. ¿Cuál es este mínimo?

a. 3x1011   b. 5x1010   c. 1x1012

---

38. En el recién nacido existe un déficit "fisiológico" de vitamina K que produce tendencia hemorrágica y se revierte con la administración de vitamina K intramuscular tras el nacimiento, ¿cuál es la dosis considerada, de forma general, más apropiada?

a. 0,5-1 mg cada 8 horas x 3 dosis

b. 0,5-1 mg en dosis única

c. 0,1-0,2 mg en dosis única

---

39. La causa de muerte más frecuente entre los pacientes con hemocromatosis es:

a. la diabetes

b. la cirrosis hepática

c. hepatocarcinoma

---

40. 'Hematoquecia' es la aparición de:

a. Vómitos sanguíneos

b. Heces negras

c. Sangre roja brillante en heces

---

41. En la anemia de Diamond-Blackfan, la lesión genética sobre el gen DBA1 produce un defecto de la síntesis de:

a. proteínas de membrana

b. proteínas de ribosomas

c. proteínas mitocondriales

---

42. El síndrome linfoproliferativo autoinmune (ALPS) es una entidad caracterizada por los siguientes elementos, EXCEPTO uno:

a. se debe a una alteración genética en el gen Fas, su ligando o caspasas

b. los pacientes presentan adenopatías, hepatoesplenomegalia, linfocitosis e hipergammaglobulinemia

c. se caracteriza por una proliferación de linfocitos T CD4+

---

43. ¿Cuál es la principal causa de morbilidad y mortalidad en pacientes diagnosticados de Mieloma Múltiple?

a. Insuficiencia renal

b. Infecciones bacterianas

c. Hemorragias

---

44. Señalar cual es la localización más frecuente de las complicaciones tromboticas arteriales de la Policitemia Vera y de la Trombocitemia Esencial

a. Trombosis intestinal

b. Trombosis cerebrovascular

c. Síndrome coronario agudo

---

45. Señalar cual es la causa más frecuente de incidentes relacionadas con la transfusión, en particular tras la implantación de los sistemas de hemovigilancia, por ejemplo el SHOT ("serious hazard on transfusión") inglés,

a. Reacciones transfusionales agudas

b. Complicaciones inmunes, como la aloinmunización o la lesión pulmonar asociada a la transfusión

c. Errores en la administración de hemoderivados

---

46. ¿Cuál es la localización cromosomica de los genes que codifican el sistema sanguineo ABO?

a. cromosoma 11

b. cromosoma 9

c. cromosoma 6

---

47. El parámetro RDW que calculan algunos contadores hematológicos:

a. Mide la distribución de hemoglobina en el hematíe

b. Nos informa sobre la forma de los hematíes

c. Mide la distribución de los hematíes en función del tamaño

---

48. Un sujeto de 70 años diagnosticado de artritis reumatoide consulta por clínica de síndrome anémico desde hace 6 meses. Se realiza un hemograma que muestra: Hb:8,5g/dl; VCM:69 fl; leucocitos 7,5x109/l y plaquetas 220.109/l, sideremia 30 mcg/dl (N: 50-150), ferritina: 520 ng/ml (N<400). Cuál es el diagnóstico más probable:

a. Anemia de enfermedad crónica

b. Anemia ferropénica

c. Anemia perniciosa

---

49. La descripción del cromosoma Philadelfia se produjo en:

a. 1975   b. 1960   c. 1967

---

50. Una mujer de 68 años con antecedentes de ACVA isquémico derecho, cardiopatía isquémica (angina crónica estable), hipertensión arterial bien controlada y diabetes mellitus tipo 2, consulta por un episodio de AIT (ataque isquémico transitorio). En la tomografía axial computarizada no se observan cambios en la imagen cerebral previa y en el electrocardiograma se confirma la existencia de una fibrilación auricular, con respuesta ventricular normal, cuya reversión a ritmo sinusal, tanto eléctrica como farmacológica, había fracasado previamente. En la ecografía se observa la existencia de una aurícula izquierda aumentada de tamaño. Los días antes del último episodio seguía tratamiento con aspirina (150 mg diarios). ¿Qué consejo terapéutico daría?

a. Iniciaría tratamiento con acenocumarol como terapia inicial o tras el empleo de heparina de bajo peso molecular

b. Sustituiría la aspirina por clopidogrel

c. Añadiría clopidogrel a la aspirina

---

51. Sobre la electroforesis de hemoglobinas en medio alcalino para el despistaje de hemoglobinas anormales:

a. La HbA y la Hb A2 son indistinguibles por su patrón de migración

b. En el adulto, la Hb F es indetectable en electroforesis

c. Las hemoglobinas de alta afinidad por el oxígeno son de migración más rápida que la HbA

---

52. El déficit enzimático en la enfermedad Pompe corresponde con:

a. déficit de galactocerebrosidasa

b. déficit de alfa-galactosidasa

c. déficit de alfa-1-4-glucosidasa

---

53. Entre las causas de la aplasia medular severa señale la INCORRECTA:

a. Hay formas congénitas primarias debidas a la mutación del gen FAND1 y del gen DKC1

b. La causa más frecuente son las infecciones por virus, en particular VHB

c. Aproximadamente en un tercio de los casos de aplasia adquirida idiopática se observa un acortamiento de los telómeros en los leucocitos

54. Qué método es satisfactorio para la precisa cuantificación del porcentaje de hemoglobina A2

a. Densitometría
b. Test de isopropanolol
c. Cromatografía líquida a alta presión

55. En los linfomas extraganglionares primarios, señale cuál de las siguientes secuencias recoge las 4 localizaciones de debut más frecuentes por orden decreciente:

a. Tracto digestivo, piel, pulmón y tiroides
b. Piel, glándulas salivares, anillo de Waldeyer y tracto digestivo
c. Tracto digestivo, piel, anillo de Waldeyer y glándulas salivares

56. Respecto a las cadenas de globina que componen la hemoglobina:

a. las cadenas alfa son más cortas que las cadenas beta
b. las cadenas alfa tienen gran homología estructural con las cadenas Epsilon
c. existen 4 tipos diferentes de globinas

57. Dónde incide la alteración patogénica principal en los Síndromes Mielodisplásicos:

a. En el microambiente de la médula ósea
b. En la célula germinal pluripotencial ó "stem cell"
c. En los receptores de los factores de crecimiento celular (citoquinas)

58. La afinidad de la hemoglobina por el oxígeno depende fundamentalmente de 3 factores intraeritrocitarios:

a. la pO2, la temperatura y la concentración de 2,3 difosfoglicerato (2,3 –DPG)
b. la concentración de 2,3-DPG, el pH y la temperatura
c. la concentración de 2,3-DPG, el pH y la pO2

59. Respecto de la hemocromatosis en España y sus distintas mutaciones:

a. El 85% de los pacientes con hemocromatosis en España son heterocigotos para el gen C282Y
b. Los homocigotos H63D/H63D presentan manifestaciones clínicas severas
c. El gen HFE se localiza en el brazo corto del cromosoma 6

60. Asociación correcta entre las diferentes formas clínicas de la enfermedad de Gaucher y las siguientes afirmaciones:

a. la forma o tipo 1 representa el 99% de los casos y cursa con trastornos neurológicos
b. la forma o tipo 2, presenta alteraciones neurológicas severas y suele producir la muerte en los primeros años de vida
c. la forma o tipo 3, presenta curso rápidamente progresivo con esplenomegalia severa

61. El diagnóstico más probable de un paciente que presenta anemia crónica desde hace varios años, con episodios hemolíticos agudos en infecciones, ferropenia crónica y episodios de trombosis venosas repetidos, en el que se demuestra una hemoglobina de 9,3 g/dL, reticulocitos=18x109/L, Leucocitos=2,8x109/L, neutrófilos=0,75x109/L, y haptoglobina indetectable, es:

a. Anemia aplásica por tóxicos químicos
b. Anemia de Fanconi
c. Hemoglobinuria paroxística nocturna

62. Entre los factores de riesgo de la enfermedad de Hodgkin, dentro del Índice Pronóstico Internacional o índice de Hassenclever, señale cuál es entre los siguientes el de mayor riesgo relativo independiente:

a. Linfopenia menor de 600/ml
b. Edad mayor de 45 años
c. Albúmina sérica menor de 4 g/dl

63. ¿En una criopreservación programada, utilizando DMSO como crioprotector, cual es la velocidad óptima de disminución de temperatura, para obtener una máxima viabilidad de las células criopreservadas?

a. 5° C/min   b. 1-3° C/min   c. 0,5° C/min

64. ¿Cuál de las siguientes enfermedades cursa con disminución de la fosfatasa alcalina leucocitaria?

a. Mielofibrosis con Metaplasia mieloide agnogénica
b. Tricoleucemia
c. Hemoglobinuria paroxística nocturna

65. ¿Cuáles de las siguientes series de factores están asociados a la patogénesis de las crisis dolorosas en los pacientes con anemia falciforme?

a. Hipoxemia, deshidratación y exposición excesiva al frío
b. Deshidratación, exposición excesiva al frío y al calor
c. Deshidratación, exposición a oxidantes y alcalosis

66. Entre las tinciones histoquímicas empleadas en la tipificación de las series hematopoyéticas, ¿de qué estirpe celular es típica la omega-exonucleasa?

a. basófilos
b. eosinófilos
c. megacariocitos

67. En la enfermedad de Hodgkin, con presentación al diagnóstico en estadíos localizados, se consideran factores de alto riesgo en la clasificación de la EORTC:

a. masa mediastínica voluminosa, edad mayor de 50 años y VSG elevada
b. masa mediastínica voluminosa, afectación extranodal y VSG elevada
c. estadios I-II infradiafragmáticos, edad mayor de 40 años y afectación extranodal

68. Entre las diferentes glicoproteínas de la membrana plaquetaria, ¿cuál es la que reacciona con el colágeno durante los estadios iniciales de la agregación plaquetaria?

a. GPIIb-IIIa
b. GPIa
c. GPIb

69. Entre todos los factores y proteínas reguladoras de la coagulación, ¿cuál es el de vida media más larga?

a. factor XIIIa
b. fibrinógeno
c. antitrombina III

70. ¿Qué variantes de hemoglobina tienen la misma movilidad que la hemoglobina S en electroforesis en acetato de celulosa a pH 8.4?

a. Hemoglobina D-Punjab
b. Hemoglobina C
c. Hemoglobina E

71. En la esferocitosis hereditaria se producen mutaciones en el gen ANK1 que codifica la proteína ankirina. ¿En que cromosoma se localiza el gen ANK1?

a. cromosoma 5
b. cromosoma 8
c. cromosoma 11

72. Acerca de la Hemoglobina G-Philadelphia:

a. Tiene un mayor significado clínico por su interrelación con hemoglobina S
b. Tiene una alta afinidad por el oxigeno
c. Esta asociada frecuentemente con una variante de hemoglobina A2

73. En el tratamiento de los pacientes con enfermedad de Hodgkin, destaca como complicación a largo plazo la aparición de tumores secundarios. Respecto a esta complicación, es FALSO:

a. los pacientes jóvenes tienen un mayor riesgo relativo de desarrollar tumores sólidos
b. las leucemias y los linfomas son más frecuentes que los tumores sólidos a partir de los 10 años de seguimiento
c. el riesgo de desarrollar tumores sólidos es superior en los pacientes tratados con radioterapia

74. La enfermedad de Rosai-Dorfman, neoplasia del sistema mononuclear fagocítico, también es denominada:

a. Histiocitoma solitario
b. Histiocitosis sinusal con linfadenopatía masiva
c. Histiocitoma eruptivo generalizado

75. Hay formas del linfoma de Burkitt típico, sin la fusión clásica MYC-IgH, en
los que pueden observarse las traslocaciones y fusiones de los genes siguientes:

a. La t(2;5) que fusiona MYC con el gen de
las cadenas ligeras kapa de las Ig
b. La t(1;14) que fusiona el gen Ig H de forma
variante con MYC
c. La t(8;22) que fusiona MYC con el gen de
las cadenas ligeras lambda

76. Entre las formas de amiloidosis no
primaria, señale la asociación FALSA
entre el tipo de proteína amiloidea y la
enfermedad de base correspondiente:

a. amiloide ATTR (transtirretina) y amiloidosis
de la enfermedad de Alzheimer
b. amiloide AA (amiloide A) y fiebre mediterránea familiar
c. amiloide Abeta2-M (beta2-microglobulina)
y amiloidosis asociada a diálisis

77. Los requerimientos medios diarios de
hierro en la dieta de un varón adulto
sano se encuentran aproximadamente
alrededor de:

a. 1 mg/día
b. 10 mg/día
c. 100 mg/día

78. Entre las variantes mediterráneas
más frecuentes de glucosa 6-fosfato
deshidrogenasa (G6PD) se encuentra:

a. G6PD Seattle
b. G6PD Cantón
c. G6PD A+

79. En el síndrome de Wiskott-Aldrich, el
gen WAS mutado se encuentra localizado en el cromosoma:

a. cromosoma X
b. cromosoma Y
c. cromosoma 1q42

80. ¿Qué proporción mínima de sidero-
blastos anillados debe encontrarse en
la tinción de Perls de medula, para
clasificar un síndrome mielodisplásico
como anemia refractaria sideroblástica?

a. 10%
b. 20%
c. 15%

81. El estudio IRIS sobre el tratamiento
de la LMC con Imatinib ha mostrado
unas tasas de respuesta marcada-
mente mejores que todos los tratamientos ensayados anteriormente.
Acerca de los resultados a los 5 años,
en dicho estudio:

a. Respuesta citogenética completa del 87%
y supervivencia global del 89%
b. Respuesta citogenética completa del 78%
y supervivencia global del 87%
c. Respuesta citogenética completa del 94%
y supervivencia global del 97%

82. Respecto al pronóstico de los principales tipos histológicos de linfomas
cutáneos primarios y su supervivencia
global a 5 años, ¿cuál considera que
es el de peor pronóstico entre los siguientes?

a. Linfoma cutáneo T pleomórfico
b. Linfoma intravascular cutáneo de células B
c. Síndrome de Sézary

83. Entre las proteínas que componen la
membrana de los hematíes, ¿cuál es
la más abundante?

a. actina
b. ankirina
c. espectrina

84. En qué normativa legal se establecen
los requisitos y especificaciones mínimas relativas a la trazabilidad de la
sangre y de los componentes sanguíneos, así como de la notificación de reacciones y efectos adversos graves

a. B.O.E. Orden SCO/322/2007
b. B.O.E. Orden SCO/322/2005
c. RD 1088/2007

85. Un paciente con insuficiencia renal
crónica (filtrado glomerular 20
ml/min/1.73 m2) con anemia en tratamiento con dosis estables de eritropoyetina sin suplementos de hierro,
presenta en la última revisión hemoglobina 10.7g/dl, hematocrito 32.4%,
ferritina 56 ng/ml, índice de saturación
de la transferrina del 12%, sin evidencia se sangrado. ¿Qué actitud terapéutica es aconsejable?

a. Aumentar solo la dosis de eritropoyetina
b. Administrar hierro y mantener la misma
dosis de eritropoyetina
c. Suspender la eritropoyetina y administrar
hierro

86. Entre los síndromes de la patología
plaquetaria, de tipo congénito, que
cursa con alteraciones de la agregación y la adhesión plaquetaria, NO se
encuentra:

a. Síndrome de Chediak-Higashi
b. Tromboastenia de Glanzman
c. Síndrome de Bernard-Soulier

87. La hematopoyesis medular como órgano hematopoyético definitivo se inicia a partir:

a. De la semana 11 de la gestación
b. De la semana 16 de la gestación
c. De la semana 6 de la gestación

88. En la absorción intestinal del hierro
intervienen varios mecanismos que se
interrelacionan, es FALSO:

a. El hierro precisa ser reducido a estado ferroso para su absorción en las microvellosidades duodenales, la Ferroportina
interviene en el transporte del hierro al
plasma en la base del enterocito, la Hepcidina regula los niveles de Ferroportina
b. El hierro es reducido por la Ferrirreductasa
de las microvellosidades duodenales La
Ferroportina es el encima responsable de
oxidar el hierro para su trasporte al plasma,
La Transferrina es la responsable del trasporte plasmático
c. El transportador del hierro en las microvellosidades duodenales lo hace en estado
ferroso, el grupo Hemo se absorbe por una
vía independiente. La Transferrina tras-
porta en el plasma el hierro en estado oxi-
dado

89. Cuál de las siguientes asociaciones
con linfomas extraganglionares primarios es FALSA:

a. Lupus y artritis reumatoide con linfomas
cerebrales y de tiroides
b. Síndrome de Sjögren con linfomas de
glándulas salivales y de pulmón
c. Trasplante alogénico con linfomas cerebrales y pulmonares

90. [ANULADA] En la resistencia a la proteína C activada (RPCA) causada por
la mutación del factor V o factor V de
Leiden:

a. El riesgo trombótico en heterocigotos es
15-20 veces superior al de la población
general
b. Se produce por una mutación puntual con
sustitución Arg506Leu en el factor V
c. Su prevalencia en España se estima entre
el 2-5% de la población general

1 A	6 B	11 C	16 C	21 B	26 A	31 A	36 C	41 C	46 A	51 A	56 C	61 C	66 A	71 C	76 A	81 A	86 A
2 C	7 A	12 A	17 B	22 B	27 A	32 B	37 B	42 A	47 B	52 A	57 A	62 B	67 C	72 B	77 C	82 A	87 A
3 B	8 B	13 B	18 B	23 A	28 A	33 A	38 C	43 A	48 A	53 C	58 A	63 B	68 A	73 B	78 A	83 C	88 B
4 C	9 C	14 A	19 C	24 A	29 B	34 B	39 A	44 A	49 C	54 B	59 C	64 B	69 C	74 A	79 A	84 C	89 B
5 A	10 C	15 A	20 B	25 C	30 B	35 B	40 B	45 B	50 C	55 B	60 C	65 C	70 C	75 B	80 A	85 A	90 A

1. ¿Cuál de los siguientes microorganismos Gram positivos puede presentar resistencia natural a daptomicina?

a. Streptomyces spp
b. Pediococcus spp
c. Leuconostoc spp

2. Una de estas bacterias se caracteriza por carecer de ácidos micólicos:

a. Corynebacterium falseni
b. Corynebacterium propinquum
c. Corynebacterium kloppenstedtii

3. Sobre la especie Enterococcus dispar:

a. Forma ácidos a partir del manitol
b. Hidroliza la arginina
c. Ninguna es correcta

4. La resistencia a vancomicina en microorganismos del género Enterococcus se debe a:

a. Los tipos de resistencia mediados por los genes vanA, vanB, vanC y vanD son constitutivos
b. Los tipos de resistencia mediados por los genes vanG, vanE y vanL son adquiridos
c. Ninguna es correcta

5. Cuál de los siguientes arenavirus tiene como huésped a la especie Mastomys natalensis:

a. Virus Mopeia
b. Virus Mopala
c. Virus Lassa

6. Señale qué región del genoma es necesario secuenciar para identificar al rinovirus C:

a. Región VP3/VP2
b. Región VP4/VP2
c. Región VP1/VP2

7. El cambio de la glicina por una serina en la posición 73 del gen de la proteasa de VIH-1 tiene como consecuencia:

a. Un bajo nivel de resistencia frente a atazanavir/ritonavir
b. Un alto nivel de resistencia frente a indinavir/ritonavir
c. Un bajo nivel de resistencia frente a darunavir/riotnavir

8. En ausencia de biopsia cerebral el diagnóstico de la enfermedad de Creutzfeldt-Jacob puede diferenciarse de la enfermedad de Alzheimer por la detección en líquido cefalorraquídeo de:

a. Proteína del prion CJ 4.13
b. Proteína 14-3-3
c. Cuantificación de las formas alfa y beta de las proteínas del prion

9. Respecto a la resistencia a linezolid en cocos grampositivos:

a. Cuando está mediada por el gen cfr se produce resistencia cruzada con macrólidos y con pleuromutilinas
b. Cuando está mediada por mutaciones en la subunidad 23S del ARNr se produce resistencia cruzada con macrólidos pero no con pleuromutilinas
c. Cuando está mediada por mutaciones en la subunidad 23S del ARNr se produce resistencia cruzada con pleuromutilinas pero no con macrólidos

10. ¿Cuál de las siguientes especies de Listeria no produce ß-hemólisis en medios de cultivo con sangre?

a. L. ivanovii
b. L. seeligeri
c. L. welshimeri

11. ¿Cuál de estos mecanismos no está descrito en la resistencia de Gram positivos a linezolid?

a. Resistencia mediada por el gen cfr
b. Mutaciones proteínas ribosómicas L3 y L4 (genes rplC y rplD)
c. Inactivación enzimática (gen lnr)

12. Respecto al cambio por triptófano en la posición 210 del gen de la transcriptasa inversa del VIH-1:

a. Carece de efecto sobre emtricitabina
b. Si aparece junto con E44A se asocia a un nivel alto nivel de resistencia sobre estavudina
c. Produce bajo nivel de resistencia sobre nevirapina

13. ¿Cómo diferenciaría los géneros Enterococcus y Aerococcus?

a. Producción de pirrolidonil aril amidasa
b. Producción de leucina amino peptidasa
c. Crecimiento en medio con NaCl al 6,5%

14. El mecanismo de acción de la mupirocina es:

a. Inhibición de la isoleucil t-ARN sintetasa codificada por el gen ileS
b. Inhibición de la isoleucil t-ARN sintetasa codificada por el gen ileS-2
c. Inhibición de la isoleucil t-ARN sintetasa codificada por el gen mupA

15. ¿En base a cuál de las siguientes pruebas bioquímicas diferenciaría las especies Staphylococcus saprophyticus sub. bovis y Staphylococcus lugdunensis?

a. Reducción de nitratos a nitritos
b. Producción de fosfatasa alcalina
c. Producción de acetoína

16. Si en un antibiograma una cepa de S.aureus es resistente a eritromicina y tiene Dtest negativo, ¿qué tipo de resistencia a eritromicina es?

a. Constitutiva
b. Expresión inducible
c. Bomba de expulsión activa

17. En el caso anterior, ¿cuál de estos antibióticos no podemos usar?

a. Miocamicina
b. Azitromicina
c. Clindamicina

18. ¿Cuál de los siguientes genes confieren resistencia cruzada a tetraciclina y minociclina?

a. tet (A)
b. tet (B)
c. tet (C)

19. Si un paciente presenta la mutación K103N en el estudio de resistencias genotípicas de VIH, ¿cuál de estos fármacos puede emplearse?

a. Nevirapina
b. Efavirenz
c. Etravirina

20. ¿Cuál de las siguientes estructuras químicas es característica del inhibidor de ßlactamasas NXL104?

a. Diazo-monociclo-octano
b. Diazo-biciclo-octano
c. Diazo-triciclo-octano

21. Cuál de estas líneas celulares proviene de células humanas:

a. MDCK
b. RD
c. CV-1

22. ¿Cuál de estas sustancias es un potente inhibidor de beta-lactamasas clase A y C?

a. CXA101
b. NLX104
c. Ácido clavulánico

23. ¿Cuál de los siguientes no es un arbovirus neurotrópico?

a. Virus del río Bravo
b. Virus de San Luis
c. Virus del Valle Murray

24. La resistencia a estreptograminas mediada por el gen vat en S. aureus implica:

a. La inactivación del antibiótico
b. La expresión de una bomba de expulsión activa
c. La modificación de la diana ribosómica

25. La mutación K65R confiere resistencia a al inhibidor de la transcriptasa reversa, tenofovir, ¿a que otros inhibidores de la transcriptasa reversa confiere resistencia cruzada?

a. Emtricitabina
b. Lamivudina
c. Didanosina

26. Señale el género que habitualmente tiene la prueba de la pirrolidonil arilamidasa (PYR) positiva:

a. Género Vagococcus
b. Género Leuconostoc
c. Género Pediococcus

27. La zona geográfica de distribución de Paragonimus kellicotti es:

a. Norteamérica
b. Venezuela y Panamá
c. Camboya

28. ¿Qué fármaco antirretroviral de los siguientes no es activo en la infección por VIH2?

a. Nevirapina
b. Raltegravir
c. Saquinavir

29. El cambio de la valina por isoleucina en la posición 32 del gen de la proteasa de VIH1 se relaciona:

a. Con un alto nivel de resistencia a saquinavir/ritonavir
b. Un bajo nivel de resistencia a darunavir/ritonavir
c. Aumento de la sensibilidad a tipranvir/ritonavir

30. La diferenciación entre los rotavirus y los adenovirus por microscopía electrónica:

a. Se basa en el tamaño de ambos virus
b. Se basa en la configuración de los capsómeros de ambos virus
c. No es posible diferenciarlos mediante esta técnica

31. Cuál de los siguientes biotipos de Haemophilus influenzae tiene la prueba del indol positiva:

a. Biotipo I
b. Biotipo III
c. Biotipo VI

32. Según los últimos datos del EARS-net del 2009, ¿cuál es la proporción de resistencia en España a vancomicina en aislados invasivos de E. faecium?

a. < 1%
b. 1 - 5%
c. 5 - 10%

33. La carga viral del virus de la hepatitis C se determina mediante:

a. Reacción en cadena de la polimerasa (PCR)
b. Nefelometría
c. Aglutinación

34. Respecto a Acrophialophora fusispora:

a. Es una causa descrita de onicomicosis en manipuladores de pescado
b. Se ha descrito colonizando la vía aérea en pacientes con fibrosis quística
c. Se caracteriza por la presencia de apéndices helicoidales, ascocarpos de forma estrellada formados por células aplanadas con forma de diamante conteniendo ocho ascosporas alargadas

35. Sobre Mycobacterium tuberculosis, es FALSO:

a. Crece en agar sangre
b. El contenido de G+C de su ADN es mayor del 80%
c. Su pared celular contiene ácido murámico

36. La disminución de actividad de la daptomicina en Staphylococcus aureus resistente a meticilina se asocia con:

a. Mutaciones en el gen que codifica la proteína ribosómica L22
b. Mutaciones en el gen que codifica la proteína ribosómica L3
c. Mutaciones en el gen rpoB que codifica la subunidad b de la ARN polimerasa

37. Indique qué género se ha escindido del género Bacillus a partir de la secuenciación del ARNr 16S:

a. Género Terrabacillus
b. Género Salibacillus
c. Género Tolebacillus

38. ¿Cuál de las siguientes enterobacterias no tiene la prueba de la lisina descarboxilasa positiva?

a. Edwarsiella tarda
b. Salmonella subgrupo I
c. Proteus spp

39. ¿Cuál de las siguientes especies del grupo mitis contiene la enzima ß-Dglucosidasa?

a. Streptococcus gordonii
b. Streptococcus crista
c. Streptococcus oralis

40. Mycobacterium triplex:

a. Es una micobacteria lenta crecedora cromogénica
b. Es una micobacteria lenta crecedora no cromogénica
c. Es un micobacteria crecedora rápida

41. Respecto al cambio de una valina por la metionina en la posición 106 del gen de la transcriptasa inversa de VIH-1:

a. Aparece tras un fracaso con análogos de la timidina
b. Es una mutación compensatoria que aparece tardíamente tras el fracaso con tenofovir y después de haber desarrollado otras mutaciones
c. Es una mutación que puede aparecer tras fracasos virológico con delavirdina

42. Sobre Clostridium spp, es FALSO:

a. C. perfringens suele producir abundantes esporas en los hemocultivos
b. C. tertium es una especie aerotolerante
c. Algunas cepas de C. clostridioforme son resistentes a la vancomicina

43. ¿Qué serotipo de adenovirus suele estar relacionado a cuadros neurológicos severos?

a. Serotipo 7
b. Serotipo 19
c. Serotipo 37

44. Con respecto al género Ralstonia:

a. R. mannitolilytica no reduce los nitratos
b. R. gilardii es ureasa positiva
c. R. paucula es ureasa negativa

45. ¿Cuál de los siguientes loci es útil para la identificación de las micobacterias a nivel de especie?

a. rpx32
b. dnaK
c. sorA

46. Uno de los siguientes huevos de parásitos mide entre 80 y 120 micras de diámetro:

a. Paragonimus
b. Metagonimus
c. Dicrocoelium

47. Una diferencia entre el agar Columbia y el agar Brucella es:

a. El agar Brucella contiene almidón de maíz
b. El agar Brucella tiene extracto de levadura
c. El agar Brucella tiene alfa cetoglutarato y vitamina K

48. ¿En qué tipo de muestra es mas esperable la presencia de Dactylaria constricta?

a. Biposias de tejido de pacientes trasplantados
b. En muestras respiratorias de pacientes con fibrosis quística
c. En raspados de lesiones corneales producidas por traumatismos con vegetales

49. ¿En base a cuál de las siguientes características diferenciaría Pasteurella multocida de Pasteurella pneumotropica?

a. Acidificación de manosa
b. Acidificación de galactosa
c. Producción de ureasa

50. Una de las siguientes especies de Leishmania no pertenece al complejo Leishmania (viannia) braziliensis:

a. Leishmania colombiensis
b. Leishmania lainsoni
c. Leismania amazonensis

51. Utilizando técnicas de PCR se ha encontrado ADN de Pneumocystis en muestras pareadas de lavados nasofaríngeos de individuos mayores de 69 años (sin síntomas respiratorios ni medicación inmunosupresora) en un porcentaje de:

a. En torno al 20%
b. En torno al 40%
c. En torno al 60%

52. ¿Cuál de los siguientes géneros causa con mas frecuencia microsporidiosis diseminada?

a. Encephalitozoon spp
b. Enterocytozoon spp
c. Nosema spp

53. La enzima cloranfenicol acetil-transferasa inactiva al cloranfenicol mediante su transformación a:

a. 1-acetoxicloranfenicol
b. 2-acetoxicloranfenicol
c. 3-acetoxicloranfenicol

54. ¿En base a cuál de las siguientes pruebas de laboratorio diferenciarías las especies Listeria innocua y Listeria monocytogenes?

a. Prueba del CAMP test con R. equi
b. Prueba del CAMP test con S. aureus
c. Fermentación del manitol

55. El procedimiento más eficiente para la diferenciación fenotípica de Candida albicans de Candida dubliniensis en la actualidad es:

a. El crecimiento a 45° C combinado con una galería de asimilación de carbohidratos
b. La presencia de clamidiosporas en medio de Chromagar suplementado con semillas de Helianthus annus
c. Formación de clamidiosporas en agar de arroz suplementado con tween 80 y trifenil tetrazolio

56. Los virus de la parainfluenza:

a. Producen infección de las vías respiratorias altas sólo en niños
b. Producen infección de las vías respiratorias altas sólo en adultos
c. Producen infección de las vías respiratorias altas en cualquier periodo de la vida

57. La presencia de un test de la catalasa negativo es característico de:

a. Malassezia restricta
b. Malasezzia pachydermatis
c. Malassezia globosa

58. ¿Cuál de las siguientes especies de estafilococos producen coagulasa?

a. S. intermedius
b. S. epidermidis
c. S. lentus

59. La especie Bordetella pertussis:

a. Es catalasa negativa
b. Es oxidasa negativa
c. No reduce los nitratos

60. Una de estas beta-lactamasas NO es una metalo-beta-lactamasa:

a. IMP-1
b. VIM-1
c. CMY-2

61. La daptomicina es un lipopéptido cíclico que deriva del:

a. Streptomyces mediterranei
b. Streptomyces venezuelae
c. Streptomyces roseosporus

62. Entre los siguientes hospedador señale aquel en el que tenemos más posibilidades de encontrar Baylisascaris spp.:

a. La zarigüeya
b. El mapache
c. El arenque

63. Indique qué especie de Bacteroides es catalasa positiva:

a. B eggerthii
b. B. fragilis
c. B. stercoris

64. Cuál de las siguientes características nos permitiría diferenciar una larva de Strongyloides estercoralis de primer estadío de una deuncinarias de primer estadío:

a. La larva de Strongyloides tiene un tamaño de180 a 380 micras
b. La larva de Strongyloides primer estadío tiene la cavidad oral menos profunda
c. La larva de Strongyloides primer estadío tiene el extremo caudal bifurcado

65. Beauveria bassiana:

a. Es un díptero que deposita sus larvas en ulceras crónicas
b. Se ha descrito como potencial vector de Borrelia duttoni
c. Es un hongo que raras veces infecta a los humanos

66. ¿Cuál de las siguientes especies de Trichinella tiene mayor resistencia a las bajas temperaturas?

a. Trichinella nativa
b. Trichinella britovi
c. Trichinella nelsoni

67. Trichosporon mucoides puede diferenciarse de Trichosporon cutaneum por uno de los siguientes tests:

a. Asimilación de rafinosa
b. Asimilación de L-ramnosa
c. Asimilación de galactitol

68. La adiaspiromicosis es una infección producida por:

a. Emmonsia crescens
b. Botryomyces caespitosus
c. Lasiodiplodia theobromae

69. ¿Cuál de las siguientes especies de Candida no fermenta la maltosa?

a. Candida albicans
b. Candida tropicalis
c. Candida krusei

70. De los subtipos del VIH, ¿cuál es que tiene diseminación mundial?

a. O
b. N
c. M

71. Haemophilus parainfluenzae:

a. Requiere el factor X y V para su crecimiento
b. Requiere solo el factor X para su crecimiento
c. Requiere solo el factor V para su crecimiento

72. ¿Cuál de las siguientes especies no utiliza el citrato como única fuente de carbono?

a. Nocardia brasiliensis
b. Nocardia carnea
c. Nocardia africana

73. ¿A qué familia de antibacterianos pertenece el CXA-101?

a. Quinolonas
b. Cefalosporinas
c. Oxazolidinonas

74. Si en un estudio de resistencias genotípicas de VIH tenemos tan solo estas mutaciones M46I plus L76V, ¿cuál de los siguientes fármacos muestra hipersensibilidad?

a. Atazanavir
b. Tipranavir
c. Darunavir

75. La presencia de huevos de helminto en una muestra de esputo nos debe hacer considerar la posibilidad de:

a. Estrongiloidiasis
b. Paragonimiasis
c. Parasitación por ascáridos

76. Cuál de los siguientes microorganismos no produce ureasa:

a. Candida zeylanoides
b. Candida lipolytica
c. Hansenula anómala

77. Acerca del género Erysipelothrix, es FALSO:

a. Crece en concentraciones de NaCl del 8%
b. Es catalasa negativa
c. Es oxidasa positiva

78. La presencia de conidias de 4 a 5 micras de diámetro es característico de una de las siguientes especies de Aspergillus:

a. Aspergillus niger
b. Aspergillus deflectus
c. Aspergillus flavipes

79. La inmunización frente a uno de los siguientes antígenos ha conseguido demostrar en modelos animales una significativa disminución de la carga de Schistosoma sp. adultos y de la carga del número de huevos de esquistosoma atrapados en el hígado:

a. Antígenos tegumentarios de la esquistosomula
b. Secreción de la glándula acetabular
c. Antígenos de las células flamígeras del órgano de Lebens

80. Con la finalidad de disminuir el tamaño de las colonias hongos en muestras ambientales y facilitar su contaje, se recomienda añadir al medio de cultivo el siguiente producto:

a. Rosa de Bengala
b. Telurito potásico
c. Citrato de amónio y bismuto

81. Cuál de estas especies no crece en el medio de MacConkey:

a. Sphingomonas paucimobilis
b. Achromobacter xylosoxidans subespecie xylosoxidans
c. Ochrobactrum spp

82. En la identificación fenotípica de Malassezia spp, el crecimiento en medio de Dixon a 40ºC con crecimiento en agar suplementado con Tween 80 y en agar con Tween 40 pero no en agar con 0.1% Tween 20 es característico de:

a. Malassezia sympodialis
b. Malassezia globosa
c. Malasezzia sloffiae

83. ¿Cuál de los siguientes moluscos es el principal hospedador intermediario de Schistosoma haematobium?

a. Oncomelania
b. Biomphalaria
c. Bulinus

84. La localización anatómica más característica de la tellaziasis humana es:

a. Piel y tejido subcutáneo
b. Hígado y sistema biliar
c. Ocular y conjuntival

85. La presencia de micelio algodonoso hialino que posteriormente se vuelve marrón, presencia de picnidios globosos marrones de un tamaño medio de 200 a 300 micras, de tres a cinco capas de espesor, uniloculares; conidias elipsoidales con una única celdilla, lisas, de un tamaño de 1,5 a 2,5 por 3 a 4.5 micras, que cuando maduran adquieren un color marrón y fiálides con forma de ampolla de de 4 a 6 por 3 a 4,5 micras de tamaño es característico de:

a. Coniothyrium spp
b. Exserohilum spp
c. Nattrassia spp

86. Indique la correcta:

a. E. faecium es sensible a las espreptograminas A + B
b. E. faecalis es sensible a las espreptograminas A + B
c. Todos los enterococos son sensibles a las espreptograminas A + B

87. Cada hembra de Clonorchis sinensis pone término medio un número diario de huevos que pueden alcanzar la cifra de:

a. 4.000
b. 16.000
c. 83.000

88. Cuál de los siguientes agentes causantes de micetoma eumicótico es habitualmente de más rápido crecimiento en medios de cultivo:

a. Madurella mycetomatis
b. Leptosphaeria senegalensis
c. Neostudina rosatii

89. El teleomorfo de Blastoschizomyces capitatus es:

a. Debaryomyces capitatus
b. Clavispora capitatus
c. Kluyveromyces capitatus

90. [ANULADA] ¿Cuál de los siguientes son virus ARN?

a. Herpesvirus
b. Poxvirus
c. Arenavirus

BIOQUÍMICA CLÍNICA

1 B	6 A	11 A	16 B	21 B	26 C	31 A	36 B	41 A	46 A	51 C	56 A	61 C	66 B	71 C	76 B	81 B	86 A
2 A	7 C	12 A	17 C	22 A	27 C	32 A	37 A	42 B	47 B	52 A	57 A	62 A	67 C	72 A	77 B	82 B	87 B
3 A	8 B	13 A	18 B	23 C	28 C	33 C	38 B	43 B	48 C	53 C	58 B	63 C	68 B	73 B	78 A	83 B	88 A
4 A	9 C	14 C	19 B	24 C	29 C	34 A	39 A	44 A	49 A	54 C	59 C	64 A	69 C	74 B	79 B	84 A	89 C
5 A	10 B	15 A	20 A	25 C	30 C	35 B	40 A	45 C	50 B	55 C	60 A	65 B	70 A	75 C	80 C	85 A	90 B

1. La cuantificación de la actividad CK-MB para el diagnóstico de infarto agudo de miocardio en plasma por el método de inmunoinhibición tiene como inconveniente:

a. Presenta falsos negativos en pacientes con insuficiencia renal grave

b. Presenta falsos positivos en pacientes con procesos neoplásicos

c. Presenta falsos negativos cuando representa menos del 10% de la actividad CK total

2. La PTH:

a. Aumenta la pérdida renal de fosfato

b. Se incrementa ante una hipercalcemia

c. Disminuya la conversión de vitamina D en su forma activa

3. La producción de ADH se puede determinar indirectamente midiendo:

a. El aclaramiento de agua libre

b. La tasa de filtración glomerular

c. El gradiente transtubular de potasio

4. Para la detección de una deficiencia en la secreción de insulina se puede hacer una prueba de estimulación con glucagón, midiendo la concentración sérica de péptido C basal y a los:

a. 6 min

b. 60 min

c. 120 min

5. En condiciones de pH sanguíneo normal, la albúmina presenta una carga eléctrica:

a. Negativa

b. Prácticamente neutra

c. Positiva

6. ¿Cuál de los siguientes perfiles es típico de una anemia asociada a enfermedad crónica?

a. Normocitosis, sideremia disminuida, IST disminuido, ferritinemia elevada

b. Microcitosis, sideremia normal, IST elevado, ferritinemia elevada

c. Ninguno de los anteriores perfiles

7. La determinación del aclaramiento del ácido para-aminohipúrico permite evaluar:

a. La capacidad de filtración glomerular del riñón

b. La capacidad de reabsorción tubular del riñón

c. La capacidad de secreción tubular del riñón

8. En relación a los líquidos extravasculares:

a. En un derrame pleural el líquido formado siempre es trasudado

b. El líquido seroso es un ultrafiltrado del plasma

c. La obstrucción del drenaje linfático produce trasudados

9. ¿Qué tipo de hipertensión arterial secundaria con anomalías del sistema reninaangiotensina-aldosterona cursa con niveles disminuidos de la actividad de renina plasmática?

a. Hipertensión vasculorrenal

b. Hipertensión maligna

c. Aldosteronismo primario

10. Es característica del líquido sinovial normal:

a. Concentración de glucosa superior a la plasmática

b. La viscosidad elevada

c. Ambas son características

11. En una colestasis disociada esperamos encontrar en el suero del paciente:

a. Una actividad fosfatasa alcalina elevada con una concentración normal o sólo ligeramente elevada de bilirrubina

b. Una concentración elevada de bilirrubina con una actividad normal o ligeramente elevada de GGT

c. Una actividad GGT elevada con una actividad fosfatasa alcalina normal o ligeramente elevada

12. ¿Cuál de las siguientes pruebas dinámicas NO se utiliza en la exploración de la secreción de la hormona del crecimiento?

a. Prueba de la pentagastrina

b. Prueba de la clonidina

c. Prueba de la hipoglucemia

13. Cuál de las siguientes magnitudes en suero NO se utiliza en el cribado prenatal de cromosomopatías de segundo trimestre:

a. PAPP-A

b. Inhibina A

c. Estriol no conjugado

14. De los siguientes, el marcador con mayor cardioespecificidad es la:

a. Mioglobina

b. CK-MB masa

c. Troponina T

15. En el cribado neonatal de hiperplasia suprarrenal congénita se determina la concentración en sangre de:

a. 17-hidroxi-progesterona

b. 21-hidroxi-progesterona

c. Ninguna de los dos marcadores

16. En caso de daño hepático, la enzima cuya concentración catalítica aumenta más en suero es:

a. LDH

b. AST (GOT)

c. ALT (GPT)

17. ¿Cuál de los siguientes principios de medida es útil en la monitorización de la saturación de oxígeno de un paciente con una patología leve?

a. La cooximetría

b. La pulsioximetría

c. Ambos

18. La testosterona libre se encuentra elevada en:

a. Hipogonadismo secundario

b. Hiperplasia suprarrenal congénita

c. Tratamiento con estrógenos

19. La cirrosis biliar primaria se asocia a un incremento de:

a. IgA superior a tres veces el límite superior del intervalo de referencia

b. IgM superior a cinco veces el límite superior del intervalo de referencia

c. IgG más de veinte veces el límite superior del intervalo de referencia

20. La causa más frecuente de hiperprolactinemia es:

a. Medicamentosa
b. Adenoma hipofisario
c. Adelgazamiento

21. La hipocalcemia asociada a la insuficiencia renal crónica se explica por:

a. Un aumento en la excreción de fosfato en orina
b. Una disminución en la formación de 1,25 dihidroxicolecalciferol
c. Ambas son correctas

22. En el infarto miocárdico tras cirugía cardiovascular:

a. El aumento de concentración plasmática de troponina cardiaca durante las primeras horas se debe a la liberación de troponina libre
b. El aumento de concentración plasmática de troponina cardiaca durante las primeras horas se debe a la liberación de complejos de tropomiosina
c. Ambas son correctas

23. ¿Cuál de las siguientes manifestaciones bioquímicas pueden aparecer tras una intoxicación con metanol?

a. Acidosis metabólica
b. Aumento de ácido láctico
c. Todas las anteriores

24. El síndrome de resistencia a la hormona del crecimiento (GH) o somatotropina por déficit de receptores se denomina:

a. Síndrome de Klinefelter
b. Síndrome de Sotos
c. Síndrome de Laron

25. Indique la causa más frecuente de hipotiroidismo congénito primario:

a. Hipoplasia tiroidea
b. Agenesia tiroidea
c. Tiroides ectópico

26. ¿En cual de las siguientes situaciones se puede producir, en general, una alcalosis respiratoria?

a. Fibrosis pulmonar
b. Insuficiencia cardiovascular
c. Hiperventilación en situación de ansiedad

27. El marcador sérico más utilizado para estimar puntualmente los niveles de vitamina D es:

a. 1,25 (OH) vitamina D
b. Vitamina D2
c. 25 (OH) vitamina D

28. Sobre alteraciones congénitas del metabolismo de la bilirrubina:

a. Fracción directa de bilirrubina mayor del 20% en el síndrome de Crigler-Najjar
b. Fracción directa de bilirrubina menor del 20% en el síndrome de Dubin-Johnson
c. Fracción directa de bilirrubina mayor del 20% en la ictericia hepatocelular

29. Los consumidores crónico de cannabis pueden dar positivos en su orina hasta:

a. Cinco días después de su último consumo
b. Ocho días después de último consumo
c. Cuatro semanas después de su último consumo

30. ¿Cuál de estas proteínas NO es un marcador de función tubular renal?

a. Alfa-1-microglobulina
b. Beta-2-microglobulina
c. Alfa-2-macroglobulina

31. La reacción en cadena de la polimerasa (PCR):

a. Se aplica en todas las áreas del diagnóstico molecular
b. Es la base de los métodos de secuenciación aplicados
c. Utiliza sondas fluorescentes y no isotópicas

32. Indique la FALSA en relación con la hiperamoniemia:

a. Presenta una buena correlación con el grado de encefalopatía en la encefalopatía hepática
b. En algunos casos se debe a alteraciones hereditarias del ciclo de la urea
c. Es un signo asociado al síndrome de Reye

33. El líquido amniótico se obtiene mediante amniocentesis para realizar estudios prenatales:

a. El líquido amniótico se forma en el saco de Yolk y posteriormente en el hígado fetal
b. Se recomienda realizar la amniocentesis entre la semana 14-16 de gestación
c. Ambas afirmaciones son ciertas

34. El hipertiroidismo secundario cursa con:

a. TSH y hormonas tiroideas aumentadas
b. TSH aumentada y hormonas tiroideas bajas
c. TSH baja y hormonas tiroideas aumentadas

35. El marcador tumoral que muestra una mayor sensibilidad en el diagnóstico de carcinomas epiteliales de ovario es:

a. CEA
b. CA 125
c. Antígeno polipeptídico tisular

36. ¿En qué situación se podría utilizar la determinación de fructosamina sanguínea como alternativa a la de hemoglobina glicosilada en pacientes diabéticos?

a. En insuficiencia hepática
b. En insuficiencia renal
c. En pacientes con obesidad mórbida

37. Una fracción excretada de sodio (FENa) > 1% orienta hacia:

a. Un síndrome tubular
b. Una uropatía obstructiva
c. Un síndrome glomerular

38. Indique la fórmula cromosómica del síndrome Klinefelter:

a. 47,XYY
b. 47,XXY
c. 69,XXY

39. ¿Cuál de estos parámetros sanguíneos no se suele incluir en la fórmula para el cálculo del anión GAP?

a. Concentración de calcio
b. Concentración de cloro
c. Concentración de bicarbonato

40. Para la monitorización de ciclosporina se recomienda el empleo de muestras de:

a. Sangre total
b. Suero
c. Orina

41. La sensibilidad de una prueba diagnóstica bioquímica es del 90%, luego:

a. La probabilidad de falso negativo es del 10%
b. La probabilidad de falso positivo es del 10%
c. La especificidad de la prueba es del 10%

42. En la Neoplasia Endocrina Múltiple tipo I (MEN I) no suele aparecer:

a. Hiperparatiroidismo
b. Carnoma Medular de Tiroides
c. Adenomas hipofisarios

43. En una muestra obtenida de un paciente con sospecha de intoxicación iatrogénica que presenta arritmias se debería buscar la presencia de:

a. Salicilatos
b. Antidepresivos tricíclicos
c. Paracetamol

44. Es FALSO con respecto al Zn que:

a. No actúa como cofactor de ninguna enzima del organismo
b. Su déficit produce alteraciones derivadas de la afectación de la síntesis de proteínas
c. En el plasma se encuentra unido a albúmina y alfa-2-macroglobulina

45. ¿Cuál es la principal fuente de amoniaco en la orina?

a. La descomposición de la urea
b. La desaminación del glutamato
c. La desaminación de la glutamina

46. Los anticuerpos heterófilos presentes en el suero de algunos pacientes:

a. Producen un resultado falsamente elevado en los análisis inmunométricos
b. Son anticuerpos y no interfieren en los análisis
c. Son inmunoglobulinas IgM y no producen resultados elevados

47. ¿Cuál es la muestra más utilizada en monitorización de fármacos?

a. Orina
b. Suero
c. Sangre total

48. Electroforéticamente las inmunoglobulinas G migran:

a. En la región gamma
b. Entre la región gamma y alfa
c. Entre la región gamma y beta

49. En el LCR de los neonatos, las células predominantes son:

a. Monocitos
b. Linfocitos
c. Eosinofilos

50. Se deben transportar en hielo lo antes posible hasta el laboratorio los especímenes que se vayan a utilizar para la determinación de:

a. Cortisol
b. ACTH
c. Testosterona libre

51. Sobre la determinación de troponina cardiaca en el diagnóstico de infarto agudo de miocardio, es FALSO:

a. Es mejor marcador tardío que la mioglobina y la CK-MB
b. Su concentración en plasma se suele detectar a partir de las 4-7 horas del evento
c. Es un excelente marcador de isquemia cardiaca

52. Cuál de las siguientes normas ISO contiene los requisitos para la certificación de un laboratorio clínico:

a. Norma ISO 9001:2008
b. Norma ISO 9004:2008
c. Norma ISO 9000:2008

53. En la enfermedad de Wilson:

a. La concentración sérica de cobre presenta valores muy bajos en las formas fulminantes
b. La excreción diaria de cobre en orina es muy baja
c. La concentración sérica de ceruloplasmina presena valores muy bajos

54. Con respecto a las hormonas tiroideas, indique la FALSA:

a. Los procedimientos de medida de las hormonas tiroideas totales presentan la ventaja de ser más sencillos y asequibles
b. Las determinaciones de las hormonas tiroideas libres reflejan mejor la verdadera situación de estas hormonas ya que la disponibilidad de proteínas transportadoras puede variar
c. La determinación de hormonas totales ha dejado de utilizarse en la actualidad

55. Las curvas ROC

a. Permiten conocer la prevalencia de una enfermedad
b. Permiten conocer la incidencia de una enfermedad
c. Permiten establecer el punto de corte(cut-off) o valor discriminante óptimo de una prueba diagnóstica

56. Los métodos semiautomáticos de extracción del ADN presentan como limitación con respecto al método manual:

a. Se obtiene menor cantidad de ADN
b. Se obtiene ADN de menor calidad
c. No son aptos para muestras de tejidos

57. Trazabilidad metrológica es:

a. La propiedad del resultado de una medición o de un patrón tal que pueda relacionarse con referencias determinadas
b. La propiedad de poder identificar la muestra en cada parte del proceso
c. La propiedad que relaciona la concordancia entre los resultados obtenidos

58. El perfil hormonal de mujeres postmenopaúsicas incluye:

a. Estradiol sérico elevado
b. Niveles de FSH muy elevados
c. Progesterona elevada

59. ¿Cuál de las siguientes células neuroendocrinas expresan cromogranina A:

a. La células foliculares del tiroides
b. Las células secretoras de esteroides de la corteza suprarrenal
c. Las células de la hipófisis anterior

60. Se considera como mejor parámetro para evaluar el estado del metabolismo férrico en niños:

a. El receptor soluble de transferrina (sTfR)
b. El índice de saturación de transferrina (IST)
c. La ferritina

61. El gen RET está asociado a:

a. Sarcoma
b. Hepatoma
c. Carcinoma medular de tiroides

62. ¿Cuál de los siguientes NO es un síndrome de predisposición al cáncer hereditario?

a. Síndrome de Charcot
b. Neurofibromatosis tipo 1
c. Síndrome de Lynch

63. ¿Qué marcador tumoral no incluiría en una estrategia diagnóstica de cáncer de pulmón?

a. Enolasa Neuronal Específica
b. SCC (Antígeno asociado a células escamosas)
c. Alfafetoproteina

64. ¿Cuál de los siguientes parámetros bioquímicas presenta utilidad como marcador de actividad de la sarcoidosis?

a. Enzima convertidota de la angiotensina sérica (ECA)
b. PCR
c. Gammaglobulinas

65. La tiroglobulina es una glicoproteína dimérica y la medición de su concentración en plasma es útil:

a. Como marcador tumoral en procesos neoplásicos avanzados de sarcomas
b. Como marcador tumoral en pacientes con diagnóstico de carcinoma diferenciado de tiroides
c. Como marcador tumoral en metástasis de carcinomas

66. La concentración sérica de Lp(a) viene determinada principalmente por:

a. La dieta
b. La herencia genética
c. El ritmo circadiano

67. Sobre la imprecisión de un método de medida:

a. Repetibilidad es la imprecisión obtenida cuando se mantienen todas las condiciones de medición
b. La imprecisión intraserial también se denomina repetibilidad
c. Ambas son correctas

68. ¿Cuál de los siguientes métodos se considera más específico para la determinación de la glucemia ?

a. Método de la o-toluidina
b. Método de la hexoquinasa
c. Método de la glucosa-oxidasa

69. Una prueba de cribado para la detección de una patología debe tener:

a. Una elevada especificidad
b. Un elevado valor predictivo positivo
c. Una elevada sensibilidad

70. ¿Cuál de los siguientes genes se asocia al metabolismo de psicofármacos?

a. CYP2D6
b. CFTR
c. LDLR

71. Sobre la mioglobina:

a. Se libera a las 10 h
b. Tiene baja sensibilidad y bajo valor predictivo negativo
c. Su determinación es útil en la evaluación de la reperfusión coronaria tras terapia trombolítica

72. Sobre la diabetes de tipo MODY:

a. Suele diagnosticarse antes de los 25 años
b. El factor desencadenante de las manifestaciones es una infección vírica
c. Se debe a defectos genéticos que se transmiten con carácter autosómico recesivo

73. La apolipoproteína B-48 (apo B-48) es la principal apolipoproteína de:

a. Las HDL
b. Los quilomicrones
c. Las VLDL

74. ¿En una de las siguientes situaciones encontraremos niveles elevados de albúmina plasmática:

a. Síndrome nefrótico
b. Deshidratación
c. Cirrosis hepática

75. NO es causa de hiperalaninemia secundaria neonatal:

a. Prematuridad
b. Insuficiencia renal
c. Alteraciones ecográficas prenatales

76. Una prueba con una baja variabilidad biológica intraindividual y una elevada variabilidad biológica interindividual es apropiada para:

a. Cribado
b. Seguimiento de la evolución de una patología
c. Diagnóstico

77. La IGF-I es producida por:

a. Adenohipófisis
b. Hepatocitos
c. Neurohipófisis

78. La presión parcial de oxígeno de un muestra se mide habitualmente mediante:

a. Amperometría
b. Potenciometría
c. Cooximetría

79. La nefelometría es un método analítico que se define como la medición de la luz dispersada o reflejada hacia un detector:

a. Situado a 180° de la luz incidente
b. Que no está en la misma dirección del haz de luz incidente
c. Ambas son falsas

80. Indique para cuál de los siguientes fármacos NO está indicada su monitorización terapéutica en el laboratorio clínico:

a. Teofilina
b. Digoxina
c. Gliclazida

81. ¿Cuál de los siguientes marcadores tumorales utilizados en el cáncer de mama NO es un antígeno mucínico?

a. CA 549
b. CEA
c. CA 15.3

82. La teoría de los valores de referencia se fundamenta en tres conceptos básicos valor de referencia, valor observado en un posible paciente y:

a. Individuo teórico
b. Individuo de referencia
c. Valor poblacional

83. ¿Qué método es mejor para calcular la edad gestacional en el cribado prenatal de cromosomopatías?

a. Fecha de la última regla
b. Ecografía
c. Ambos métodos son igual de fiables

84. ¿Cuál de las siguientes situaciones causa falsos positivos por aumento de la concentración plasmática de troponina?

a. Tromboembolismo pulmonar
b. Pancreatitis
c. Ambas situaciones

85. ¿Qué marcador de fase aguda se eleva más rapidamente y es el más específico en infecciones bacterianas?

a. La procalcitonina
b. La Haptoglobina
c. La PCR

86. En un paciente de 28 años, una concentración muy baja de transferrina orienta hacia:

a. Un síndrome nefrótico
b. Atransferrinemia congénita
c. Ninguna de las anteriores

87. En relación con los tumores testiculares:

a. La AFP no es un marcador tumoral de utilidad en los tumores germinales testiculares
b. El seminoma es un tumor que se asocia a elevaciones de la concentración de coriogonadotropina en sangre
c. No se ha demostrado que los pacientes con niveles elevados de los marcadores tumorales en tumores germinales tengan peor pronóstico

88. señale la FALSA sobre las posibles interferencias en el procedimiento de análisis de orina mediante tiras inmunorreactivas:

a. La proliferación bacteriana provoca una marcada desviación ácida del pH de la orina
b. La determinación de glucosa es sensible a la temperatura
c. La determinación de bilirrubina puede sufrir interferencia negativa por nitritos

89. Ante una sospecha de insuficiencia suprarrenal la prueba que se debe cuantificar en primer lugar es:

a. ACTH
b. Cortisol libre en orina de 24 horas
c. Cortisol en suero

90. La causa más frecuente del síndrome de Cushing es:

a. El adenoma hipofisario productor de ACTH
b. La administración iatrogénica de corticoides o ACTH
c. La secreción ectópica de ACTH (carcinoma de pulmón de células pequeñas)

INMUNOLOGÍA

1 B	6 C	11 C	16 C	21 A	26 A	31 C	36 B	41 C	46 B	51 B	56 C	61 C	66 A	71 B	76 A	81 B	86 C
2 B	7 B	12 A	17 B	22 A	27 B	32 A	37 A	42 C	47 A	52 C	57 B	62 A	67 B	72 A	77 B	82 C	87 B
3 C	8 C	13 B	18 B	23 A	28 B	33 C	38 B	43 A	48 C	53 B	58 B	63 B	68 B	73 A	78 B	83 B	88 A
4 C	9 A	14 C	19 B	24 C	29 A	34 B	39 C	44 C	49 C	54 A	59 C	64 C	69 B	74 A	79 A	84 B	89 A
5 A	10 B	15 B	20 A	25 B	30 B	35 B	40 A	45 A	50 C	55 B	60 C	65 A	70 C	75 A	80 C	85 A	90 C

1. Respecto a las familias de quimiocinas:

a. Las quimiocinas se clasifican en tres grandes familias

b. Las quimiocinas alfa poseen dos residuos de cisteína separados por otro aminoácido cualquiera

c. Las quimiocinas beta incluye RANTES y la IL-8

2. Con respecto a los mecanismos de escape inmunológico de los tumores:

a. Las células tumorales no presentan moléculas de adhesión requeridas para la adhesión linfocitaria, como IFA-1 o -3 o ICAM-1

b. El mecanismo de escape más frecuente es que el tumor no sea inmunogénico

c. Las células tumorales pueden secretar citocinas inmunosupresoras como IFN-gamma

3. Con respecto a las fuerzas de interacción entre antígeno y anticuerpos:

a. Las interacciones electrostáticas son las más fuertes

b. Las fuerzas de van der Waals son las más fuertes, dentro de las fuerzas no covalentes

c. Las fuerzas de interacción hidrofóbica son las más fuertes, se trata siempre de fuerzas no covalentes

4. Con respecto a los linfocitos Tgammadelta:

a. Típicamente son CD4+CD8-, aunque una pequeña proporción son CD4-CD8+

b. Típicamente son CD4-CD8+ con débil intensidad, aunque una pequeña proporción son CD4-CD8-

c. Típicamente son CD4-CD8-, aunque una pequeña proporción son CD4-CD8+

5. Con respecto a la fagocitosis de bacterias:

a. La interacción entre una bacteria y un fagocito puede realizarse a través de la intermediación de lectinas situadas en la superficie de las bacterias

b. La fagocitosis aumenta cuando las bacterias son recubiertas por el fragmento C3a

c. La fagocitosis no puede realizarse por contacto directo entre la bacteria y el fagocito

6. Con respecto a los receptores activadores e inhibidores de las células natural killer:

a. Sólo los KIR inhibidores tiene dominios de tipo lectina

b. Los KIR activadores se caracterizan por tener una cola citoplasmática larga que presenta motivos ITAM

c. Los KIR inhibidores se caracterizan por tener una cola citoplasmática larga que presenta motivos ITIM

7. Con respecto a los órganos linfoides secundarios, cual de las siguientes es CIERTA:

a. La pulpa roja del bazo sólo contiene eritrocitos

b. La mayoría de las células en ganglios linfáticos son linfocitos pequeños, el bazo contiene muchos linajes de células linfohemopoyéticas

c. La pulpa blanca del bazo está dominada por la presencia de plaquetas

8. Con respecto a los antígenos tumorales:

a. El antígeno CALLA o CD10 se expresa característicamente en la leucemia mieloblástica aguda

b. Los anticuerpos frente a antígenos tumorales son más frecuentemente de isotipo IgG y de alta afinidad

c. La glicosilación está alterada en muchos antígenos tumorales

9. Con respecto a los estadíos de diferenciación del linfocito B:

a. Las células pre-B sintetizan la cadena pesada mu (μ) de la IgM, pero no han adquirido la capacidad de expresar las cadenas kappa o lambda

b. Las células pro-B sintetizan la cadena pesada mu (μ) de la IgM y las cadenas kappa o lambda

c. Las células pre-B sintetizan la cadena pesada mu (μ) de la IgM y las cadenas kappa o lambda

10. Con respecto a los mecanismos de evasión de la fagocitosis de bacterias:

a. La proteína M del estreptococo no forma parte de estos mecanismos

b. El ácido siálico o la fibronectina forman parte de los mecanismos de resistencia a la fagocitosis o lisis mediada por el complemento

c. Las yops o las leucocidinas favorecen la fagocitosis

11. Respecto a las familias de quimiocinas:

a. Las quimiocinas alfa y beta son potentes quimioatrayentes de neutrófilos y de monocitos

b. Las quimiocinas alfa son potentes quimioatrayentes de monocitos, pero no de neutrófilos

c. Las quimiocinas beta son potentes quimioatrayentes de monocitos, pero no de neutrófilos

12. Respecto a la inflamación:

a. Los mediadores de la vasoconstricción son el tromboxano A2, leucotrienos C y D

b. Los mediadores de la vasoconstricción son la bradiquinina y los leucotrienos C y D

c. Los mediadores de la vasodilatación son la histamina, bradiquinina, C3a, C5a y el tromboxano A2

13. Qué es FALSO con respecto a los mediadores de la inflamación:

a. El TNF-alfa y la IL-1 participan en el aumento de la síntesis y secreción de proteínas de fase aguda por los hepatocitos

b. Sólo el TNF-alfa, la IL-1 y el IFN-gamma participan en el aumento de la síntesis y secreción de proteínas de fase aguda por los hepatocitos

c. El TNF-alfa y la IL-1 inducen la caquexia

14. Respecto a los mediadores de la inflamación:

a. El leucotrieno B4 tiene un efecto sobre la degranulación de mastocitos

b. El leucotrieno B4 actúa sobre las células fagocíticas y tiene un efecto antagonista con la prostaglandina 2 (PGE2) para aumentar la permeabilidad vascular

c. El leucotrieno B4 es generado en la vía de la lipooxigenasa

15. Con respecto a los interferones alfa y beta:

a. El IFN-gamma y el IFN-omega compiten entre sí por su unión a receptores de superficie celular, aunque con diferentes afinidades

b. El IFN-alfa, el IFN-beta y el IFN-omega compiten entre sí por su unión a receptores de superficie celular

c. El IFN-alfa, el IFN-beta y el IFN-gamma compiten entre sí por su unión a receptores de superficie celular

16. Respecto a las familias de receptores de citocinas:

a. Los receptores de factor de necrosis tumoral (TNF) se caracterizan por un dominio serina/treonina-cinasa en la región citoplasmática

b. Se trata de lipoproteínas de membrana que se engloban en seis grandes familias

c. Los receptores de factor de necrosis tumoral (TNF) se caracterizan por un dominio repetido rico en cisteína en la región extracelular

17. Con respecto a la activación linfocitaria T:

a. La cadena fosforilada theta no puede asociarse a otras proteínas tirosina kinasas (PTK)

b. La proteína tirosina quinasa (PTK) es activada tras fosforilación

c. La proteína tirosina quinasa (PTK) se asocia a una porción transmembrana de las moléculas CD4 y CD8

18. Con respecto al antígeno HLA-B27 positivo:

a. Indica que el paciente presenta espondilitis anquilopoyética o bien síndrome de Reiter

b. Hasta un 7% de la población caucasiana sana lo presenta

c. Las personas con antígenos HLA-B27 positivo presentan mayor riesgo de desarrollar sacroileitis y lupus

19. Respecto a las defensinas:

a. Se trata de lipoproteínas de membrana antimicrobianas con actividad frente a bacterias gram-positivas, que se engloban en cuatro familias en eucariotas

b. Son péptidos antimicrobianos ricos en cisteína resistentes a proteasas con actividad antibiótica natural

c. Son proteínas con carga negativa sensibles a proteasas y con 3-4 puentes disulfuro, con actividad frente a bacterias gram-positivas y gram-negativas

20. Con respecto a los receptores de tipo Toll (TLRs):

a. Los TLR3, 7, 8 y 9 son receptores endosomales

b. Los TLR1, 2, 4, 5 y 6 son receptores endosomales

c. Las estructuras reconocidas por TL7 y TLR9 son específicas de agentes microbianos

21. Con respecto a la función de las clases de inmunoglobulinas y subclases de IgG:

a. La IgG1 posee la mayor capacidad de hemólisis mediada por el complemento

b. La IgG3 posee la mayor capacidad de hemólisis mediada por el complemento

c. La IgG2 e IgG4 poseen la mayor capacidad de hemólisis mediada por el complemento

22. Con respecto a los estadíos de diferenciación del linfocito B:

a. Las células pre-B expresan en su superficie CD38, CD40 y CD20

b. Las células pro-B expresan en su superficie CD38, CD40 y CD20

c. El reordenamiento de los genes de las inmunoglobulinas comienza en estadío de célula pro-B temprana

23. En forma agregada activa la vía alternativa del complemento:

a. IgA   b. IgG   c. IgM

24. Con respecto al rechazo hiperagudo tras el transplante:

a. Está mediado por anticuerpos preformados frente a antígenos del receptor

b. El rechazo hiperagudo está mediado fundamentalmente por linfocitos T CD8+

c. Los injertos de piel habitualmente no sufren rechazo hiperagudo

25. Con respecto a las moléculas de coestimulación:

a. El ligando de ICOS (receptor coestimulador inducible) se expresa sólo en células presentadoras de antígenos

b. ICOS (receptor coestimulador inducible) es una molécula inducida en la superficie de los linfocitos T CD4 y CD8 tras la activación

c. La vía de estimulación de ICOS es antagonista de la estimulación vía CD28

26. Con respecto a la evolución de las clases de inmunoglobulinas según la edad:

a. El aumento de las concentraciones de IgA, IgD e IgE es lento y progresivo

b. La IgG desciende bruscamente a la edad de dos años

c. La concentración de IgM sérica es máxima al nacimiento

27. Con respecto a la enfermedad de Wegener:

a. Puede cursar con mononeuritis múltiple y se caracteriza por anticuerpos anticitoplasma de neutrófilo tipo pANCA o antimieloperoxidasa

b. Los anticuerpos anti-citoplasma de neutrófilo se detectan también en la poliangeitis necrotizante aguda y en la angeitis granulomatosa de Churg-Strauss

c. Los anticuerpos anti-proteinasa 3 son el principal antígeno de los anticuerpos tipo pANCA

28. Los anticuerpos univalentes no precipitantes presentan bloqueo estequiométrico de la región:

a. Fc

b. Fab

c. Bisagra

29. Con respecto a la presentación de antígenos al linfocito T:

a. Las moléculas de HLA de clase II migran al aparato de Golgi desde el retículo endoplasmático sin carga de péptidos, a diferencia del HLA de clase I

b. Las moléculas de HLA de clase I se unen a los péptidos y a la beta-2-microglobulina en el aparato de Golgi y no en el retículo endoplasmático

c. Las moléculas de HLA de clase I se unen a péptidos extracelulares en el aparato de Golgi

30. Sobre los determinantes antigénicos:

a. Los epitopos contínuos o lineales son los más frecuentes

b. La mayoría son epítopos discontínuos o conformacionales

c. Los neoantígenos no son determinantes antigénicos

31. Con respecto a los autoanticuerpos anticentrómero:

a. Los anticuerpos anti-CENP-F son más específicos de pacientes con esclerodermia de forma limitada

b. Los anticuerpos anticentrómero se consideran anticuerpos no organo-específicos no especie-específicos, específicos de tejido

c. Los anticuerpos anti-CENP-F son más específicos de algunos pacientes con ciertas formas de cáncer

32. Respecto a los receptores de reconocimiento de patrones (PRR):

a. Existen tres tipos de PRR diferentes, Toll, tipo NOD e Imd, relacionados con la producción de péptidos antimicrobianos

b. Los TLR son una familia de proteínas transmembrana con un dominio intracelular con regiones repetitivas ricas en leucina

c. Por medio del dominio intracelular de los TLR, de 4-7 aminoácidos, se lleva a cabo la transducción de señales

33. En la vía alternativa del complemento, la lisis descontrolada de la células huésped NO ocurre debido a:

a. Proteínas reguladoras como inhibidor de C1-esterasa, factor acelerador del decaimiento (DAF) y proteína cofactor de membrana (MCP)

b. C3bBb es inmediatamente inactivado en el huésped por proteínas reguladoras del complemento

c. Todos los anteriores

34. Con respecto a la crioglobulinemia:

a. Las crioglobulinemias esenciales o idiopáticas suelen ser de tipo I

b. La forma más frecuente es la crioglobulinemia mixta de tipo II o III

c. Es excepcional que una crioglobulinemia curse con fiebre

35. Con respecto a la activación linfocitaria T:

a. La molécula de ZAP70 pertenece a la familia de las proteínas serina kinasas

b. La forma fosforilada de ZAP70 se asocia sólo con el receptor del linfocito T una vez estimulado

c. ZAP70 sólo se expresa en linfocitos T

36. Con respecto a los superantígenos:

a. Son péptidos cortos que se unen a la región lateral del TCR alfa-beta sin necesidad de ser presentados por el MHC

b. Son glicoproteínas especializadas con la propiedad de unirse a sitios no polimórficos en la región lateral del TCRalfa-beta, específicamente a la proción Vbeta de la molécula

c. Son lipoproteínas de origen viral

37. Con respecto a la función de las clases de inmunoglobulinas y subclases de IgG:

a. La IgG3 posee la mayor afinidad de unión al factor C1q del complemento

b. La IgD atraviesa la placenta

c. La IgM se une a la proteína A del estafilococo

38. ¿En qué punto se cruzan las vías intrínseca y extrínseca de la apoptosis?

a. Ambas vías conducen a la activación de la caspasa 9

b. Ambas vías conducen a la activación de la caspasa 3

c. No existe intersección entre ambas vías; una está confinada en el citoplasma y la otra en la mitocondria

39. Entre los mecanismos de destrucción de las bacterias fagocitadas:

a. Las citocinas GM-CSF e IL-8 inhiben la actividad bactericida de los fagocitos

b. Estos mecanismos pueden implicar la participación de la lisozima, que es una proteína aniónica

c. Los mecanismos de destrucción de bacterias fagocitadas pueden incluir la producción de metabolitos reactivos de oxígeno y nitrógeno

40. Con respecto a la proliferación de los linfocitos T activados:

a. Tiene lugar por un circuito autocrino

b. Se produce una disminución del calcio intracitoplasmático libre

c. La fosfolipasa 2 induce una modificación de la concentración de calcio intracitoplasmático

41. Con respecto a los órganos linfoides primarios:

a. La interleuquina 7 (IL-7) es producida fundamentalmente por las células pluripotenciales de la médula ósea e interviene en la diferenciación B

b. La interleuquina 11 (IL-11) es producida fundamentalmente por las células pluripotenciales de la médula ósea e interviene en la diferenciación B y T tardías

c. La interleuquina 7 (IL-7) es producida por células estromales de la médula ósea e interviene en la diferenciación B

42. ¿Qué NO debería encontrarse en las balsas lipídicas (lipid rafts) en un linfocito B activado?

a. Familia de tirosina-quinasas src

b. Colesterol y esfingolípidos

c. ZAP-70

43. Entre los eventos precoces en la activación de los linfocitos B se encuentran:

a. La fosforilación de las proteínas tirosina quinasas (PTKs) tras la unión con el antígeno al receptor del linfocito B

b. Una disminución del tamaño de los linfocitos B

c. La hidrólisis de los fosfolípidos de membrana

44. Con respecto a las moléculas de coestimulación:

a. CD40L o CD154 es una glicoproteína de membrana que se expresa sobre linfocitos B

b. CD40L es un marcador de activación linfocitaria tardía, que requiere interacción con linfocitos Th2

c. CD40L es un miembro de la familia de TNF cuya expresión en linfocitos T CD4+ es regulada por ICOS y CD28

45. Con respecto a la inmunoglobulina M (IgM):

a. Los linfocitos B vírgenes expresan la forma de IgM de membrana monomérica en su superficie

b. Los linfocitos B vírgenes expresan la forma de IgM de membrana pentamérica en su superficie

c. Los linfocitos B vírgenes expresan la forma de IgM de membrana hexamérica en su superficie

46. ¿Cuál es el papel de la selección negativa intratímica?

a. La selección de los TCR que reconocen antígenos propios asociados a moléculas del complejo mayor de histocompatibilidad con baja afinidad

b. Permite la eliminación de timocitos que interaccionan con péptidos o superantígenos presentados por las células dendríticas o los macrófagos con alta afinidad

c. Permite la supervivencia de timocitos en los que el TCR interacciona con las moléculas del complejo mayor de histocompatibilidad del epitelio tímico

47. ¿Cuál de las siguientes pruebas NO es un test funcional de neutrófilos?

a. Test de transformación celular

b. Quimiotaxis

c. Test de reducción de dihidrorodamina

48. Los antígenos T-independientes tipo 2 (TI-2) se caracterizan por lo siguiente:

a. Son en su mayoría proteínas de pequeño tamaño

b. Poseen una capacidad intrínseca de inducir proliferación y diferenciación de células B maduras e inmaduras de forma policlonal

c. Sólo activan a células B maduras normalmente CD5+ que sintetizan IgM

49. El complejo CD3 está compuesto por:

a. Dos cadenas ζ, una cadena ε, dos cadenas γ, una cadena δ

b. Una cadena ζ, dos cadenas ε, dos cadenas γ, una cadena δ

c. Dos cadenas ζ, dos cadenas ε, una cadena γ, una cadena δ

50. Sobre las selectinas:

a. Se unen a adresinas vasculares de estructura similar a las inmunoglobulinas

b. Incluyen las moléculas ICAM, VCAM y MAdCAM

c. Se expresan en los leucocitos, plaquetas y en las células del endotelio vascular

51. Con respecto a la evolución de la inmunidad:

a. Los transposones RAG dentro de la región génica de unión (J) iniciaron la aparición del sistema inmunológico adaptativo

b. La vía alternativa es evolutivamente anterior a la vía clásica del complemento

c. La inmunidad adquirida aparece en los peces óseos

52. Con respecto a las crioglobulinas:

a. Nunca se encuentran en los sueros de personas sanas

b. Consisten en autoanticuerpos, frecuentemente de isotipo IgG monoclonal, que reaccionan con la fracción Fc de una inmunoglobulina IgM autóloga

c. Consisten en autoanticuerpos, frecuentemente de isotipo IgM, que reaccionan con la fracción Fc de una inmunoglobulina IgG autóloga

53. Con respecto a la estructura y la función de los péptidos asociados al complejo mayor de histocompatibilidad:

a. Todos los aminoácidos aseguran la unión con la molécula del CMH

b. Los péptidos asociados al CMH de clase II están constituidos por trece a treinta aminoácidos

c. Los péptidos asociados al CMH de clase I están constituidos por veinte a treinta aminoácidos

54. La evaluación de la capacidad hemolítica (CH50) del complemento requiere todos MENOS UNO de los siguientes componentes:

a. Estreptolisina
b. Complemento
c. Eritrocitos de carnero sensibilizados

55. Con respecto a las moléculas de HLA de clase I:

a. Se trata de un heterodímero formado por dos cadenas transmembrana
b. Se trata de un heterodímero formado por una cadena transmembrana
c. Los dominios alfa1 y alfa2 son intracitoplasmáticos

56. Con respecto al tejido linfoide asociado a las mucosas:

a. Se presenta esencialmente en forma de agregados celulares encapsulados en la submucosa
b. Los agregados celulares se sitúan en el tejido conjuntivo epitelial de las mucosas
c. Se sitúa en la lamina propria en los sistemas respiratorio, gastrointestinal y urogenital

57. Con respecto a los idiotipos:

a. Los idiotipos de las inmunoglobulinas no representan ningún inconveniente para la eficacia de las vacunas
b. Los idiotipos de las inmunoglobulinas están situados en las regiones variables VH y VL y pueden ser "privados" o "públicos"
c. Los idiotipos de las inmunoglobulinas definen la clase del anticuerpo

58. Con respecto a las placas de Peyer y el destino de los linfocitos B:

a. Los folículos de las placas de Peyer están constituidos únicamente por linfocitos B
b. Los linfocitos B de las placas de Peyer son activados por los microorganismos bacterianos de la mucosa intestinal
c. Son agrupaciones de tejido linfoide encapsulado y forma parte del GALT (gutassociated lymphoid tissue)

59. Con respecto a las inmunoglobulinas de superficie del linfocito B:

a. El sitio de unión al antígeno está formado por cuatro regiones hipervariables
b. Las IgM de membrana son diméricas
c. La mayoría de los linfocitos B maduros circulantes expresan inmunoglobulinas de isotipo m

60. La beta-2-microglobulina:

a. Es un marcador específico de síndromes linfoproliferativos
b. Constituye un indicador de buen pronóstico en la leucemia linfocítica crónica
c. Es una glicoproteína pequeña unida a los antígenos de histocompatibilidad HLA de clase I

61. Los genes de clase III del complejo mayor de histocompatibilidad codifican:

a. HLA-C
b. HLA-F
c. Un componente de la vía alternativa del complemento

62. El reordenamiento de genes de cadenas pesadas:

a. Precede al de los genes de las cadenas ligeras
b. Es inducida por estimulación antigénica
c. Implica un mecanismo más simple que para una cadena ligera

63. Con respecto a los mecanismos responsables de la diversidad del repertorio de linfocitos B:

a. La participación de dos cadenas polipeptídicas en la formación del paratopo no forma parte de estos mecanismos
b. Cada linfocito B utiliza una combinación determinada de segmentos genéticos H, kappa y lambda
c. El repertorio real de los receptores del linfocito B no está modulado por las estimulaciones antigénicas ni por los mecanismos de selección

64. Los microorganismos entran en la lamina propria del tejido linfático asociado al intestino (MALT) por la siguiente vía:

a. Células T intraepiteliales
b. Células epiteliales columnares
c. Células M

65. La inmunogenicidad de una vacuna:

a. Depende de la naturaleza del antígeno y de tres características del huésped
b. No depende de la vía de administración
c. Una vacuna atenuada debe ser antigénica sin ser inmunogénica

66. Entre las propiedades asociadas a los antígenos de histocompatibilidad humanos (HLA) de clase II:

a. Se trata de dos cadenas transmembrana de igual tamaño alfa y beta
b. Se trata de una cadena transmembrana con dos dominios extracelulares alfa1 y alfa2
c. Se une a una molécula de beta-2-glicoproteína

67. Con respecto a las células plasmáticas de larga duración:

a. La vida media máxima de dichas células es de dos años
b. Migran a médula ósea, donde pueden persistir durante toda la vida del animal
c. Su longevidad es dependiente del antígeno

68. La capacidad de resistir a una infección por el bacilo de Calmette-Guérin (BCG) puede ser transferida a un ratón normal singénico por:

a. Suero de ratones inmunizados frente a BCG
b. Células esplénicas de ratones inmunizados frente a BCG
c. Linfocitos B de ratones inmunizados frente a BCG

69. El conducto torácico desemboca en:

a. Vena subclavia derecha
b. Vena subclavia izquierda
c. El tronco braquiocefálico

70. Con respecto al virus de la inmunodeficiencia humana (VIH):

a. Es un lentivirus de la familia de los retrovirus que contiene una copia de ARN genómico
b. El ciclo de infección se inicia con la unión de alta afinidad de la gp24 con la molécula CD4 de la superficie celular
c. Su genoma incluye proteínas nucleares (gag), glicoproteínas de la envuelta (env), secuencias que codifican la transcriptasa inversa, integrasa y proteasa vírica (pol)

71. El antígeno prototípico T-independiente Tipo 1 es:

a. Polisacárido puro de neumococo
b. Lipopolisacárido
c. Concanavalina A

72. Sobre la producción de hibridomas:

a. Requiere la inmunización de un animal con un antígeno, generalmente asociado a un adyuvante
b. No requiere en ningún caso adyuvante para no generar una respuesta inmunológica excesiva en el animal
c. Requiere siempre adyuvante para generar una respuesta adecuada

73. Para detectar un anticuerpo sérico específico frente a un antígeno, que forma parte de una partícula o está unido a una partícula, se emplea:

a. Técnica de aglutinación
b. Inmunodifusión radial simple
c. Ninguna de las dos

74. En la enfermedad de Graves-Basedow:

a. Los anticuerpos anti-TSH estimulan el receptor de la TSH, induciendo hipertiroidismo
b. Los anticuerpos anti-TSH bloquean el receptor de la TSH, induciendo hipertiroidismo
c. Los anticuerpos anti-tiroglobulina inducen un hipertiroidismo

75. Los anticuerpos anticentrómero son más característicos de la siguiente patología:

a. Esclerodermia forma CREST
b. Lupus eritematoso sistémico
c. Enfermedad mixta del tejido conectivo

76. El timo es un órgano linfoide primario constituido por:

a. La corteza contiene los timocitos relativamente jóvenes mientras que la médula tímica contiene los timocitos maduros
b. Los corpúsculos de Hassal están situados en la corteza y en la médula
c. Los corpúsculos de Hassal están situados en la corteza

77. Con respecto a la diferenciación del linfocito B en célula plasmática:

a. Secreta moléculas de anticuerpos de estructura diferente al receptor de linfocito B de membrana
b. Si la interacción T/B antígeno específica no se produce, el linfocito B que ha reconocido el antígeno no logra diferenciarse a células plasmática
c. La diferenciación terminal a célula plasmática depende de la activación de las células B por el antígeno y ya no de la cooperación T/B

78. En lo que respecta a la presentación del antígeno a los linfocitos T:

a. La presentación del antígeno requiere la unión covalente entre el péptido antigénico dominante y las moléculas del complejo mayor de histocompatibilidad
b. El péptido dominante es aquel que se asocia con una fuerte afinidad a la molécula del complejo mayor de histocompatibilidad y es reconocido por ciertos clones T
c. El reconocimiento del antígeno por el linfocito T depende de la estructura conformacional del antígeno nativo

79. ¿Qué incompatibilidad daría lugar más precozmente a un rechazo de transplante renal?

a. Sistema ABO
b. HLA-DR
c. HLA-C

80. ¿Cuál es el constituyente sérico que desencadena la degranulación de los eosinófilos?

a. El factor C1q
b. Una molécula de IgE
c. El factor C3a

81. Con respecto a la estructura del receptor de linfocito B (BCR):

a. Cada linfocito B expresa en su superficie BCR con puntos de unión al antígeno diferentes
b. El extremo C-terminal de la cadena pesada posee una región citoplasmática muy corta
c. La especificidad de unión al antígeno no tiene por qué ser la misma en la inmunoglobulina de membrana del linfocito B que en la célula plasmática madura

82. Con respecto al desarrollo de los linfocitos B:

a. Puede detectarse desarrollo de células B en médula ósea desde los primeros 7 días tras la implantación del embrión
b. La selección negativa de linfocitos B no requiere del sistema del complemento
c. El sistema del complemento desempeña un papel en la selección negativa de células B y en la modulación del BCR

83. Uno de los siguientes eventos para la transcripción del gen de IL-2 es ERRÓNEO:

a. La MAP quinasa JNK fosforila Jun, que se une como un complejo binario con Fos en el sitio AP1 del promotor de IL-2
b. NFATc es fosforilado por calcineurina y se transloca al núcleo, donde se une a NFkB
c. La IkB quinasa fosforila el inhibidor IkB, por lo que NFkB puede translocarse al núcleo

84. El siguiente receptor de Fc alarga la semivida de IgG:

a. FcgRIIa
b. FcRn
c. FcgRIIIa

85. Con respecto a las moléculas de adhesión:

a. Son proteínas de membrana que pueden interaccionar con diferentes tipos de ligandos
b. Se pueden clasificar en cuatro grandes familias: la familia de las inmunoglobulinas, la familia de las semaforinas, la familia de las selectinas y la familia de las integrinas
c. La estructura general de una integrina consiste en dos cadenas unidas covalentemente

86. Respecto a las vacunas?

a. La protección debe durar toda la vida
b. La vacuna frente al virus de hepatitis B está formada por virus atenuados
c. En algunos casos existen limitaciones para su uso como el riesgo de reversión a la virulencia

87. Con respecto a la vacuna anti-polio vía oral (OPV):

a. Utiliza virus muertos
b. Utiliza virus atenuados
c. Utiliza una mezcla de virus muertos y atenuados

88. Con respecto a los receptores de citoquinas en general:

a. Una misma cadena transductora de señal puede unirse a varios receptores de citoquinas diferentes
b. Se requieren dos cadenas para transducir la señal
c. Durante la fase de activación del linfocito T, en ocasiones se transcriben los genes que codifican para el receptor de la IL-2

89. Respecto a la estructura de los ganglios linfáticos:

a. El área cortical contiene linfocitos B
b. El área paracortical contiene linfocitos B
c. La médula central sólo contiene linfocitos T

90. Con respecto a la utilidad clínica de los autoanticuerpos:

a. Todos los autoanticuerpos son útiles en el seguimiento de las enfermedades autoinmunes
b. Los ANCA no deben solicitarse en el seguimiento de vasculitis
c. Los ANCA son marcadores útiles de la evolución de las vasculitis

REUMATOLOGÍA

1 C	6 C	11 B	16 C	21 A	26 A	31 C	36 C	41 B	46 A	51 C	56 A	61 A	66 B	71 A	76 C	81 B	86 C
2 B	7 C	12 C	17 A	22 C	27 B	32 C	37 A	42 B	47 C	52 B	57 B	62 C	67 A	72 C	77 C	82 A	87 A
3 B	8 A	13 B	18 B	23 B	28 A	33 B	38 C	43 A	48 B	53 C	58 B	63 B	68 B	73 B	78 A	83 C	88 B
4 A	9 A	14 A	19 A	24 C	29 C	34 B	39 C	44 A	49 B	54 B	59 A	64 B	69 B	74 C	79 B	84 B	89 B
5 C	10 A	15 B	20 A	25 B	30 C	35 B	40 A	45 B	50 B	55 B	60 A	65 B	70 A	75 A	80 C	85 A	90 B

1. Cuál de los siguientes autoanticuerpos confiere peor pronóstico en la esclerosis sistémica progresiva:

a. Anti-DNA Topoisomerasa I
b. Anti-centrómero
c. Anti-RNS Topoisomerasa I, II, III

2. La osteocondritis de Van Neck afecta a:

a. Rótula   b. Sínfisis pubiana   c. Fémur

3. Sólo uno de los siguientes autoanticuerpos no se detectan en los pacientes con infección crónica por el virus de la hepatitis C:

a. Factor Reumatoide
b. Anticuerpos antipéptido cíclico citrulinado
c. Anticuerpos antinucleares

4. La manifestación mas frecuente del síndrome de Sjögren en niños es:

a. Parotiditis recidivante
b. Queratitis
c. Prurito ocular

5. Los anticuerpos Anti-Sm precipitan las siguientes snRNP EXCEPTO una:

a. U1-ARN   b. U2-ARN   c. U3-ARN

6. Uno de los siguientes tipos de colágeno no forma fibras:

a. I   b. III   c. IV

7. La IL-9 se caracteriza por todo lo siguiente EXCEPTO:

a. Se produce en las células T
b. Es un propéptido de 144 aminoácidos
c. Inhibe la producción de Interferón

8. De los siguientes antígenos de Histocompatibilidad señale el que se asocia con un menor riesgo de uveítis crónica en niños con ACJ

a. HLA-DR1   b. HLA-DR4   c. HLA-B7

9. NO es propia de la ocronosis:

a. Esclerosis de los cuerpos vertebrales
b. Calcificación y osificación de los cuerpos vertebrales
c. Disminución del espacio discal

10. Estas condiciones se han descrito asociadas a condrocalcinosis, EXCEPTO:

a. Hipermagnesemia
b. Hipocalciuria Hipercalcémica familiar
c. Sindrome de Barter

11. Respecto al Linfoma en el síndrome de Sjogren:

a. La localización mas frecuente es la mediastinica
b. La mayoría corresponden a Linfomas no Hodgking de células B
c. El aumento de los títulos de FR es un signo de alarma previo

12. NO causa aplastamiento vertebral:

a. Granuloma Eosinófilo
b. Cordoma
c. Displasia fibrosa

13. Todos son criterios mayores de Fiebre Reumática EXCEPTO:

a. Nódulos subcutáneos
b. Fiebre
c. Eritema Marginado

14. La acro-osteolisis puede verse en las siguientes enfermedades EXCEPTO:

a. Condrocalcinosis
b. Dermatomiositis
c. Gota

15. Respecto a las células NK, es FALSO:

a. No están restringidas por el MHC
b. Requieren activación por un antígeno para actuar
c. La IL-2 incrementa su actividad

16. ¿Cuál de estas manifestaciones no es propia de la Hipocalcemia?

a. Aumento de la irritabilidad neuromuscular
b. Papiledema y aumento de la presión intracraneal
c. Estrechamiento del QT

17. En las recomendaciones de 2011 de la EULAR para el diagnóstico de la enfermedad por depósito de cristales de pirofosfato cálcico, ¿qué término ha sustituido a 'pseudogota'?

a. Artritis aguda por cristales de pirofosfato cálcico
b. Artritis crónica por cristales de pirofosfato cálcico
c. Artrosis con enfermedad por depósito de cristales de pirofosfato cálcico

18. Cuál de los siguientes receptores de adhesión se expresa mas temprano en el endotelio vascular durante el proceso inflamatorio?

a. Selectina L   b. Selectina E   c. VCAM-1

19. NO se acompaña de hipocalcemia:

a. Tratamiento con litio
b. Rabdomiolisis
c. Insuficiencia Renal crónica

20. Aminoácido más frecuente en el colágeno:

a. Glicina   b. Prolina   c. Hidroxiprolina

21. Aparece tanto en el síndrome de Sjögren como en el síndrome de linfocitosis infiltrativa difusa que afecta a los pacientes con HIV:

a. Aumento de tamaño de las glándulas parótidas
b. Presencia de autoanticuerpos
c. Infiltración de linfocitos CD8 en la histología

22. Uno de los siguientes síndromes no asocia Hiperlaxitud articular:

a. Síndrome de Costello
b. Síndrome de Cohen
c. Síndrome de Winchester

23. Entre los genes implicados en la regulación de la respuesta inmune de la esclerodermia NO está:

a. Factor de trascripción STAT 4
b. Factor de crecimiento TGF-α
c. Proteína Tirosin fosfatasa (PTPN22)

24. Cuál de los siguientes tumores produce metástasis oseas con menos frecuencia?

a. Riñón   b. Tiroides   c. Cólon

25. La Interleuquina 15:

a. Es producida por linfocitos T de memoria
b. Es quimiotactica para células NK
c. Disminuye la activación de macrófagos

26. Enfermedad autoinmune asociada con menor frecuencia a la infección crónica por el virus de la hepatitis C?

a. Esclerodermia
b. Artritis reumatoide
c. Síndrome de Sjögren

27. En el síndrome crónico infantil, neurológico cutáneo y articular (CINCA):

a. Los primeros síntomas suelen aparecer a partir de los primeros 3 años de vida
b. La ronquera es una manifestación clínica descrita en éste proceso
c. El trasplante de medula ósea se ha ensayado con éxito en ésta enfermedad

28. La osteodistrofia Hereditaria de Albright:

a. Se produce por una resistencia a la PTH y la TSH
b. Es una forma de Hiperparatiroidismo con herencia Autosomica recesiva
c. Se caracteriza por talla alta, obesidad y calcificaciones subcutáneas

29. NO se ha asociado con la presencia de Ac Antifosfolipidos en niños:

a. Enfermedad de Perthes
b. Síndrome de Tourette
c. Osteocondritis de Van Neck

30. De una de las siguientes bacterias relacionadas con artritis reactiva se han detectado formas viables en el líquido o el tejido sinovial:

a. Campylobacter
b. Shigella
c. Chlamydia

31. Uno de los siguientes mediadores no produce resorción ósea:

a. IL-3   b. TNF-α   c. M-CSF

32. ¿Cuál de las siguientes lesiones interviene en la determinación del índice de cronicidad de la nefritis lúpica?

a. Fibrosis de la arteriola eferente
b. Cuerpos Hematoxilinicos
c. Atrofia tubular

33. La artropatía neuropática de la siringomielia afecta característicamente a:

a. Cadera   b. Hombros   c. Rodillas

34. Las Miopatias metabólicas aparecen fundamentalmente

a. #¿NOMBRE?
b. En lactantes
c. En el niño mayor

35. En las recomendaciones de 2011 de la EULAR para el diagnóstico de la enfermedad por depósito de cristales de pirofosfato cálcico, ¿cuál de las siguientes formas clínicas de la enfermedad se contempla como tal?

a. Pseudoneuropática
b. Artrosis con enfermedad por cristales de pirofosfato càlcico
c. Pseudoreumatoide

36. Cuál de las siguientes displasias no cursa con aumento de la densidad osea

a. Osteopetrosis
b. Picnodisóstosis
c. Homocistinuria

37. Combinación de tratamientos más adecuada para tratar la PAN por VHB?

a. Plasmaféresis, tratamiento antiviral y ciclos cortos de esteroides
b. Ciclofosfamida y esteroides
c. Ciclofosfamida, tratamiento antiviral y esteroides

38. Subtipo de HLA-B27 más frecuente:

a. B*2702   b. B* 2704   c. B*2705

39. El Autoanticuerpo Anti-scl70 presenta un fenómeno de homología molecular con una de estas proteínas del VIH:

a. gp120   b. gp41   c. A. 30gag

40. De los siguientes gérmenes relacionados con artritis reactiva, en cuál de ellos no se ha demostrado una mayor incidencia de HLA 27 con respecto a la población normal:

a. Campylobacter
b. Chlamydia
c. Shigella

41. El condrosarcoma:

a. Es un tumor típico de niños
b. La pelvis y el fémur son localizaciones frecuentes
c. El 75% de los casos asientan sobre un encondroma o exóstosis osteocartilaginosa

42. El peso molecular del RNP-C definido por immunoblotting es:

a. 70kD   b. 22kD   c. 18kD

43. En las recomendaciones de 2011 de la EULAR para el tratamiento de la artritis crónica por depósito por cristales de pirofosfato cálcico se observa uno de los siguientes fármacos:

a. Metotrexate
b. Azatioprina
c. Leflunomida

44. Sobre la miopatía producida por AZT, es FALSO:

a. Existen cuerpos nemalinicos
b. Existe alteración en el tamaño mitocondrial
c. Existe necrosis e infiltrado inflamatorio

45. ¿Cuál es la glomerulonefritis más frecuente de las que aparecen en el contexto de la infección por el VHB?

a. Proliferativa difusa
b. Membranosa
c. IgA

46. ¿Cuál de los siguientes tipos de lupus cutáneo se asocia con mayor frecuencia a lupus sistémico?

a. Lupus cutáneo agudo
b. Lupus discoide localizado
c. Lupus cutáneo subagudo

47. ¿Cuál es la causa más frecuente de muerte en la arteritis de Takayasu?

a. complicaciones neurológicas
b. insuficiencia renal
c. insuficiencia cardíaca

48. Sobre la quiroartropatía asociada a la diabetes:

a. Se inicia en IFD y avanza proximalmente
b. Afecta tanto a estructuras articulares como periarticulares
c. Es dolorosa en niños e indolora en adultos

49. Sobre la utilidad del PET para el diagnóstico diferencial entre la arteriosclerosis y la arteritis de Takayasu:

a. Las lesiones arterioscleróticas captan con mayor intensidad
b. Los hallazgos en la arteriosclerosis son más frecuentes en la carótida interna
c. No permite monitorizar la evolución

50. Qué gen se ha asociado con una mayor susceptibilidad a desarrollar lupus eritematoso sistémico:

a. PTPN25   b. STAT4   c. STAT1

51. Con respecto al infarto muscular asociado a la diabetes:

a. El músculo más frecuentemente afectado es el deltoides
b. Es típica la elevación marcada de la CPK
c. Además de otros mecanismos, la disfunción endotelial podría estar implicada

52. Sobre el seguimiento de la sarcoidosis:

a. La medicion de la ECA no es un buen parámetro para el seguimiento
b. El empeoramiento de la capacidad vital debe hacer sospechar actividad de la enfermedad
c. El empeoramiento de la difusión es el dato más importante en las pruebas de función respiratoria para valorar la actividad de la enfermedad

53. Uno de estos factores genéticos proporciona una resistencia innata al desarrollo de enfermedad de Behçet:

a. HLA-B51   b. MICA   c. HLA-DQw1

54. Respecto a la clasificación de Lie de las vasculitis, las siguientes se considera de vaso pequeño, EXCEPTO:

a. Síndrome de Schönlein Henoch
b. PAN microscópica
c. Crioglobulinemia mixta esencial

55. El síndrome de Heerdfort incluye sólo una de las siguientes:

a. Eritema nodoso
b. Uveítis anterior
c. Úlceras orales

56. ¿Cuál de los siguientes tumores suele dar metástasis osteoblásticas?

a. Mama   b. Pulmón   c. Riñón

57. El síndrome de Hoffman:

a. Se caracteriza por la ausencia de espasmos dolorosos
b. Es una manifestación rara de la miopatía hipotiroidea severa
c. No cursa con elevación de CPK

58. Uno de los siguientes no es un efecto adverso habitual del tratamiento con flebuxostat:

a. Diarrea
b. Deterioro de la función renal
c. Rash cutáneo

59. En relación con los factores dietéticos que influencian los niveles séricos de ácido úrico:

a. El café disminuye los niveles de ácido úrico

b. La fructosa que se emplea para endulzar las bebidas disminuye los niveles de ácido úrico

c. El efecto de los licores sobre los niveles de ácido úrico es menor que el del vino

60. Característica de la DM no asociada con la coexistencia de una neoplasia:

a. Eritema heliotropo

b. Vasculitis leucocitoclástica

c. Necrosis y ulceración cutánea

61. Respecto a la miopatía por cuerpos de inclusión:

a. La afectación es, predominantemente, asimétrica

b. Lo más infrecuente es la afectación de cuadriceps y flexores de las manos

c. Es muy infrecuente la afectación de músculos distales de miembros inferiores

62. En cuanto al tratamiento de la sarcoidosis, es FALSO:

a. La dosis de esteroides en la afectación endotorácica es de 0.5 mg/Kg de prednisona

b. La dosis de esteroides en la afectación extratorácica es de 1 mg /Kg de prednisona o equivalente

c. En caso de osteoporosis sin hipercalciuria debe emplearse calcitriol, nunca colecalciferol

63. Uno de los siguientes trastornos metabólicos se asocia con depósito de cristales de pirofosfato cálcico:

a. Hipoparatiroidismo

b. Hipofosfatasia

c. Hipermagnesemia

64. Con respecto a las amiloidosis sistémicas familiares:

a. Son autonómicas recesivas

b. La más frecuente es la asociada al gen de la transtirretina

c. El hallazgo clínico predominante en la ATTR es la nefropatía

65. La enfermedad de Dupuytren en los diabéticos

a. Afecta con más frecuencia al dedo medio y meñique que al medio y al anular

b. Afecta por igual a hombres y a mujeres

c. Es más frecuente la contractura y severidad en las mujeres

66. Manifestacón cutánea patognomónica de la dermatomiositis:

a. Signo de Gottron

b. Pápulas de Gottron

c. Rash heliotropo

67. Uno de éstos es un marcador de mal pronóstico en la sarcoidosis:

a. La hipercalcemia crónica

b. Inicio a una edad temprana

c. La raza blanca

68. Se encuentra en el granuloma sarcoideo:

a. Necrosis caseosa

b. Linfocitos T colaboradores

c. Linfocitos T reguladores

69. En el registro EuroLupus se ha demostrado que, además de a, actividad, nefropatía y anemia hemolítica, los anticuerpos anti-DNA se asocian a:

a. Manifestaciones neurológicas

b. Fiebre

c. Manifestaciones cutáneas

70. Sobre la clasificación de Chapel Hill de las vasculitis sólo una de las siguentes se considera de vaso pequeño:

a. Poliangeítis microscópica

b. Poliarteritis nodosa clásica

c. Enfermedad de Kawasaki

71. En el perfil bioquímico de la hipofosfatasia cuál es un hallazgo habitual:

a. Aumento del fósforo

b. Disminución del calcio

c. Aumento los niveles de vitamina D

72. Sobre la síntesis de vitamina D en la piel:

a. la exposición solar casual asegura la producción cutánea de vitamina D3 en cualquier latitud y en cualquier época del año

b. La producción cutánea de vitamina D3 está asegurada a pesar del empleo de filtros solares

c. La producción cutánea de vitamina D3 durante la primavera, el verano y el otoño se almacena en la grasa y puede emplearse durante los meses de invierno

73. ¿Qué estatina produciría con menor probabilidad miopatía?

a. Sinvastatina

b. Pravastatina

c. Atorvastatina

74. La miopatía ocasionada por un de los siguientes medicamentos no suele asociar neuropatía:

a. Colchicina

b. Antipalúdicos

c. Corticoides

75. De estos fármacos cuál causa osteomalacia por hipocalcemia por inhibir la absorción intestinal de vitamina D:

a. Colestiramina

b. Etidronato

c. Antiácidos que contienen aluminio

76. Con respecto a la epidemiología del lupus eritematoso sistémico en menores de 15 años:

a. El predominio en mujeres es algo mayor

b. Presentan con menor frecuencia afectación visceral (sobre todo nefropatía)

c. Presentan con mayor frecuencia trombocitopenia, afectación neurológica y anemia hemolítica

77. El HLAB58:

a. se ha relacionado con la susceptibilidad a padecer gota

b. se ha relacionado con la respuesta al tratamiento con alopurinol

c. se ha relacionado con las reacciones adversas cutáneas asociadas al tratamiento con alopurinol

78. La artropatía neuropática de Charcot:

a. Aparece en el 0.15% de los pacientes diabéticos

b. La articulación que se afecta con mayor frecuencia es la muñeca

c. Es imposible el diagnóstico precoz ya que no se detectan hallazgos sugestivos en ninguna de las pruebas radiológicas

79. ¿De qué tipo de amiloidosis es más característica la macroglosia?

a. AA   b. AL   c. AD

80. ¿Cuál de los siguientes parámetros está incluido en el índice CLASI para la valoración de la actividad del lupus eritematoso cutáneo?

a. Foliculitis

b. Despigmentación

c. Lesiones mucosas

81. ¿Cuál de los siguientes tratamientos podría emplear con más seguridad en un paciente con insuficiencia renal leve-moderada para el tratamiento de la hiperuricemia?

a. Alopurinol

b. Benzobromarona

c. Probenecid

82. Con respecto a los estadíos de afectación de la sarcoidosis endotorácica:

a. en el estadío I sólo hay adenopatías

b. en el estadío III hay adenopatías y afectación parenquimatosa

c. en el estadío II sólo hay adenopatías pero bilaterales

83. Sólo una de estas manifestaciones es más frecuente en la dermatomiositis infantil que de la del adulto:

a. Alopecia

b. Signo de Gottron

c. Calcinosis

84. Ordene por orden de potencia los siguientes bifosfonatos: alendronato, risedronato y tiludronato:

a. tiludronato < risedronato < alendronato

b. tiludronato < alendronato < risedronato

c. risedronato < alendronato < tiludronato

85. ¿Cuál de los siguientes hallazgos es característico de la espondiloartropatía asociada al hipoparatiroidismo?

a. Produce, típicamente, calcificación del ligamento vertebral posterior

b. Produce erosiones y no esclerosis sacroilíacas

c. No asocia la presencia de sindesmofitos

86. En la PM / DM asociada a cáncer:

a. Nunca se detectan anticuerpos anti-Jo1

b. Los niveles de CPK son mayores que en las formas no asociadas a tumor

c. Cuando existen datos de superposición con otras enfermedades del tejido conectivo la posibilidad de neoplasia es menor

87. ¿Por qué mecanismo puede resultar eficaz el Eprodisato en la amiloidosis?

a. Inhibe la formación de fibrillas amiloides AA

b. Disminuye eficazmente la inflamación sistémica

c. Evita la producción de cadenas ligeras de inmunoglobulinas por las células plasmáticas

88. Manifestación reumática de la Diabetes Mellitus exclusiva de esa enfermedad:

a. Capsulitas adhesiva

b. Infarto muscular

c. Artropatía neuropática de Charcot

89. Diagnóstico de sarcoidosis. Es FALSO:

a. A la prueba de Kevin-Siltzbach, si es positiva, se le da un valor similar al de la biopsia

b. Adenopatías hiliares bilaterales sin clínica respiratoria, eritema nodoso o uveítis y mantoux negativo es muy sugerente de sarcoidosis pero precisa confirmación histológica

c. Si hay sarcoidosis pulmonar de cualquier estadío y se requiere confirmación histológica se recomienda la biopsia transbronquial

90. Uno de los siguientes hallazgos analíticos es típico del síndrome de leche y alcalinos:

a. Disminución de vitamina D

b. Niveles normales de PTH

c. Niveles elevados de fósforo

ANATOMÍA PATOLÓGICA

1 B	6 C	11 B	16 B	21 A	26 A	31 A	36 A	41 A	46 A	51 C	56 B	61 A	66 B	71 A	76 A	81 A	86 B
2 C	7 B	12 C	17 A	22 B	27 C	32 A	37 C	42 C	47 C	52 A	57 A	62 A	67 B	72 A	77 B	82 C	87 C
3 A	8 B	13 C	18 A	23 A	28 B	33 B	38 C	43 C	48 B	53 B	58 A	63 A	68 A	73 B	78 A	83 A	88 C
4 B	9 B	14 B	19 A	24 B	29 A	34 A	39 C	44 C	49 A	54 B	59 B	64 A	69 B	74 C	79 C	84 A	89 A
5 A	10 C	15 B	20 C	25 B	30 C	35 B	40 C	45 A	50 A	55 A	60 A	65 B	70 C	75 A	80 A	85 B	90 B

1. Los meningiomas atípicos, dentro de la clasificación de tumores de la WHO, se clasifican como:

a. Grado I   b. Grado II   c. Grado III

2. Varón. 61 años de edad. Dolor en espalda en los últimos meses. Tos productiva. Lesiones osteolíticas múltiples en vértebras. Creatinina 5 mg/dl. Esputo positivo para Str pneumoniae. ¿Cuál de los siguientes hallazgos es el más esperable en una Bp de médula ósea?

a. Microgranulomas epitelioides;

b. Nódulos linfoides maduros;

c. Células plasmáticas atípicas;

3. ¿Qué tipo de hongo 'Malassezia' se relaciona con la dermatitis seborreica?

a. furfur   b. slooffiae   c. globosa

4. En qué tipo histológico de carcinoma mamario NO es apropiada la gradación:

a. El carcinoma ductal infiltrante de tipo no especifico

b. El carcinoma medular

c. El carcinoma lobular

5. Cuál de las siguientes vasculitis renales necrotizantes afecta principalmente a vasos de mediano calibre:

a. Poliarteritis nodosa

b. Arteritis de célula gigante

c. Granulomatosis de Wegener

6. En relación a los tumores de células germinales del SNC, señale lo falso:

a. Su localización más frecuente es en la línea media

b. Los germinomas son más frecuentes en la región supraselar

c. Histológicamente son más frecuentes las formas puras que las mixtas

7. El término micrometástasis en el carcinoma mamario se refiere:

a. A la presencia de metástasis múltiples menores de 3mms

b. A la presencia de cualquier nódulo tumoral de entre 0.2 y 2 mms

c. A la presencia de cualquier nódulo tumoral de cualquier diámetro pero no visible a simple vista

8. ¿Cuál es la causa subyacente más frecuente de hemorragia parenquimatosa encefálica primaria:

a. Rotura de un aneurisma sacular

b. Hipertensión arterial

c. CADASIL

9. En relación con la demostracion de proteina p63 en el carcinoma mamario:

a. Indica siempre la presencia de células mioepiteliales y por tanto su positividad excluye la presencia de tumor

b. Puede ser positiva en un porcentaje de carcinomas mamarios

c. Puede ser positiva en los miofibroblastos y por tanto su valor en casos se ve limitado

10. En la nefropatía diabética los nódulos de Kimmelstiel- Wilson se suelen asociar con:

a. Lesiones insudativas

b. Microaneurismas glomerulares

c. Con los dos tipos de lesiones anteriores

11. Las rosetas de Homer-Wright aparecen en:

a. Ependimoma
b. Meduloblastoma
c. Pineocitoma

12. El carcinoma fibrolamelar se caracteriza:

a. Por aparecer en hígados sin patología significativa previa y en mujeres
b. Por aparecer en hígados con patología crónica previa y tener peor pronostico
c. Por aparecer en hígados sin patología previa significativa y tener mejor pronostico

13. Los sarcomas granulocíticos pueden aparecer:

a. Antes
b. Durante
c. En cualquier momento durante el transcurso de una Leucemia Mieloide Aguda

14. Las células gigantes de Whartin Finkeldey:

a. Parecen en los granulomas de cuerpo extraño por silicona
b. Aparecen en el sarampión
c. Aparecen en la vasculitis de Wegener

15. La mutación puntual del gen c-Kit es típica de:

a. Algunas formas de ELA
b. Mastocitosis sistémicas
c. Leucemias eosinofílicas crónicas

16. Los meningiomas son un marcador de:

a. La neurofibromatosis tipo 1
b. La neurofibromatosis tipo 2
c. De ninguna enfermedad

17. Qué diagnóstico sugiere en un PAAF de glándula salivar mayor la presencia de células cilíndricas de tipo ductal, con algunos cambios metaplásicos y presencia focal de estroma basófilo:

a. Adenoma pleomorfo
b. Adenoma de células basales
c. Carcinoma adenoide quístico

18. Cuál de los siguientes tumores corresponde a un grado I de la clasificación de tumores de la WHO:

a. Gangliocitoma
b. Astrocitoma difuso
c. Gangliogliomas

19. En cuál de los siguientes tumores se detectan con frecuencia mutaciones en el gen de la NF2:

a. En los meningiomas esporádicos
b. En tumores malignos de la vaina del nervio periférico
c. En perineuromas

20. Señale lo falso en relación al Hemangioblastoma capilar:

a. Se asocia a la enfermedad de Von Hippel-Lindau
b. Su localización más frecuente es el cerebelo
c. Se clasifica en un grado III de la WHO

21. En la amiloidosis renal en la artritis reumatoide, el tipo de amiloide que se deposita es:

a. Tipo AA   b. Tipo AL   c. Tipo AH

22. Un tumor filodes mamario que muestra unos márgenes bien definidos, un estroma celular con atipia leve-moderada, frecuentes mitosis (5-10 por campo a gran aumento) sin sobrecrecimiento estromal ni elementos heterólogos debe clasificarse como:

a. Benigno   b. Borderline   c. Maligno

23. Cuál de las siguientes vasculitis renales pauciinmunes asociadas con ANCA no presenta granulomas ni asma:

a. Poliangeitis microscópica
b. Síndrome de Churg-Strauss
c. Granulomatosis de Wegener

24. Un grupo de enfermedades típicamente sensibles al Imatimib son:

a. Las mastocitosis
b. Leucemias eosinofílicas crónicas con reordenamientos Del PDGFR
c. Leucemias mieloides agudas asociadas al síndrome de Down

25. En cuál de las siguientes meningoencefalitis es más frecuente como complicación la fibrosis aracnoidea y la endarteritis obliterativa:

a. Meningoencefalitis aséptica
b. Meningocefalitis tuberculosa
c. Meningoencefalitis vírica

26. Las lesiones túbulointersticiales en la nefritis lúpica:

a. Se pueden observar en todas las clases de nefritis lúpica
b. Sólo se observan en la nefritis lúpica clase IV
c. Sólo se observan en la nefritis lúpica clase III

27. Cuáles de las siguientes malformaciones cerebrales tienen mayor riesgo de sangrado:

a. Los angiomas venosos
b. Las telangiectasias capilares
c. Las malformaciones arteriovenosas

28. En la nefropatía membranosa los depósitos inmunes que se observan en el estudio de inmunofluorescencia directa son:

a. Depósitos lineales IgG en las paredes capilares glomerulares
b. Depósitos granulares de IgG en las paredes capilares glomerulares
c. Depósitos lineales de IgM en las paredes capilares glomerulares

29. En el adenoma hepático:

a. No se observan espacios porta
b. Se observan espacios porta con conducto biliar y vena pero sin arteria
c. Se observan espacios porta de estructura normal pero en número menor que en el tejido hepático normal

30. En cual de los siguientes tumores se puede observar depósito de amiloide:

a. Carcinoma basocelular
b. Pilomatrixoma
c. En los dos tumores anteriores

31. La expresión de la proteína LMP1 del VEB se puede encontrar típicamente en:

a. Linfomas Hodgkin
b. Linfomas Burkitt
c. Sarcomas histiocíticos

32. Cuál es el tipo de linfoma primario más frecuente en el SNC:

a. Linfoma de célula B
b. Linfoma de célula T
c. Enfermedad de Hodking

33. ¿Cuál de los siguientes SMPC se asocian con más frecuencia a una mutación puntual en el gen JAK2?

a. Trombocitemia esencial
b. Policitemia Vera
c. Mielofibrosis primaria

34. ¿Cuál es la causa más frecuente de hemorragia subaracnoidea?

a. Rotura de un aneurisma sacular
b. Hipertensión arterial crónica
c. Rotura de un angioma venoso

35. En PAAF de parótida se obtienen unas extensiones constituidas por grupos de células basaloides monomorfas con presencia de cordones, grupos y túbulos, con presencia focal de glóbulos hialinos entre las células epiteliales, ¿qué diagnóstico sugiere?

a. Adenoma de células basales
b. Adenocarcinoma polimorfo de bajo grado
c. Carcinoma mioepitelial

36. Sobre el carcinoma tubular mamario, es FALSO:

a. Suelen ser negativos para la demostración de receptor de estrógenos y de progesterona
b. Suelen ser HER 2 negativos
c. La demostración de proteína p63 es negativa

37. Cuál de estas lesiones no se valora como índice de actividad en la nefritis lúpica:

a. Hipercelularidad endocapilar
b. Necrosis fibrinoide / cariorrexis
c. Fibrosis intersticial

38. La expresión del factor XIIIa define:

a. Una histiocitosis de Langerhans
b. Una enfermedad de Rosai-Dorfman
c. Una histiocitosis tipo Xantogranulomatosa Juvenil

39. La hialinosis arteriolar se puede observar en:

a. La glomeruloesclerosis focal y segmentaria
b. La nefroangioesclerosis hipertensiva
c. En ambas

40. El diagnóstico diferencial histológico de un poroma ecrino maligno hay que realizarlo con:

a. Carcinoma de células basales
b. Carcinoma epidermoide
c. Con los dos tumores anteriores

41. La endocarditis marasmática se suele asociar:

a. A la presencia de tumores mucosecretores
b. A la fiebre reumática recurrente
c. Al lupus eritematoso discoide

42. La expresión CD21 y/o CD23 se puede observar típicamente em:

a. Una histiocitosis de Langerhans
b. Una enfermedad de Rosai-Dorfman
c. Un sarcoma de células dendríticas filiculares

43. En relación con los factores pronósticos de los melanomas señale lo incorrecto:

a. La ulceración se relaciona con riesgo incrementado de metástasis
b. El nivel de Clark proporciona información pronóstica independiente sólo para tumores de 1 mm o menos de profundidad
c. La presencia de linfocitos infiltrando el tumor no es una variable pronóstica independiente importante

44. En relación a la neurosífilis señale lo falso:

a. La neurosífilis meningovascular es una meningitis crónica
b. La neurosífilis parética está causada por la invasión del encéfalo por Treponema pallidum
c. En la tabes dorsal se observa pérdida de mielina y axones en las raices anteriores

45. En la afectación renal en el síndrome de Sjogren:

a. La lesión patológica más común es una nefritis tubulointersticial
b. La lesión patológica más común es glomerular
c. La lesión patológica más común es vascular

46. El neumotórax espontáneo idiopático se debe habitualmente a:

a. La perforación de pequeñas bullas subpleurales apicales
b. La perforación de bullas únicas grandes de situación anterior
c. La perforación de bullas de enfisema centrolobular

47. Cuál de los siguientes rasgos es característico del adenocarcinoma polimorfo de bajo grado:

a. La tinción extensas y difusa para proteína S100
b. La negatividad para la demostración de proteína BCL2
c. El marcaje elevado para KI67

48. Sobre el sarcoma de Ewing:

a. Las células tumorales contienen siempre cantidades demostrables de glucógeno en histología convencional
b. Las células tumorales pueden no contener glucógeno demostrable mediante técnicas de histología convencional
c. Las células tumorales pueden contener cantidades variables de Alfa fetoproteína

49. Cuál de las siguientes variantes de tumoración primaria salivar está compuesta por un componente dominante de células claras:

a. El oncocitoma de células claras
b. Algunas variantes de carcinoma epitelial mioepitelial
c. Ambas formas tumorales

50. El carcinoma lobulillar de mama tiene tendencia a metastatizar en:

a. Las leptomeninges ovario y útero
b. El estómago y duodeno
c. En la mama contralateral

51. La enfermedad de Peyronie es un sinónimo de:

a. La balanitis xerótica obliterans
b. La balanitis de Zoon
c. De ninguno de los dos procesos

52. Cuál de los siguientes tumores presenta, desde el punto de vista ultraestructural, inclusiones cristalinas intracitoplásmicas:

a. El tumor de células yuxtaglomerulares
b. El rabdomiosarcoma embrionario
c. El tumor neuroectodérmico primitivo

53. Células aisladas o en agregados sincitiales con bordes celulares mal definidos y núcleos de distribución irregular de la cromatina, ¿de qué son características?

a. H-SIL
b. Carcinoma escamoso no queratinizante
c. H-SIL con componente glandular

54. Cuál de estos rasgos se encuentra en los tumores cartilaginosos laríngeos:

a. La presencia de extensas áreas de desdiferenciación y ausencia de forma benignas
b. La presencia de áreas de hipercelularidad y nucleación y variabilidad en la forma nuclear asociados a comportamiento no agresivo
c. Su asociación con el cáncer de laringe

55. Cuál de las siguientes formas tumorales en el pulmón no tiene una variante pseudomesoteliomatosa:

a. El adenocarcinoma pulmonar
b. El carcinoide atípico periférico
c. El timoma pleural

56. En qué estadio debe incluirse un carcinoma de cervix que muestra una invasión de 3 mm y 7 o menos milímetros en extensión horizontal (FIGO 2009):

a. Estadio IB
b. Estadio IA2
c. Estadio IA1

57. Es una localización típica del adamantinoma:

a. Tibia y peroné, radio y cúbito
b. Tibia y peroné y columna lumbar
c. Cúbito y radio y costillas

58. Cuál de los tipos de papilomavirus humano anogenital es de bajo riesgo:

a. 53   b. 31   c. 56

59. Tumoración del margen anal que presenta abundante celularidad con células redondas de citoplasma granular PAS positivo diastasa resistente que muestran un núcleo denso central e isomorfo:

a. Sarcoma alveolar de partes blandas
b. Tumor de células granulares
c. Rabdomioma adulto

60. Cuál de las siguientes variantes de rabdomiosarcoma es más frecuente en el área de cabeza y cuello:

a. La forma botrioide y la forma alveolar
b. La forma botroide y la forma fusocelular
c. La forma fusocelular y la forma pleomórfica

61. Señale en cuál de las localizaciones aparece la eritroplasia de Qeyrat:

a. En el glande y prepucio
b. En el glande y tallo del pene
c. En el tallo del pene exclusivamente

62. Señale qué define el término anaplasia en el tumor de Wilms:

a. La presencia de células con núcleos grandes e hipercromáticos y mitosis atípicas
b. La presencia de núcleos grandes hipercromáticos en el seno de una arquitectura sarcomatoide
c. El predominio del componente blastematoso

63. Con cuál de estos procesos pueden plantearse en ocasiones el diagnóstico diferencial de un condiloma anal:

a. Con un carcinoma verrucoso
b. Con una hiperplasia pseudoepiteliomatosa
c. Con una verruga vulgar viral

64. La presencia de áreas de coloración blanquecina en el seno de la masa de un carcinoma renal, por otra parte, compuesto por nódulos amarillentos suele ser indicativa de:

a. Áreas de baja diferenciación o sarcomatoides
b. Áreas de infarto cicatrizadas
c. Áreas de morfología papilar

65. Cuál de los siguientes rasgos estructurales es característico de la llamada miositis osificante:

a. Áreas de condrosarcoma centrales marginadas por hueso encondral
b. Áreas fibrovasculares centrales con osificación periférica
c. Áreas fibrovasculares con osificación periférica dependientes del periostio

66. La neoplasia intraacinar prostática de bajo grado:

a. Deber ser siempre informada en el informe anatomopatológico
b. Es admisible no informarla por escrito
c. Es difícilmente diferenciable en casos de la displasia de alto grado

67. El melanoma ureteral:

a. No aparece nunca en la uretra masculina
b. Aparece en la fosa navicular
c. Es siempre metastásico en la uretra

68. La lesión en la neumonía por hipersensibilidad es típicamente:

a. Bronquicéntrica
b. Aleatoria
c. Periacinar

69. La llamada mastopatía linfocítica (lobulitis linfocítica esclerosante) es frecuente en:

a. Asociada al carcinoma lobular
b. A las pacientes con diabetes tipo 1
c. A la hepatitis C

70. Cuál de las siguientes proliferaciones fusocelulares en la laringe es negativa para queratina:

a. El carcinoma sarcomatoide
b. El fibrohistiocitoma maligno
c. El tumor miofibroblástico inflamatorio

71. En qué estadio se incluye un adenocarcinoma endometrial que invade serosa y/o anejos (FIGO 2009):

a. Estadio IIIA
b. Estadio II
c. Estadio IIIB

72. Cuál de los siguientes criterios es el mejor factor predictor independiente del desarrollo de metástasis linfáticas en los carcinomas orales:

a. La profundidad de la invasión
b. El grado de infiltración del tumor
c. La existencia de áreas extensas de carcinoma in situ en la periferia del tejido peritumoral

73. La técnica más útil para la demostración de la presencia de rechazo humoral en una biopsia cardiaca es:

a. La hematosina oxina
b. La demostración inmunohistoquímica de C3d
c. La presencia de múltiples focos de efecto Quilty

74. Cuál de los siguientes tipos de tumor no se da en el área cráneo cervical:

a. Carcinoma de tipo colónico
b. Carcinoma mucinoso
c. Hepatocarcinoma

75. En qué estadio debe incluirse un leiomiosarcoma que muestra extensión a pelvis con afectación de anejos:

a. Estadio IIA   b. Estadio IIB   c. Estadio III

76. El carcinoma insular de tiroides debe ser diferenciado de:

a. Las metástasis de otros tumores epiteliales
b. Del Tumor de células de Hörthle
c. La tiroiditis de Hashimoto

77. Cómo clasificarías una neoplasia cervical que presenta los siguientes criterios: patrón trabecular, 5 a 10 mitosis HPF, atipia de moderado grado y presencia de gránulos de secreción:

a. Tumor carcinoide típico
b. Tumor carcinoide atípico
c. Carcinoma neuroendocrino de célula grande

78. La ausencia de tejido adiposo intersticial en una glándula paratiroidea es indicativa de:

a. Hiperplasia paratiroidea
b. Carcinoma paratiroideo
c. Paratiroides normal

79. En el angiomiolipoma:

a. La presencia de lipoblastos indica peor pronóstico
b. La presencia de lipoblastos no tiene significación pronóstica
c. No se observa lipoblastos

80. 'Neumonía intersticial aguda' es:

a. Daño alveolar difuso
b. Neumonía por hipersensibilidad aguda
c. Neumonía gelatinosa

81. Una papulosis bowenoide del ano, con cuál de estos procesos puede plantearse un diagnóstico diferencial:

a. Con un melanoma
b. Con una hiperplasia epitelial
c. Con un Poroma ecrino

82. La llamada hiperplasia neumocitaria micronodular:

a. Una variante de pequeño tamaño de el adenocarcinoma pulmonar
b. Predispone al adenocarcinoma bronco-alveolar por malignización
c. No presenta progresividad a tumor maligno

83. La Papulosis Bowenoide se caracteriza por:

a. Poder regresar espontáneamente y no asociarse al desarrollo de tumores malignos
b. Poder regresar espontáneamente pero predisponer al desarrollo de tumores malignos
c. No regresar espontáneamente y predisponer al desarrollo de tumores malignos

84. Cuál de estos perfiles inmunohistoquímicos demostrables en un tumor epitelial maligno colonizando el hígado es sugerente de colangiocarcinoma:

a. CK7 positivo, CK 20 negativo, CK19 positivo, CA 19 9 positivo
b. CK 7 positivo, CK 20 negativo, CK 19 negativo, CA 19 9 negativo
c. CK7 negativo, CK 20 positivo, CA 19 9 positivo, CK 19 negativo

85. El quiste óseo aneurismático debe ser diferenciado de:

a. El osteosarcoma de bajo grado y el osteosarcoma telangiectásico
b. El osteosarcoma telangiectásico y el callo de fractura reciente
c. El mieloma múltiple

86. La presencia de inflamación granulomatosa asociada a necrosis multifocal geográfica de aspecto grumoso basófilo es característica de:

a. La infección fúngica nasosinusal
b. La enfermedad de Wegener
c. La infección amebiana

87. La tinción positiva con hierro coloidal de Hale es característica del:

a. Carcinoma papilar
b. Carcinoma de los conductos de Bellini
c. Carcinoma cromófobo

88. Para el diagnóstico de la mastocitosis con afectación ósea es útil la tinción inmunohistoquímica para:

a. Triptasa   b. CD1A   c. Proteína S100

89. El paraganglioma vesical presenta es un diagnóstico diferencial importante de:

a. El carcinoma urotelial sólido de alto grado con invasión muscular
b. El adenoma nefrogénico múltiple
c. La proliferación fusocelular postcirugía

90. En base a su arquitectura, en qué grado se incluye un adenocarcinoma endometrial que muestra un 10% de áreas sólidas:

a. Grado 1   b. Grado 2   c. Grado 3

RADIODIAGNÓSTICO

1 A	6 C	11 C	16 B	21 B	26 C	31 C	36 A	41 C	46 C	51 B	56 C	61 B	66 A	71 A	76 C	81 A	86 A
2 C	7 C	12 C	17 B	22 B	27 C	32 C	37 B	42 B	47 B	52 B	57 B	62 C	67 A	72 A	77 C	82 B	87 A
3 C	8 B	13 C	18 B	23 C	28 C	33 C	38 B	43 B	48 A	53 B	58 B	63 C	68 A	73 B	78 C	83 A	88 A
4 B	9 B	14 A	19 B	24 A	29 B	34 A	39 C	44 A	49 A	54 C	59 C	64 B	69 C	74 A	79 B	84 C	89 C
5 A	10 A	15 B	20 B	25 B	30 A	35 A	40 B	45 C	50 A	55 C	60 B	65 C	70 A	75 C	80 C	85 A	90 B

1. Según la clasificación de la WHO (World Health Organization) ¿qué tumor cerebral corresponde a un grado II?

a. Ependimoma
b. Astrocitoma de células gigantes
c. Tumor neuroepitelial disembrioplásico

2. En los quistes mamarios, es FALSO:

a. Los quistes simples representan hasta algo más de la mitad de las masas mamarias
b. Cuando se complican y tienen un contenido homogéneo pueden ser clasificados como BI-RADS 3
c. Su pico de incidencia se encuentra entre los 25 y 35 años

3. Sobre la patología tiroidea, es FALSO:

a. El gadolinio no interfiere con la captación de yodo por parte del tiroides
b. La localización más frecuente del quiste del conducto tirogloso es el compartimento infrahioideo
c. Más del 50% de pacientes con tiroides lingual ectópico posee tejido tiroideo funcionante en el cuello

4. Sobre la patología mamaria:

a. La media de edad de presentación de los carcinomas papilares supera los 70 años
b. La edad más frecuente de presentación de los papilomas son las décadas de los 40 y 50 años
c. Más de la mitad de los carcinomas papilares produce secreción por el pezón

5. En qué entidad se describe como característica la atrofia putaminal

a. Atrofia multisistémica
b. Paralisis supranuclear progresiva
c. Enfermedad de Wilson

6. Sobre las lesiones suprarrenales en el trauma torácoabdominal cerrado:

a. La lesión del riñón es la que se asocia con mayor frecuencia
b. De menos a más, la frecuencia de afectación es: lesión bilateral, lesión de la glándula derecha, lesión de la glándula izquierda
c. De más a menos la frecuencia de asiento de la lesión es: lesión de la glándula derecha, lesión de la glándula izquierda, lesión bilateral

7. Sobre el hematoma agudo traumático intramural en la aorta. La sensibilidad diagnóstica de las distintas técnicas decrece en este orden:

a. Ecocardiografía transesofágica-Angiografía-Angio TC multicorte
b. Ecocardiografía transesofágica-Angio TC multicorte-Angiografía
c. Angio TC multicorte-ecocardiografía transesofágica-angiografía

8. En el Tipo III de la clasificación de Tile de las fracturas pélvicas, es FALSO:

a. La fractura de Malgaine es un subtipo
b. La fractura de Barton es un subtipo
c. En el subtipo en horcajada se asocia lesión uretral hasta casi en la mitad de los casos

9. Sobre la mamografía digital, es FALSO

a. Los detectores de silicona amorfos son detectores de captura indirecta (de los rayos X)
b. Los detectores de selenio amorfos son detectores de captura indirecta
c. Los detectores de cristal de silicona son de captura directa

10. Señale la FALSA con respecto a la región hipofaringea:

a. Un espesor en el plano axial del área retrocricoidea superior a 5 mm se considera patológico
b. El plano graso anatómico lateral al área retrocricoidea se visualiza con mayor frecuencia en el lado izquierdo que en el derecho
c. Los tres compartimentos anatómicos de la hipofaringe son el seno piriforme, región retrocricoidea y pared hipofaringea posterior

11. Con respecto a la anatomía del hipocampo-sistema límbico, es FALSO:

a. La cola del núcleo caudado, finaliza en la amígdala
b. El surco hipocampal separa el subiculum del giro dentado
c. El alveus forma una cubierta de sustancia blanca en posición caudal al asta de Ammon separando esta de la superficie ventricular

12. Sobre el cáncer de mama oculto:

a. La existencia de un cáncer de mama oculto clínica y mamográficamente, con biopsia axilar positiva se da en un 3-5% de los cánceres de mama
b. En estos casos, tras mastectomía solo se encuentra el cáncer primario en la mitad de los casos
c. En esta situación, según numerosos estudios, no se observan diferencias en la supervivencia entre las mujeres a las que se les practica mastectomía y aquéllas que no son intervenidas

13. Con respecto a la neumonitis rádica:

a. Las alteraciones agudas son visibles en las radiografías convencionales de tórax transcurridas entre dos y cuatro semanas de tratamiento con dosis de 4000 rads

b. La fibrosis posradiación se estabiliza radiológicamente a los seis meses del final de tratamiento con radioterapia

c. Las alteraciones agudas pueden verse en la TC antes de un mes tras finalizar el tratamiento

14. Sobre las malformaciones arteriovenosas (MAV) pulmonares:

a. En las formas múltiples, sindrómicas, una de sus posibles complicaciones es la aparición de ACV

b. Las formas complejas son el 15% del total

c. Las formas complejas son aquéllas con dos o más venas de drenaje

15. ¿Cuál de las siguientes no es un subtipo de la bronquiolitis celular?

a. Bronquiolitis infecciosa

b. Bronquilitis obliterante

c. Panbronquiolitis

16. Sobre las técnicas de transferencia de magnetización en estudios del SNC, es FALSO

a. Producen un incremento de señal en el núcleo caudado

b. Poseen un efecto de reducción de la intensidad de señal del parénquima cerebral que es mayor sobre la sustancia gris que sobre la sustancia blanca

c. No afectan a la intensidad de señal de la grasa

17. En los hemangioblastomas, es FALSO:

a. Las formas supratentoriales suelen asociarse a la enfermedad de Von-Hippel Lindau

b. Es característica la presentación como una lesión quística con realce parietal y nódulo mural hipercaptante

c. Constituyen la neoplasia primaria intraaxial de fosa posterior más frecuente en el adulto

18. Con respecto a la anatomía y patología del agujero rasgado posterior

a. El seno petroso inferior desemboca en la pars nervosa del agujero rasgado posterior

b. El divertículo de bulbo yugular es más frecuente en el lado derecho

c. El IX par es la localización más frecuente de los neurinomas del rasgado posterior

19. El segundo molar de la arcada dentaria superior izquierda corresponde a la pieza dentaria número

a. 26   b. 27   c. 36

20. Sobre el íleo paralítico y la obstrucción intestinal mecánica inmediata tras una cirugía abdominal

a. Suele durar entre uno y siete días

b. Alrededor de tres cuartas partes de las mecánicas son por adherencias

c. La obstrucción mecánica es rara y más frecuente en cirugías abdominales altas

21. NO se corresponde con uno de los criterios de diseminación en el espacio en las formas primarias progresivas de esclerosis múltiple

a. LCR positivo para bandas oligoclonales

b. Presencia de al menos 1 lesión medular

c. Presencia de nueve o más lesiones en T2 o presencia de potenciales visuales evocados alterados más 4 lesiones asociadas en T2

22. Un quiste mamario:

a. Si es de apariencia sólida y su diámetro crece más de un 5-10% en 6 meses debe ser biopsiado

b. Los oleosos calcifican típicamente en los dos años siguientes del trauma que los originó

c. Si es clasificado como BI-RADS 2 requiere control en 6 y 12 meses

23. Señale la FALSA con respecto a los siguientes síndromes neurocutáneos

a. Los focos de vacuolización de mielina en la neurofibromatosis tipo I pueden involucionar espontáneamente

b. Los hamartomas corticales de la esclerosis tuberosa están presentes en el momento del nacimiento en más del 90% de pacientes

c. La incidencia de ependimomas intramedulares es mayor en la neurofibromatosis tipo I que en la tipo II

24. La neumonía intersticial habitual:

a. Supone la mitad de las neumonías intersticiales crónicas

b. Puede ser la consecuencia, en inmunodeprimidos, de infecciones bacterianas de repetición

c. La forma idiopática es más frecuente en mujeres de edad media

25. NO constituye un factor de riesgo para el fallecimiento hospitalario de los pacientes con disección aórtica aguda tipo B:

a. Existencia de hipotensión

b. Existencia de dolor torácico o dorsal en el momento de la presentación

c. Afectación de ramas vasculares

26. Señale la FALSA sobre la anatomía del área tiroidea-paratiroidea:

a. La arteria subclavia derecha retroesofágica suele asociarse a agenesia del nervio laríngeo recurrente ipsilateral

b. La localización anatómica de las paratiroides inferiores es más variable que la de las paratiroides superiores

c. La presencia de tejido tiroideo ectópico en el interior de las paratiroides es más frecuente en las glándulas superiores

27. Referente a la fiebre que aparece en los tres días que siguen a una cirugía abdominal, es FALSO:

a. La causa pulmonar más frecuente es la atelectasia

b. Una de sus causas es la insuficiencia renal

c. Su causa más frecuente es la infección

28. Sobre las lesiones de la charnela occipito cervical, es FALSO:

a. La columna cervical es la región del raquis que con mayor frecuencia se afecta en la osificación del ligamento longitudinal posterior

b. El meningioma del agujero magno suele implantarse en el margen anterior

c. La fractura tipo 3 de odontoides afecta a la porción superior del cuerpo sin extensión lateral a las facetas articulares superiores

29. Indique la correcta:

a. En pacientes diagnosticadas de cáncer en una mama y libres de enfermedad tumoral en la otra tanto clínicamente como mediante ecografía y mamografía, la RM puede detectar cáncer sincrónico en la mama supuestamente no afectada en al menos uno de cada diez casos, en la mayoría de las series

b. La existencia de cáncer de mama sincrónico en la mama contralateral a la del cáncer inicialmente diagnosticado es de menos del 15%

c. La observación en la RM de la existencia de obliteración del plano graso anterior al músculo pectoral permite diagnosticar por sí sola la existencia de invasión del músculo por un cáncer de mama

30. Sobre las trombosis de los senos venosos cerebrales, es FALSO:

a. Empleando secuencias de difusión, se ha comprobado que el edema vasogénico precede al edema citotóxico

b. En pacientes pediátricos más del 50% de casos se asocian a lesión isquémica parenquimatosa

c. Las crisis son la forma más frecuente de presentación en el neonato

31. Acerca de los trastornos linfáticos pulmonares, es FALSO:

a. En la hiperplasia folicular policlonal, la TCAR muestra atrapamiento aéreo y opacidades focales en vidrio deslustrado

b. La hiperplasia linfocítica nodular o seudolinfoma no se asocia a derrame pleural

c. Es posible que la mayor parte de los casos descritos de hiperplasia linfocítica pulmonar sean linfomas de linfocitos T de bajo grado

32. Sobre la disección de la aorta torácica:

a. En series de autopsias la localización más frecuente de su origen es la aorta descendente

b. En series de autopsias la segunda localización más frecuente de su origen es el arco aórtico

c. En las de la aorta ascendente el punto de entrada se encuentra típicamente en su pared lateral derecha

33. Sobre la patología traqueal:

a. La existencia de schwanomas es rara y más común en la infancia

b. La papilomatosis laringotraqueal se origina en la laringe y en un tercio de los casos se extiende a la tráquea

c. Los leiomiomas son menos frecuentes en la tráquea que en los bronquios

34. Sobre las fracturas traumáticas de C2

a. En el tipo I de Effendi de fracturas del anillo de C2 hay menos de 3 mm de diástasis de la fractura y no existe angulación
b. En un tercio de los casos de fracturas del anillo de C2 se producen secuelas neurológicas
c. La mitad de las fracturas del ahorcado son inestables

35. ¿Con cuál de las siguientes medidas, no esperaría una reducción de dosis para el paciente en procedimientos que emplean fluoroscopia?

a. Reducción del FOV (campo de visión)
b. Incremento de la distancia foco-piel
c. Retirada de la rejilla

36. Sobre las lesiones malignas de la mama:

a. La necrosis es infrecuente en las de bajo grado
b. Las de alto grado tienen bordes espiculados con mayor frecuencia que las de bajo grado
c. Las masas complejas son con mayor frecuencia cánceres invasivos de bajo grado o tumores papilares intraquísticos

37. Señale cuál es la anomalía congénita más frecuente de la cadena osicular

a. Fijación congénita del estribo
b. Desarticulación incudoestapedial
c. Deformidad congénita del estribo

38. Indique la correcta:

a. El canal pudendo en la pelvis se encuentra entre los ligamentos sacrotuberoso y tuberoespinoso
b. Medial al canal pudendo se encuentra la fosa isquiorrectal
c. La arteria pudenda interna es rama de la arteria glútea superior

39. Anatomía intraparotídea del nervio facial. Está situado en posición...

a. medial a la vena retromandibular y lateral con respecto a la carótida externa
b. lateral a la vena retromandibular y medial con respecto a la carótida externa
c. lateral a la vena retromandibular y lateral con respecto a la carótida externa

40. Señale la FALSA con respecto a la anatomía de los pares craneales

a. El espacio subaracnoideo (LCR) perióptico está en continuidad con la cisterna supraselar
b. El núcleo del IV par en el tronco cerebral, se sitúa en posición anterolateral con respecto al fascículo longitudinal medial
c. En el seno cavernoso, el III par se encuentra en posición superolateral con respecto a la carótida interna

41. La fibrosis pulmonar idiopática:

a. Es la segunda causa más frecuente de neumonía intersticial idiopática
b. Tiene un primer pico de incidencia en la 4° década de vida y otro en la 6°-7°
c. Hay una forma familiar

42. Sobre la afectación pulmonar en la aspergillosis invasiva, es FALSO:

a. La aspergilosis angioinvasiva es la infección fúngica más frecuente en el paciente neutropénico
b. En la fase de recuperación de la neutropenia, la aparición en los nódulos pulmonares de una cavitación con forma de semiluna es un hallazgo radiológico asociado a mal pronóstico
c. La especie de aspergillus implicada con mayor frecuencia es el Aspegillus Fumigatus

43. Señale la FALSA con respecto a la patología del nervio y vía óptica

a. La localización más frecuente del coloboma congénito es el cuadrante nasal inferior
b. La neuropatía óptica hereditaria de Leber's es más frecuente en mujeres
c. El quiasma óptico es la localización más frecuente de los gliomas no asociados a neurofibromatosis tipo I

44. Sobre las lesiones pancreáticas en el trauma torácoabdominal cerrado:

a. Una laceración se considera superficial cuando afecta a menos de la mitad del espesor de la glándula
b. Son más frecuentes en la quinta y sexta década de la vida
c. Asientan de mayor a menor frecuencia en: cuello, cuerpo, cola y cabeza

45. Sobre estudios de RM. Es FALSO:

a. El artefacto de Gibbs se produce en el eje de la codificación de fase
b. El artefacto de aliasing se produce tanto en el eje de codificación de la fase como de la frecuencia
c. La reducción de la banda de recepción disminuye la relación señal-ruido

46. Con respecto a los tumores fibrosos de la pleura, señale la opción FALSA:

a. Son benignos en un 60-70% de los casos
b. Suponen menos del 10% de las neoplasias pleurales
c. Predominan en varones mayores de 65

47. ¿Cuál es la edad pico de presentación del rabdomiosarcoma tipo alveolar?

a. 8 años   b. 16 años   c. 20 años

48. En la estadificación del carcinoma de cuello de útero, la infiltración del músculo elevador del ano sugiere un estadio:

a. IIIB   b. IVA   c. IVB

49. En un corte topográfico axial del codo. ¿Cuál de estos músculos tiene una localización más anterior?

a. Palmar menor
b. Flexor superficial de los dedos
c. Flexor cubital del carpo

50. Diferencia media de atenuación entre el hígado y el bazo en adultos en condiciones normales sin la administración de contraste endovenoso:

a. 8 UH   b. 12 UH   c. 16 UH

51. ¿En qué década es más frecuente el tumor del seno endodérmico?

a. Primera   b. Segunda   c. Tercera

52. Localización de las hernias intestinales internas, por orden decreciente:

a. Paraduodenal derecha-paraduodenal izquierda-pericecal
b. Paraduodenal izquierda-del hiato de Winslow-Intersigmoidea
c. Paraduodenal derecha-pericecal-paraduodenal izquierda

53. En cuál de las siguientes malformaciones durales, es menos probable que se produzca una hemorragia cerebral como sintomatología de presentación

a. Fístula dural tentorial
b. Malformación dural del seno cavernoso
c. Fístula dural de fosa craneal anterior

54. En la densitometría ósea, ¿qué valor T constituye el límite superior de la osteoporosis?

a. -1,5   b. -2   c. -2,5

55. Tumoraciones vesicales. Cuál es más frecuente en la edad pediátrica:

a. Hemangioma
b. Neurofibroma
c. Rabdomiosarcoma

56. ¿De qué nervio es rama el nervio interóseo posterior?

a. Mediano   b. Cubital   c. Radial

57. Según el centro para la medicina basada en la evidencia de la universidad de Oxford: los estudios en los cuales, la prueba de referencia no fue aplicada de forma ciega o independiente tienen un nivel de evidencia:

a. 3   b. 4   c. 5

58. ¿Cuál de los siguientes ligamentos proporciona más estabilidad a la articulación del codo?

a. Ligamento colateral radial
b. Ligamento colateral cubital
c. Ligamento anular

59. Con respecto a los estudios de TC-perfusión cerebral

a. La disminución de volumen sanguíneo cerebral (CBV) en isquemia aguda se asocia a reversibilidad de la lesión
b. El tiempo de transito medio (MTT) suele ser el último parámetro en afectarse en la isquemia aguda
c. La técnica se basa en el siguiente principio: Flujo cerebral (CBF)=volumen sanguíneo cerebral (CBV)/ Tiempo de transito medio (MTT)

60. ¿Cuál de las siguientes proyecciones valora mejor el margen glenoideo anteroinferior?

a. Proyección de Grashey
b. Proyección de West Point
c. Proyección axilar

61. En la secuencia Balanced o TrueFISP el contraste es:

a. T2*   b. T1/T2   c. DP

62. ¿Cuál de los siguientes tumores retroperitoneales es más frecuente?

a. Ganglioneuroma
b. Paraganglioma
c. Neurilemoma

63. Sobre la encefalopatía posterior reversible, es FALSO:

a. Las formas asociadas al complejo eclampsia/preclampsia pueden cursar con normotensión
b. El patrón en imagen de edema bilateral hemisférico de localización parietooccipital es el más habitual
c. La presencia de áreas focales con restricción de la difusión en RM, están asociadas a un mejor pronóstico

64. Localización más frecuente del tumor adenomatoide:

a. Cabeza del epidídimo
b. Cola del epidídimo
c. Túnica albugínea

65. Ante hallazgo de una formación quística ovárica con contenido hemorrágico de 3 cm de diámetro en una paciente premenopáusica, recomendación:

a. Se trata de un quiste folicular hemorrágico y no está indicado el seguimiento
b. Control tras un ciclo ovárico
c. Control tras dos ciclos ováricos

66. En la secuencia ultrarrápida turbo eco de gradiente single shot:

a. Se aplica un único pulso de inversión
b. Se rellena todo el espacio k tras un único pulso de excitación
c. El relleno del espacio k es segmentado

67. Sobre el angiosarcoma esplénico

a. Siempre asocia esplenomegalia
b. El 50% desarrolla metástasis hepáticas
c. La forma de presentación más frecuente es la fiebre seguida del dolor abdominal

68. ¿Qué es falso referente al síndrome de Von Hippel Lindau?

a. La incidencia de cistoadenomas serosos pancreáticos es superior a la incidencia de tumores endocrinos
b. En el páncreas aparecen hemangioblastomas
c. Hasta el 60% de los pacientes desarrollan hemangioblastomas retinianos

69. En la estadificación del carcinoma de endometrio mediante RM, la pérdida segmentaria de la hipointensidad de la pared de la vagina estima un estadio:

a. IIB   b. IIIA   c. IIIB

70. Referente a la fluorosis:

a. La calcificación de los ligamentos sacrotuberosos comienza alejada del sacro
b. La reacción perióstica es frecuente
c. La afectación de la columna lumbar se detecta en fases tardías

71. Una hiperintensidad en la secuencia T2 encontrada en el músculo pronador cuadrado sugiere una neuropatía afectando al:

a. Nervio interoseo anterior
b. Nervio interoseo posterior
c. Nervio cubital

72. Coalición tarsal más frecuente:

a. Talocalcánea
b. Calcaneanavicular
c. Talonavicular

73. Con respecto al esternón:

a. La incidencia de artritis séptica en la articulación esternoclavicular está aumentada en el síndrome de SAPHO
b. En la TC pueden observarse osículos epiesternales en el 1.5% de los estudios, como variante anatómica normal
c. Los osículos epiesternales visible en la TC suelen ser unilaterales y posteriores, distales al manubrio esternal

74. Sobre la comparación de los estudios en abdomen, RM obtenidos con tomógrafos de 1,5 y 3 teslas, es FALSO:

a. La calidad de las imágenes 2D T1 obtenidas con tomógrafos de 3T son mejores que las obtenidas con tomógrafos de 1,5 T
b. La calidad de las imágenes T1 con gadolinio es mejor en los tomógrafos 3T que en los tomógrafos 1,5 T
c. La calidad de las imágenes potenciadas en difusión es mejor en 3T que en 1,5 T

75. ¿Cuál es el límite medial del intervalo rotador en el hombro?

a. El tendón subescapular
b. El tendón de la porción larga del bíceps
c. El proceso coracoides

76. ¿Cuál es la causa más frecuente de estenosis uretral?

a. Infecciosa   b. Iatrogénica   c. Traumática

77. Sobre la anatomía de la fosa pterigopalatina, es FALSO:

a. Comunica con la órbita a través de la fisura orbitaria inferior
b. Comunica con la fosa nasal a través del agujero esfenopalatino
c. Comunica con en endocraneo a través del foramen espinoso

78. En un estudio dinámico del suelo pélvico mediante RM ¿cuál debe ser el valor máximo de la línea H para ser considerado normal?

a. 3 cm   b. 4 cm   c. 5 cm

79. La enteritis actínica suele presentarse:

a. con dosis de 3000 a 4500 rads
b. con dosis de 4500 a 6000 rads
c. con dosis de 6000 a 7500 rads

80. ¿Cuál de los siguientes tumores primarios metastatiza con mayor frecuencia en las glándulas adrenales?

a. Pulmón   b. Mama   c. Melanoma

81. Ubicación extraganglionar más frecuente de los linfomas de cabeza y cuello:

a. Anillo de Waldeyer
b. Órbita
c. Glándulas salivares

82. ¿Cuál es la etiología más frecuente de la nefrocalcinosis medular?

a. Riñón medular en esponja
b. Hiperparatiroidismo
c. Acidosis tubular renal tipo 1

83. En RM cuanto mayor es el ancho de banda de recepción

a. La lectura del eco es más rápida
b. Mayor es la relación señal/ruido
c. Los artefactos de flujo son mayores

84. El complejo Buford del hombro consiste en:

a. Ausencia congénita del labrum anterosuperior asociado a un engrosamiento del ligamento glenohumeral superior
b. Ausencia congénita del labrum posterosuperior asociado a un engrosamiento del ligamento glenohumeral superior
c. Ausencia congénita del labrum anterosuperior asociado a un engrosamiento del ligamento glenohumeral medio

85. Seleccione por orden decreciente de frecuencia la afectación del tubo digestivo en la amiloidosis

a. Estómago-colon-esófago
b. Colon-estómago-esófago
c. Estómago-esófago-colon

86. El índice de traslación del carpo se calcula:

a. Dividiendo la distancia carpocubital entre la longitud del tercer metacarpiano
b. Dividiendo la distancia carporradial entre la longitud del tercer metacarpiano
c. Dividiendo la distancia carpocubital entre la longitud del segundo metacarpiano

87. En una TC realizada para una estadificación de un adenocarcinoma gástrico, se identifican un engrosamiento mural del estómago con infiltración de la grasa perigástrica y 5 ganglios superiores a 1 cm en los ligamentos gastrocólico y gastrohepático. No se aprecian lesiones hepáticas. ¿Qué estadio estimaría?

a. IIIA   b. IIIB   c. IIIC

88. ¿Cuál es la exactitud diagnóstica aproximada de la secuencia T2 en la distinción entre lesión superficial y profunda en el tumor de cuello uterino?

a. 75%   b. 55%   c. 95%

89. ¿En cuál de estas localizaciones es menos frecuente la afectación metastásica de origen colorrectal?

a. Adrenal   b. Mesentérica   c. Ovárica

90. ¿Cuál de estas lesiones cursa con inestabilidad del hombro?

a. SLAP   b. ALPSA   c. GLAD

1 A	6 A	11 A	16 A	21 A	26 B	31 C	36 B	41 B	46 C	51 B	56 A	61 A	66 B	71 B	76 A	81 C	86 B
2 B	7 B	12 A	17 C	22 C	27 A	32 B	37 C	42 C	47 A	52 A	57 C	62 B	67 A	72 C	77 A	82 B	87 B
3 A	8 A	13 B	18 C	23 A	28 B	33 C	38 C	43 B	48 B	53 B	58 C	63 A	68 C	73 B	78 A	83 A	88 C
4 A	9 A	14 A	19 A	24 B	29 B	34 A	39 C	44 B	49 C	54 B	59 B	64 B	69 C	74 A	79 B	84 A	89 C
5 C	10 B	15 A	20 A	25 A	30 A	35 A	40 C	45 A	50 B	55 A	60 A	65 A	70 B	75 C	80 C	85 C	90 B

1. Según el TRS-398 la profundidad de referencia de medida en agua para determinar la dosis absorbida en condiciones de referencia en un haz de electrones de alta energía de R50,ion = 9 g/cm2 es:

a. 5,42 g/cm2   b. 5,27 g/cm2   c. 5,05 g/cm2

2. En una instalación de rayos X de diagnóstico médico existen tres equipos de diagnóstico general. De acuerdo con la normativa vigente, la instalación se clasifica como:

a. tipo 1   b. tipo 2   c. tipo 3

3. Por construcción, la penumbra geométrica en un haz de radioterapia externa de 60Co puede ser independiente de:

a. Tamaño de campo
b. Distancia foco-paciente
c. Distancia foco-colimador

4. El asesoramiento del Consejo de Seguridad Nuclear a las Comunidades Autónomas se realizará

a. Por conducto de la Presidencia de las mismas
b. A través de la Consejería que contenga las competencias Industria
c. Por mediación del Ministerio de Industria, Turismo y Comercio

5. En un sistema MLC, según TG-50, ¿Cuál es el valor de desviación máxima en la densidad óptica a partir de la que se considera existen problemas?

a. 5%   b. 10%   c. 20%

6. El poder de frenado másico de un material

a. Es independiente de la densidad
b. Es la pérdida lineal de energía de una partícula cargada para una energía dada
c. Es diferente para el agua o el vapor de agua

7. Según el Protocolo Español de Control de Calidad en Radiodiagnóstico los controles de calidad en mamografía para la posición del selector de densidades ópticas del CAE en condiciones de referencia se realizan en la posición:

a. que habitualmente se utilice en la práctica clínica para una mama promedio
b. que más se aproxime a la densidad óptica de referencia
c. que más se aproxime a la pared del tórax

8. Se conoce como efecto "Bystander" a:

a. La inducción de efectos biológicos en células que no son atravesadas directamente por una partícula cargada, pero están próximas a células que sí lo son
b. El aumento de la radiosensibilidad celular con el volumen cromosómico promedio
c. La disminución de la radiosensibilidad celular al disminuir la concentración local de oxígeno

9. De acuerdo a la normativa vigente, Real Decreto 1564/2010, una instalación de braquiterapia pertenece al:

a. Grupo de Emergencia Radiológica III
b. Grupo de Emergencia Radiológica IV
c. Grupo de Emergencia Radiológica I

10. ¿Cuál es el límite de tolerancia para la sensibilidad de un colimador para energía media según el "Protocolo nacional de control de calidad en la instrumentación en medicina nuclear" editado por la Sociedad Española de Física Médica?

a. Dentro del 10% de lo especificado por el fabricante
b. Debe ser mayor del 80% del especificado por el fabricante
c. Debe ser mayor de 100 cps/MBq

11. No es apropiado utilizar cámaras de ionización plano-paralelas en dosimetría absoluta con haces de fotones de alta energía si se utilizan valores tabulados de KQQo (Qo=60Co), debido a:

a. La falta de datos para pwall
b. La incertidumbre en pcav
c. La imposibilidad de minimizar el efecto de desplazamiento

12. En el control de calidad en Radiodiagnóstico, la medida de la dispersión de luz en la pantalla del monitor es:

a. El índice de velo luminoso
b. La gamma del monitor
c. El nivel de supresión

13. Según el ICRU 62, se define el índice de conformidad:

a. Como el cociente entre el volumen tratado y el volumen irradiado
b. Como el cociente entre el volumen tratado y el volumen del PTV
c. Como el cociente entre el volumen tratado y el volumen del CTV

14. Según el documento NCRP Report 151 (Stuctural Shielding Design and Evaluation for Megavoltage X-and Gamma Ray Radiotherapy Facilities), el factor de ocupación para un pasillo situado próximo a un acelerador lineal sería:

a. 1-may   b. 1-feb   c. 1-ago

15. Según el Protocolo Español de Control de Calidad en Radiodiagnóstico, en un estudio radiológico, la distorsión de cojinete es debida a:

a. La forma convexa de la pantalla de entrada del tubo intensificador frente a la forma plana de la pantalla de salida
b. La forma cóncava de la pantalla de entrada del tubo intensificador frente a la forma plana de la pantalla de salida
c. La forma plana de la pantalla de entrada del tubo intensificador frente a la forma convexa de la pantalla de salida

16. El diámetro de la fuente de una Unidad de Terapia de Cobalto es 1,5cm. Indicar la anchura de la penumbra geométrica si la distancia fuente a superficie es 100cm, la profundidad de cálculo 5cm y la distancia fuente diafragma 50cm:

a. 1,65cm
b. 2,5cm
c. 1,5cm

17. ¿De qué orden es el coeficiente de atenuación del fotón emitido por el 99mTc en tejido blando?

a. 1,2/cm   b. 0,5/cm   c. 0,15/cm

18. Para la determinación del ancho intrínseco a un décimo de altura (AIDA) en un ajuste gaussiano podemos utilizar la expresión:

a. AIDA = 1,75·B, siendo B la anchura de la barra correspondiente
b. AIDA = 2·(2·ln2)1/2·σ
c. AIDA = 2·(2·ln10)1/2·σ

19. Dado un campo de fotones generados en un acelerador, es incorrecto que la relación de Bragg-Gray:

a. Requiere equilibrio electrónico
b. No requiere un campo de radiación homogéneo
c. Requiere que la cavidad no perturbe el campo de electrones

20. Como consecuencia de la dispersión múltiple de Coulomb:

a. Un haz paralelo de deuterones diverge ligeramente cuando penetra en un medio material

b. Un haz paralelo de deuterones diverge significativamente cuando penetra en un medio material

c. Partículas cargadas idénticas no recorren exactamente la misma distancia en un medio

21. Un acelerador lineal que dispone de bending magnet de 270° implica que:

a. Es un sistema acromático

b. El cambio en la energía medida del haz no supone cambio en el ángulo medio de incidencia en el blanco

c. No incrementa significativamente el diámetro del gantry presentando una estructura más ligera

22. Según el Protocolo Español de Control de Calidad en Radiodiagnóstico en el control de calidad de los equipos fluoroscópicos la tasa de dosis máxima al paciente se considera

a. Un parámetro esencial con frecuencia Anual/Inicial y cambios

b. Un parámetro esencial con frecuencia Semestral/Inicial y cambios

c. Un parámetro esencial con frecuencia Trimestral/Inicial y cambios

23. En el cálculo de dosis para tratamientos de braquiterapia mediante el algoritmo original de la integral de Sievert:

a. No se considera la autoabsorción de la fuente

b. Es el algoritmo que más se aproxima al generalizado

c. El volumen activo se considera que se divide en fuentes puntuales

24. Al tratar un paciente con técnica fija, en una unidad cuya distancia fuente isocentro (SAD) es de 100cm, la distancia total entre las dos posiciones de la fuente en campos paralelos y opuestos puede determinarse:

a. Sumando el espesor del paciente a la distancia fuente superficie (DFS) del campo anterior y multiplicando por dos

b. Añadiendo el espesor del paciente a la suma de las DFS de los campos anterior y posterior

c. Sustrayendo el espesor del paciente de la suma de las DFS de los campos anterior y posterior

25. ¿Cuál de estos filtros de suavizado basa su expresión en la función coseno?

a. Hamming   b.Butterworth   c. Shepp&Logan

26. ¿Qué espesor de material (considerando ⎯=1) sería necesario para que un haz de 60Co alcance el equilibrio electrónico en una cámara tipo dedal?

a. 6mm   b. 5mm   c. 1mm

27. ¿Cuál es el principal mecanismo por el cual los neutrones depositan dosis en el tejido blando?

a. Dispersión elástica

b. Dispersión inelástica

c. Captura nuclear

28. Según la Guía de Protección Radiológica 97 de la Comisión Europea, la vida media efectiva del 131I se puede estimar en general en:

a. 2 días para casos de cáncer de tiroides con extirpación total del tejido tiroideo sin metástasis y 3-4 días en pacientes de hipertiroidismo

b. 1 día para casos de cáncer de tiroides con extirpación total del tejido tiroideo sin metástasis y 4-5 días en pacientes de hipertiroidismo

c. 4 días para casos de cáncer de tiroides con extirpación total del tejido tiroideo sin metástasis y 2-3 días en pacientes de hipertiroidismo

29. Para calcular el blindaje en la sala adyacente a un equipo de radiodiagnóstico, según el documento NCRP Report 147, se considera la distancia desde el foco emisor de radiación hasta el punto situado al otro lado de la pared añadiendo:

a. 0 m   b. 0,3 m   c. 0,5 m

30. De los radionucleidos empleados en terapia externa, el 60Co es el más comúnmente usado debido a:

a. Mayor actividad específica y fotón de desintegración más energético

b. Reacción nuclear más factible

c. Menor valor para el coeficiente Γ (gamma)

31. Un semiconductor tipo p:

a. Es un semiconductor extrínseco con el mismo número de pares electrón-hueco en ausencia de radiación

b. Es un semiconductor extrínseco con impurezas de átomos pentavalentes como el fósforo

c. Es un semiconductor extrínseco con impurezas de átomos trivalentes como el aluminio

32. La tribotermoluminiscencia:

a. Se debe a reacciones químicas

b. Se debe a excitación mecánica

c. Se manifiesta durante la disolución de cristales preirradiados

33. De los siguientes estudios de Medicina Nuclear, suponiendo las actividades administradas típicamente para ellos, ¿cuál produciría una mayor dosis al feto en caso de una paciente embarazada?

a. Estudio de ventilación pulmonar con Tc99m (aerosol)

b. Exploración de tiroides con Tc99m (pertecnectato)

c. Estudio de perfusión miocárdica con Tl-201

34. Se desea realizar dosimetría ambiental a largo plazo mediante dosímetros termoluminiscentes. El material más apropiado de los siguientes es el:

a. Ca SO4   b. Ca F2   c. Li2 B4 O7

35. El poder de frenado restringido se expresa en el Sistema Internacional:

a. J · m-1

b. J · Kg-1· m-1

c. J · m2· Kg-1

36. El Consejo de Seguridad Nuclear puede elaborar documentos técnicos dirigidos a los afectados por su ámbito de aplicación para comunicarles hechos o circunstancias relacionadas con la protección radiológica, que se denominan

a. Guías   b. Circulares   c. Instrucciones

37. ¿Cuál es la isodosis de referencia en tratamientos de Braquiterapia usando el Sistema de París?

a. 95%   b. 90%   c. 85%

38. Se ha realizado una planificación dosimétrica con haces de fotones de radioterapia externa ignorando la corrección por heterogeneidad de tejido pulmonar. Este hecho supone un error en el cálculo de la dosis:

a. Al haber considerado por defecto la radiación primaria y dispersa

b. Al haber considerado por exceso la radiación primaria y por defecto la dispersa

c. Tanto más importante cuanto menor sea la energía del haz

39. ¿Qué porcentaje de 99Mo decae a 99mTc?

a. 100%   b. 95,60%   c. 88,60%

40. La terapia de Rayos X producida con potenciales 150-500kV recibe el nombre de:

a. Terapia de Grenz

b. Terapia superficial

c. Terapia de ortovoltaje

41. Propiedad de los materiales adecuada para reescalar las distribuciones de dosis en medios distintos de agua:

a. La densidad másica

b. La densidad electrónica

c. La densidad másica y la electrónica

42. La lioluminiscencia se debe a:

a. Excitación mecánica

b. Reacciones químicas

c. Disolución de cristales irradiados

43. De acuerdo con NCRP-116, ¿qué factor wT se le aplica a la médula ósea roja?

a. 0,2   b. 0,12   c. 0,15

44. En el Sistema Internacional de unidades la fluencia de energía se expresa:

a. J · m-1   b. J · m-2   c. J · s-1

45. La variación del factor de calibración con el volumen en un activímetro se considera dentro de tolerancias cuando se encuentra en el intervalo:

a. 0,95-1,05 b. 0,90-1,10 c. 0,85-1,05

---

46. Recomendación hecha en el Protocolo IAEA(2000) TRS398 para medidas de factores campo para un haz de electrones:

a. Las medidas deben hacerse a la profundidad de referencia, Zref, determinada para cada energía
b. Se recomienda que la medida se haga con diodo y no con cámara de ionización
c. La medida debe hacerse a la profundidad del máximo, Zmax y a las distancias utilizadas en los tratamientos

---

47. Según la publicación 84 de la ICRP, "Embarazo e irradiación médica", podemos considerar que el periodo de desarrollo del sistema nervioso central en un feto se da:

a. entre las semanas 8 y 25 post-concepción
b. entre las semanas 4 y 15 post-concepción
c. entre las semanas 15 y 30 post-concepción

---

48. La constante de tasa de dosis Λ, definida en el protocolo TG-43, tiene unidades:

a. cGyh-1U b. cGyh-1U-1 c. cGyh-1

---

49. El Documento "Protección Radiológica nº 118, Guía de indicaciones para la correcta solicitud de pruebas de diagnóstico por imagen", editado por la Unión Europea, proporciona dosis efectivas características de exploraciones tipo (basadas en pruebas realizadas en la década de los 90) que nos indican:

a. Que la dosis efectiva debida a una radiografía de cadera es mayor que la debida a una gammagrafía ósea con Tc-99m
b. Que la dosis efectiva debida a un PET de cabeza con F-18 FDG es mayor que la debida a un TC de abdomen o pelvis
c. Que la dosis efectiva debida a un estudio de enema opaco con rayos X es mayor que la debida a una gammagrafía renal con Tc-99m

---

50. El factor de corrección por recombinación de iones Ks de una cámara de ionización:

a. No depende de la geometría de la cámara
b. La determinación experimental, para haces pulsados, requiere medidas con dos tensiones, siendo V1 la tensión de trabajo y se recomienda que V2 tenga un valor aproximadamente tres veces menor que V1
c. La determinación experimental, para haces pulsados, requiere medidas con dos tensiones, siendo V1 la tensión de trabajo y se recomienda que V2 tenga un valor aproximadamente tres veces mayor que V1

---

51. Según el Protocolo Español de Control de Calidad en Radiodiagnóstico en los controles de calidad de los equipos de mamografía la exactitud y reproducibilidad del tiempo de exposición se considera un parámetro

a. Esencial con frecuencia Anual/Inicial y cambios
b. Complementario con frecuencia Anual/Inicial y cambios
c. Esencial con frecuencia Semestral/Inicial y cambios

---

52. Cuálquier señal periódica continua se puede descomponer en serie de Fourier:

a. mediante frecuencias múltiplos de la frecuencia fundamental f = 1/T
b. mediante frecuencias múltiplos de la frecuencia fundamental f = 1/2T
c. mediante frecuencias múltiplos de la frecuencia fundamental f = 1/3T

---

53. En un filtro de reconstrucción en el dominio frecuencial tipo Butterworth se definen la frecuencia de corte o potencia y el orden. ¿Qué efecto tiene este último parámetro?

a. Modifica la frecuencia de Nyquist
b. Regula la pendiente de la curva
c. Es la definición para 0,5 ciclos/píxel

---

54. Según las aproximaciones que establece el report nº 147 de la NCRP para el cálculo de blindajes en instalaciones de radiodiagnóstico con grafía simple o grafía y escopia, si queremos sustituir en un blindaje el plomo por una lámina de acero, éste deberá tener un grosor:

a. El doble del calculado para el plomo
b. 8 veces el calculado para el plomo
c. 1,85 veces el calculado para el plomo

---

55. Debido al corto periodo de semidesintegración del F-18 (109,8 minutos), en el cálculo de barreras para una instalación de PET/CT se tiene en cuenta el factor de reducción que tiene el valor:

a. 0,76 para un tiempo de 90 minutos
b. 0,83 para un tiempo de 90 minutos
c. 0,91 para un tiempo de 90 minutos

---

56. Una instalación de radiodiagnóstico médico que tenga tres equipos de radiodiagnóstico simple, un equipo dental intraoral y un equipo móvil sería:

a. De tipo 1 b. De tipo 2 c. De tipo 3

---

57. La emisión de electrones Auger:

a. Es un proceso radiativo
b. Es más probable para átomos de Z intermedio que para átomos de Z bajo
c. Se considera fluorescente

---

58. ¿Cuál es el factor de transmisión para una zona con ocupación total por miembros del público situada a 6 m de un paciente inyectado con 500 MBq de F-18 FDG? Se supone que se realizan 50 pacientes a la semana y con un tiempo de espera de 1h

a. 0,38 b. 0,31 c. 0,35

---

59. En el momento actual, se asume como valor orientativo del coeficiente nominal de probabilidad para el riesgo de cáncer ajustado al detrimento, para toda la población, asumiendo bajas tasas de dosis:

a. 1 caso por millón y por Sv de dosis efectiva
b. 5,5% Sv-1 de dosis efectiva
c. 5,5·10-4 Sv-1 de dosis efectiva

---

60. ¿Cuál será la resolución espacial de un sistema de imagen en el que se observan objetos separados 0,10 mm?

a. 5 pl/mm b. 10 pl/mm c. 2,5 pl/mm

---

61. La retrodispersión:

a. Aumenta a bajas energías
b. Aumenta a altas energías
c. Es independiente de la energía

---

62. En el recuento preliminar de una muestra de Tc-99m se obtienen 1250cpm y un fondo de 80cpm ¿Cuál será el tiempo total necesario para determinar la tasa de cuentas dentro de un 5% de error?

a. 0,39 min. b. 0,78 min. c. 0,36 min.

---

63. Según las recomendaciones contenidas en la publicación ICRP-84, "Embarazo e irradiación médica", la correcta protección radiológica para las exposiciones ocupacionales de las trabajadoras embarazadas se consigue:

a. Haciendo que sea improbable que la dosis adicional recibida por el feto desde su notificación hasta el final del embarazo supere 1 mGy
b. Haciendo que la dosis recibida por el feto no supere el valor de 1 mGy durante todo el embarazo, ya que esto corresponde al límite de dosis para miembros del público, y el feto es tratado como tal
c. Colocando un dosímetro en abdomen y evitando que en él se supere la fracción mensual del límite de dosis para el público, 1/12 = 0,08 mSv

---

64. Según el NCRP Report 151 (Structural Shielding Design and Evaluation for Megavoltage X –and Gamma-Ray Radiotherapy Facilities), el factor de ocupación en una dependencia de exploración de pacientes colindante con una sala de tratamiento sería:

a. 1 b. 1-feb c. 1-may

---

65. Según el TG64 (implantes permanentes de semillas en próstata), la dosimetría definitiva postimplante para semillas de 125I debería realizarse sobre un CT adquirido:

a. Un mes después
b. Un día después
c. Una semana después

---

66. Según el Sistema de Manchester el punto de referencia A se considera:

a. como un punto de especificación de dosis tumoral
b. como un punto de tolerancia de dosis
c. una referencia de dosis en órganos de riesgo

67. En las instalaciones de radiodiag-nóstico médico, los resultados de las verificaciones de los niveles de radia-ción de los puestos de trabajo y áreas colindantes accesibles al público y un resumen de la dosimetría del personal expuesto deben enviarse en un in-forme anual al Consejo de Seguridad Nuclear por los titulares de las insta-laciones de:

a. Tipo 1   b. Tipo 1 y 2   c. Tipo 1, 2 y 3

68. Según el documento NCRP Report 147 (Structural Shielding Design for Medical X-ray Imaging Facilities) para calcular el blindaje necesario en el piso superior de una sala de radio-diagnóstico, se considera la distancia desde el foco emisor al suelo de la planta superior añadiendo:

a. 0m   b. 0,3m   c. 0,5m

69. En el método de corrección por hete-rogeneidades "DVOL" (delta volume), se asume que:

a. El paciente consiste en una geometría de planchas semiinfinitas para cada punto de cálculo

b. No hay transporte electrónico y toda la energía de la interacción fotónica se de-posita en el punto de interacción

c. Ambas son ciertas

70. El Documento "Protección Radiológica nº 118, Guía de indicaciones para la co-rrecta solicitud de pruebas de diagnós-tico por imagen", editado por la UE, clasifica las dosis efectivas caracterís-ticas procedentes de técnicas habitua-les de diagnóstico por la imagen en:

a. Tres clases: Bajo, medio y alto riesgo

b. Cinco clases, desde la 0 (sin uso de radia-ciones ionizantes) hasta la IV (que implica dosis efectivas superiores a 10 mSv

c. Cuatro clases: No significativas, significa-tivas de bajo, medio y alto riesgo

71. De acuerdo a lo regulado en la ins-trucción IS-18 de 2008 del Consejo de Seguridad Nuclear, en el caso de rotura o fallo en el sistema de vertido contro-lado de residuos radiactivos, que pro-voque la superación de los límites establecidos en las especificaciones de autorización de la instalación:

a. Debe notificarse al Consejo de Seguridad Nuclear en un plazo máximo de una hora

b. Debe notificarse al Consejo de Seguridad Nuclear en un plazo máximo de 24 horas

c. No exige notificación en los plazos citados en a) y b), basta con enviar un informe al Consejo de Seguridad Nuclear dentro de los 30 días siguientes con la información completa sobre el suceso

72. La publicación 84 de la ICRP, "Emba-razo e irradiación médica" estima que se pueden observar disminuciones mensurables del coeficiente de inteli-gencia con dosis fetales:

a. Superiores a 10 mGy

b. Superiores a 50 mGy

c. Superiores a 100 mGy

73. En la publicación 84 de la ICRP, "Em-barazo e irradiación médica", se asume de manera conservadora, que el riesgo de cáncer fatal, debido a la irradiación fetal es:

a. 1% por cada mGy de dosis fetal

b. 1 en 17000 por cada mGy de dosis fetal

c. 0,6 casos por cada mGy de dosis fetal

74. En radioterapia intraoperatoria, la tasa de dosis absorbida:

a. Aumenta con el tamaño de cono

b. Disminuye con el tamaño de cono

c. No depende del tamaño de cono pero si de la energía de los electrones

75. ¿Cuál de los siguientes estudios de Medicina Nuclear, suponiendo las ac-tividades administradas típicamente para ellos, produciría una menor dosis al feto en caso de una paciente emba-razada de pocos meses?

a. Gammagrafía tiroidea con Tc-99m – Per-tecnectato

b. Gammagrafía osea con Tc-99m – Fosfato

c. Estudio de perfusión pulmonar con Tc-99m – Macroagregados (MAA)

76. Para un maniquí de un material con densidad másica 1,85 g/cm3, ¿a qué profundidad se debería calcular la dosis en dicho maniquí, según camino recorrido equivalente, si se quiere co-nocer la dosis en agua a 5cm de pro-fundidad?

a. 5/1,85 cm   b. 5 cm   c. 1,85/5 cm

77. La Orden que regula el segundo nivel de formación en protección radioló-gica de los profesionales que llevan a cabo procedimientos de radiología in-tervencionista, incluye el procedi-miento de evaluación para otorgar estas acreditaciones, de manera que señala como obligatorio para obtener dicha acreditación:

a. La asistencia al 100% de las clases teóri-cas y prácticas y la superación de una prueba final

b. La asistencia al 85% de las clases teóricas y prácticas y la superación de una prueba final

c. La orden no establece una asistencia mí-nima, dejando este aspecto a la entidad organizadora del curso, pero sí la supera-ción de una prueba final

78. Para un cierto material se realizan correcciones por heterogeneidad, según un método de camino equiva-lente. Si se utilizan densidades mási-cas respecto a la corrección por el mismo método pero utilizando densi-dades electrónicas:

a. Serán más parecidas cuanto más similar sea la composición de hidrógeno del ma-terial respecto al agua

b. Serán menos parecidas cuanto más simi-lar sea la composición de hidrógeno del medio respecto al agua

c. Ninguna de las anteriores, la diferencia entre ambas correcciones dependerá fun-damentalmente de la composición de oxí-geno del medio respecto al agua

79. Si el valor de la primera capa hemi-rreductora es de 2,7 mm Al y el de la segunda 3,2 mm Al. ¿Cuál es coefi-ciente de homogeneidad?

a. 1,18   b. 0,84   c. 3,2

80. Según el documento NCRP Report 147 (Structural Shielding Design for Medical x-ray Imaging Facilities), el factor de ocupación para pasillos y ha-bitaciones de pacientes empleado en el cálculo de barreras estructurales es:

a. 1-feb   b. 1-abr   c. 1-may

81. La concentración de actividad má-xima en un material residual sólido de I-131, para realizar su evacuación como residuo convencional de acuerdo con la guía 9.2 del Consejo de Seguridad Nuclear es:

a. 10 Bq/g   b. 1 KBq/Kg   c. 100 Bq/g

82. En los tubos intensificadores de ima-gen la distorsión que depende de la posición del objeto en el plano de en-trada es:

a. La distorsión integral de la imagen

b. La distorsión diferencial radial de la ima-gen

c. La distorsión de tipo cojinete

83. El porcentaje de dosis en profundidad depende de:

a. De la distancia a la fuente, del tamaño de campo y de la energía del haz

b. De la distancia a la fuente, del tamaño de campo y de la tasa de dosis

c. De la distancia a la fuente, de la energía del haz y de la tasa de dosis

84. Al analizar los efectos potenciales de la radiación ionizante, en el caso de riesgos estocásticos, cuando se utiliza el concepto de riesgo relativo y se in-dica un valor de 1,0 para dicho riesgo relativo para una dosis dada significa:

a. Que la radiación no produce ningún efecto a esa dosis

b. Que el efecto producido por esa dosis es un incremento del 1% sobre la tasa natural de aparición de ese efecto en la población

c. Que el efecto producido por esa dosis es 1 caso adicional al número de casos en que aparece ese efecto en la población de manera espontánea

85. Una unidad de 'air-kerma strenght' Sk, es equivalente a:

a. 1cGy·m2h-1

b. 1cGyh-1

c. 1μGym2h-1

86. Según el report nº 147 de la NCRP para el cálculo de blindajes en instalaciones de radiodiagnóstico, en el cálculo del blindaje para el suelo de una instalación de rayos X, la distancia a la zona ocupada del piso inferior debe considerar:

a. Que el punto de cálculo en el piso inferior estará 0,3 m por debajo del techo de ese piso inferior

b. Que los órganos sensibles de la persona que ocupe el piso inferior no estarán más altos de 1,7m por encima del suelo de ese piso inferior

c. Que la altura máxima que se debe considerar para una persona en ese piso inferior es 2,10m. y no es necesario calcular en puntos más cercanos a la fuente

87. Según el ICRU 50, se define el volumen tratado como el volumen definido por la isodosis del :

a. 20%   b. 95%   c. 100%

88. Según el protocolo TRS-398, el punto de referencia de una cámara de ionización cilíndrica en la medida de dosis en haces de electrones en la profundidad de referencia (zref) ha de colocarse:

a. En zref

b. En zref -0,5*rcyl, donde rcyl es el radio interno de la cámara

c. En zref +0,5*rcyl, donde rcyl es el radio interno de la cámara

89. Dosis (en microSv) que recibirá un técnico que permanece a 4 m de un paciente inyectado con 475 MBq de F-18 FDG, suponiendo que el tiempo de espera del paciente una vez inyectado es de 30 minutos:

a. 1,93   b. 1,36   c. 1,24

90. En radioterapia intraoperatoria, la tasa de dosis absorbida para un tamaño de cono determinado:

a. Cumple aproximadamente la ley del inverso del cuadrado de la distancia dentro del rango terapéutico

b. No cumple la ley del inverso del cuadrado de la distancia dentro del rango terapéutico

c. Cumple aproximadamente la ley del inverso del cuadrado de la distancia únicamente para el caso de energías bajas (E < 10 MeV)

MEDICINA NUCLEAR

1 A	6 B	11 C	16 B	21 C	26 B	31 B	36 C	41 B	46 B	51 B	56 C	61 B	66 C	71 B	76 A	81 A	86 B
2 C	7 C	12 C	17 A	22 B	27 B	32 A	37 C	42 C	47 A	52 A	57 A	62 A	67 A	72 B	77 A	82 A	87 A
3 A	8 C	13 C	18 B	23 B	28 C	33 C	38 C	43 B	48 C	53 C	58 B	63 A	68 B	73 B	78 A	83 B	88 A
4 C	9 C	14 B	19 C	24 B	29 C	34 B	39 C	44 A	49 B	54 C	59 B	64 A	69 B	74 C	79 B	84 B	89 C
5 A	10 B	15 A	20 C	25 B	30 B	35 B	40 B	45 C	50 C	55 A	60 A	65 C	70 C	75 C	80 C	85 B	90 B

1. En las imágenes tardías la torsión testicular aguda se presenta como:

a. Un área fotopénica rodeada por actividad escrotal normal

b. Intensa hiperemia que afecta al epidídimo/testículo

c. Región testicular isocaptante

2. ¿Qué dosis de 67Ga se emplea habitualmente para la detección de tumores?

a. 2 mCi

b. 5mCi

c. 10 mCi

3. En niños, ¿cual es el sitio mas frecuente de obstrucción renal?

a. Unión ureteropelvica

b. Unión ureterovesical

c. Ureteral

4. El 67Ga apenas se une a:

a. Transferrina

b. Gamma-globulina

c. Albumina

5. En la realización de un renográma isotópico a un paciente post-transplantado la gammacámara deberá colocarse

a. En anterior, a nivel pélvico en le lugar del injerto

b. En posterior, incluyendo los riñones nativos para valorar posible persistencia de función

c. En posterior a nivel pelvico

6. ¿Como se produce el 67Ga?

a. Generador

b. Ciclotrón

c. Modulo de síntesis

7. El 67Ga apenas se une a las células sanguíneas EXCEPTO a:

a. Neutrofilos

b. Linfocitos

c. Hematíes

8. ¿Cuál de los siguientes mecanismos es el que hace que el 67Ga se acumule en los tumores?

a. Aumento de la permeabilidad vascular

b. Aumento de receptores de transferrina

c. Todos ellos

9. ¿Qué causas pueden hacer aumentar la captación renal de 67Ga, NO relacionadas con infección o tumor renal?

a. Disfunción hepática

b. Administración reciente de quimioterapia (vincristina)

c. Todas ellas

10. En la evaluación del transplante renal mediante renograma isotópico, el rechazo cronico típico se presenta como:

a. Pobre perfusión, captación en lentecida pero buena, excreción lentamente progresiva

b. Pobre perfusión, captación pobre, excreción lentamente progresiva

c. Buena perfusión, captación buena, excreción mínima o ausente

11. ¿Qué radiofármaco se emplea para la realización de la cistografia isotópica directa?

a. 99mTc MAG3

b. 99mTc DMSA

c. 99mTc sulfuro coloidal

12. El lugar de recurrencia del carcinoma de colorectal mas frecuente es:

a. El hígado
b. Los pulmones
c. El abdomen y pelvis extrahepatico

13. Después del tratamiento con 89Sr los pacientes deberán estar aislados:

a. 24 horas
b. 48 horas
c. No es necesario el aislamiento

14. ¿Cuál es la dosis aprobada y recomendable de 89Sr para el tratamiento paliativo de las metástasis óseas?

a. 1-2 mCi (37-74 MBq)
b. 4 mCi (148 MBq
c. 7 mCi (259 MBq

15. ¿Cuál de las siguientes metástasis óseas responde peor al tratamiento paliativo con 89Sr?

a. Mieloma múltiple
b. Carcinoma de colon
c. Carcinoma de próstata

16. La epididimitis/orquitis se presenta en la gammagrafía escrotal como:

a. Un área fotopénica rodeada por actividad escrotal normal
b. Intensa hiperemia que afecta al epidídimo/ testículo
c. Región testicular isocaptante

17. ¿Qué radiofármaco se emplea para la visualización de abscesos renales?

a. Citrato 67Ga B. 99m
b. Tc MAG3. C. 99m
c. Tc DMSA

18. Cuál es el tumor que más frecuentemente metastatiza en los riñones:

a. Sarcoma de Swing
b. Linfoma
c. Cáncer de pulmón

19. ¿Cuál de los siguiente radiofármacos NO presenta excreción tubular?

a. 99mTc MAG3
b. 99mTc DMSA
c. 99mTc DTPA

20. ¿Cuál es el fotopico del 67Ga que mas se emplea para los estudios de imagen?

a. 93 Kev   b. 185 kev   c. Todos ellos

21. ¿Cuál es el mecanismo de acción del captopril?

a. Aumentado la diuresis
b. Estimulando el paso de Angiotensina I a Angiotensina II
c. Boqueando la conversión de Angiotensina I a Angiotensina II

22. ¿Qué condición fisiológica produce un marcado aumento de la captación de 67Ga en las mama?

a. Embarazo   b. Lactancia   c. Menopausa

23. En la gammagrafía renal ¿como aparecen las hipertrofias de las columnas de Bertin?

a. Áreas fotopénica, en relación con el parénquima que lo rodea
b. Área de tejido con función normal, similar al parénquima que lo rodea
c. Áreas hipercaptante, en relación con el parénquima que lo rodea

24. ¿Cuál de las siguientes complicaciones del SIDA tiene poca afinidad por el 67Ga?

a. Infección por micobacterias
b. Sarcoma de Kaposi
c. Adenopatías tuberculosas

25. ¿Cuál de los siguiente radiofármacos se fija más del 40% en los túbulos renales?

a. 99mTc MAG3
b. 99mTc DMSA
c. 99mTc DTPA

26. En los adultos, ¿cual es el sitio mas frecuente de obstrucción renal?

a. Unión ureteropelvica
b. Unión ureterovesical
c. Ureteral

27. ¿A que proteína plasmática se une el 67Ga después de su inyección?

a. Hemosiderina
b. Transferrrina
c. Citoquinas

28. La determinación cuantitativa o semicuantitativa de la función renal diferencial se puede medir con:

a. 99mTc MAG3
b. 99mTc DMSA
c. Todos ellos

29. El sideroforo es producido por

a. Linfocitos
b. Leucocitos
c. Bacterias

30. ¿Qué estimulación farmacológica debe administrarse en la realización de un renograma para diferenciar dilatación del sistema excretor por causa obstructiva de la no obstructiva?

a. Inhibidotes de ECA
b. Diuréticos
c. Calcio antagonistas

31. ¿Qué hallazgos gammagráficos con 99mTc HDP esperaríamos encontrar en un paciente con el diagnostico de quiste óseo solitario de localización central?

a. Fase vascular intensamente positiva
b. Cuando existe un aumento focal de la captación frecuentemente se asocia con fractura
c. Todas son ciertas

32. ¿Cuál de los siguiente radiofármacos es secretado activamente por los túbulos renales y presenta una filtración no significativa?

a. 99mTc MAG3
b. 99mTc DMSA
c. 99mTc DTPA

33. ¿En cual de los siguientes linfomas de Hodgkin de bajo grado es especialmente útil la realización de un 18F-FDG-PET para su estadiaje?

a. Leucemia linfocítica crónica
b. Linfoma linfocítico de células pequeñas
c. Linfoma folicular de células B de bajo grado

34. ¿Donde se acumula, especialmente, el 67Ga a las 24h tras su inyección sanguínea?

a. En los riñones
b. En el tracto digestivo
c. En el hígado

35. ¿En el renograma isotópico que fase de la curva más se afecta mas en pacientes deshidratados?

a. Fase de ascenso
b. Fase de transito
c. Fase excretora

36. ¿Cuál es el elemento que más se parece al 201Tl en relación a reproducir su comportamiento biológico?

a. Hierro (Fe-III)
b. Cobre
c. Potasio

37. ¿De que forma se debe reducir la radiación de la vejiga en los pacientes que se les realiza un renograma?

a. Usando protectores plomados
b. Disminuyendo al máximo la dosis administrada
c. Indicando al paciente que debe vaciar frecuentemente la vejiga

38. En relación con el Sarcoma de Ewing y la gammagrafía ósea con 99mTc HDP:

a. El tumor primario presenta aumento de la captación en las tres fases del estudio
b. Las lesiones fotopénicas se suelen asociar con tumores más agresivos
c. Todas son ciertas

39. En la evaluación del transplante renal mediante renograma isotópico, la necrosis tubular típica se presenta como:

a. Pobre perfusión, captación en lentecida pero buena, excreción lentamente progresiva
b. Pobre perfusión, captación pobre, excreción lentamente progresiva
c. Buena perfusión, captación buena, excreción mínima o ausente

40. ¿En un adulto normal cual es el valor de la tasa o índice de filtrado glomerular?

a. 75 mL/min

b. 125 mL/min

c. 700 mL/min

41. La lactoferrina procede de:

a. Linfocitos   b. Leucocitos   c. Bacterias

42. En la evaluación de los linfomas post tratamiento con quimioterapia ¿cual de los siguientes patrones suele aparece en el 18F-FDG-PET con significado benigno?

a. Con altas dosis de quimioterapia puede aparecer hipocaptación de tejido adiposo

b. Después del tratamiento con factor estimulante de las colonias puede aparecer hipocaptación y disminución del tamaño esplénico

c. Después de terminar la quimioterapia puede verse aumento de la captación tímica ("rebote tímico") en pacientes mayores de 40 años

43. En un estudio normal ¿Cuanto tiempo después de la administración de 67Ga no deben verse las siluetas renales?

a. 12 horas

b. 24 horas

c. Siempre se visualizan los riñones

44. ¿Cuál es el elemento que más se parece al 67Ga en relación a reproducir su comportamiento biológico?

a. Hierro (Fe-III)   b. Cobre   c. Potasio

45. ¿Qué patologías pueden producir estenosis de la arteria renal?

a. Displasia fibromuscular

b. Enfermedad ateroesclerótica

c. Todas ellas

46. En un renograma isotópico realizado a las 24-48 horas post-trasplante se observa perfusión normal, retraso de aclaramiento cortical y disminución de la excreción urinaria. Pensaremos en:

a. Rechazo agudo acelerado

b. Nefropatía vasomotora o isquémica

c. Nefrotoxicidad por ciclosporinas

47. La exploración mas rentable para detectar sangrado intestinal superior es:

a. Endoscopia digestiva alta

b. Gammagrafía con hematíes marcados

c. Gammagrafía con sulfuro coloidal

48. En la reestadificación del cáncer de colon ¿cual de las siguientes patologías no presenta captación de 18F-FDG?

a. Cirugía reciente

b. Cambios precoces post radioterapia

c. Seroma

49. La causa mas frecuente de sangrado intestinal bajo en personas mayores es:

a. Cacinoma de colon

b. Diverticulosis intestinal

c. Angiodisplasia

50. ¿Cuál es el patrón típico en la gammagrafía ósea del mieloma múltiple?

a. Áreas fotopénicas

b. Aumentos focales de la captación

c. Lo mas frecuente es un estudio normal

51. El 99mTc difosfonato que no se fija al hueso es aclarado por el organismo mediante:

a. Excreción intestinal

b. Filtrado glomerular

c. Eliminación hepática

52. El software para corregir el movimiento en un estudio SPECT corrige solo el movimiento:

a. Vertical   b. Horizontal   c. Diagonal

53. ¿Qué radiofármaco, empleado los estudios renales de imagen, se filtra primariamente y mide el porcentaje de filtrado glomerular?

a. 99m Tc MAG3

b. 99m Tc DMSA

c. 99m Tc DTPA

54. señale la FALSA en relación con la intervención farmacologica con morfina en los estudios hepatobiliares:

a. Produce contracción del esfínter de Oddi

b. Aumenta la presión en el árbol biliar

c. Esta contraindicado en pacientes con retraso en la visualización de la vesícula biliar

55. ¿Qué dosis se administra de forma habitual en los adultos para una gammagrafía ósea?

a. 740 MBq

b. 340 MBq

c. 100 MBq

56. En caso de importante disfunción hepatocelular ¿cual es la vía de excreción del 99mTc IDA?

a. Gástrica   b. Intestinal   c. Renal

57. Cuando se emplea la PET para la valoración de respuesta al tratamiento en los adenocarcinomas gástricos:

a. El cambio precoz en la intensidad de la captación después del tratamiento predice su respuesta al tratamiento

b. No se ha evidenciado relación entre la supervivencia después del tratamiento y la intensidad de la captación

c. El hueso es la localización más habitual de recurrencia postgastrectomía

58. ¿Porque los hemangiomas cavernosos de gran tamaño presentan una captación heterogénea en los estudios con hematíes marcados?

a. Zonas de isquemia intralesionales

b. Presencia de trombosis en el interior del hemangioma

c. Los hemangiomas cavernosos se caracterizan por presentar una captación homogénea

59. ¿Cuál es la causa mas típica de lesión hipercaptante en el lóbulo caudado hepático en la gammagrafía hepatoesplenica con 99mTc sulfuro coloidal?

a. Lesiones malignas

b. Hiperplasia nodular focal

c. Todas ellas

60. Señale la FALSA en relación con la gammagrafía hepatobiliar y la ausencia de visualización de la vesícula biliar, en pacientes sin patología biliar

a. Siempre debe verse la vesícula biliar, su ausencia nos debe hacer buscar una patología

b. En pacientes con ayuno prolongado, más de 24h, puede no verse la vesícula biliar, sin que este alterada la misma

c. En pacientes con alimentación parenteral puede no verse la vesícula biliar, sin que este alterada la misma

61. La gammagrafía abdominal para detectar la existencia de mucosa gástrica ectópica, Meckel, ¿Cuál es su sensibilidad e especificidad?

a. 50%

b. 80%

c. 90%

62. En la enfermedad de Pick ¿Cuál es el patrón de presentación más frecuentemente en los estudios de perfusión cerebral y/o de metabolismo de la glucosa?

a. Hipoperfusión cortical difusa con hipometabolismo en región prefrontal

b. Hipoperfusión e hipometabolismo en la región temporoparietal

c. Disminución del metabolismo de la glucosa e hipoperfusión en núcleo caudado y putamen

63. ¿Qué radiofármaco se elimina por el riñón y mide el flujo plasmático renal efectivo (ERPF)?

a. MAG3

b. DMSA

c. DTPA

64. En condiciones normales ¿Cuál es principal sustrato metabólico del cerebro?

a. Glucosa

b. Ácidos grasos

c. Proteínas

65. Respecto a las radiaciones de rayos X y rayos gamma señale la FALSA:

a. Los rayos X están producidos por cambios de energía producidos en las orbitas de los electrones del átomo

b. Los rayos gamma son producidos por cambios de energía en el núcleo

c. Los dos se producen por transición isomérica

66. ¿Cuál es el fármaco de elección para confirmar la permeabilidad del shunt de Le Veen después de la instilación intraperitoneal?

a. 11In –DTPA

b. 99mTc sulfuro coloidal

c. 99mTc MAA

67. El indicador más precoz de insuficiencia cardiaca congestiva es una caída en:

a. Fracción de eyección del ventrículo izquierdo

b. Volumen latido del ventrículo izquierdo

c. Presión venosa

68. Cuál es el radiofármaco que más se utiliza para la realización de una cisternografía isotópica:

a. Tc-99m DTPA

b. In-111 DTPA

c. Tc-99m HMPAO

69. ¿Qué es la osteoartropatia hipertrófica néumica?

a. Afectación metastasica de huesos largos

b. Suele aparecer en pacientes con cáncer de pulmón

c. Lesiones hipertroficas en vértebras

70. ¿Cuáles son las características típicas en la gammagrafía hepatobiliar del síndrome de Dubin-Johnson?

a. Captación hepática dañada

b. Incorporación del radiotrazador enlentecida

c. Excreción hepática dañada

71. El empleo rutinario de SPECT en los estudios hepatoesplenicos aumenta de forma significativa la:

a. Especificidad

b. Sensibilidad

c. Ambas

72. En personas sanas ¿cuánto tiempo después de la administración del IDA debe versa excreción biliar?

a. De forma inmediata

b. 10 minutos

c. A los 30 minutos

73. En la gammagrafía hepatobiliar con IDA cual de los siguientes hallazgos es típico del diagnostico de atresia de vías biliares

a. Pobre captación hepática

b. Ausencia de paso a intestino del radiotrazador

c. Todas ellas

74. En la gammagrafía hepatobiliar con IDA, entre las causas más frecuentes de falsos positivos para el diagnostico de atresia de vías biliares se encuentran:

a. Colestasis

b. Niveles elevados de biliribina

c. Todas ellas

75. Sobre el divertículo de Meckel:

a. La mayoría de los divertículos de Meckel se hacen sintomáticos en la adolescencia

b. El 50% de los divertículos de Meckel contienen mucosa gástrica ectópica

c. Mas del 50% de los sangrados que se producen en los divertículos de Meckel tiene mucosa ectópica

76. Una disminución de la actividad septal en un estudio SPECT de perfusión miocárdica tras estrés físico, podemos encontrarlo en:

a. Bloqueo de rama izquierda

b. Síndrome de Wolf-Parkinson-White

c. Todos los anteriores

77. ¿Cuál es la presentación típica de las lesiones malignas hepáticas en los estudios gammagráficos con 99mTcsulfuro coloidal?

a. Lesión fría

b. Lesión caliente

c. Lesión isocaptante

78. En un estudio de perfusión miocárdica tras intervención farmacológica con Adenosina, que antídoto se utiliza para revertir los efectos secundarios:

a. Ninguno

b. Amiofilina

c. Teofilina

79. ¿Cómo aparece un infarto óseo reciente en la gammagrafía ósea?

a. Lesión caliente

b. Lesión fría

c. Lesión isocaptante

80. ¿Las fracturas complicadas o desplazadas cuanto tiempo tardan en volver a la normalidad en la gammagrafía ósea?

a. 1 año

b. 6 meses

c. Pueden ser positivas indefinidamente

81. ¿Cuál es la presentación típica de las lesiones benigna hepáticas en los estudios gammagráficos con 99mTc sulfuro coloidal?

a. Lesión fría

b. Lesión caliente

c. Lesión isocaptante

82. En el sistema cegesimal (CGS) cual es la unidad de dosis absorbida:

a. Rad

b. Rem

c. Roentgen

83. ¿Qué tipo de células del estomago captan el 99mTc pertecnetato?

a. Principales o zimógenas

b. Oxínticas o parietales

c. Endocrinas

84. ¿Qué sensibilidad tiene los estudios isotópicos para la detección de hemangiomas cavernosos?

a. Los estudios planares 40-50%

b. Los estudios SPECT del 85-90%

c. Todas son ciertas

85. ¿Cuál es el mejor método gammagráfico para diferenciar infección protésica de movilización?

a. Gammagrafía ósea con 99mTc MDP

b. Estudio con leucocitos marcados

c. Estudio con 67Ga

86. EL IDA estructuralmente es una análogo de la

a. Bilirrubina

b. Lidocaina

c. Norepinefrina

87. Que efectos tiene el dipiridamol empleado en los estudios de estrés farmacológico:

a. Aumento de la frecuencia cardiaca

b. Aumento de la presión arterial

c. Todas ellas

88. Un paciente con cáncer de colon in situ limitado a la mucosa o a la submucosa corresponde, según la clasificación de Dukes modificada a:

a. Dukes A

b. Dukes B

c. Dukes C

89. La captación hepática en gammagrafía ósea, como consecuencia de osificación distrófica, es típico de:

a. Hiperparatiroidismo

b. Hemosiderosis

c. Carcinoma de colon

90. ¿Qué tipo de células hepáticas captan el 99mTc sulfuro coloidal?

a. Los hepatocitos

b. La células de Kupffer

c. Células endoteliales

1 A	6 C	11 C	16 C	21 A	26 C	31 B	36 C	41 A	46 C	51 B	56 C	61 C	66 A	71 B	76 B	81 C	86 C
2 A	7 A	12 A	17 C	22 C	27 B	32 C	37 A	42 A	47 B	52 C	57 A	62 A	67 C	72 C	77 B	82 C	87 B
3 B	8 C	13 C	18 A	23 C	28 A	33 C	38 C	43 C	48 B	53 A	58 A	63 A	68 A	73 C	78 A	83 B	88 C
4 A	9 B	14 B	19 C	24 B	29 C	34 A	39 A	44 B	49 A	54 B	59 B	64 B	69 C	74 C	79 C	84 C	89 A
5 B	10 C	15 C	20 B	25 A	30 C	35 B	40 A	45 B	50 C	55 A	60 C	65 C	70 C	75 A	80 C	85 A	90 A

1. En el cáncer de páncreas:

a. El gen supresor TP16 en el cromosoma 9 está inactivado en el 95% de los casos

b. El contenido de DNA (tetraploidía) no tiene significación pronóstica

c. La resecabilidad de los tumores de páncreas con mutación del K-ras puede alcanzar el 45% tras un tratamiento con bevacizumab

2. Los osteosarcomas en niños:

a. Son más frecuentes que los sarcomas de Ewing

b. Su localización más frecuente es en la tibia proximal

c. En el momento del diagnóstico, el 90% de los casos están diseminados

3. La braquiterapia epiescleral para el tratamiento de los melanomas de coroides:

a. Está indicada sobre todo en tumores pequeños < 10 mm en su diámetro basal

b. No es necesaria la confirmación histopatológica para su tratamiento

c. En los tumores con extensión extraescleral, la dosis debe ser de 85 Gy

4. Las recomendaciones del Children's Oncology Group (COG) respecto a la irradiación en el tumor de Wilms son:

a. No dar RT en los estadios I y II con factores histológicos favorables

b. En los estadios IV con metástasis óseas, administrar una dosis de 19.8 Gy al hueso con un margen de 3 cm

c. Irradiar los ganglios afectos no resecados con dosis de 12 Gy

5. ¿Cuál de los siguientes NO se considera un criterio de aceptación dosimétrica, según la RTOG, para un implante de braquiterapia intersticial en la irradiación parcial de la mama?

a. PTV: V100 ≥ 90%, V150 ≤ 70cc, V200 < 20 cc, DHI ≥ 0,75

b. Mama (excluido el PTV): V50 < 50%

c. Piel: Dmax < 34 Gy

6. Un tumor N2 de ano, según la clasificación AJCC 7ª edición, se corresponde con:

a. 4-7 ganglios perirrectales afectos

b. Ganglios afectos en la cadena iliaca externa

c. Afectación unilateral de la cadena iliaca interna y/o inguinal

7. Según los criterios RECIST, la respuesta parcial en lesiones medibles es:

a. Disminución de al menos el 30% de la suma de los diámetros mayores de las lesiones medibles, sin aparición de lesiones nuevas

b. Disminución de al menos el 50% de la suma de los diámetros mayores de las lesiones medibles, sin aparición de lesiones nuevas

c. Disminución de al menos el 30% de la suma de los diámetros mayores de las lesiones medibles y descenso mayor del 50% de los marcadores tumorales

8. En relación al diagnóstico del sarcoma de Ewing:

a. El PET es más fiable que el TAC para el diagnóstico de metástasis pulmonares

b. La traslocación t(11,24) es característica del sarcoma de Ewing y facilita el diagnóstico en el 85% de los casos

c. La RMN es el estándar para el diagnóstico del tumor primario con mayor definición que la radiografía simple en dos planos

9. La toxicidad auditiva tras la RT en tumores pediátricos:

a. Es excepcional si se limita la dosis a la cóclea a 45 Gy en 6 semanas

b. Es de tipo neurosensorial

c. Es más frecuente en la irradiación de los tumores del SNC que en el tratamiento de tumores parafaríngeos

10. Las dosis limitantes (constraint) para el tratamiento con IMRT de un mesotelioma pleural es:

a. Hígado < 30% del volumen debe recibir > 20 Gy

b. Corazón < 50% del volumen debe recibir > 30 Gy

c. Esófago < 30% del volumen debe recibir < 55 Gy

11. Número recomendable de ganglios que deben ser resecados en la linfadenectomía de un cáncer de esófago y que determina el volumen a irradiar:

a. 10   b. 12   c. 15

12. En el linfoma esplénico de la zona marginal, la dosis de RT recomendada en pacientes no subsidiarios de esplenectomía es:

a. 20 Gy   b. 30 Gy   c. 36 Gy

13. El índice pronóstico (IPI) en los linfomas no Hodgkin, clasifica a los pacientes en grupos de riesgo en base a:

a. Edad, performance status, LDH y síntomas B

b. Edad menor o mayor de 50 años, performance status, estadio de Ann Arbor, LDH y nº de áreas ganglionares afectas

c. Edad menor o mayor de 60 años, estadio de Anna Arbor, performance status, LDH y nº de áreas extraganglionares afectas

14. En la estadificación de los linfomas gastrointestinales:

a. Se sigue la clasificación de Ann Arbor con la modificación de Lugano

b. No hay estadio III

c. El estadio IIE incluye la afectación extraganglionar diseminada

15. El linfoma difuso de células grandes 'leg-type' (tipo pierna) se caracteriza por:

a. Tiene buen pronóstico y puede tratarse con RT exclusiva

b. Se localiza siempre en la pierna

c. Tiene una morfología característica, es CD10 negativo, bcl2 positivo y MUM-1 positivo

16. Respecto al tratamiento del cáncer de páncreas irresecable con quimioradioterapia:

a. La supervivencia global a 2 años en los estudios fase 3 es del 20-25%

b. No contempla el empleo de BT o de RT intraoperatoria

c. Los esquemas con 5-FU y derivados son la base de los protocolos de QRT

17. La mejor secuencia para la delimitación de los volúmenes de irradiación en astrocitomas de bajo grado es:

a. T1 RMN con administración de gadolinio

b. T2 RMN con administración de gadolinio

c. T2 RMN sin administración de gadolinio

18. En el tratamiento del cáncer de esófago:

a. Hay diferencias en el manejo en los tumores localmente avanzados en función de la histología

b. La RT preoperatoria está indicada en los tumores epidermoides de esófago superior

c. La RT postoperatoria mejora la supervivencia global en pacientes con pN1

19. Con respecto a la RT en los tumores hepatobiliares, señale la FALSA:

a. El uso de RT asociado a TACE (quimioembilización transarterial) mejora el porcentaje de respuestas respecto al TACE exclusivo

b. Las dosis utilizadas oscilan entre 25-60 Gy

c. Las mejores cifras de supervivencia en colangiocarcinomas irresecables se consiguen con la asociación de cisplatino y RT externa

20. Los sarcomas del estroma gastrointestinal (GIST):

a. Asientan preferentemente en ciego y retroperitoneo

b. La respuesta al imatinib es mejor en los pacientes con mutación en el exón 11 del c-Kit

c. La respuesta al imatinib es mejor en los pacientes con mutación en el exón 9 del c-Kit

21. ¿Cuál de los siguientes criterios no se considera adecuado por la ASTRO para la irradiación parcial de la mama?

a. Receptores estrogénicos negativos

b. Edad ≥ 60 años

c. Ausencia de invasión del espacio linfovascular

22. Según Merchant, ¿cuál de los siguientes factores es el más importante para favorecer el desarrollo de toxicidad neurológica radioinducida en niños?

a. El volumen de irradiación

b. El empleo de tratamiento concomitante con QT

c. La irradiación antes de los 18 meses de edad

23. Respecto al manejo del carcinoma ductal in situ:

a. La RT tras la tumorectomía disminuye el riesgo de recurrencia ipsilateral de tumores in situ pero no invasivos

b. El tamoxifeno disminuye de forma significativa el riesgo de recurrencia en forma de cáncer invasivo en la mama ipsilateral

c. El tamoxifeno puede considerarse una opción de tratamiento en pacientes con receptores de estrógeno y de progesterona positivos

24. Respecto a la tomoterapia:

a. Consta de un acelerador lineal de 4 MV

b. La modulación de la radiación se realiza mediante un colimador multiláminas binario compuesto por 64 láminas que a través de su interposición en el haz, define haces individuales pequeños ("beamlets")

c. No permite la irradiación simultánea de dos volúmenes tumorales

25. Respecto al cáncer colorrectal hereditario:

a. El 20% de los tumores colorrectales son familiares

b. En los pacientes con síndrome de Lynch, el 75-80% de los tumores se localizan en el sigma

c. Para identificar a pacientes con riesgo potencial de desarrollar un síndrome de Lynch se deben cumplir todos los criterios de Bethesda y al menos, un criterio de Amsterdam

26. En la nueva clasificación ganglionar del cáncer de pulmón, la zona ganglionar inferior del mediastino, comprende qué estaciones ganglionares:

a. Subcarinal e interlobular

b. Hiliar y subsegmentaria

c. Paraesofágica y ligamento pulmonar

27. En cuál de las siguientes situaciones, la Sociedad Americana de Braquiterapia (ABS) NO recomienda el empleo de BT como tratamiento exclusivo en el tratamiento de los sarcomas de partes blandas:

a. Si el PTV no puede ser cubierto de forma adecuada con la geometría del implante

b. Si existe afectación de la piel

c. Si los márgenes de resección están a menos de 5 mm

28. La guía de consenso sobre indicaciones de RT adyuvante en el timoma dice que:

a. Está indicada en todos los estadios III y IVA

b. Está indicada sólo en estadios III

c. No hay indicación en los estadios II que se tratan con QT

29. La estadificación de la micosis fungoide:

a. No tiene en cuenta la presencia de células atípicas circulantes

b. No es una clasificación TNM

c. La presencia de ganglios se valora según el tamaño y la afectación histológica

30. Los tumores de médula espinal:

a. Son el 20-25% de los tumores del SNC

b. Los de localización intramedular suelen ser schwanomas

c. Dosis de RT de 58 Gy con fraccionamiento convencional producen un riesgo de mielopatía radioinducida ≤ 5%

31. Las partículas pesadas:

a. Tienen carga de 0 a +10

b. La de mayor masa es el neutrón

c. La de mayor eficacia biológica relativa es el protón

32. ¿Cuál de las siguientes pruebas de imagen se considera la más óptima para evaluar la estadificación N en el cáncer de recto?

a. TAC con contraste

b. PET/TAC

c. RMN con sonda endorrectal

33. La escala de comorbilidad de Charlson valora todos los estados siguientes, EXCEPTO:

a. Hepatopatía moderada o grave

b. Diabetes (sin complicaciones)

c. Edad

34. señale la FALSA respecto a los sarcomas retroperitoneales:

a. El porcentaje de resección completa tras la cirugía en la mayoría de las series quirúrgicas no supera el 60%

b. La variedad histológica más frecuente son los liposarcomas

c. La RT intraoperatoria, en los estudios no aleatorizados, ha mejorado el control local cuando se asocia a RT externa

35. Los marcadores moleculares que se aconsejan determinar en la práctica clínica en los astrocitomas de alto grado son:

a. Delección 1q/19p, metilación del promotor MGMT y activación de la vía VEGF

b. Delección 1p/19q, metilación del promotor MGMT y activación de la vía EGFR

c. Metilación del promotor MGMT y , sobreexpresión del PDGF y mutación del gen supresor p53

36. Respecto a la RT en el tratamiento del rabdomiosarcoma infantil:

a. La indicación y la dosis es independiente del subtipo histológico

b. En pacientes con bajo riesgo del grupo II no es necesaria la RT si hay remisión completa tras la cirugía

c. En los grupos III de alto riesgo la dosis recomendada en 50.4 Gy

37. Los criterios de Symmans para calcular la carga de cáncer residual tras tratamiento neoadyuvante en el cáncer de mama, consideran todos los factores EXCEPTO uno:

a. Fracción de cáncer in situ

b. Nº de ganglios linfáticos positivos

c. Tamaño de la metástasis más grande

38. La bioequivalencia de 240 mg de morfina oral es:

a. 240 mgr. de oxicodona oral

b. 180 µg/hora de buprenorfina transdérmica

c. 100 µg/hora de fentanilo transdérmico

39. Dosis de radioterapia intraoperatoria administrada en el protocolo TARGIT:

a. 20 Gy   b. 21 Gy   c. 15 Gy

40. Los chemodectomas:

a. Se localizan con más frecuencia en el cuerpo carotideo y en el hueso temporal

b. El control local con RT se sitúa en torno al 75%

c. Suelen tener un crecimiento rápido provocando parálisis del VII par craneal como primer síntoma

41. En los linfomas foliculares, las célu-las:

a. Expresan antígenos pan-B y poseen marcadores típicos del linfoma folicular
b. No suele existir positividad para Bcl2
c. Presentan positividad CD5 y CD43 como casi todos los linfomas B

42. Según la escala de la RTOG de toxicidad crónica, la toxicidad grado 2 a nivel cerebral, se corresponde con:

a. Dolor moderado: letargia intensa
b. Dolor intenso: disfunción neurológica grave
c. Convulsiones o parálisis

43. La clasificación pronóstica de la RTOG basada en el análisis de árboles de decisión (RPA: recursive partitioning analysis) en los astrocitomas:

a. Se aplica exclusivamente para los glioblastomas multiformes
b. Agrupa 5 clases con distinta supervivencia media
c. Define las clases en base a la edad, performance status y función neurológica

44. Respecto a la mutación de Kras en cáncer colorrectal, señale la FALSA:

a. Esta mutación está activa en el 40% de los pacientes con cáncer colorrectal metastásico
b. Es un factor predictivo de ausencia de respuesta al VEGF
c. La mutación de BRAF y la pérdida de PTEN disminuyen la capacidad de respuesta a bevacizumab en pacientes con K-ras no mutado

45. Un tumor T4 N2 M0 de mama, según la AJCC 7ª edición, corresponde con un estadio:

a. IIIA   b. IIIB   c. IIIC

46. En el análisis dosimétrico llevado a cabo por Salgado comparando braquiterapia ginecológica de alta tasa con escáner o placas ortogonales, ¿Cuál resultó ser la dosis más relevante?

a. La dosis equivalente
b. La dosis la dosis fracción
c. La dosis acumulada

47. ¿Cuál de los siguientes criterios patológicos NO está incluido en el listado de las recomendaciones que se deben recoger en la anatomía patológica de un melanoma?

a. Tasa de mitosis por mm2
b. Necrosis
c. Presencia de componente desmoplásico puro

48. En el estudio PORTEC-2 de adenocarcinoma de endometrio, ¿cuál es el porcentaje de complicaciones gastrointestinales agudas grado I-II para el grupo asignado a braquiterapia (BT) respecto al de radioterapia externa (RTE)?

a. 12,6% BT vs 43,8% RTE
b. 12,6% BT vs 53,8% RTE
c. 21,6% BT vs 53,8% RTE

49. ¿Cómo clasificaría un tumor testicular que afecta la túnica vaginal, y el epidídimo, con permeación vascular y afectación de una adenopatía inguinal de 5 cm con extensión extracapsular?

a. pT2pN2   b. pT2pN3   c. pT3pN3

50. ¿En la braquiterapia postoperatoria de endometrio con alta tasa, cuál es la dosis equivalente para control tumoral, cuando se utilizan tres fracciones de 10,5 Gy prescritas en superficie vaginal?

a. 70,7 Gy   b. 60,8 Gy   c. 53,8 Gy

51. ¿Cuál es la prevalencia del virus papiloma humano en países con alta incidencia de cáncer de cérvix?

a. 5-10%   b. 10-20%   c. 20-30%

52. ¿Qué aporta en el estudio aleatorizado de la EORTC-55991 la adición de quimioterapia a la radioterapia adyuvante en el adenocarcinoma de endometrio?

a. Mejora un 8% la supervivencia global a 5 años
b. Disminuye las recurrencias locales de un 4% a un 1%
c. Ambas son correctas

53. ¿Cuál es la dosis límite en los riñones cuando se realiza una irradiación corporal total?

a. Dosis media < 10 Gy
b. Dosis media < 12 Gy
c. Dosis media < 15 Gy

54. Un tumor de cavum que invade estructuras óseas, ¿cómo se clasifica según la AJCC del 2010, 7ª edición?

a. T2   b. T3   c. T4

55. Respecto a los resultados obtenidos con el CHART (hiperfraccionamiento acelerado) respecto al fraccionamiento convencional (FC) en el cáncer de pulmón:

a. El CHART obtiene un beneficio absoluto en la supervivencia global de un 9%
b. En carcinomas escamosos el CHART reduce la progresión local y/o incidencia de metástasis (15%, riesgo relativo)
c. Ambas son falsas

56. La radioterapia adyuvante tras linfadenectomía en el melanoma:

a. Disminuye las recurrencias ganglionares de un 34% a un 20%
b. Su papel se ha estudiado en un ensayo aleatorizado
c. Ambas son correctas

57. Respecto a la radiosensibilidad celular, señale la secuencia correcta de mayor a menor sensibilidad:

a. DNA > ARN mensajero > ARN transferencia
b. DNA > ARN ribosómico > ARN mensajero
c. DNA > ARN transferencia > ARN ribosómico

58. ¿Cuál es el tratamiento más eficaz para la cistitis rádica?

a. Instilaciones de BCG (bacilo Calmette-Guerin)
b. Instilaciones de Dimetilsulfóxido
c. Instilaciones de Resiniferatoxina

59. Los resultados a largo plazo que comparan en el seminoma radioterapia adyuvante contra carboplatino:

a. La incidencia de tumores testiculares contralaterales es mayor en el grupo de quimioterapia
b. La incidencia de tumores testiculares contralaterales es mayor en el grupo de radioterapia
c. No hubo diferencias de tumores contralaterales en ambos grupos

60. ¿Qué métodos se utilizan para el cálculo de los blindajes?

a. Monte Carlo
b. Teoría del Transporte
c. Ambos

61. En tumores de pulmón irresecables tratados con quimio-irradiación radical, ¿qué aporta añadir quimioterapia de inducción?

a. Menor incidencia de metástasis a distancia
b. Mayor porcentaje de respuestas locales
c. Ninguna de las dos es correcta

62. ¿Cuál es la dosis recomendada en adultos para prevenir la ototoxicidad?

a. 35-45 Gy con fraccionamiento convencional
b. 10 Gy con radiocirugía
c. Ambas son correctas

63. Respecto al tratamiento del carcinoma de vulva con radioterapia:

a. En el tratamiento radical se deben incluir las áreas ganglionares clínicamente N0 en tumores de alto riesgo
b. En el tratamiento postoperatorio hay que incluir las áreas ganglionares inguinales aunque sólo exista afectación microscópica de una única adenopatía
c. Ambas son correctas

64. En los detectores de radiación de centelleo tipo orgánico:

a. Los procesos de fluorescencia dependen del estado físico de la materia

b. Tienen tiempos de desexcitación muy rápidos (nanosegundos)

c. Ambas son correctas

65. Según la AJCC séptima edición del 2010, ¿cómo se clasifica un tumor de vejiga con afectación de un ganglio iliaco común?

a. N1   b. N2   c. N3

66. ¿Qué ha aportado la IMRT (radioterapia de intensidad modulada) en el tratamiento del cáncer de pulmón con quimio-irradiación?

a. Reducción neumonitis de un 32% a un 8%

b. Reducción neumonitis de un 24% a un 10%

c. Ninguna de las anteriores

67. ¿Cuál es la recomendación para evitar el edema laríngeo?

a. Dosis media laríngea < ò = a 44 Gy

b. V50 laríngeo < ò = a 27 Gy

c. Ambas son correctas

68. Qué tratamiento recomendaría para un carcinoma basocelular facial, menor de 4 cm, en base al estudio aleatorizado del Gustave Roussy de 1997:

a. Cirugía

b. Braquiterapia

c. Ambos obtienen resultados equivalentes

69. Respecto a las indicaciones de la radioterapia en enfermedades benignas:

a. Queloides, malformaciones arteriovenosas, pterigium

b. Forúnculos, prurito secundario a dermatitis, tendinitis

c. Las dos son correctas

70. ¿Cuánto tiempo debe archivar el titular de la instalación el historial dosimétrico de los trabajadores?

a. Hasta que el trabajador cumpla 65 años

b. Hasta que el trabajador cumpla 70 años

c. Hasta que el trabajador cumpla 75 años

71. La irradiación testicular a dosis de 18 Gy:

a. Mantiene los niveles de testosterona en 50% de los pacientes

b. Permite preservar el testículo en el caso de tumores bilaterales

c. Ambas son correctas

72. En las guías de braquiterapia de la SEOR, ¿cuál no es una indicación de braquiterapia vulvar?

a. Sobreimpresión tras RTE

b. Recidivas tras RTE

c. Braquiterapia exclusiva en tumores menores de 3 cm

73. ¿Qué dosis recomienda el uptodate del 2010 para el tratamiento del carcinoma medular tiroides?

a. 56 Gy en áreas ganglionares y 66 Gy para enfermedad residual

b. 50 Gy en áreas ganglionares y 60 Gy para enfermedad residual

c. 50 Gy en áreas ganglionares y 66 Gy para enfermedad residual

74. Respecto al carcinoma del plexo coroideo:

a. No responde a la radioterapia

b. Si el líquido cefalorraquídeo es positivo hay que añadir quimioterapia intratecal concomitante

c. En ocasiones está indicada la irradiación cráneo-espinal

75. En el estudio de Roach de la RTOG 9406, a partir de que dosis en el bulbo de pene existía riesgo de impotencia:

a. Mediana de dosis > ò = a 52,5 Gy

b. Mediana de dosis > ò = a 54,5 Gy

c. Mediana de dosis > ò = a 56,5 Gy

76. ¿Cuándo debe iniciarse el screening del carcinoma de cérvix?

a. A partir de los 18 años

b. A partir de los 21 años

c. A partir de los 30 años

77. La xerostomía que no responde a medidas estimuladoras corresponde a una complicación tardía según la escala RTOG/EORTC:

a. Grado II   b. Grado III   c. Grado IV

78. Respecto a las partículas pesadas, es FALSO:

a. No poseen carga eléctrica

b. Son altamente ionizantes

c. En este grupo se incluyen los protones, neutrones y mesones pi

79. Según el uptodate del 2010, ¿cuál es el riesgo de desarrollar segundos tumores después de la braquiterapia prostática?

a. 0,01%   b. 0,10%   c. 0,30%

80. En el estudio comparativo de Khoo en tumores cerebrales, ¿Qué resultados obtuvo la tomoterapia frente a la radioterapia estereotáxica?

a. Mejor conformidad de dosis

b. Mayor dosis al tronco cerebral y nervios ópticos

c. Las dos son correctas

81. ¿Qué maniobras pueden prevenir el riesgo de pérdida de masa ósea en pacientes con carcinoma de próstata tratados con radioterapia y hormonoterapia a largo plazo?

a. Soporte de calcio, vitamina D y vida activa

b. Zometa anual

c. Ambas son correctas

82. ¿Qué aporta la asociación de cisplatino 20 mg/m2 días 1-5 de la semana 2 y 6 semanas a la radioterapia radical del carcinoma pulmonar no microcítico?

a. Aumento de supervivencia global

b. Aumento del intervalo libre de progresión loco-regional

c. Ambas son correctas

83. Respecto al papel de la radioterapia en el mesotelioma pleural:

a. La irradiación profiláctica del tubo de drenaje postoperatorio ha demostrado una disminución de la siembra tumoral en tres estudios aleatorizados

b. La irradiación hemitorácica postoperatoria disminuye las recurrencias locales

c. Las dos respuestas son correctas

84. ¿Qué isótopo ha obtenido mejor control bioquímico en la braquiterapia prostática?

a. Iodo-125

b. Paladio-103

c. Ambos obtienen semejantes resultados

85. ¿Cuál es la tasa de kerma en aire para una fuente radiactiva de Iodo-125?

a. 0,034   b. 0,057   c. 0,075

86. ¿Cuál no es un organismo relacionado con la protección radiológica?

a. UNSCEAR   b. CSN   c. AEN-OSCE

87. En una zona de permanencia limitada:

a. No se puede permanecer durante una jornada laboral completa

b. Existe riesgo de superar el límite de dosis anual si se trabaja todo el año a jornada completa

c. Debe estar señalada con el trébol rojo

88. En el traslado de fuentes radiactivas ¿cuál debería ser la dosis recomendada a un metro de la superficie del contenedor?

a. Menos de 0,5 mSv/h-1

b. Menos de 1 mSv/h-1

c. Menos de 2 mSv/h-1

89. ¿Cuáles son los límites de dosis recomendados en la irradiación de un paciente tratado previamente con neumonectomía?

a. V5 < 60%

b. V20 < 15%

c. MLD < 15 Gy

90. En la radioterapia adyuvante tras prostatectomía, ¿cuándo debe iniciarse el tratamiento con radioterapia?

a. Esperar unos meses a que el paciente recupere la continencia

b. Antes de 6 semanas

c. En cuanto haya cicatrizado correctamente

PSIQUIATRÍA

1 C	6 C	11 A	16 A	21 A	26 C	31 A	36 A	41 B	46 A	51 A	56 B	61 A	66 C	71 A	76 C	81 C	86 B
2 C	7 C	12 C	17 C	22 B	27 B	32 C	37 B	42 C	47 A	52 A	57 A	62 C	67 B	72 C	77 A	82 C	87 B
3 C	8 B	13 C	18 A	23 A	28 A	33 C	38 C	43 C	48 C	53 A	58 B	63 B	68 B	73 A	78 B	83 B	88 A
4 B	9 A	14 C	19 C	24 C	29 B	34 B	39 B	44 B	49 C	54 A	59 C	64 A	69 B	74 B	79 C	84 B	89 C
5 B	10 A	15 A	20 C	25 A	30 C	35 A	40 B	45 C	50 C	55 A	60 B	65 B	70 C	75 C	80 A	85 A	90 A

1. ¿Cuál de las siguientes asociaciones entre fármacos que pueden causar movimientos anormales y su afinidad por los neurorreceptores D2 no es correcta?

a. Pimozida - Alta
b. Olanzapina - Baja
c. Risperidona - Baja

2. La presencia de suicidios en pacientes dependientes de sustancias es alta. A este respecto, es FALSO:

a. La tasa de suicidio en dependientes de heroína es unas 20 veces superior a la tasa de la población general
b. Hasta un 15% de todas las personas con dependencia de alcohol se suicida
c. El suicidio es más frecuente en personas dependientes de sustancias que en pacientes con diagnóstico de trastorno del estado del ánimo

3. La prueba WCST (Wisconsin Card Sorting Test)

a. Es una escala de coordinación visomotora
b. Es una escala de evaluación de la memoria
c. Da respuestas anómalas en personas con una lesión en el lóbulo frontal o en el núcleo caudado y algunas con esquizofrenia

4. Son cada vez mayores las evidencias del origen familiar de la esquizofrenia, en este sentido el hallazgo más consistente que podemos considerar un marcador de rasgo y fenotipo subclínico en familiares es:

a. Onda P300 disminuida
b. Disfunción del movimiento ocular
c. Signos neurológicos menores

5. ¿Cuál de estas benzodiacepinas tiene una semivida de 8 a 30 horas?

a. alprazolam
b. temazepan
c. triazolam

6. Una de las siguientes psicoterapias breves de orientación dinámica no focaliza predominantemente su objetivo en la resolución del conflicto edípico:

a. Psicoterapia a corto plazo generadora de de ansiedad de Sifneos (Harvard)
b. Psicoterapia dinámica a corto plazo de Davanloo (McGill University)
c. Psicoterapia a corto plazo de Mann (Boston)

7. Cuál es el orden de prevalencia (comenzando por el más prevalente) de los siguientes trastornos afectivos:

a. T bipolar II > ciclotimia > t bipolar I
b. T bipolar II > t bipolar I > ciclotimia
c. Ciclotimia > t bipolar II > t bipolar I

8. La psicoterapia interpersonal es un tratamiento de la depresión mayor que desarrollaron inicialmente Gerald L. Klerman y Myrnna Weissman que

a. Consta generalmente de un máximo de 12 sesiones
b. Progresa a través de tres fases definidas: inicial, intermedia y final o de terminación
c. No ha sido probado por sus autores mediante ensayos clínicos aleatorizados

9. La alucinación hipnopómpica

a. se produce al despertar del sueño y de ordinario no se considera patológica
b. se produce al quedarse dormido y de ordinario no se considera patológica
c. se presenta frecuentemente en pacientes con trastornos depresivos mayores

10. Tratamiento farmacológico usado para el trastorno obsesivo-compulsivo con MÁS efectos secundarios:

A Clomipramina
b. Fluoxetina
c. Sertralina

11. La mioclonía nocturna es un efecto secundario poco frecuente de:

a. ISRS
b. Benzodiacepinas
c. Opiáceos

12. Aunque la aparición de fobias es más frecuente en la infancia que en la edad adulta, existe un tipo de fobia específica que suele aparecer en la tercera década de la vida:

a. Miedo a la sangre-inyecciones
b. Miedo a las alturas
c. Otras fobias situacionales

13. Las drogas de abuso producen gran cantidad de disfunciones sexuales, pero ¿cuál de ellas no inhibe la eyaculación?

a. Heroína
b. Cocaína
c. Cannabis

14. En la hipocondría, es FALSO:

a. Afecta por igual a ambos sexos
b. Su prevalencia es del 4% al 6% en la población de una consulta de medicina general pero podría llegar a ser de hasta un 15%
c. El estado civil afecta al diagnóstico

15. Uno de los siguientes fármacos utilizados para tratar los efectos extrapiramidales secundarios a los antisicóticos es un agente dopaminérgico:

a. Amantadina
b. Difenhidramina
c. Trihexifenidil

16. ¿Cuál de los siguientes -bloqueantes es más lipofílico, atravesando la barrera hematoencefálica y ejerciendo efectos a nivel del SNC y no sólo periférico?

a. Propanolol
b. Atenolol
c. Nadolol

17. No es una defensa inmadura según GE Vaillant

a. Hipocondría
b. Regresión
c. Desplazamiento

18. En el parcialismo

a. Los individuos afectados concentran toda su actividad sexual en una parte del cuerpo, excluyendo todas las demás
b. Se cumplen los criterios del DSM-IV-TR para el diagnóstico de parafilia específica
c. La fuente principal de gratificación sexual es el contacto entre la boca y los genitales

19. ¿Cuál de los siguientes fármacos no aumentan los niveles plasmáticos de litio?

a. AINEs
b. Tiazidas
c. Acetozolamida

20. Una suposición del tipo "los únicos acontecimientos importantes son los errores, pérdidas, etc." ¿qué tipo de error cognitivo conlleva?

a. Pensamiento dicotómico
b. Catastrofismo
c. Abstracción selectiva

21. Según el Artículo 96.2 del Código Penal vigente, las medidas de seguridad privativas de libertad que se pueden imponer son:

a. El internamiento en centro psiquiátrico, el internamiento en centro de deshabituación y el internamiento en centro educativo especial
b. El internamiento en centro sociosanitario, el internamiento en centro de deshabituación y el internamiento en centro educativo especial
c. El internamiento psiquiátrico, el internamiento en centro de deshabituación y el internamiento en centro educativo para personas con discapacidad

22. El pronóstico favorable de la abstinencia alcohólica está muy determinado por tres signos positivos que predicen al menos una posibilidad de abstinencia del 60% durante un año o más años y entre los que NO está:

a. Ausencia de trastorno antisocial u otro diagnóstico de abuso o dependencia de otras sustancias preexistentes
b. Períodos previos de abstinencia superiores a 5 años
c. Evidencia de estabilidad vital: empleo, contacto familiar continuado y estrecho, ausencia de problemas legales graves

23. La prueba denominada MMPI

a. Proporciona puntuaciones de 10 escalas clínicas estándares, cada una de las cuales se ha deducido empíricamente
b. Comprende 563 cuestiones a las que el entrevistado debe responder "cierto" o "falso"
c. Incluye una escala de mentiras empírica cuyos ítems reflejan comportamientos socialmente deseables que se practican habitualmente

24. Sobre la personalidad y trastornos psicosomáticos es FALSO que se hayan descrito asociaciones entre

a. Colitis ulcerosa y personalidad dependiente
b. Hipertensión y personalidades agresivas
c. Hipercortisolismo y bajo grado de neuroticismo

25. De acuerdo con el DSM-IV-TR la prevalencia puntual del delirium en la población general es de

a. 1,1% en individuos mayores de 55 años y 0,4% en individuos de edad igual o superior a 18 años
b. 20% de pacientes que se recuperan de cirugía por fractura de cadera
c. Ambas respuestas son ciertas

26. Cuál es la asociación correcta?

a. Raymond Cattell - análisis transaccional
b. Eric Berne – teoría holística
c. Sándor Ferenzi – terapia activa

27. Sobre la neuropatología de la demencia tipo Alzheimer:

a. No existe un único hallazgo patognomónicos aunque el más sólido es la presencia de ovillos neurofibrilares
b. El número y densidad de las placas seniles se correlaciona con la gravedad de la enfermedad
c. Las placas seniles son únicamente depósitos de la proteína $\beta/A4$, precursor del amiloide

28. Una fuente importante de interacción medicamentosa entre los fármacos es su metabolización hepática a través del citocromo P450 ¿Cuál de estos ISRS tiene un potencial inhibidor bajo o mínimo de isoenzima CYP 2D6?

a. Fluvoxamina   b. Fluoxetina   c. Paroxetina

29. En el trastorno por estrés postraumático, es FALSO:

a. Los pacientes presentan puntuaciones elevadas en Sc, D, F y Ps del Inventario multifásico de la personalidad de Minnesota
b. Aumentan los niveles plasmáticos de MHPG o noradrenalina
c. La duración de los síntomas de reexperimentación, evitación e hiperexcitabilidad debe ser superior a un mes

30. Elisabeth Kübler-Ross clasificó las reacciones que aparecen ante una muerte inminente en las siguientes etapas:

a. Etapa 1: Shock y negación, Etapa 2: negociación, Etapa 3: depresión y Etapa 4: aceptación
b. Etapa 1: Negación, Etapa 2: enfado, Etapa 3: depresión y Etapa 4: aceptación
c. Etapa 1: Shock y negación, Etapa 2: enfado, Etapa 3: negociación, Etapa 4: depresión y Etapa 5: aceptación

31. Aunque sin aplicación clínica ni diagnóstica existen algunos hallazgos biológicos que se han relacionado con determinados tipos de trastornos de personalidad. Marca la relación correcta:

a. Actividad de ondas lentas en el EEG, especialmente en los tipos límite y antisocial
b. Concentraciones altas de la MAO plaquetaria en personas introvertidas, retraídas y con baja autoestima
c. Concentraciones urinarias de ácido 5 hidroxi -indolacético altas, en personas que intentan suicidarse y en pacientes impulsivos o agresivos

32. ¿Cuál de los siguientes fármacos usado en la disfunción eréctil tiene una semivida más larga?

a. Sildenafilo
b. Vardenafilo
c. Tadalafilo

33. La batería neuropsicológica de Luria-Nebraska

a. Evalúa una amplia gama de funciones cognitivas
b. Es muy sensible para identificar dislexia
c. Ambas son ciertas

34. Dentro del correlato anatómico de los síntomas psicóticos, los síntomas de primer rango se suelen localizar en lesiones del lóbulo:

a. Frontal
b. Temporal
c. Parietal

35. Dentro de las etapas del desarrollo cognitivo definidas por Piaget, el pensamiento animista aparece dentro de la etapa:

a. Preoperacional
b. Operativo concreto
c. Operativo formal

36. El concepto de automatismo mental en la psicosis fue descrito por:

a. G. G. de Clérambault
b. K. Schneider
c. E. Kretschmer

37. La actividad mental directamente relacionada con las funciones del ello y característica de los procesos mentales inconscientes se denomina:

a. Proceso abstracto del pensamiento
b. Proceso primario del pensamiento
c. Proceso secundario del pensamiento

38. El mejor predictor de violencia es:

a. Brutalidad o privación en la infancia
b. Placer al observer o infligir daño
c. Un historial de conducta violenta

39. Las principales indicaciones psiquiátricas del análisis de creatina fosfocinasa (CPK) son:

a. Anemias hemolíticas secundarias a psicofármacos
b. Consumo de antipsicóticos, uso de medidas coercitivas y abuso de sustancias
c. Fatiga crónica, depresión y consumo de antidepresivos

40. Algunas teorías que explicarían la aparición de la esquizofrenia en la adolescencia se basan

a. Alteraciones en el proceso de mielinización durante la adolescencia
b. Exceso de poda sináptica en la adolescencia
c. Alteraciones en las migraciones neuronales durante la infancia

41. Sobre el tratamiento de la ciclotimia es FALSO

a. El valproato y la carbamacepina son eficaces
b. El litio es tratamiento más estudiado y de elección, al igual que en el trastorno bipolar
c. El 40-50% de los pacientes con trastorno ciclotímico tratados con antidepresivos sufren episodios de manía o hipomanía inducidos por estos fármacos

42. Dentro de las parasomnias, tan sólo una se produce principalmente durante la fase REM del sueño

a. Terrores nocturnos
b. Sonambulismo
c. Pesadillas

43. Respecto del voyeurismo:

a. Es una parafilia también conocida como escatofilia
b. Es la preocupación recurrente por fantasías y actos que implican la observación de mujeres comprometidas en una actividad sexual
c. El primer acto de voyeurismo suele producirse durante la infancia

44. En el modus operandi principal de la psicoterapia psicoanalítica en su vertiente expresiva:

a. Se analizan siempre las manifestaciones con una transferencia positiva
b. Sólo se lleva a cabo una regresión limitada o controlada
c. No se interpreta la transferencia negativa

45. Cuál de los siguientes NO es un tratamiento farmacológico contemplado en los trastornos por angustia:

a. Fenelcina
b. Imipramina
c. Diazepam

46. ¿Qué diferencia encuentra entre los trastornos facticios y la simulación?

a. El objetivo de los síntomas
b. La existencia ó no de intencionalidad
c. Los hallazgos orgánicos

47. El síndrome de Ganser se clasifica como:

a. Trastorno Disociativo no especificado
b. Trastorno por somatización
c. Neurastenia

48. Niño de 8 años que presenta enuresis nocturna secundaria. ¿Qué tratamiento farmacológico indicaría?

a. ADH (hormona antidiurética)
b. Diacepán
c. Imipramina

49. En el trastorno de somatización, es FALSO

a. Suele iniciarse antes de los 30 años
b. Se quejan de múltiples síntomas
c. Es más frecuente en hombres que en mujeres

50. Respecto a la fuga de ideas:

a. Cursa con estado de ánimo normal
b. Es típica de la esquizofrenia
c. Suele asociarse a taquipsiquia

51. La hipótesis bioquímica más aceptada en la etiopatogenia de la esquizofrenia es

a. Hiperactividad del sistema dopaminérgico
b. Hipoactividad del sistema noradrenérgico
c. Alteraciones en la transmetilación

52. No es un síntoma de primer rango de Kurt Schneider

a. Autismo
b. Voces que comentan la actividad propia
c. Vivencias de influencia corporal

53. En el trastorno bipolar hablamos de ciclo rápido cuando el paciente ha sufrido por lo menos:

a. Cuatro episodios en un año
b. Tres episodios en seis meses
c. Ninguna es correcta

54. Es un factor de mal pronóstico en el trastorno de estrés postraumático:

a. Inicio tardío de los síntomas
b. Breve duración de los síntomas
c. Ninguno de los anteriores

55. Varón de 35 años con diagnóstico de síndrome de Gelineau. ¿Qué tratamiento le parece más adecuado?

a. Metilfenidato y clorimipramina
b. Anfetamina
c. Clonidina

56. La coprolalia es un síntoma que suele aparecer en

a. Síndrome de Hurler
b. Trastorno de Gilles de la Tourette
c. Síndrome de Cornelia de Lange

57. ¿En cuál de las siguientes circunstancias ocurren característicamente los fenómenos de flash-back?

a. Tras el consumo de alucinógenos
b. Intoxicación por Alucinógenos
c. Intoxicación por opiáceos

58. En el síndrome de Charles Bonnet las alucinaciones típicamente son:

a. Auditivas
b. Visuales
c. Olfativas

59. Para establecer el diagnóstico de enuresis el niño debe presentar una edad de

a. 3 años
b. 4 años
c. 5 años

60. En el trastorno límite de la personalidad:

a. Los cambios de humor son raros
b. Pueden tener episodios psicóticos
c. No suelen tener conductas autolesivas

61. En los pacientes con cáncer, los trastornos psiquiátricos más frecuentes son:

a. Trastornos de adaptación
b. Trastorno depresivo mayor
c. Delirium

62. Pertenecen a las cuatro Aes de Bleuler las siguientes, EXCEPTO:

a. Asociaciones laxas
b. Afecto aplanado
c. Alucinaciones

63. Con respecto al sonambulismo es falso:

a. Es una parasomnia
b. Es más frecuente en mujeres
c. Ocurre durante el sueño profundo no REM

64. ¿Cuál no es una enfermedad por priones?

a. Enfermedad de Pick
b. Enfermedad de Creutzfeldt-Jacob
c. Insomnio familiar mortal

65. Una de las siguientes características no pertenece a un paciente con Trastorno histriónico de la personalidad

a. Inestabilidad emocional
b. Fácil fatigabilidad
c. Necesidad de dependencia

66. Están contraindicados en la porfiria aguda intermitente:

a. Antipsicóticos
b. Antidepresivos triciclícos
c. Barbitúricos

67. El término esquizofrenia fue acuñado por

a. Emil Kraepelin
b. Eugen Bleuler
c. Kurt Schneider

68. Señale la afirmación FALSA sobre le enfermedad de Alzheimer

a. Es el tipo de demencia más frecuente
b. Carece de hallazgos anatomopatológicos importantes
c. Presenta una relación con el síndrome de Down

69. La afectividad inadecuada respecto al contexto en que se produce se denomina:

a. . Aprosodia
b. Paratimia
c. Alexitimia

70. El mecanismo de defensa que destaca en el trastorno paranoide de la personalidad es:

a. Formación reactiva
b. Regresión
c. Proyección

71. El síndrome de Cotard presenta una temática delirante:

a. Nihilista
b. Erotomaníaca
c. De dobles

72. En el síndrome neuroléptico maligno es FALSO que:

a. Es una complicación del tratamiento con neurolépticos
b. Puede aparecer con dosis terapéuticas habituales
c. El inicio parece relacionado con la duración del tratamiento

73. El término autismo infantil fue acuñado por

a. Kanner
b. Rett
c. Asperger

74. Los terrores nocturnos ocurren durante:

a. Estadíos I y II del sueño
b. Estadíos III y IV del sueño
c. Sueño REM

75. Es factor de riesgo para la aparición del Delirium

a. Edad Avanzada
b. Antecedentes patológicos de Delirium
c. Los dos son factores de riesgo

76. Paciente de 41 años ingresado por Delirium tremens, que ha presentado crisis convulsivas. Si presenta un episodio de agitación psicomotriz ¿Qué tratamiento sería menos aconsejable?

a. Clormetiazol
b. Loracepán
c. Haloperidol

77. El miedo a las alturas se denomina

a. Acrofobia   b. Ailurofobia   c. Eritrofobia

78. Es característico de la depresión endógena:

a. Mejora a primera hora del día
b. Despertar precoz
c. Insomnio de conciliación

79. En el trastorno psicótico compartido es FALSO que:

a. Más del 95% incluyen dos miembros de la misma familia
b. La persona dominante suele tener esquizofrenia
c. Es más común entre los hombres que entre las mujeres

80. ¿Cuál de las siguientes características no es propia de los trastornos bipolares?

a. Predominio en sujetos varones
b. Conlleva una carga genética importante
c. Se inicia en más ocasiones por depresión que por manía

81. La primera aplicación de la TEC (Terapia electro convulsiva), fue llevada a cabo por:

a. Manfred Sakel
b. Dubovsky
c. Cerletti y Bini

82. Respecto a la epidemiología de la esquizofrenia:

a. Existe una mayor prevalencia de esquizofrenia en los estratos sociales más elevados
b. En las mujeres la enfermedad aparece en general a edad más joven que en varones
c. El suicidio es una causa frecuente de muerte en estos pacientes

83. El síndrome del sombrero loco que cursa con depresión irritabilidad y psicosis, está provocado por una intoxicación por

a. Arsénico
b. Mercurio
c. Plomo

84. Los tipos de fobia específica según el DSM IV incluyen todos los siguientes EXCEPTO:

a. Entorno natural
b. Hablar en público
c. Animales

85. Entre las siguientes afirmaciones referidas a los opiáceos y su consumo una es FALSA:

a. La alucinación más típica en la intoxicación aguda por opiáceos es la de sentir insectos bajo la piel
b. La clonidina es un agonista alfa 2 adrenérgico con efecto central
c. La naltrexona está indicada en el tratamiento de deshabituación de opiáceos

86. En el trastorno de la personalidad por evitación es FALSO que:

a. Su principal rasgo de personalidad es la timidez
b. Desean estar solos
c. Pueden tener fobia social

87. Se considera que la principal zona neuroanatómica implicada en el Delirium es:

a. Tálamo
b. Formación reticular
c. Hipocampo

88. En el paciente con trastorno delirante NO espera encontrar

a. Alucinaciones prominentes, concordantes ó no con el delirio
b. No conciencia de enfermedad
c. Humor de acuerdo con el delirio

89. ¿Cuál de los siguientes términos NO caracteriza a las ideas obsesivas?

a. El paciente las considera absurdas
b. Invaden la conciencia contra la voluntad del sujeto
c. El paciente las aprecia como ajenas, no procedentes de él mismo

90. El síntoma fundamental del Delirium es:

a. Deterioro de la conciencia
b. Alteración del lenguaje
c. Deterioro de la memoria

Psiquiatría Infantil

1 B	6 C	11 A	16 B	21 B	26 C	31 A	36 A	41 B	46 C	51 C	56 C	61 A	66 C	71 C	76 A	81 C	86 C
2 C	7 B	12 A	17 A	22 C	27 A	32 B	37 B	42 C	47 C	52 A	57 C	62 A	67 B	72 A	77 C	82 B	87 A
3 A	8 C	13 C	18 B	23 C	28 C	33 C	38 A	43 C	48 C	53 B	58 A	63 A	68 C	73 C	78 C	83 C	88 C
4 A	9 C	14 C	19 C	24 B	29 A	34 A	39 B	44 B	49 C	54 B	59 C	64 C	69 C	74 A	79 C	84 C	89 B
5 C	10 C	15 C	20 A	25 C	30 C	35 C	40 C	45 B	50 B	55 B	60 C	65 C	70 C	75 C	80 C	85 C	90 C

1. ¿Qué tipo de programa de reforzamiento es más apropiado para el mantenimiento a largo plazo de una conducta adquirida previamente?

a. Programa de reforzamiento contingente
b. Programa de reforzamiento intermitente
c. Programa de reforzamiento condicionado

2. Un estudiante de 17 años con historia de depresión está siendo tratado con sertralina. Suele beber cerveza durante los fines de semana. ¿Cuál de los siguientes efectos secundarios es más probable que ocurra?

a. Abstinencia
b. Potenciación alcohólica
c. Disfunción sexual

3. ¿Qué es falso respecto al t. reactivo del vinculo en la infancia?

a. Es mas prevalerte en varones
b. La crianza anómala es la responsable de la génesis del trastorno
c. Los síntomas se evidencian en los primeros años de vida

4. ¿Qué nombre recibe el olvido de una parcela determinada respecto a un acontecimiento?

a. Amnesia selectiva
b. Amnesia de fijación
c. Hipomnesia

5. ¿Por quién fue acuñado el término «objeto transicional»?

a. Bion
b. Bowlby
c. Winnicott

6. El síndrome de insensibilidad a los andrógenos(o de Morris) está causado por un defecto ligado a:

a. El cromosoma Y
b. La producción de testosterona
c. El cromosoma X

7. Una mujer de 16 años que ha tenido un episodio maniaco, otro depresivo y ahora uno mixto ¿cual es su diagnostico?

a. Ciclotimia
b. Trastorno bipolar tipo I
c. Trastorno bipolar tipo II

8. Una mujer de 57 años de edad se queja de mareo al levantarse por la mañana y cuando permanece en bipedestación. Ella toma Imipramina durante las noches debido a depresión. ¿Cuál de las siguientes condiciones probablemente es la causa de su síntoma?

a. Hipovolemia por hiporexia
b. Hipoglucemia
c. Bloque alfa adrenérgico

9. Una mujer de 18 años acude a consulta para una visita de seguimiento. Recientemente fue diagnosticada de desorden depresivo mayor siendo tratada con Citalopram hace seis semanas. Indica sentirse " feliz de nuevo" sin depresión , llanto o insomnio. Su apetito ha mejorado, y es capaz de concentrarse en el trabajo y de disfrutar el tiempo con su familia. Aunque ha experimentado cefaleas ocasionales y deposiciones líquidas al inicio del tratamiento no se queja de estos ni otros efectos adversos en el momento actual. ¿Cuál de estos pasos sería el más apropiado para su tratamiento?

a. Considerar una clase diferente de antidepresivo
b. Suspender el Citalopram
c. Mantener la dosis actual de Citalopram

10. Para la formación de la identidad de género (representación psicológica íntima de ser hombre o mujer) intervienen todos los factores siguientes, EXCEPTO uno de ellos. ¿Cuál?

a. El sexo asignado en el nacimiento (troquelado o imprinting)
b. Las actitudes parentales en relación con el sexo del hijo
c. La resolución del complejo de Edipo

11. Un castigo será menos eficaz cuanto:

a. Más demorado sea desde la emisión de la conducta negativa
b. Más se aplique de manera sistemática y consistente
c. Más se aplique desde el principio a su máxima intensidad y no gradualmente

12. Alguno de los procesos siguiente es un trastorno afectivo:

a. Distimia
b. Prolijidad
c. Paramnesia

13. Clozapina, Quetiapina y Olanzapina son antipsicòticos atípicos con una serie de efectos adversos muy similares. ¿Cuál no comparten?

a. Sedaciòn
b. Aumento de peso
c. Agranulocitosis

14. ¿Cuál de las siguientes NO se recomienda para el control de los síntomas del trastorno obsesivo?

a. Cirugía
b. Antidepresivos triciclicos
c. Psicoanálisis

15. Una mujer de 39 años se presenta con una tristeza gradualmente progresiva de un mes de evolución, hipersomnia, dificultad para concentrarse, pero sin cambios en el apetito ni pérdida de peso. Sus antecedentes personales indican esclerosis múltiple, sin tratamiento actual. En su exploración psiquiatrica son notables el enlentecimiento psicomotor y el ánimo deprimido. Su examen físico evidenció diversos déficit tanto sensitivos como motores. ¿Cuál es el diagnóstico más probable?

a. Trastorno bipolar en fase maniaca
b. Depresión mayor
c. Trastorno afectivo debido a condición médica general

16. En la aplicación del tiempo fuera, ¿cuál suele ser el criterio para establecer el tiempo de permanencia?

a. Nunca menos de 30 minutos
b. Aproximadamente 1 minuto por año de edad
c. Entre 45 y 60 minutos

17. Para el tratamiento farmacológico de TDHA en niños se recomienda preferentemente por su mayor eficacia:

a. Metilfenidato
b. Bupropión
c. Tricíclicos

18. NO es habitual encontrar en un lactante de 6 meses de edad:

a. Sostén cefálico
b. Gateo
c. Sonrisa social

19. ¿De dónde provienen las bases teóricas de la técnica de "implosión"?

a. Psicología experimental
b. Psicoanálisis
c. Psicología experimental y psicoanálisis

20. ¿Qué tto psicofarmacologico es el idóneo para un niño con un TOC?

a. Sertralina   b. Imipramina   c. Citalopram

21. En relación con el desarrollo de los patrones del sueño, es FALSO:

a. El sueño REM representa en el recién nacido aproximadamente el 50% de su tiempo total de sueño
b. A los 7 años de edad, más o menos, el porcentaje de sueño REM se ha reducido hasta el 20% y es semejante al del adulto
c. Desde el nacimiento hasta la adolescencia, la cantidad de sueño se ve reducida desde unas 16 hasta 8 horas diarias

22. Una mujer de 19 años realiza un intento autolitico tomando una sobredosis de comprimidos de amitriptilina. Es llevada al cuarto de shock, donde se intenta la reanimación, la cual no es exitosa. ¿Cuál de las siguientes patologías es más probable que haya sido notada durante la resucitación o durante la autopsia?

a. Oclusión masiva de las arterias coronarias
b. Estenosis de válvula aòrtica
c. Anormalidades electrocardiográficas en la conducción

23. El 'balbuceo' también se llama:

a. Farfulleo   b. Ecolalia   c. Laleo

24. Una mujer de 48 años acude al psicoterapeuta. Refiere vivir aislada, consumida por las noches de trabajo como vigilante de seguridad y cuidando de su madre, la cual está demenciada. Se queja de sentirse sola, aunque está consciente de que tiene grandes dificultades para relacionarse con otras personas ¿Cuál de estas condiciones podría diferenciar más sus problemas en relación a un trastorno esquizoide de la personalidad?

a. Historia familiar de un primo con esquizofrenia
b. Deseo de atraer relaciones interpersonales
c. Ausencia de alucinaciones o pensamiento delirante

25. La técnica de terapia de conducta consistente en leer historias en las que uno o varios modelos diferentes afrontan con éxito el miedo a la oscuridad, iniciando a continuación un diálogo sobre las reacciones suscitadas y las experiencias personales del niño, y reforzando los comentarios sobre vivencias agradables, se denomina:

a. Imágenes emotivas
b. Práctica reforzada
c. Modelado simbólico

26. ¿Qué factores desempeñan un papel importante en la carencia afectiva secundaria a separaciones repetidas?

a. La edad del niño
b. Presencia o no de sustituto materno
c. A y B

27. ¿Cuál es el efecto secundario más grave de la lamotrigina?

a. S de Steven- Johnson
b. Hemosiderosis
c. Agranulocitosis

28. Fue desarrollado por Winnicott:

a. Preocupación maternal primaria
b. Object-presenting
c. No hay ningún concepto que no haya sido desarrollado por Winnicott

29. A qué proceso asociaría taquipsiquia:

a. Intoxicación por anfetaminas
b. Intoxicación por fenobarbital
c. Masa expansiva frontal

30. Un paciente de 17 años de edad acude a la urgencia tras haber dejado las benzodiacepinas que había tomado durante un año de forma brusca. Se queja de ansiedad, disforia, irritabilidad, fotofobia, palpitaciones, sudoración y gusto metálico. ¿Qué tratamiento es el adecuado?

a. Relajación
b. Metilfenidato
c. Pautar de nuevo bezodiacepinas y retirarlas lentamente

31. Cuál de estos es el tratamiento de elección para la fobia social?

a. Terapia conductual
b. ISRS
c. Terapia electroconvulsiva

32. Comparemos la exposición tradicional con la exposición virtual en el tratamiento de las fobias a los animales:

a. La exposición in vivo proporciona más seguridad que la virtual a las personas porque pueden controlar el contexto
b. La exposición virtual puede resultar más económica en términos de tiempo y dinero
c. La exposición en la imaginación es más inmersiva que la virtual porque uno puede imaginarse fácilmente diferentes modalidades sensoriales

33. Una mujer de 33 años con trastorno bipolar tiene un embarazo de 22 semanas de gestación y ha estado tomando ácido valproico por sus síntomas. ¿Cuál de las siguientes es la anomalía más probable a ser encontrada durante un ultrasonido debido a los efectos de la medicación?

a. Defecto de la pared abdominal fetal
b. Microcefalia
c. Espina bífida

34. La adquisición del esquema de la permanencia de objeto es el logro fundamental de la fase:

a. Sensoriomotora
b. Preoperacional
c. De las operaciones concretas

35. Desarrolló el término psicosis simbiótica:

a. Kanner   b. Lang   c. Mahler

36. ¿Cuál de estos efectos adversos comunes a los ISRS son más probables a ver en el futuro en esta paciente?

a. Anorgasmia   b. Cefaleas   c. Nauseas

37. Una mujer de 16 años con diagnóstico de trastorno bipolar en fase maníaca es tratada con litio, haloperidol. ¿Cuál de las siguientes medicaciones debe ser suspendida primero una vez se estabilice la condición de la paciente?

a. Ambas deben ser suspendidas simultáneamente una vez que la paciente se encuentre estable
b. El haloperidol, debido al riesgo de efectos adversos extrapiramidales
c. El haloperidol, debido al riesgo de habituación

38. ¿En cuál de estos enunciados difiere la fobia social de la fobia específica?

a. Enfoque o naturaleza del miedo
b. Duración de la enfermedad
c. Ausencia de ataques de pánico

39. ¿Cuál de estos emparejamientos entre teóricos y conceptos por ellos acuñados no es correcto?

a. Piaget ->asimilación, acomodación
b. Bion ->protesta, desespero, desvinculación
c. Spitz ->organizador

40. Paciente de 6 años sin antecedentes de interés y desarrollo normal hasta el 1º año. Desde ese momento presenta gran actividad acompañado de retraso en la adquisición del lenguaje y el control de esfínteres. Presenta ansiedad de separación de la madre y excesiva familiaridad con extraños así como gran agresividad hacia compañeros. Con su profesora de 3º de infantil tiene un apego excesivo. Su crianza está siendo precaria pues su madre que ha padecido brotes psicóticos convive con sus padres y hermanos todos ellos enfermos y no han suplido ninguno las dificultades de dicha madre que a menudo lo abandona solo en la calle y desaparece varios días. En consulta el 1º día aparece inquieto, vociferante con gran logorrea y el segundo excesivamente próximo para acabar igual que el primer día. Según DSM IV el diagnóstico puede ser 'Trastorno reactivo...'

a. ...del vínculo inhibido
b. ...del vínculo tipo desorganizado
c. ...del vínculo tipo desinhibido

41. ¿Cuál es el Diagnostico Diferencial en el caso anterior?

a. TGD   b. TDAH   c. Los dos

42. ¿Y qué enunciado puede explicar la conducta de ese menor?

a. Conducta hiperactiva por falta de contención y limites
b. Incapacidad para expresar sus temores por la conducta incoherente de los adultos con respecto a su cuidado
c. A y B

43. Con respecto a la esquizofrenia infantil. es falso que:

a. En ocasiones se asocia con autismo
b. Se acompaña de alucinaciones y delirios
c. La ideación delirante disminuye en frecuencia con la edad

44. En la redacción de un articulo de investigación, la descripción de la muestra se incluye en:

a. La Introducción
b. El Método
c. La Discusión

45. ¿Cuál de los siguientes aspectos del desarrollo psicológico enfrentará en primer lugar o de modo característico un adolescente de 12-14 años (adolescencia temprana)?

a. Separación de la figura parental interiorizada
b. Aceptación de su cambio corporal
c. Finalización de la denominada segunda fase del proceso de separación-individuación

46. Los estudios sobre Inteligencia Emocional muestran que:

a. Los hombres puntúan más alto en dicha variable que las mujeres
b. Es innata y difícil de modificar
c. Aumenta con la edad

47. En el síndrome de Rett:

a. Se produce una desaceleración del crecimiento craneal entre los 5 y los 48 meses
b. Hay una pérdida de las capacidades sociales y del lenguaje aprendidas previamente
c. Ambas son correctas

48. En el tratamiento de la ansiedad puede estar indicado el uso de:

a. Antidepresivos
b. Psicoterapia cognitivo-conductual
c. Ambas son correctas

49. En el trastorno desintegrativo infantil es correcto que:

a. Hay un período de 2 años de desarrollo normal
b. Se pierden habilidades adquiridas
c. Ambas son correctas

50. El término Cociente Intelectual (CI), tal como fue propuesto por Terman, hace referencia a:

a. La Edad Cronológica dividida por la Edad Mental
b. La Edad Mental dividida por Edad Cronológica multiplicando el resultado por 100
c. Edad Mental menos la Edad Cronológica

51. Paciente que se expresa rapidamente, de forma desordenada, siendo su discurso fácilmente influido por estímulos externos y con una falta del sentido global del discurso, se trata:

a. Glosolalia
b. Disartria
c. Fuga de ideas

52. ¿Por debajo de que CI se considera retraso mental?

a. 70
b. 40
c. 20

53. Señale la afirmación FALSA en relación con el síndrome de Asperger:

a. Se asocia a alteraciones cualitativas de las relaciones sociales recíprocas
b. El síntoma más específico es la alteración del lenguaje
c. Se denomina también trastorno esquizoide de la infancia. según la OMS

54. ¿Cuál de las siguientes características diferencia al síndrome de Asperger del autismo?

a. Hay un trastorno de la comunicación no verbal
b. El desarrollo del lenguaje es normal
c. Hay patrones estereotipados de comportamiento

55. Una mujer de 16 años presenta ideas e imágenes recurrentes y egodistónicas que intenta ignorar de forma poco eficaz ¿que trastorno puede presentar?

a. Estrés postraumático
b. TOC
c. Psicosis paranoide

56. Con respecto al trastorno por ansiedad de separación:

a. Los niños suelen querer dormir con los padres
b. Los niños expresan miedo a perderse
c. Ambas son correctas

57. En la entrevista con un paciente psicótico debemos:

a. Enfrentarnos directamente con el paciente para intentar diluir sus delirios con las palabras
b. Ignorar la sintomatología secundaria que molesta al sujeto y centrarnos en sus síntomas psicóticos
c. Mantener una actitud de ayuda y servicio, independientemente de lo que diga

58. Sobre el trastorno por ansiedad de separación, es FALSO:

a. Aparece en familias disgregadas
b. Suele plantear problemas a la hora de ir al colegio
c. Es frecuente un estado de ánimo bajo

59. Sobre la enfermedad de Gilles de la Tourette, es FALSO:

a. La penetrancia genética es del 70% en mujeres
b. La penetrancia genética es del 99% en varones
c. Mejora generalmente con metilfenidato

60. En el trastorno por déficit de atención con hiperactividad:

a. El diagnóstico se hace por primera vez habitualmente al empezar la enseñanza primaria
b. El curso mejora a partir de la adolescencia
c. Ambas son correctas

61. ¿En cuál de las siguientes drogas ha sido descrito específicamente el denominado síndrome amotivacional?

a. Cannabis
b. Heroína
c. Cocaína

62. ¿En que en entidad puede estar indicado una capsulotomía bilateral anterior?

a. Patología obsesiva grave
b. Narcolepsia
c. Esquizofrenia crónica

63. ¿Cuál de los siguientes fármacos es útil en el tratamiento de la enfermedad de Gilles de la Tourette?

a. Neurolépticos
b. Benzodiazepinas
c. Anticolinérgicos

64. La sensación de acortamiento del futuro es característico de:

a. La depresión
b. La fobia social
c. El trastorno de estrés postraumático

65. ¿Cuáles de los siguientes son síntomas de abstinencia de benzodiazepinas?

a. Irritabilidad
b. Disforia
c. A y B

66. Cuando el miedo y la evitación están asociados a estímulos específicos (objetos, personas, sensaciones, actividades, situaciones, etc.), nos referimos a:

a. El trastorno de pánico
b. El trastorno de ansiedad generalizada
c. Los trastornos fóbicos

67. Un varón de 17 años sin antecedentes de interés desde hace unos días tiene la convicción de que las personas próximas a él han sido sustituidas sin encontrar explicación para ello ¿de que síndrome pudiéramos estar hablando?

a. Clerembault
b. Capgras
c. Ganser

68. En cuanto a la determinación de cannabis:

a. Solo puede determinarse en plasma
b. Que tiene una vida media muy corta y las determinaciones en plasma tienen que hacerse muy cerca del consumo para resultar positivas
c. Se puede determinar en orina muchos días después del ultimo consumo

69. El metaanalisis consiste:

a. Medidas estrictamente controladas
b. Estudio de campo diseñado de forma experimental
c. Análisis estadístico de los resultados de diversos estudios equivalentes según la misma hipótesis o muy similar , para evaluar la validez de su efecto

70. Con respecto a los trastornos generalizados del desarrollo:

a. Todos los trastornos son más frecuentes en varones
b. Se inician antes de los 2 años
c. Existen alteraciones cualitativas en el área de la interacción social

71. Con respecto al trastorno de movimientos estereotipados:

a. Hay un comportamiento motor impulsivo
b. Hay un comportamiento motor repetitivo
c. Ambas son correctas

72. El punto de corte para no considerar retraso mental es el de un cociente intelectual o la presencia de unas capacidades para una edad cronológica equivalente a un cociente intelectual mayor o igual a:

a. 70
b. 80
c. 90

73. Según los criterios DSM-IV, para poder diagnosticar un episodio depresivo mayor en un niño o adolescente, aparte de otros síntomas, necesariamente paciente debe presentar:

a. Ánimo depresivo o anhedonia
b. Anhedonia y síntomas de inutilidad
c. Anhedonia, ánimo depresivo o ánimo irritable

74. Una mujer de 16 años de edad, que cuenta, con cierta indiferencia que ha perdido visión de forma brusca en los dos ojos. Durante el interrogatorio se constata que esto ocurrió hace cuatro horas, cuando una amiga con la que se iba a ir de viaje no podía ir. La exploración por lo demás resulta anodina y en la anamnesis se recoge un episodio de anestesia en un brazo hace un año. ¿Qué patología es más probable que presenta la paciente?

a. Un trastorno de conversión
b. Una simulación
c. Un trastorno por estrés agudo

75. El trastorno reactivo de la vinculación de la infancia o la niñez se asocia a:

a. Crianza patológica
b. Retraso del desarrollo
c. Ambas son correctas

76. ¿Qué síntoma relacionaría con una depresión atípica?

a. Hipersomnia
b. Despertar precoz
c. Alucinaciones visuales

77. Señale la FALSA con respecto al trastorno por ansiedad de separación:

a. Es muy frecuente (4%)
b. Puede aparecer tras un estrés
c. Es el equivalente del trastorno de ansiedad generalizada pero en niños

78. ¿Cuál de las siguientes sustancias puede originar un cuadro esquizofreniforme?

a. Ácido Lisérgico
b. Cocaína
c. Las dos

79. ¿Por debajo de que CI se considera retraso mental profundo?

a. 60   b. 40   c. 20

80. Entre las siguientes variables psicológicas, ¿cuál desempeña tradicionalmente un papel más relevante favoreciendo el comienzo de la enfermedad cardiopatía coronaria?

a. La ansiedad
b. El patrón de conducta tipo A
c. A y B

81. En la enfermedad de Gilles de la Tourette, la vulnerabilidad genética predispone también a uno de los siguientes trastornos:

a. Trastorno obsesivo-compulsivo
b. Tics crónicos motores y vocales
c. Ambas son correctas

82. La prueba de supresión con dexametasona se ha utilizado como marcador en

a. Esquizofrenia
b. Depresión endógena
c. Fuga psicógena

83. De los siguientes trastornos, ¿cuál es el que produce menor grado de incapacitación?

a. El trastorno obsesivo-compulsivo
b. El trastorno de ansiedad generalizada
c. Las fobias específicas

84. Sobre el trastorno reactivo de la vinculación de la infancia o la niñez, es FALSO:

a. El niño puede tener dificultad para iniciar relaciones sociales
b. El niño puede relacionarse socialmente de forma indiscriminada
c. Ambas son correctas

85. Cuál no es una escala psicométrica de uso en la entrevista psiquiátrica:

a. Hamilton para la Ansiedad
b. Young para la Manía
c. Escala de Glasgow para el Coma (GCS)

86. En los familiares biológicos de primer grado de pacientes con el trastorno por déficit de atención con hiperactividad, es más frecuente uno de los siguientes trastornos:

a. Trastornos de aprendizaje
b. Consumo de sustancias y trastorno antisocial
c. Ambas son correctas

87. ¿Cuál es el efecto secundario más frecuente cuando se toma litio?

a. Temblor
b. Ataxia
c. Perdida de memoria

88. Entre las patologías endocrinológicas de diagnóstico diferencial obligado con los trastornos de ansiedad se incluye:

a. Hipertiroidismo
b. Feocromocitoma
c. Las dos

89. ¿Cuál es la complicación médica mas grave de la anorexia nerviosa?

a. Depresión
b. Alteraciones hidroelectrolíticas
c. Leucopenia

90. Respecto al mutismo selectivo:

a. Se acompaña de habilidades lingüísticas normales
b. Se asocia a trastornos de ansiedad
c. Ambas son correctas

1 C	6 A	11 B	16 B	21 B	26 B	31 C	36 B	41 C	46 C	51 A	56 A	61 B	66 C	71 C	76 A	81 C	86 A
2 B	7 B	12 A	17 A	22 A	27 C	32 B	37 A	42 B	47 B	52 B	57 A	62 A	67 C	72 C	77 A	82 A	87 C
3 B	8 C	13 A	18 A	23 A	28 B	33 A	38 A	43 B	48 A	53 C	58 B	63 B	68 C	73 A	78 C	83 A	88 B
4 A	9 C	14 B	19 C	24 B	29 C	34 B	39 A	44 C	49 C	54 B	59 C	64 B	69 A	74 C	79 A	84 A	89 A
5 C	10 C	15 C	20 B	25 A	30 A	35 C	40 B	45 B	50 C	55 B	60 B	65 B	70 A	75 B	80 B	85 C	90 C

1. ¿En qué trastorno el individuo reconoce que son absurdos y sin sentido sus problemas?

a. En el insomnio
b. En la hipocondría
c. En el trastorno obsesivo-compulsivo

2. El desarrollo y elaboración sistemática de la regresión transferencial es la estrategia básica en:

a. Psicoterapia de apoyo
b. Psicoanálisis
c. Psicoterapia de esclarecimiento

3. ¿Cuál de las siguientes características es propia del trastorno esquizoide de personalidad?

a. Necesidad de la crítica externa como estímulo
b. Frialdad emocional, desapego o embotamiento afectivo
c. Incapacidad para perdonar agravios o perjuicios

4. Señale en cuál de los siguientes trastornos clínicos puede ser útil el tratamiento de corte cognitivo-conductual para aumentar el efecto profiláctico de la medicación mejorando la adherencia al tratamiento y el funcionamiento psicosocial:

a. Trastorno bipolar
b. Fobia social
c. Bulimia nerviosa

5. La ausencia de control por parte del individuo sobre la aparición de alucinaciones, entendida como imposibilidad o dificultad extrema para alterar la experiencia a voluntad propia, es una característica:

a. Que permite diferenciar entre una alucinación psicótica y otra de origen neurótico
b. Que permite distinguir entre una alucinación y una pseudoalucinación
c. Compartida con otras psicopatologías, tales como las imágenes parásitas, las hipnagógicas, o las obsesivas

6. ¿Cuál de las siguientes alteraciones tímicas se ha considerado específicamente relacionada con la patología psicosomática?

a. Alexitimia
b. Disforia
c. Anhedonia

7. En la formación de un grupo, la creación de fuertes barreras frente a otros grupos es propia de la fase:

a. Individualización
b. Identificación con el grupo
c. Productividad grupal

8. Uno de los ojetivos de la psicoterapia de esclarecimiento es:

a. Atenuación o supresión de la ansiedad
b. Reestructuración de la personalidad
c. Desarrollar una capacidad de autoobservación (insigth) hacia los núcleos fundamentales del conflicto

9. ¿Con qué finalidad se utilizan técnicas de reestructuración cognitiva en el marco del tratamiento del Trastorno Dismórfico Corporal?

a. Para prevenir la respuesta de examinarse y acicalarse
b. Para eliminar la búsqueda de palabras tranquilizadoras en otras personas
c. Para modificar el lenguaje negativo sobre el cuerpo

10. ¿En qué parafilia se lleva a cabo la conducta de forma oculta y sin el consentimiento de las víctimas?

a. El exhibicionismo
b. La paidofilia
c. Escoptofilia (voyeurismo)

11. El perfeccionismo, la rigidez, la hiperresponsabilidad y los sentimientos de ineficacia aparecen con más frecuencia en pacientes con:

a. Bulimia purgativa
b. Anorexia restrictiva
c. Trastorno por atracón

12. El papel del terapeuta en la psicoterapia de apoyo es:

a. Definido (frecuentemente protector)
b. Ambiguo (depositario potencial de múltiples papeles)
c. Definido (principalmente docente)

13. Cuando la energía libidinal impregna un objeto, a este proceso psicoanalítico Freud lo llamó:

a. Catexia
b. Proyección
c. Idealización

14. El programa PEAC (emoción-acción-cognición) de Méndez (2002) es un tratamiento cognitivo-conductual para:

a. El tratamiento de las pesadillas
b. La depresión mayor infantil
c. El tratamiento de los celos infantiles

15. Señalar la sintomatología más característica del trastorno disocial de la personalidad según la CIE-10:

a. Marcada predisposición a actuar de forma inesperada y sin tener en cuenta las consecuencias, con humor inestable y caprichoso
b. Afectividad lábil y superficial, con tendencia a la teatralidad y expresión exagerada de emociones
c. Despreocupación por los sentimientos de los demás con incapacidad para sentir culpa, y una actitud marcada y persistente de irresponsabilidad

16. La presencia de atracones recurrentes es una característica central de:

a. La esquizofrenia
b. La bulimia nerviosa
c. La depresión mayor

17. La preocupación excesiva por alguna anomalía física leve o inexistente, es la característica esencial de:

a. El trastorno dismórfico corporal
b. El trastorno de somatización
c. La hipocondría

18. La preocupación excesiva por las dificultades cotidianas está presente especialmente en el:

a. Trastorno de ansiedad generalizada
b. Trastorno de pánico
c. Trastorno adaptativo con estado de ánimo ansioso

19. La aparición de shock a los colores en un individuo que se somete a una prueba de Rorschach sugiere la presencia de:

a. Personalidad paranoide
b. Esquizofrenia
c. Ansiedad

20. ¿A cuál de los siguientes autores le debemos el origen de la Psicoterapia Guestáltica?

a. Berne   b. Perls   c. Rogers

21. En el sistema diagnóstico CIE-10, la dismorfofobia (no delirante) se incluye dentro de la categoría de:

a. Trastorno somatomorfo indiferenciado
b. Trastorno hipocondríaco
c. Trastorno de somatización

22. La inducción de sensaciones de calor y pesadez es característica de un tipo de relajación. ¿De cuál?

a. Entrenamiento autógeno
b. Relajación muscular diferencial
c. Meditación

23. ¿Cuál de estas alteraciones es un trastorno disociativo?

a. Síndrome de Ganser
b. Síndrome de Kleine-Levin
c. Síndrome de Pickwick

24. Las diferencias diagnósticas de los trastornos de personalidad se determinan mediante rasgos comportamentales. Señalar los que son característicos de la persona esquizoide:

a. Excitable, egocéntrico, en busca de atención, persuasivo
b. Sentimientos de vulnerabilidad, evita las relaciones cercanas y mostrar mucho sus sentimientos; retraimiento, falta de participación y ensueños
c. Tendencia a ser rígido, celoso, resentido y suspicaz

25. El objetivo del Sistema Comprensivo de Exner es:

a. Dotar a la prueba de Rorschach de una base psicométrica adecuada
b. Validar el Test de Apercepción Temática
c. Validar la clasificación Q

26. La doble personalidad es:

a. Un síntoma de esquizofrenia
b. Es una de las características clínicas de los estados disociativos
c. Es sinónimo de síndrome de Ganser

27. El modelado simbólico, la práctica reforzada y las imágenes emotivas son técnicas de terapia de conducta que se utilizan frecuentemente en el tratamiento de:

a. Enuresis primaria
b. Consumo de sustancias tóxicas
c. Fobia a la oscuridad

28. El estudio de la personalidad desde una perspectiva transcultural incluye:

a. La consideración de la cultura como algo interno al individuo
b. La comparación de múltiples sociedades para buscar universales culturales
c. La concepción diferente del self en cada cultura

29. La técnica de psicoterapia que consiste en facilitar al paciente la descarga emocional de sus afectos, a través de la verbalización de aquellos hechos y circunstancias que se hallan ligados, consciente o inconscientemente, a los mismos recibe el nombre de:

a. Sugestión
b. Confrontación
c. Abreacción

30. El paciente con un trastorno dependiente de personalidad:

a. Fomenta o permite que otras personas asuman responsabilidades importantes de la propia vida
b. Es perfeccionista
c. Se resiste a establecer relaciones personales si no tiene la seguridad de que va a ser aceptado

31. ¿Qué modelo explicativo de las habilidades sociales señala que en ocasiones el paciente no se comporta adecuadamente no porque carezca de las habilidades necesarias en su repertorio sino porque existen factores que inhiben su presentación?

a. Modelo de bloqueo
b. Modelo de déficit conductual
c. Modelo de ansiedad condicionada o de cogniciones inadecuadas

32. La entrevista en la que se permite al entrevistado hablar en función de sus propias necesidades, formulando preguntas abiertas, se denomina:

a. Semiestructurada
b. Libre
c. Estructurada

33. En el desarrollo del apego se pueden distinguir cuatro fases cuyas características vienen definidas en gran parte por el desarrollo madurativo del bebé. La segunda fase que se extiende hasta los 6 ó 7 meses se caracteriza por:

a. Una sensibilidad social discriminada pero que aún no rechaza la presencia o cuidados de desconocidos
b. Un apego definido
c. La formación de una relación recíproca

34. En la aplicación de la técnica de "detención del pensamiento" ¿en qué momento debe el paciente interrumpir el pensamiento intrusivo?

a. Cuando comienzan a aparecer respuestas fisiológicas de ansiedad
b. Justo en el momento en que esta surge
c. En esta técnica, justamente se trata de dejar que el pensamiento se mantenga todo el tiempo hasta que deja de ser ansiógeno

35. ¿En qué tipo de trastornos de ansiedad aparecen más frecuentemente fenómenos disociativos?

a. Fobia social
b. Trastorno obsesivo-compulsivo
c. Trastorno de estrés postraumático

36. En el ámbito de la modificación de conducta, ¿a qué denominamos una "operante"?

a. A la respuesta que se da en presencia de un estímulo cualquiera
b. A la respuesta emitida que produce unas consecuencias en el medio, las cuales a su vez pueden controlar esa conducta
c. A la conducta negativa que se emite previa al castigo

37. El trastorno de personalidad caracterizado por sentimientos de duda, perfeccionismo, preocupación excesiva por detalles y comprobaciones, obstinación, precaución y rigidez según la CIE-10 corresponde a:

a. Trastorno anancástico de la personalidad
b. Trastorno dependiente de la personalidad
c. Trastorno obsesivo-compulsivo

38. ¿En qué momento del proceso de tratamiento de la anorexia nerviosa se debe incidir en la modificación de los miedos e ideas irracionales respecto a la comida y el peso?

a. Una vez se ha logrado, por lo menos parcialmente, la recuperación del peso y la normalización de la ingesta
b. Una vez que se haya intervenido y mejorado las relaciones familiares
c. Este aspecto se trabaja en la prevención de las recaídas

39. ¿Cómo se denomina la alteración formal del pensamiento en la que el paciente elabora su discurso basándose en los sonidos de las palabras y no en lo que significan?

a. Resonancia
b. Perseveración
c. Ecolalia

40. ¿En cuál de los trastornos del sueño que se enumeran, es más probable la aparición de imágenes o alucinaciones hipnagógicas?

a. Insomnio tardío
b. Narcolepsia
c. Síndrome de apnea del sueño

41. ¿Qué corriente psicológica afirma que el todo es diferente a la suma de sus partes?

a. El Estructuralismo
b. La Psicología Cognitiva
c. La Psicología de la Guestalt

42. La llamada "crisis de la adolescencia":

a. Puede ser el origen de un cuadro parafrénico

b. A veces puede confundirse con un cuadro psicótico de comienzo

c. Conlleva muchas veces problemas de estirpe megalomaníaca

43. ¿Qué tipo de alteración tiene un paciente que nos dice que su cuerpo ha cambiado de forma y tamaño?

a. Idea delirante primaria

b. Alucinación cenestésica

c. Idea obsesiva

44. Rorschach acuñó el término de:

a. Test de inteligencia

b. Análisis factorial

c. Psicodiagnóstico

45. ¿Qué tipo de alteración es el fenómeno conocido como Déjà vu?

a. De lenguaje

b. De memoria

c. De pensamiento

46. Los tests Army Alpha y Army Beta constituyen un hito en la historia del Psicodiagnóstico:

a. Por sentar las bases del modelo cognitivo de evaluación psicológica

b. Por sentar las bases del modelo de la evaluación dinámica

c. Por constituir los primeros tests colectivos de inteligencia que se administran de forma masiva en 1918

47. La disgregación del pensamiento es característica de:

a. La depresión delirante

b. La esquizofrenia

c. Los cuadros maníacos

48. El síndrome hipercinético se caracteriza por la triada de:

a. Hiperactividad, Impulsividad, Déficit de atención

b. Hiperactividad, Hipertimia, Taquipsiquia

c. Hiperactividad, Impulsividad, Deficiencia mental

49. Las ideas delirantes de culpa:

a. Son características de los pacientes esquizofrénicos

b. Suelen aparecer en el trastorno por estrés postraumático

c. Son propias de la depresión psicótica

50. Según la Teoría de Erikson, la etapa que se extiende entre los 2 y los 3 años es:

a. La de iniciativa versus culpa

b. La de autonomía versus inferioridad

c. La de autonomía versus vergüenza y duda

51. Conductas frecuentes en el niño como rabietas temperamentales, molestar a los demás, gritar, pelearse, destruir sus cosas y las de los demás, ser desobediente en el colegio y en casa, amenazar..etc...son características del siguiente síndrome infantojuvenil definido empíricamente (T.M. Achenbach):

a. Comportamiento agresivo

b. Trastorno disocial

c. Trastorno de déficit de atención con hiperactividad

52. La "Teoría de la puerta" acerca del mecanismo de modulación del dolor ha sido formulada por:

a. Mc Lean y Weisman

b. Melzack y Wall

c. Eysenck

53. Una fobia es:

a. Una crisis de angustia producida ante un peligro real

b. Una crisis de angustia que aparece sin motivo alguno

c. Una crisis de angustia ante objetos o situaciones determinadas

54. El estado crepuscular:

a. No ocasiona alteraciones del estado de ánimo

b. Es un estado confusional

c. Es siempre de etiología epiléptica

55. La técnica sustentada por una teoría general de la personalidad desarrollada por Berne es:

a. El Psicoanálisis

b. El Análisis Transacional

c. La Psicoterapia Guestáltica

56. La folie à deux:

a. Es un cuadro delirante compartido por dos personas

b. La separación entre ambos pacientes comporta la mayoría de veces la remisión del cuadro delirante

c. Siempre puede establecerse en ambos pacientes el diagnóstico de esquizofrenia paranoide

57. Cuando hablamos desde el punto de vista psicoanalítico de "narcisismo" en el niño pequeño nos estamos refiriendo a:

a. Una etapa normal en el desarrollo del niño

b. El cuadro también conocido como "autismo infantil"

c. La esquizofrenia infantil

58. El delirio erotomaníaco:

a. Es el tema delirante más frecuente en el síndrome de Frégoli

b. Es un delirio paranoico

c. Es característico de la esquizofrenia paranoide

59. Señalar cuál de las siguientes alteraciones psicopatológicas NO está presente en la anorexia nerviosa:

a. Hiperactividad

b. Insomnio

c. Incoherencia ideoverbal

60. NO es aplicable al concepto de temor fóbico:

a. Es un temor desproporcionado a la situación que lo crea

b. Está siempre en relación a situaciones externas

c. Se encuentra fuera del control voluntario

61. La asterognosia es:

a. La pérdida del conocimiento o del sentido del propio cuerpo

b. La incapacidad para reconocer objetos a través del tacto

c. La incapacidad para localizar y denominar partes del propio cuerpo

62. El Psicodrama fue desarrollado por:

a. J.L.Moreno

b. C.Rogers

c. E. Berne

63. En los trabajos de investigación sobre acontecimientos vitales y la aparición de enfermedades, ha interesado particularmente el estudio:

a. Del "reaction time" o tiempo de reacción

b. Del "brought forward time" o tiempo de latencia

c. De las psicosis exógenas

64. Podemos decir que la angustia es:

a. Temor a determinadas situaciones

b. Temor sin objeto

c. Una emoción que se da en las psicosis

65. La sensibilidad a la ansiedad puede evaluarse en niños mediante la escala CASI (Childhood Anxiety Sensitivity Index) y consiste en una predisposición personal a experimentar:

a. Ansiedad en general (ante cualquier estímulo)

b. Miedo ante los síntomas de ansiedad

c. Nerviosismo

66. En psicología evolutiva hablamos del "segundo organizador", refiriéndonos con ello:

a. Al papel que realizan las pautas culturales sobre la familia

b. A la entrada en la adolescencia

c. A la angustia del octavo mes que guardaría relación con las separaciones momentáneas de la madre

67. El concepto de estrés psicosocial basado en la ocurrencia de sucesos vitales, así como su evaluación y cuantificación , fue establecido por primera vez por:

a. H. Selye
b. I.G. Sarason
c. T.H.Holmes

68. W.B. Cannon sostuvo que la conducta emocional dependía de:

a. Respuestas del Sistema Nervioso Autónomo
b. Respuestas viscerales abdominales
c. Mecanismo hipotalámico y mesoencefálico

69. La pica es:

a. La ingesta persistente de sustancias no alimenticias
b. Sinónimo de paidofilia
c. Una fase evolutiva descrita por L. Kanner

70. ¿Qué técnica está utilizando un paciente que al imaginar que se enfrenta a la situación fóbica se imagina también diciéndose a sí mismo "estoy seguro de que puedo hacerlo"?

a. Aserción encubierta
b. Sensibilización encubierta
c. Extinción encubierta

71. Tras el miedo, ¿cuál suele ser la respuesta emocional inmediata más frecuente ante un infarto de miocardio?

a. Desesperación
b. Actitud regresiva
c. Minimización del riesgo

72. ¿Cuál de estos fármacos es un antipsicótico?

a. Sertralina
b. Paroxetina
c. Olanzapina

73. ¿Qué mecanismo de defensa descrito por el psicoanálisis lleva al sujeto a reprimir los pensamientos censurables y expresarlos con sus opuestos?

a. Formación reactiva
b. Sublimación
c. Racionalización

74. Mecanismo de defensa que corresponde a la personalidad paranoica:

a. Conversión
b. Anulación
c. Poyecciön

75. Las familias de alta expresividad emocional:

a. Se considera que no son significativas en la evolución de la psicosis
b. Influyen desfavorablemente en el pronóstico de la esquizofrenia
c. Son características de la esquizofrenia catatónica

76. Los trastornos de ansiedad que se indican a continuación suelen diagnosticarse en los niños y adolescentes. Señalar el que suele iniciarse a edades más tardías:

a. Fobia social
b. Trastorno de ansiedad de separación
c. Fobia a la sangre

77. Respecto a la afectividad en el paciente esquizofrénico:

a. Suele alterarse en forma de embotamiento afectivo
b. En la fase activa se configura un claro episodio depresivo mayor
c. No está alterada

78. En la Teoría desarrollada por Piaget, la primera unidad que aparece en el desarrollo cognoscitivo es:

a. Las imágenes
b. Los conceptos
c. El esquema

79. La dinámica del Inconsciente está regida por:

a. El principio del placer
b. El principio de realidad
c. El principio de negación

80. ¿En qué prueba proyectiva se le pide al sujeto que elabore historias que se ajusten a dibujos que aparecen en tarjetas?

a. El Inventario de autoestima de Rosenberg
b. El Test de apercepción temática de Murray
c. El Test de Rorschach

81. Las lagunas mnésicas o blackouts son característicos de:

a. Intoxicación por barbitúricos
b. Drogodependencia de opiáceos
c. Alcoholismo

82. La hipótesis del "doble vínculo" de Bateson se refiere al origen de:

a. Esquizofrenia
b. Histeria
c. Autismo infantil

83. Cuando surgen en el terapeuta sentimientos de afecto o de rechazo hacia su paciente, llamamos a ese fenómeno:

a. Contratransferencia
b. Proyección
c. Identificación

84. El estupor y el negativismo son síntomas característicos de la esquizofrenia:

a. Catatónica
b. Simple
c. Paranoide

85. La hiperquinesia o inestabilidad psicomotriz en el niño es fisiológica hasta los:

a. 12 meses
b. 3 años
c. 5 años

86. El sistema de funcionamiento que rige en el Yo, desde el punto de vista psicoanalítico freudiano se denomina:

a. Principio de realidad
b. Principio de repetición
c. Proceso primario

87. Los primeros estudios que dieron origen al Psicoanálisis fueron aplicados al estudio de una de las siguientes enfermedades:

a. Neurosis de angustia
b. Neurosis depresiva
c. Histeria

88. La rumiación se caracteriza por:

a. El pensamiento circular de tipo obsesivo del niño
b. La regurgitación repetida de comida con retraso ponderal
c. Una afectividad absorbente con afán de agradar

89. El llamado síndrome de Capgrás se caracteriza por:

a. Vivencia del doble de otra persona
b. Manifestaciones consistentes en sentir un "miembro fantasma"
c. Pérdida del sentimiento del paso del tiempo

90. La cleptomanía se asocia frecuentemente a:

a. Alcoholismo
b. Trastorno explosivo intermitente
c. Bulimia

MEDICINA DEL TRABAJO

1 C	6 A	11 C	16 C	21 B	26 B	31 C	36 C	41 C	46 C	51 A	56 B	61 A	66 A	71 B	76 B	81 C	86 A
2 B	7 B	12 A	17 C	22 B	27 B	32 B	37 B	42 C	47 C	52 B	57 C	62 C	67 A	72 B	77 C	82 A	87 A
3 C	8 A	13 B	18 C	23 B	28 C	33 B	38 B	43 B	48 B	53 A	58 A	63 C	68 B	73 B	78 C	83 C	88 C
4 A	9 A	14 C	19 B	24 B	29 B	34 A	39 B	44 C	49 B	54 C	59 B	64 A	69 A	74 B	79 C	84 A	89 B
5 C	10 A	15 B	20 C	25 B	30 C	35 C	40 B	45 B	50 A	55 C	60 B	65 B	70 C	75 C	80 A	85 A	90 C

1. La especie de Brucella más patógena a escala mundial es:

a. Brucella abortus
b. Brucella suis
c. Brucella melitensis

2. Respecto de los antídotos neutralizantes para fármacos citostáticos indique qué sustancia no está considerada como tal:

a. Acido ascórbico
b. EDTA-calcico
c. Vitamina B6

3. Respecto de las ventajas de los estudios de intervención o también llamados ensayos comunitarios de intervención indique lo falso:

a. Permiten contrastar hipótesis etiológicas
b. Permiten establecer asociación causal
c. Suelen ser cortos y baratos

4. En sospecha de intoxicación actual por plaguicidas ya sea aguda o crónica se debe determinar prioritariamente:

a. Pseudocolinestrasa plasmática
b. Colinesterasa eritrocitaria
c. Acetil-tiocolina

5. La norma que regula el procedimiento para el reconocimiento, declaración y calificación del grado de minusvalía es:

a. R.D. 1971/1999 de 23 de diciembre
b. R.D.1169/2003 de 12 de septiembre
c. Ambas son correctas

6. Tras estudio y seguimiento de contactos, en medio laboral, con Herpes-Zoster y siendo necesaria la administración de inmunoprofilaxis, indique el límite máximo de tiempo para administrarla:

a. 96 horas
b. 72 horas
c. 48 horas

7. Para establecer el diagnostico de presunción de asbestosis pulmonar en una persona con antecedentes ocupacionales son necesarios una serie de hallazgos, señale lo incorrecto:

a. Estertores inspiratorios bilaterales
b. Cuerpos ferruginosos en esputo
c. Reducción de la capacidad vital forzada y la difusión pulmonar < 80%

8. Se ha descrito una enfermedad profesional llamada Enfermedad del Blackjack o dermatitis de los croupiers, indique a qué Sustancia es debida:

a. Cromo
b. Níquel
c. Ambas son correctas

9. Dentro de los aceites y fluidos de corte los que mas problemas dermatológicos causan son:

a. Biocidas y antioxidantes
b. Antiespumantes
c. Colorantes

10. En relación con la hipoacusia profesional de tipo neurosensorial bilateral simétrica e irreversible, indique según la legislación vigente cuál es el nivel sonoro diario equivalente considerado como límite legal:

a. 80 db A
b. 85 db A
c. 90 db A

11. Entre las medidas de prevención para reducir riesgos específicos tipificados en el artículo 6 del R.D.664/1997 no se encuentra

a. Utilización de señal de peligro específica y otras señales de advertencia
b. Planes de accidentabilidad por agentes biológicos
c. Aislamiento de personas enfermas que puedan transmitir la enfermedad

12. La maniobra de Adson se utiliza para valorar, indique lo incorrecto:

a. Estrechamiento del espacio costo-clavicular
b. Estrechamiento del hiato escaleno
c. Se considera positiva si desaparece el pulso radial

13. En relación con la beriliosis indique lo correcto:

a. Las formas agudas son más frecuentes que las crónicas
b. La patogenia de la beriliosis crónica es autoinmune
c. Las alteraciones radiográficas son específicas y diagnósticas

14. Las entidades especializadas que pretendan ser acreditadas como Servicios de Prevención deberán formular solicitud, señale lo incorrecto:

a. Ante las autoridades laborales donde radiquen sus instalaciones principales

b. La acreditación tendrá validez para todo el ámbito del Estado

c. La autoridad laboral dictara resolución en el plazo de seis meses desde la fecha de registro

15. Respecto a los test de provocación bronquial no específicos indique lo incorrecto:

a. Generalmente se usa metacolina o histamina para su realización

b. Si la hiperactividad bronquial desaparece después del cese de la exposición, el diagnostico de asma ocupacional es seguro

c. Que el test de metacolina sea normal no excluye el diagnostico

16. Cuál de las siguientes enfermedades no proporciona inmunidad de por vida:

a. Sarampión

b. Parotiditis

c. Rubeola

17. Según el Artículo 9 del R.D. 783/2001, los límites de dosis equivalente serán señale lo incorrecto:

a. El límite de dosis equivalente para el cristalino será de 150 mSv por año oficial

b. El límite de dosis equivalente para la piel será de 500 mSv por año oficial

c. El límite de dosis equivalente para las manos, antebrazos, pies y tobillos será de 300 mSv por año oficial

18. El estudio y seguimiento de contactos en medio laboral de sarampión se debe hacer, EXCEPTO:

a. Valorar exposición y susceptibilidad

b. Separación del puesto de riesgo hasta inmunización de trabajadores susceptibles

c. Vacunación de todos los contactos susceptibles en los tres días siguientes a la exposición

19. En relación con la vacuna contra el sarampión indique lo incorrecto:

a. Pueden aparecer complicaciones extremadamente raras como la encefalitis

b. Se ha establecido relación causal con otros problemas como neuritis óptica, sordera, Guillen-Barre o mielitis transversa

c. La única contraindicación absoluta de la vacuna es el antecedente de reacción anafiláctica grave a la neomicina

20. Cuál de los siguientes fármacos antivirales no suele ser de uso habitual en los regímenes básicos de tratamiento para profilaxis post-exposición tras accidente biológico con fuente HIV+, indíquelo:

a. Zidavudina   b. Lopinavir   c. Efavirenz

21. Entre las características que deben reunir los eventos susceptibles de vigilancia epidemiológica en el ámbito laboral, no se encuentran:

a. Ser atribuibles a la exposición laboral en un alto% de casos

b. Que su presentación sea razonablemente frecuente y evolución más o menos crónica

c. Deben ser eventos que puedan extenderse de forma epidémica y afectar a la colectividad laboral

22. La determinación en orina de ácido hipúrico nos indicaría exposición a:

a. Hexaclorofeno

b. Tolueno

c. Xileno

23. En relación con el baremo para lesiones permanentes no invalidantes indique lo incorrecto:

a. Si un trabajador presenta varias secuelas contempladas en el baremo tendrá derecho a percibir la suma de todas las cantidades que le correspondan

b. En caso de I.P.T. y una lesión permanente, no incluida en las aptitudes perdidas que dieron lugar a la incapacidad, únicamente percibirá la pensión por I.P.T

c. a y b son ciertas

24. Respecto al déficit de alfa-1-antitripsina no se asocia al desarrollo de patología:

a. Pulmonar

b. Renal

c. Hepática

25. Hablando de los niveles de acción preventiva de la O.M.S., la interrupción o enlentecimiento de la progresión de una enfermedad epidemiológicamente pretende:

a. Disminuir incidencia

b. Disminuir prevalencia

c. Disminuir ambas

26. Respecto de las cohortes fijas, es FALSO que:

a. La entrada a la cohorte es fija y se presenta tan solo al principio del periodo de seguimiento

b. Los individuos que componen una cohorte fija no pueden salir de ella

c. Al calcular las medidas de frecuencia de una cohorte fija para un periodo de seguimiento corto es conveniente usar una proporción

27. EL INHST ejercerá en la Comisión Nacional de Seguridad y Salud en el trabajo:

a. Vicepresidencia

b. Secretaria general

c. Vicepresidencia atribuida a la Administración General del Estado

28. Respecto del síndrome de disfunción reactiva de la vía aérea, enfermedad profesional del grupo 4, se relaciona con la inhalación de sustancias de:

a. Sustancias de alto peso molecular

b. Sustancias de bajo peso molecular

c. Ambas son correctas

29. En relación con los efectos para la salud de la embarazada y el feto de las radiaciones no ionizantes, señale lo incorrecto:

a. Con niveles típicos de exposición ambiental no aumenta el riesgo de abortos

b. Puede excluirse la posibilidad de que la exposición a radiaciones no ionizantes, incluida la relacionada con tratamientos de onda corta, pueda aumentar el riesgo para el feto

c. El principal efecto de las radiaciones ionizantes sobre el organismo es el calentamiento

30. No es medida de tendencia central:

a. Mediana

b. Moda

c. Varianza

31. En qué microorganismo pensaría, como más probable, ante un brote de origen alimentario que cursa con un cuadro de fiebre, artralgias generalizadas, debilidad, que se manifiesta entre 10 y 20 días después de ingerir queso comercializado de manera irregular:

a. Clostridium botulinum

b. Bacillus cereus

c. Brucella mellitensis

32. Respecto de la difteria indique lo incorrecto:

a. Podría decirse que en España está eliminada

b. Gran parte de la población adulta está protegida

c. Sigue siendo necesaria la vacunación para evitar resurgimiento

33. Con respecto al temblor del hidrargirismo es falso que:

a. Presenta características típicas del temblor de tipo cerebeloso

b. No parece guardar relación con la gravedad de la intoxicación

c. Desaparece durante el sueño

34. Serán beneficiario del subsidio por I.T. derivado de enfermedad común las personas que estando integradas en el Régimen General hayan cumplido un periodo de cotización de:

a. Ciento ochenta días dentro de los cinco años anteriores al hecho causante

b. Ciento ochenta días dentro de los tres años anteriores al hecho causante

c. Noventa días dentro de los tres años anteriores al hecho causante

35. La evaluación del riesgo de exposición a radiaciones ionizantes se ajustará a las directrices y principios generales de la Prevención de Riesgos Laborales y además se tendrá en cuenta el R.D. 783/2001 en su artículo 26, que NO incluye, indique lo incorrecto:

a. La medición de las tasas de las dosis externas, especificando la naturaleza y la calidad de las radiaciones de que se trate

b. La medición de las concentraciones de la actividad en el aire y la contaminación superficial, especificando la naturaleza de las sustancias radiactivas contaminantes y sus estados físico y químico

c. La vigilancia individual de las dosis recibidas por los trabajadores expuestos

36. En relación a los riesgos derivados del trabajo con cultivos celulares señale lo incorrecto:

a. Como en todo trabajo con material infeccioso o potencialmente infeccioso deberán utilizarse cabinas de seguridad biológica

b. Cuando se utilice un pequeño número de células con un bajo riesgo de infección y no se encuentren en fase proliferativa podrá no ser necesaria la cabina de seguridad

c. Los procedimientos de descontaminación por calor son menos efectivos que los realizados por métodos químicos .

37. La vigilancia epidemiológica activa NO recoge datos de, indique lo incorrecto:

a. Estudio de vectores para enfermedades transmisibles

b. Notificaciones colectivas de enfermedades transmisibles

c. Investigación de brotes y de laboratorio

38. Respecto a la profilaxis postexposición frente a virus VIH, es FALSO:

a. La duración debe ser de 4 semanas

b. El tratamiento no es modificable una vez instaurado

c. El comienzo debe ser lo más precoz posible ya que la efectividad disminuye una vez transcurridas 36 horas desde la exposición

39. En relación con el método WBGT para evaluación del estrés térmico señale lo incorrecto:

a. Es el método más usado por su facilidad de aplicación y rapidez de resultados

b. El tiempo total de ponderación es de 30 minutos

c. Se aconseja también como método de screening para aconsejar o descartar usar otro más exacto

40. La unidad de dosis de radiación absorbida es

a. Sievert

b. Gray

c. Becquerelio

41. Epicondilitis y epitrocleitis no tienen la consideración de enfermedad profesional en:

a. Carniceros

b. Deportistas

c. Trabajadores de P.V.D

42. Ante una emergencia química por vertido de cetonas indique qué sustancia estaría indicada en el procedimiento de actuación:

a. Vermiculita

b. Hipoclorito sódico

c. Solución de bisulfito sódico

43. En relación a la exploración oftalmológica los trabajadores expuestos a R. I. indique lo incorrecto:

a. En la exploración oftalmológica debe prestarse especial atención a la transparencia de las lentes oculares

b. La constatación de una opacidad de cristalino o catarata será motivo de inaptitud

c. La evaluación médica final de la agudeza visual indicará si dicha anomalía es limitante para su puesto de trabajo

44. En estadísticas referidas a la incidencia de suicidio en el ámbito laboral, indique lo FALSO:

a. Las tasas absolutas en casados que consumaron el suicidio superan a las de solteros

b. En el medio laboral es más frecuente en varones

c. Hay mayor número de casos entre la población activa que en la inactiva

45. Respecto de las características de la varianza y la desviación típica indique lo falso:

a. Siempre toman valores positivos

b. Se pueden calcular para variables cuantitativas y cualitativas

c. Si todos los valores fueran iguales entre si, tanto la varianza como la desviación típica tendrán valor de cero

46. En caso de intoxicación crónica por óxido de etileno se pueden producir una serie de efectos adversos sobre la salud humana, señale el más discutido:

a. Alteraciones neurológicas y neurovegetativas

b. Abortos y partos prematuros

c. Efectos teratógenos

47. En relación a las manifestaciones psíquicas por estrés no es considerada una reacción emocional inmediata, señálela

a. Crisis de angustia

b. Reacción delirante aguda

c. Trastorno de estrés postraumático

48. En relación con el asma laboral por exposición a madera de cedro rojo señale lo incorrecto:

a. El antígeno implicado es el ácido plicatico

b. La atopia es un factor de riesgo predisponente

c. El hábito de fumar constituye un factor protector

49. El R.D. 39/1997 por el que se aprobó el Reglamento de los Servicios de Prevención fue modificado por:

a. Ley 39/1999 de 5 de noviembre

b. R.D.788/1998 de 30 de abril

c. R.D.171/2004 de 31 de enero

50. En relación a la utilización de guantes como equipo de protección, señale lo incorrecto:

a. La utilización de guantes como protección es una medida útil para todas las personas

b. La utilización de guantes como protección debe ser correctamente supervisada

c. Los de goma o caucho estarán contraindicados en trabajadores que presentan lesiones cutáneas activas o cuando la sudoración es importante

51. En relación con las pausas regladas para trabajadores usuarios de PVD señale la FALSA:

a. Las pausas deben introducirse cuando sobrevenga la fatiga

b. Se recomienda un pausa de 10-15 minutos cada 90 minutos de trabajo con pantalla

c. Si la tarea requiere gran atención se deberá hacer una pausa de 10 minutos cada hora

52. Respecto a las cabinas de seguridad biológica, de las que pueden distinguirse tres tipos: I, II y III, es falso que:

a. Las cabinas de seguridad biológica clase II, tipos A y B tienen como característica común el flujo de aire laminar vertical

b. Las cabinas denominadas de flujo laminar (vertical, horizontal) exclusivamente se consideran cabinas de seguridad biológica

c. Las cabinas de seguridad biológica clase I está recomendada para la manipulación de agentes biológicos de los grupos 1 y 2 aunque debe tenerse en cuenta que este tipo de cabinas no proporcionan ambientes estériles

53. El VLA-ED para Oxido de Etileno no debe sobrepasar:

a. 1 ppm

b. 2 ppm

c. 5 ppm

54. En relación a los principios de la acción preventiva, el empresario aplicará las medidas que integran el deber general de prevención con arreglo a los siguientes principios generales:

a. Evitar los riesgos, evaluar los riesgos que no se puedan evitar y combatir los riesgos su origen

b. Adaptar el trabajo a la persona, en particular en lo que respecta a la concepción de los puestos de trabajo, así como a la elección de los equipos y los métodos de trabajo y de producción, con miras, en particular, a atenuar el trabajo monótono y repetitivo y a reducir los efectos del mismo en la salud su origen

c. La efectividad de las medidas preventivas deberá prever las distracciones o imprudencias temerarias que pudiera cometer el trabajador

55. El riesgo más grave durante la aplicación de citostáticos y su complicación más frecuente es:

a. Inhalación de microgotas

b. Aparición de dermatitis en los profesionales que los aplican

c. Extravasación del preparado

56. La fatiga de trabajo, entendida como una disminución del rendimiento por parte del organismo, en su evolución de fatiga fisiológica a patológica atraviesa varias fases, indique lo incorrecto:

a. Los primeros signos son de tipo benigno afectando a la zona funcional involucrada

b. En una etapa más avanzada las alteraciones llegan a nivel de la conciencia apareciendo fluctuaciones de rendimiento y disminución del rendimiento global

c. Posteriormente se llega a una fase netamente regresiva, con fatiga global y alteraciones más profundas del equilibrio funcional, de no interrumpirse la actividad

57. Con respecto al examen de salud para trabajadores con riesgo de exposición al óxido de etileno la exploración clínica específica debe prestar especial atención a la detección de, señale lo incorrecto:

a. Alteraciones oculares

b. Alteraciones dermatológicas (dermatitis, irritación o sensibilización)

c. Alteraciones del Sistema endocrino

58. En relación a los cólicos del escafandrista su etiopatogenia se justicia por:

a. Ley de Boyle-Mariotte

b. Ley de Henri

c. Ley de Dalton

59. La posibilidad de que un trabajador sufra un determinado daño derivado del trabajo se define como:

a. Imprudencia

b. Riesgo laboral

c. Peligro

60. En relación con los compuestos orgánicos del plomo, plomo tetraetilo y tetrametilo, indique lo incorrecto:

a. El plomo tetraetilo no interfiere directamente la síntesis del HEM aunque la actividad de la ALA-D es significativamente inhibida en trabajadores expuestos a ambos compuestos

b. La toxicidad del plomo tetraetilo es menor que la del tetrametilo como depresor del SNC

c. La eliminación de estos compuestos orgánicos se hace fundamentalmente por vía urinaria

61. En general se considera que los efectos biológicos del cloruro de vinilo monómero son mediados por:

a. Oxido de acetileno

b. Cloro acetaldehído

c. Acido monocloroacetico

62. En relación con la delimitación de zonas donde se manipulen fuentes radiactivas, aquella zona en la que existe riesgo de recibir una dosis mayor a los límites anuales de dosis corresponde a:

a. Zona vigilada

b. Zona controlada

c. Zona de permanencia limitada

63. Los factores de riesgo en la carga física de trabajo pueden ser: 1- factores de origen biomecánico, 2- factores individuales, 3- factores organizativos. Señale lo correcto:

a. Solo son el 1 y 3

b. Solo son el 1y2

c. Son el 1, 2 y 3

64. En relación con el trabajo en PVD, el empresario garantizará el derecho de los trabajadores a una vigilancia adecuada de su salud, teniendo en cuenta en particular los riesgos para la vista y los problemas físicos y de carga mental, el posible efecto añadido o combinado de los mismos, y la eventual patología acompañante. Dicha vigilancia deberá ofrecerse a los trabajadores en las siguientes ocasiones, señale lo incorrecto:

a. Inicialmente tras comenzar a trabajar con una pantalla de visualización

b. Posteriormente, con una periodicidad ajustada al nivel de riesgo a juicio del médico responsable

c. Cuando aparezcan trastornos que pudieran deberse a este tipo de trabajo

65. Entre las características de la Hipoacusia neurosensorial por ruido no se encuentra en su fase inicial, es FALSO:

a. Aspecto timpánico normal en la otoscopia

b. Bilateralidad de la afectación con audiogramas simétricos

c. Weber lateralizado hacia el oído más sano

66. La utilización por primera vez de agentes biológicos de los grupos 2, 3 ó 4 deberá notificarse con carácter previo a la autoridad laboral con una antelación mínima de:

a. 30 días

b. 60 días

c. 90 días

67. En relación con las características fisicoquímicas de los agentes anestésicos inhalatorios, varios presentan un olor dulce o afrutado agradable, indique cuál es inodoro de los siguientes:

a. Desflurano

b. Halotano

c. Metoxiflurano

68. De los siguientes antibióticos usados por vía tópica señalar cuál es el responsable del mayor número de alergias de contacto

a. Gentamicina

b. Neomicina

c. Tetraciclinas

69. En relación con las características generales del Burn-Out indique lo incorrecto:

a. Aparece de forma insidiosa variando de intensidad de dentro de un mismo individuo

b. Se tiende a negar ya que suele vivirse como un fracaso personal y profesional

c. Entre un 5-10% de los casos resulta irreversible y actualmente la única solución es la retirada de los cuidados asistenciales

70. Son competencias del INHST las siguientes EXCEPTO una:

a. Asesoramiento técnico en la elaboración de la normativa legal y en el desarrollo de la normalización, tanto a nivel nacional como internacional

b. Apoyo técnico y colaboración con la Inspección de Trabajo y Seguridad Social

c. La función de la vigilancia y control de la normativa sobre prevención de riesgos laborales

71. En relación con la carga de trabajo, la contrainte (carga externa) y la astreinte (carga interna) es falso que:

a. Ante una misma contrainte, la astreinte ha de variar según la capacidad personal del trabajador

b. Tanto astreinte como contrainte se pueden describir con gran precisión

c. La penosidad del trabajo no parece estar ligada directamente a la carga de trabajo

72. Al hablar del tratamiento del estrés desde el punto de vista médico y centrándonos en una correcta alimentación, indique qué tipo de alimentos desaconsejaría:

a. Dieta rica en ácido fólico

b. Dieta rica en tiramina

c. Dieta rica en vitamina C y E

73. Respecto a la Metatarsalgia de Morton es FALSO que:

a. Se debe a un neuroma de un nervio digital plantar común tras su bifurcación en el 3º o 4º espacio interóseo

b. No suele responder a la utilización de calzado holgado y plantillas de apoyo retrocapital

c. La formación del neuroma se achaca a fenómenos de microtrombosis y fibrosis

74. Sobre la conducta a seguir según las alteraciones que se detecten por el Servicio de Prevención en el examen de salud en los trabajadores con manipulación manual de cargas en el caso de emitir un apto con restricciones laborales implicaría, es FALSO:

a. Adaptar el entorno laboral al trabajador para la realización integra de las tareas propias de su puesto de trabajo

b. Obligatoriedad de realizar las medidas higiénico-sanitarias prescritas por el médico para salvaguardar su salud y prevenir agravamientos de afecciones anteriores

c. Prohibición de realizar total o parcialmente tareas muy concretas y específicas de su puesto de trabajo

75. Frente a la división clásica de la columna vertebral en segmento cervical, dorsal y lumbar, algunos autores proponen una división en segmentos basada en las características biomecánicas, indique qué es lo que se considera el sector primo:

a. Hueso occipital, vértebras atlas y axis

b. Desde C3 hasta D2 incluyendo 1ª y 2ª costillas y manubrio esternal

c. Desde D3 hasta D8, incluyendo las unidades funcionales de la dinámica ventilatoria

76. En relación con la carga mental de los trabajadores sanitarios en medio hospitalario y en concreto hablando de los factores dependientes de la tarea, uno de los siguientes no se considera generador directo de carga mental:

a. Necesidad de dar respuesta inmediata informaciones complejas

b. Existencia de situaciones de incertidumbre

c. Consecuencia de las decisiones que se deben adoptar

77. En relación a la neurotoxicidad del oxígeno, efecto Paul-Bert, indique lo incorrecto refiriéndonos a las características clínicas de las crisis de hiperoxia:

a. La crisis hiperoxica se manifiesta como una crisis convulsiva epileptiforme

b. Es espectacular pero no presenta ningún peligro por si misma

c. El E.E.G. no muestra las alteraciones típicas de estas crisis

78. El indicador más fiable de exposición profesional a manganeso es:

a. Manganesemia

b. Manganesuria

c. Manganeso en heces

79. Desde el punto de vista del efecto fisiológico los metales al interaccionar con el organismo humano, una vez hayan penetrado en el mismo, pueden encontrarse en diferentes estados, señale lo incorrecto:

a. Como iones libre hidratados

b. Unidos a grupos funcionales orgánicos mediante enlaces sensibles al PH y a la fuerza iónica

c. Mediante uniones débiles a ligandos orgánicos formando complejos llamados quelatos

80. Entre las medidas de primeros auxilios en caso de intoxicación aguda por glutaraldehido se encuentran las siguientes medidas EXCEPTO una:

a. Utilización de antídoto especifico

b. Lavado profuso de la zona de contacto con agua

c. Respirar aire fresco

81. Las lesiones permanentes no invalidantes ocasionadas como consecuencia de un accidente de trabajo se indemnizan:

a. Con 24 mensualidades del 100% de la base reguladora

b. Dan derecho a una pensión vitalicia

c. Se usa un baremo establecido por norma para la indemnización

82. La aparición de obstrucción de vías aéreas en un trabajador de tras realizar tareas de almacenaje de grano en un silo, enfermedad de los trabajadores de los silos, nos haría pensar en la inhalación de:

a. Óxido nitroso

b. Micropolispora faeni

c. Aspergilus fumigatus

83. En relación con el desarrollo de la actuación inspectora por parte de la Inspección de Trabajo y S.S., señale lo incorrecto:

a. En las visitas a los centros de trabajo para la comprobación del cumplimiento de la normativa sobre prevención de riesgos laborales, el inspector de Trabajo y Seguridad Social procederá conforme a lo dispuesto la Ley de Prevención de Riesgos Laborales

b. La Inspección de Trabajo y Seguridad Social podrá recabar en su actuación la colaboración y asesoramiento técnico necesario del Instituto Nacional de Seguridad e Higiene en el Trabajo, de conformidad con lo establecido la Ley de Prevención de Riesgos

c. Una vez concluidas las comprobaciones, si como resultado de éstas el inspector de Trabajo y Seguridad Social actuante considerara que existen incumplimientos o irregularidades en el cumplimiento de la normativa de prevención de riesgos laborales, impondrá la correspondiente sanción

84. En relación con el Tecnoestrés se consideran amortiguadores del estrés que generan los nuevos sistemas tecnológicos:

a. La llamada personalidad tipo B

b. La denominada personalidad resistente

c. El carácter optimista

85. Dentro de los test de monitorización biológica de agentes citostáticos señale cuál de los siguientes no es un test monitorización de efectos:

a. Test de Ames

b. Análisis del intercambio de cromáticas hermanas

c. Proliferación micronucleica en linfocitos

86. En relación con las enfermedades profesionales serán los encargados de la notificación, señale lo incorrecto:

a. El empresario es el que inicia la tramitación del parte de enfermedades profesionales

b. La entidad gestora (INSS)

c. La entidad colaboradora (Mutua de Accidentes de Trabajo y Enfermedades Profesionales de la Seguridad Social, MATEPSS)

87. Los trabajadores no deberán estar expuestos de forma frecuente o continuada a corrientes de aire cuya velocidad exceda los siguientes límites, señale lo incorrecto:

a. Trabajos en ambientes no calurosos: 0,10m/s

b. Trabajos sedentarios en ambientes calurosos: 0,50 m/s

c. Trabajos no sedentarios en ambientes calurosos: 0,75 m/s

88. En relación con los exámenes de salud de los trabajadores expuestos a agentes anestésicos inhalatorios señale lo incorrecto:

a. No existe suficiente evidencia de efectos para la salud como para recomendar una periodicidad concreta

b. El periodo máximo entre exámenes de salud no será mayor de tres años

c. La documentación clínica correspondiente a los exámenes de salud efectuados se conservara durante al menos 15 años

89. En relación con el trabajo nocturno, a turnos y los ritmos biológicos señale cuál de ellos resultan más afectados:

a. Ultradianos

b. Circadianos

c. Infradianos

90. Dentro del denominado resorte bípedo, que incluye desde la vértebra D-9 hasta el cóccix, existen determinadas vértebras o niveles vertebrales que revisten especial importancia por la misión que deben cumplir. Qué vértebra dorsal es menos importante:

a. La 12ª   b. La 3ª   c. La 4ª

MEDICINA FAMILIAR Y COMUNITARIA

1 B	6 B	11 C	16 B	21 B	26 B	31 C	36 B	41 B	46 C	51 C	56 B	61 C	66 B	71 C	76 C	81 A	86 C
2 A	7 B	12 C	17 C	22 C	27 B	32 A	37 C	42 C	47 C	52 C	57 B	62 B	67 C	72 B	77 C	82 B	87 B
3 B	8 B	13 C	18 B	23 B	28 B	33 B	38 A	43 C	48 C	53 B	58 A	63 A	68 B	73 A	78 A	83 C	88 A
4 C	9 A	14 A	19 C	24 C	29 B	34 B	39 B	44 B	49 B	54 B	59 A	64 C	69 C	74 C	79 A	84 B	89 A
5 C	10 B	15 A	20 C	25 C	30 C	35 B	40 B	45 B	50 C	55 B	60 B	65 C	70 A	75 B	80 A	85 B	90 B

1. Si hacemos fijar la vista en un punto a un paciente con vértigo y nistagmus de origen periférico, observaremos que el nistagmus:

a. No se modifica
b. Disminuye o desaparece
c. Aumenta

2. En el tratamiento del hipotiroidismo primario, el objetivo es:

a. Normalizar los niveles de TSH
b. Normalizar los niveles de T4
c. Mantener una TSH elevada para mantener estimulado el tiroides

3. ¿Cuál de las siguientes formas clínicas de psoriasis se precede frecuentemente de infección estreptocócica?

a. Vulgar
b. En gotas
c. Artropática

4. ¿Cuál de los siguientes datos analíticos de la sangre es característico tanto de la insuficiencia adrenal aguda de origen adrenal como de las insuficiencia adrenal aguda de origen hipotálamo-hipofisario?

a. Elevación de la ACTH
b. Hipopotasemia
c. Hiponatremia

5. Un paciente de 28 años asintomático, que presenta un ganglio duro, móvil e indoloro en región supraclavicular, le hará sospechar:

a. Tuberculosis ganglionar
b. Linfogranulomatosis benigna
c. Enfermedad de Hodgkin

6. ¿Cuál es la indicación de tratamiento con interferón beta en pacientes con esclerosis múltiple?

a. Tratamiento sintomático de los brotes
b. Prevención de los brotes en pacientes con formas clínicas recurrentes remitentes
c. Tratamiento de la discapacidad de las formas primarias-progresivas

7. En la preparación preoperatoria de un paciente se está empleando fenoxibenzamina. La patología que presenta es:

a. Carcinoma medular de tiroides
b. Feocromocitoma
c. Estenosis de la arteria renal

8. Ante la sospecha de una enfermedad tiroidea, un médico de familia debiera pedir inicialmente:

a. TSH y T4
b. TSH
c. T3 y T4

9. Indique el efecto secundario más frecuente de los antitiroideos:

a. Leucopenia
b. Trombocitosis
c. Anemia

10. Los pacientes con trombopenia autoinmune presentan:

a. Un tiempo de Ivy normal
b. Una médula ósea con aumento de megacariocitos
c. Una trombopenia de origen central

11. ¿Cuál es el patrón más típico de la cefalea en acúmulos?

a. Cefalea asociada a escotomas centelleantes
b. Cefalea recurrente bilateral semanal o mensual de predominio occipital
c. Cefalea periorbitaria unilateral con rinorrea y lagrimeo

12. En un paciente mayor, la aparición de la triada otorrea-pseudomona-diabetes, es sospechosa de:

a. Colesteatoma
b. Otitis media necrótica aguda
c. Otitis externa maligna

13. Una otorrea intermitente y fétida sin otalgia, es sugestiva de:

a. Otomicosis por aspergillus niger
b. Otitis por cándida albicans
c. Colesteatoma

14. En una dermatitis aguda con eritema, edema y vesiculación ¿cuál de los siguientes vehículos es más apropiado?

a. Líquidos
b. Pomadas
c. Polvos

15. La disfonía debida a nódulos en ambas cuerdas vocales, debe se considerada como una lesión:

a. Funcional
b. Pre-cancerosa
c. Inflamatoria

16. La enfermedad de Ménière se caracteriza por todo lo siguiente EXCEPTO:

a. Hipoacusia neurosensorial con reclutamiento mayor en sonidos graves
b. Estado permanente de inestabilidad entre las crisis
c. Fluctuación de la audición

17. Sobre la diverticulosis colónica, es FALSO:

a. Su incidencia aumenta con la edad
b. Su incidencia es más baja en los países menos desarrollados
c. Únicamente deben ser intervenidos quirúrgicamente los pacientes con rectorragias masiva

18. Acerca de la parálisis de la neurona motora superior, es FALSO:

a. El reflejo plantar es extensor
b. Los reflejos osteotendinosos están ausentes o son hipoactivos
c. Existe espasticidad

19. Cuál de las siguientes manifestaciones clínicas no corresponde a una lesión cerebelosa:

a. Palabra escándida
b. Asinergia
c. Espasticidad

20. Los siguientes síntomas o signos son comunes en la esclerosis lateral amiotrófica, EXCEPTO uno. ¿Cuál es?

a. Disfagia
b. Fasciculaciones linguales
c. Incontinencia urinaria

21. ¿Cuál de los siguientes procesos no es causa de anemia megaloblástica?

a. Embarazo
b. Hipotiroidismo
c. Anticonceptivos orales

22. ¿En cuál de las siguientes formas clínicas de tiroiditis existe una mayor y más frecuente elevación de los anticuerpos antimicrosomales?

a. Tiroiditis aguda infecciosa
b. Tiroiditis subaguda de De Quervain
c. Tiroiditis crónica de Hashimoto

23. Ante una persona que presenta un hierro sérico, una capacidad de fijación del hierro y una ferritina normales junto a una hemoglobina A2 aumentada, el diagnóstico será:

a. Anemia sideroblastica
b. Portador del rasgo de talasemia beta
c. Anemia megaloblástica

24. La queratitis dendrítica es de origen:

a. Adenovírico   b. Bacteriano c. Herpético

25. La escala de Hachinski se utiliza para:

a. La valoración social del anciano
b. El despistaje del anciano de alto riesgo
c. El diagnóstico diferencial entre la demencia tipo Alzheimer y la demencia vascular

26. Una mujer joven presenta desde hace dos semanas unas máculas y placas eritematosas en el tronco. Refiere que hubo una lesión más grande que precedió a las demás, las lesiones presentan descamación fina en la periferia, no existe afectación palmoplantar y la serología luética es negativa. Diagnóstico más probable:

a. Pitiriasis versicolor
b. Pitiriasis rosada
c. Herpes circinado

27. Según la clasificación de bocio de la OMS, una glándula tiroidea visible con el cuello en posición normal, se clasifica como:

a. Bocio I   b. Bocio II   c. Bocio III

28. Un paciente ingresa en situación de inconsciencia, en la exploración presenta reflejos oculocefálicos con movimientos completos de los globos oculares de forma bilateral ("ojos de muñeca"), podemos deducir:

a. La existencia de encefalopatía hepática
b. La integridad funcional del tronco cerebral
c. El paciente es un simulador

29. El tratamiento inmediato ante una perforación timpánica de origen traumático, debe ser:

a. Tratamiento con antibióticos por vía oral
b. Actitud expectante
c. Cirugía inmediata

30. Paciente de 29 años tratado por colitis ulcerosa desde hace dos años. Refiere un dolor sordo en hipocondrio derecho y astenia en el último mes, la exploración física es normal y en las pruebas complementarias se observa: bilirrubina total 1,2, AST 89, ALT 101, fosfatasa alcalina 1124 UI/l, GGT 345, tiempo de protrombina 100% y negatividad de los anticuerpos mitocondriales. Cuál de estas enfermedades padece con mayor probabilidad:

a. Fase inicial de una cirrosis biliar primaria
b. Hepatitis autoinmune
c. Colangitis esclerosante primaria

31. Dolor ocular, congestión periquerática, precipitados endoteliales, miosis e inflamación de cámara anterior son signos y síntomas típicos de:

a. Queratitis
b. Glaucoma agudo
c. Uveítis anterior aguda

32. Se considera que un adulto geriátrico presenta un déficit global cognitivo si al practicarle un MMSE en su versión española (test de Lobo) arroja el siguiente resultado:

a. Menor o igual a 23
b. Menor o igual a 32
c. Menor o igual a 28

33. Se consideran factores de riesgo de osteoporosis todos EXCEPTO:

a. Nulípara   b. Obesidad   c. Hipertiroidismo

34. ¿Cuál de las siguientes actitudes terapéuticas ante un nódulo tiroideo gammagráficamente frío y ecográficamente líquido en una mujer de 21 años sería la más correcta?

a. Observación
b. Punción aspirativa con aguja fina
c. Supresión con hormonas tiroideas

35. Síntoma más característico de la fisura anal:

a. Hemorragia   b. Dolor   c. Tenesmo

36. ¿Qué situación, de entre las siguientes, no produce hipercalcemia?

a. Mieloma múltiple
b. Tratamiento con diuréticos de asa
c. Hiperparatiroidismo

37. El lugar más frecuente de metástasis de melanoma maligno es:

a. Cerebro
b. Pulmón
c. Piel y ganglios linfáticos

38. En un paciente con un glaucoma agudo de ángulo estrecho, ¿Cuál de estos tratamientos NO es adecuado?

a. Atropina   b. Pilocarpina   c. Acetazolamida

39. Entre las siguientes, señale cual es la principal causa de morbimortalidad en pacientes diagnosticados de mieloma múltiple:

a. Insuficiencia renal
b. Infecciones bacterianas
c. Hemorragias

40. Sobre la enfermedad de Gilber, es FALSO:

a. El cuadro ictérico puede mejorar con fenobarbital
b. Habitualmente se asocia a una elevación de GPT no mayor de 100U/l
c. En la microscopia óptica de la biopsia hepática no se demuestran alteraciones histológicas

41. La prueba de Rinne negativa es propia de las sorderas de:

a. Percepción
b. Transmisión
c. Tumores del acústico

42. Señale un signo radiológico impropio de la artrosis:

a. Esclerosis del hueso subcondral
b. Disminución de la interlínea articular
c. Erosiones

43. Ante un enfermo con hepatitis B aguda, ¿Qué prueba valoraría para el envío a un hospital?

a. Grado de elevación de las transaminasas
b. Grado de la hepatomegalia
c. Grado de alteración del tiempo de protrombina

44. Una mujer de 60 años presenta demencia rápidamente progresiva. La exploración neurológica muestra mioclonías y disfunción cerebelosa, la analítica sanguínea no muestra alteraciones, en el EEG se observan complejos periódicos bilaterales bilaterales, el TAC cerebral muestra signos de atrofia cerebral. ¿Cuál es el diagnóstico más probable?

a. Demencia con cuerpos de Lewy
b. Una forma esporádica de enfermedad de Creutzfeldt-Jakob
c. Leucoencefalopatía Multifocal Progresiva

45. La anemia que se produce en la insuficiencia renal crónica es:

a. Macrocitica, hipercrómica
b. Normocítica, normocrómica
c. Microcítica, hipocrómica

46. Entre las pruebas a utilizar para comparar dos muestras independientes, es FALSO:

a. La prueba U de Mann-Whitney
b. La prueba de la suma de rangos de Wilcoxon
c. El test de Kruskall-Wallis

47. Se dice que una escoliosis es "no estructurada" cuando:

a. Presenta una sola curva mayor
b. Tiene un ángulo de Cobb menor de 30°
c. Ninguna de las dos

48. Para establecer la relación entre variables cuantitativas en un grupo de sujetos podemos emplear los siguientes métodos:

a. El coeficiente de correlación de Pearson
b. El coeficiente de correlación de Kendall
c. Ambas son correctas

49. El conocido Síndrome del "trasero de tejedor", consecuencia de traumatismo repetido en la zona, es común en trabajadores que permanecen sentados sobre superficies duras durante largo periodo de tiempo. Clínica de dolor en la nalga que les obliga a cambiar de postura o reincorporarse a bipedestación constantemente. Se debe a:

a. Bursitis ileopectínea

b. Bursitis isquioglútea

c. Fascitis de la fascia lata

50. Señale la característica que no produce limitaciones metodológicas en los metaanálisis y las revisiones sistemáticas:

a. Sesgo de publicación

b. Sesgo de observación

c. Sesgo de información

51. Entre los tipos de sesgos aparecidos en los análisis de supervivencia, señale el falso:

a. Génesis de censuras

b. Génesis de truncamientos

c. Génesis de información

52. Los cuatro principios de la Bioética pueden ordenarse según una jerarquía de valores:

a. Justicia y no-maleficencia se tendrían que anteponer siempre a beneficencia y autonomía

b. Los principios de justicia y no maleficencia determinan nuestros deberes para con todos los seres humanos, por lo que son exigibles a todos por igual

c. Los principios de beneficencia y autonomía son los que hay que respetar en la ética de mínimos y se anteponen a los de justicia y no maleficencia

53. Según la mayoría de los estudios epidemiológicos, la prevalencia de la esquizofrenia en la población general, en todas las culturas, es de:

a. 1 por 1000 habitantes

b. 1 por 100 habitantes

c. Hay variabilidad dependiendo de factores climáticos: en zonas más cálidas hay más casos

54. La fractura de Monteggia consiste en:

a. Fractura de la estiloides radial

b. Fractura de la diáfisis cubital y luxación de la cabeza del radio

c. Fractura de la diáfisis cubital con luxación de la articulación radiocubital inferior

55. Un enfermedad con una tasa de letalidad del 1% significa:

a. Que muere una persona por dicha enfermedad al año, por cada100 personas

b. Que muere una persona por dicha enfermedad por cada 100 enfermos de la misma enfermedad en un año

c. Ninguna de las dos

56. Ante la aparición de un síndrome de Horner en un paciente varón de 55 años, la primera prueba diagnóstica que debe solicitar es:

a. TAC orbitario

b. Radiografía de tórax posteroanterior y lateral

c. Ecografía abdominal

57. Respecto a la representación gráfica en el análisis de datos:

a. Las variables descriptivas categóricas se representan mejor con histogramas

b. Los gráficos P-P o Q-Q son métodos gráficos específicos para comprobar la normalidad de las variables

c. Los gráficos de sectores se utilizan preferentemente para representar variable numéricas continuas

58. Uno de los siguientes efectos puede aparecer secundariamente al tratamiento de la tuberculosis con isoniazida:

a. Hepatotoxicidad

b. Nefrotoxicidad

c. Anemia aplásica

59. Sobre los tumores carcinoides, es FALSO:

a. Su crecimiento es rápido

b. Su localización más frecuente es el apéndice y el íleon

c. Se acompañan de enrojecimiento facial, telangiectasias y diarreas

60. ¿Cuál es el factor más importante en la producción de la hipertensión arterial pulmonar?

a. La policitemia

b. La hipoxemia

c. Las infecciones de repetición

61. ¿Cuál de los siguientes hallazgos es, en la clasificación de Jones, criterio menor de fiebre reumática?

a. Carditis

b. Artralgia

c. Corea

62. En cuanto a las noticias sobre la seguridad de medicamentos, es FALSO:

a. Los estudios epidemiológicos muestran un aumento del riesgo de fracturas óseas con el uso de antidepresivos tricíclicos o inhibidores selectivos de la recaptación de la serotonina

b. Recientemente se ha suspendido la comercialización de sibutramina por riesgo de fracaso hepático fulminante

c. Los anticonceptivos orales con drospirenona y etinilestradiol suponen mayor riesgo de tromboembolismo venoso que aquellos de segunda generación

63. Se entiende por moria el cuadro caracterizado por

a. Poca expresividad emocional a través del lenguaje (verbal y no verbal)

b. Euforia superficial, insulsa y pueril, con tendencia a la desinhibición verbal y conductual

c. Respuesta emocional excesiva ante estímulos mínimos, así como cambios rápidos de un estado emocional a otro

64. En cuanto al tratamiento de la enfermedad de Parkinson, es FALSO:

a. El "deterioro de fin de dosis" aparece cuando disminuye el tiempo de beneficio aportado por cada dosis de levodopa a menos de 3 o 5 horas

b. La aparición de discinesias es un fenómeno asociado al tratamiento crónico con levodopa

c. Menos del 5% de los pacientes puede llegar a desarrollar complicaciones psiquiátricas

65. Señale la incorrecta: Entre los procedimientos estadísticos para el análisis de tablas de contingencia de variables cualitativas, destaca:

a. La prueba exacta de Fisher

b. La prueba X 2

c. El coeficiente de correlación de Spearman

66. Un paciente de 63 años con insuficiencia cardiaca recibe tratamiento de base con digoxina y diuréticos tiazídicos, señale cual de las posibles situaciones puede aumentar el riesgo de toxicidad de la digoxina:

a. Hipocalcemia

b. Hipopotasemia

c. Hipermagnesemia

67. Respecto a las actividades de detección y notificación de las sospechas de reacciones adversas a medicamentos (RAM):

a. Se ha convertido en un importante indicador en la evaluación de la calidad asistencial

b. Se estima que sólo se notifican entre el 1 y el 10% de las sospechas de RAM que se producen

c. Ambas son correctas

68. Sobre los estudios de cohorte, es FALSO:

a. Es un estudio longitudinal, que puede ser retrospectivo

b. Es el indicado para el estudio de la incidencia en enfermedades raras

c. Uno de los principales inconvenientes suele ser su coste elevado al realizarse en periodos de tiempo largo

69. La severidad de un síntoma se considera una variable:

a. Cuantitativa discreta
b. Cualitativa nominal
c. Ninguna de las anteriores

70. Ante la sospecha de irritación radicular a nivel de los agujeros de conjunción de la columna cervical convendría realizar una maniobra de compresión caudal de la cabeza, considerando positiva la prueba la aparición del dolor con irritación braquial, dicha maniobra es:

a. Signo o Maniobra de Spurling
b. Signo de Lhermitte
c. Ninguna de las dos

71. ¿Qué tipo de cáncer de pulmón es el más frecuente entre las personas no fumadoras?

a. Carcinoma de células pequeñas
b. Carcinoma epidermoide
c. Adenocarcinoma

72. Cuál de estos parámetros nos permitirá clasificar mejor la severidad de la limitación al flujo aéreo:

a. Capacidad vital forzada
b. Flujo espiratorio máximo correspondiente al primer segundo
c. Capacidad funcional residual

73. El síndrome de Wolf-Parkinson-White puede cursar de forma asintomática, sin embargo estos enfermos presentan alta incidencia de taquiarritmias, de las que la más frecuente es:

a. Taquicardia paroxística supraventricular
b. Fibrilación auricular
c. Taquicardia sinusal

74. Diagnosticado casualmente en una ecografía abdominal, un aneurisma de aorta infrarrenal de 4,2 cm de diámetro en un varón de 85 años con cardiopatía isquémica no revascularizable y EPOC con FEV1 < 1 L, la actitud más adecuada, de las siguientes, será:

a. Cirugía electiva
b. Aortografía
c. Seguimiento ecográfico cada 6 meses

75. Los hallazgos característicos del enfisema pulmonar en la exploración funcional respiratoria son:

a. Patrón ventilatorio restrictivo, disminución del volumen residual y aumento de la capacidad de difusión alveolo-capilar
b. Patrón ventilatorio obstructivo, aumento del volumen residual y disminución de la capacidad de difusión alveolo-capilar
c. Patrón ventilatorio obstructivo, aumento de la capacidad de difusión alveolo-capilar y disminución de la capacidad pulmonar total

76. Si queremos estudiar la probabilidad de aparición de un fenómeno que es muy pequeña, o sea la ley adecuada para "sucesos raros" nos referimos a:

a. Distribución normal
b. Distribución Chi cuadrado
c. Ninguna de las anteriores

77. La hiperuricemia es la toxicidad de:

a. Rifampicina
b. Isoniazida
c. Piracinamida

78. En el análisis de supervivencia, señale las técnicas no paramétricas que se pueden usar para el análisis de los datos:

a. Logrank
b. Distribución de Weibull
c. Distribución de Lognormal

79. Según el PAPPS:

a. Se recomienda investigar el consumo de alcohol cada dos años y en bebedores de riesgo pasar un cuestionario de dependencia y aconsejar reducir el consumo
b. Se recomienda la determinación de colesterol total de forma anual entre los 35 y 75 años
c. Se recomienda el cribado de diabetes tipo 2 cada dos años en todas las personas mayores de 50 años

80. La diferencia fundamental entre incidencia y prevalencia es:

a. La incidencia es una tasa, la prevalencia una proporción
b. La incidencia es una proporción, la prevalencia una tasa
c. La incidencia mide la el número de casos de una enfermedad existentes en un instante de tiempo dado; la prevalencia mide la aparición de casos de enfermedad a lo largo del tiempo

81. Una mujer de 17 años ha sido diagnosticada recientemente de un lupus eritematoso sistémico grave y recibe tratamiento con esteroides a dosis altas. La radiografía de tórax es normal y el Mantoux presenta una induración de 12x15 mm. ¿Qué actitud tomaría?

a. Efectuar quimioprofilaxis con isoniazida durante 6 meses
b. Tratar con isoniazida, rifampicina y piracinamida durante 2 meses y posteriormente 4 meses con isoniazida y rifampicina
c. Vigilancia clínica

82. La proporción de la tasa de mortalidad cruda que más se reduce con el aumento del nivel de vida es:

a. La tasa de mortalidad materna
b. La tasa de mortalidad postnatal
c. La tasa de mortalidad prenatal

83. Fármacos NO indicado en la insuficiencia cardiaca con disfunción ventricular severa:

a. Carvedilol
b. Espironolactona
c. Verapamil

84. El enfisema centroacinar se asocia fundamentalmente a:

a. Mucoviscidosis
b. Tabaco
c. Asbesto

85. ¿Cuál de los siguientes no es un muestreo probabilístico?

a. Muestreo sistemático
b. Muestreo por cuotas
c. Muestreo por conglomerados

86. Respecto a los traumatismos cervicales:

a. La luxación atlo-axoidea es muy poco frecuente y suele ser mortal
b. La luxación occipito-atloidea requiere para su diagnóstico una radiografía dinámica, si existe luxación se observará un desplazamiento del arco anterior del atlas mayor de 5 mm
c. Las luxaciones y esguinces más frecuentes en el cuello se presentan entre las vértebras C5-C6 y C6 y C7

87. Las contracciones musculares sostenidas que son causa de movimientos repetitivos y posturas anormales se denominan:

a. Balismo   b. Distonía   c. Mioclonias

88. En relación con la distribución binomial:

a. Es una distribución de probabilidad de una variable aleatoria discreta
b. El resultado de cada uno de los experimentos depende del resultado de los experimentos restantes
c. El resultado de cada experimento puede admitir varias categorías

89. Respecto a la vacunación en pacientes VIH, es FALSO:

a. Todas las vacunas vivas están contraindicadas en pacientes VIH
b. La vacuna triple vírica se recomienda en todas las personas VIH asintomáticas o cuando la inmunodepresión no es severa
c. La vacuna de la varicela se ha demostrado segura cuando el recuento de CD4>25%

90. Cuál de estos patrones es más precoz en la evolución de la gasometría arterial en la agudización asmática:

a. Ph normal, PaO2 disminuido, PaCO2 normal
b. Ph aumentado, PaO2 disminuido, PaCO2 disminuido
c. Ph disminuido, PaO2 disminuido, PaCO2 aumentado

Medicina Preventiva y Salud Pública

1 A	6 C	11 A	16 A	21 B	26 A	31 C	36 C	41 B	46 A	51 B	56 B	61 A	66 A	71 B	76 B	81 C	86 A
2 C	7 B	12 B	17 A	22 B	27 C	32 B	37 C	42 A	47 A	52 A	57 B	62 A	67 C	72 C	77 B	82 C	87 B
3 A	8 A	13 C	18 C	23 C	28 C	33 A	38 A	43 C	48 A	53 C	58 A	63 C	68 C	73 B	78 C	83 C	88 B
4 B	9 A	14 A	19 C	24 C	29 B	34 C	39 B	44 C	49 B	54 B	59 A	64 C	69 C	74 B	79 B	84 A	89 C
5 A	10 C	15 C	20 C	25 C	30 B	35 C	40 C	45 B	50 A	55 B	60 C	65 C	70 C	75 B	80 C	85 A	90 C

1. El programa ampliado de inmunización (PAI) de la OMS de 1974 no tenía como objetivo la difusión de la vacuna contra:

a. Varicela   b. Sarampión   c. BCG

2. Sobre la salud comunitaria, es FALSO:

a. Se diferencia de la salud pública en que ésta última es una acción gubernamental

b. Requiere de la educación sanitaria para que los ciudadanos puedan valorar las necesidades sanitarias de su comunidad

c. El gobierno no tiene intervención

3. La ingeniería de los factores humanos NO incluye:

a. Falta de estandarización

b. Mejorar la visibilidad y la forma de dar la información

c. Automatización en alarmas

4. Respecto al Plan regional de prevención y control del tabaquismo, es FALSO:

a. El objetivo general es reducir en la población de la Comunidad de Madrid la mortalidad y morbilidad causadas por el consumo de los productos del tabaco

b. Uno de los objetivos específicos es: disminuir en 3 puntos la prevalencia de hábito tabáquico en la población de 16 y más años de edad

c. Tiene un programa específico para la protección de la salud de la población del aire contaminado por humo de tabaco

5. El oxido de etileno mezcla como sistema de esterilización a baja temperatura presenta como ventaja:

a. Amplia compatibilidad con los materiales sensibles

b. Disponibilidad de dos ciclos para el procesamiento de materiales sensibles

c. No requieren control de residuos en los materiales

6. Cuál somete a cuarentena:

a. Cólera   b. Peste   c. Ambas

7. En relación a las aguas residuales:

a. El tratamiento preliminar incluye sólo el desbaste y la tamización

b. Desde el punto de vista legislativo se consideran tres tipos de aguas residuales: aguas residuales urbanas, aguas residuales domésticas y aguas residuales industriales

c. Las aguas residuales industriales son también conocidas como aguas negras

8. Con respecto a los factores de riesgo de la cardiopatía isquémica:

a. Existe una asociación directamente proporcional entre los niveles de presión arterial y la cardiopatía isquémica

b. Los factores genéticos no influyen en la edad de inicio de la cardiopatía isquémica

c. El tabaquismo no tiene una relación dosis dependiente en la mortalidad por cardiopatía isquémica

9. Respecto a los Sistemas de información sanitaria (SIS), señale la FALSA:

a. En 1985, el Consejo Interterritorial del Sistema Nacional de Salud aprobó el establecimiento de un conjunto mínimo de datos al alta hospitalaria

b. Los SIS permiten obtener estimaciones sobre la magnitud y la tendencia de los problemas de salud

c. Los registros de mortalidad proporcionan los únicos indicadores adecuados para comparar el nivel de salud entre los distintos países

10. En qué tipo de evaluación económica se evalúan los resultados clínicos a través de los años de vida ganados?

a. Análisis coste-beneficio

b. Análisis coste-utilidad

c. Análisis coste-efectividad

11. Cuál es el valor de alerta establecido para el dióxido de nitrógeno en el aire:

a. 400 µg/m³ registrados durante tres horas consecutivas en lugares representativos de la calidad del aire en una área de como mínimo 100 km2 o en una zona o aglomeración entera, tomando la superficie que sea menor

b. 250 µg/m³ registrados durante tres horas consecutivas en lugares representativos de la calidad del aire en una área de como mínimo 100 km2 o en una zona o aglomeración entera, tomando la superficie que sea menor

c. 500 µg/m³ registrados durante tres horas consecutivas en lugares representativos de la calidad del aire en una área de cómo mínimo 100 km2 o en una zona o aglomeración entera, tomando la superficie que sea menor

12. Cuál de estas vacunas se administra por vía intramuscular:

a. Cólera   b. Rabia   c. Encefalitis japonesa

13. En los locales destinados a animales de laboratorio, en los que se realicen trabajos en los que se manipulen agentes biológicos del grupo 2, cuál no es una medida higiénica obligatoria:

a. Almacenamiento de seguridad para agentes biológicos

b. Superficies impermeable al agua y de fácil limpieza en la mesa de trabajo o banco de pruebas

c. Superficies resistentes a ácidos, álcalis, disolventes y desinfectantes

14. En política sanitaria es un criterio de priorización discutible:

a. La edad de los sujetos objetivo del programa

b. Coste del programa de salud

c. Años potenciales de vida perdidos que se evitaran con la implantación del programa

15. NO es un criterio de causalidad establecido por HenleKoch:

a. Reproducción experimental animal de la enfermedad

b. Ausencia del agente en otras enfermedades

c. Consistencia con conocimiento previo

16. En las intoxicaciones alimentarias causadas por el Clostridiun perfringes el mecanismo de acción es:

a. Enterotóxico

b. Enteroinvasivo

c. Infección entérica tipo III

17. Sobre las curvas ROC, es FALSO:

a. Evalúa el comportamiento de la prueba diagnóstica durante la practica clínica del mismo modo que los valores predictivos

b. La curva ROC proporciona una imagen grafica que ayuda a escoger el punto de corte optimo para mantener el equilibrio entre los falsos negativos y los falsos positivos

c. La estimación de la curva ROC se dibuja uniendo los pares de valores (Sensibilidad y 1-Especificidad) que corresponden a cada punto de corte

18. Los programas de promoción de la salud sobre el alcohol:

a. Han conseguido reducir el consumo en mujeres embarazadas que consumen grandes cantidades de alcohol

b. No son eficaces las medidas divulgativas sobre prevención de accidentes de tráfico

c. Es muy útil crear corrientes de opinión incompatibles con el abuso de alcohol

19. NO se considera una enfermedad emergente y/o reemergente:

a. Difteria   b. Arterioesclerosis   c. Tétanos

20. Según la ley 41/2002 sobre autonomía del paciente:

a. Los centros sanitarios y los facultativos en ejercicio individual no facilitaran el acceso a la historia clínica de los pacientes fallecidos a personas vinculadas a él

b. El paciente tiene el derecho de acceso son reservas

c. El derecho de acceso del paciente podrá ejercerse por representación debidamente acreditada

21. Respecto a las enfermedades crónicas:

a. No se presentan en la infancia

b. Según la Organización Mundial de la Salud son causantes de seis de cada 10 muertes en el mundo

c. Son siempre consecuencia del envejecimiento

22. Respecto al EFQM:

a. Es un modelo de certificación

b. Es un modelo de acreditación

c. Es un modelo de homologación

23. En relación a las especificaciones que deben cumplir los envases para la acumulación de residuos biosanitarios especiales, es FALSO:

a. Envases semirrígidos de volumen no superior a 60 litros

b. Bolsas con galga mínima 300

c. Bolsas de volumen no superior a 90 litros

24. Los hidrocarburos clorados utilizados para la desinsectación tienen como modo de actuación:

a. Estomacales

b. Asfixiantes

c. Por contacto

25. En relación al consumo de tabaco en España:

a. Hay más exfumadores mujeres que hombres

b. En los hombres el grupo de 16 a 24 años supera al de las mujeres

c. Alrededor de un 20% de las mujeres mayores de 16 años se declaran fumadoras diarias frente al 30% de los hombres

26. En relación al desarrollo sostenible:

a. El desarrollo sostenible trata de cumplir de forma equitativa con las necesidades de desarrollo y de carácter medioambiental de las generaciones presentes y futuras

b. Uno de los elementos importantes del desarrollo sostenible a corto plazo es la identificación de las estrategias que cumplan con los objetivos relacionados con el medio ambiente

c. El desarrollo sostenible se basa en que el desarrollo humano casi siempre coincide con el desarrollo del ecosistema global

27. El análisis causa-raíz:

a. Es una técnica desarrollada por la industria del automóvil en la década de los sesenta

b. Se utiliza antes de poner en marcha nuevos servicios

c. Es una herramienta de análisis reactivo

28. En relación a la Legionella:

a. Es una bacteria G - que se destruye a los 45°C

b. El periodo de incubación de la enfermedad del legionario es de 2 a 5 días

c. En la enfermedad del legionario las radiografías de tórax muestran a veces zonas circunscritas o focales de consolidación y otras veces afectación bilateral

29. Respecto a la Joint Commission (JC), señale la FALSA:

a. Es un organismo no gubernamental que no tiene autoridad para imponer sus normas

b. La acreditación otorgada es un proceso voluntario basado en estándares previamente pactados con cada institución

c. Sus antecedentes se remontan a 1910, cuando Codman propuso estandarizar el resultado final de los hospitales

30. En relación con las normas ISO:

a. La Norma UNE-EN ISO 9001:2008 versa sobre sistemas de gestión de calidad y directrices para la mejora del desempeño

b. La Norma UNE-EN ISO 9000:2008 versa sobre sistemas de gestión de calidad, fundamentos y vocabulario

c. La Norma UNE-EN ISO 9004:2008 versa sobre sistemas de gestión de calidad y requisitos

31. La viruela rickettsiósica tiene como vector:

a. La garrapata

b. El piojo

c. El ácaro

32. En relación con el cólera:

a. El Vibrio cholerae serogrupo O1 presenta tres biotipos

b. El cuadro clínico causado por el biotipo El Tor suelen ser casos leves

c. El único reservorio es el hombre

33. En relación con el virus VIH:

a. El VIH-1 se divide en tres grupos principales: el M, el O y el N

b. El VIH-2 predomina en Europa occidental

c. En su genoma existe un gen denominado gag que sintetiza la transcriptasa inversa

34. Con respecto al estudio ENEAS (señale la FALSA):

a. Obtuvo que un 9,3% de los pacientes sufren al menos un efecto adverso relacionado con la asistencia sanitaria

b. De los efectos adversos detectados alrededor del 43% se consideraron evitables

c. El 40% de los efectos adversos ocasionaron un incremento de la estancia

35. Con respecto a los diseños de estudios que se han de utilizar para valorar una prueba diagnóstica, es FALSO:

a. Los estudios de casos y controles se utilizan para el estudio de la validez de las pruebas diagnósticas

b. Los estudios de corte o trasversales se pueden utilizar para valorar la reproducibiliad y la validez de las pruebas diagnósticas

c. En los estudios de corte, no se pueden estimar los valores predictivos, pero sí los valores de sensibilidad y especificidad

36. En planificación:

a. La planificación estratégica establece la política de salud

b. La planificación normativa establece el plan de salud

c. La planificación táctica establece el programa de salud

37. Los censos parciales o censos por muestreo se diferencian de los censos totales entre otras cosas porque:

a. Su realización no es simultánea en el territorio seleccionado

b. No permiten extrapolar sus resultados a la población general

c. El número de variables es diferente y por la universalidad o no de la población

38. País que no forma parte del cinturón africano de la meningitis:

a. Gabón   b. Guinea   c. Nigeria

39. Cuál de estos desinfectantes obtiene mayor nivel de desinfección:

a. Fenoles

b. Dióxido de cloro

c. Derivados clorados

40. En relación al mecanismo de acción de los siguientes antisépticos:

a. El alcohol oxida las proteínas

b. Las biguanidas rompen la membrana celular

c. Los iodóforos oxidan las proteínas

41. Se acepta como pauta correcta de profilaxis de infección de herida quirúrgica en cirugía ortopédica:

a. Cefazolina 2 g iv /8 horas

b. Cefazolina 2 g iv en dosis única

c. Ambas son correctas

42. NO es un modelo de modificación de comportamientos en salud:

a. Modelo basado en la política social

b. Modelo de creencias de salud

c. Modelo pragmático

43. Cuáles de los siguientes sesgos no influye en los estudios de valoración de pruebas diagnósticas:

a. El sesgo de selección en los estudios casos y controles

b. El sesgo de revisión

c. El sesgo de control

44. De entre los factores de riesgo de la adicción a drogas por vía parenteral de tipo individual no se encuentra:

a. Baja autoestima
b. Edad de inicio del consumo
c. Características genéticas

45. Entre los objetivos del Observatorio Regional de Riesgos sanitarios de la Comunidad de Madrid, NO se incluye:

a. Impulsar y difundir la cultura de la gestión de riesgos sanitarios en la Comunidad de Madrid
b. Diseñar un Plan para implantar de forma efectiva la gestión de riesgos en la Comunidad de Madrid
c. Proponer medidas para prevenir, eliminar o reducir los riesgos sanitarios

46. Sobre las toxiinfecciones producidas por Brucella melitensis, es FALSO:

a. El periodo de incubación oscila entre 2 y 7 días
b. Los síntomas predominantes son síntomas generales (fiebre, escalofríos, malestar, postración, dolores, etc.)
c. Los alimentos más frecuentemente implicados son leches y productos lácteos

47. El Metaneumovirus humano requiere precauciones de tipo:

a. Estándar y contacto
b. Estándar, contacto y gotitas
c. Estándar, contacto y aéreas

48. Para relacionar el consumo de alcohol con los accidentes de tráfico se procedió de la manera siguiente: Por cada accidentado se seleccionó un individuo no accidentado que pasaba a la misma hora por una carretera de características similares a la del accidentado. ¿Cuál es el tipo de diseño de estudio empleado?

a. Casos y controles
b. Cohortes
c. Ensayo clínico

49. Según la Ley 29/2006, de Garantías y Uso Racional de Medicamentos y Productos Sanitarios un estudio de casos y controles en el que se evalúe una medicación ya comercializada en el que se aplique una prueba diagnóstica que no se realizaría de forma rutinaria en la práctica clínica sería catalogado como:

a. Estudio de casos y controles
b. Ensayo Clínico
c. Estudios observacional postautorización

50. Sobre toxiinfecciones producidas por Streptococcus Pyogenes, es FALSO:

a. Los síntomas predominantes son del tracto gastrointestinal alto (náuseas y vómitos)
b. Los alimentos más frecuentemente implicados son leche, helados, huevos, mariscos y jamón
c. El periodo de incubación oscila entre 12-72 horas

51. Se identificaron a los médicos registrados en el Colegio de Médicos entre 1940 y 1950. En el año 2000 se determinó el estado vital de todos los miembros, averiguando el año de defunción y la causa para aquellos que habían fallecido. Los radiólogos presentaron una tasa de mortalidad más elevada que el resto de las especialidades. ¿Cuál es el tipo de diseño de estudio empleado?

a. Casos y controles
b. Cohortes
c. Transversal analítico

52. En relación a los ensayos clínicos Fase IV, es FALSO:

a. Estudian algún aspecto en las mismas condiciones a las autorizadas
b. Se realizan con un medicamento tras su comercialización
c. Preferentemente serán controlados y aleatorizados

53. En relación a las recomendaciones para la prevención de infecciones relacionadas con la asistencia sanitaria asociada a sondaje vesical:

a. Uso de sondas de silicona en pacientes en los que se prevea un sondaje de corta duración
b. Empleo rutinario de lubricantes con antiséptico
c. En caso de desconexiones del sistema cerrado, volver a sondar empleando técnica aséptica y equipo estéril

54. En relación a la formación de los manipuladores de alimentos:

a. La autoridad sanitaria competente aprobará y controlará los programas de formación impartidos por las empresas y entidades autorizadas con el fin de comprobar que se está impartiendo el nivel de formación adecuado a los manipuladores
b. Es obligación de los operadores de empresas alimentarias garantizar la supervisión y la formación de los manipuladores de productos alimenticios en cuestiones de higiene alimentaria
c. Los programas de formación de manipuladores de alimentos deben tener una duración mínima de diez horas lectivas

55. Según el estudio EPINE la prevalencia de infecciones nosocomiales en los hospitales españoles de tamaño mediano es aproximadamente de un:

a. 6,5%   b. 9,3%   c. 11,5%

56. Sobre la Aleatorización de Zelen, es FALSO:

a. consiste en establecer la distribución aleatoria de los sujetos antes que el sujeto otorgue su consentimiento de participación
b. prima el principio de homogeneidad frente al de comparabilidad de la intervención recibida
c. el grupo experimental se encuentra formado por personas que reciben el tratamiento en estudio y por otras a las que se les aplica las mismas medidas que al grupo control

57. ¿Qué vacuna se encuentra entre las recomendadas para el personal sanitario?

a. Meningococo
b. Varicela
c. Neumococo

58. Cuál de las siguientes NO es una causa de resultado falso negativo de la prueba de tuberculina:

a. Vacunación con virus inactivados
b. Infección por sarampión
c. Insuficiencia renal crónica

59. Según la normativa que regula los Comités Éticos de Investigación Clínica, es FALSO:

a. Deberán ser debidamente acreditados por Agencia Española de Medicamentos y Productos Sanitarios
b. Estarán formados, como mínimo, por un equipo interdisciplinar integrado por médicos, farmacéuticos de atención primaria y hospitalaria, farmacólogos clínicos, personal de enfermería y personas ajenas a las profesiones sanitarias de las que al menos uno será licenciado en Derecho especialista en la materia
c. Entre sus funciones se encuentra realizar un seguimiento del ensayo, desde su inicio hasta la recepción del informe final

60. La estrategia multimodal de la OMS para promover la higiene de manos incluye los siguientes ítems, EXCEPTO:

a. Capacitación y educación
b. Evaluación y retroalimentación
c. Acreditación de unidades

61. En caso de un recuento de Legionella de entre 100 y 1.000 Unidades formadoras de colonias por litro de agua analizada en una torre de refrigeración las acciones a realizar serían:

a. Revisar el programa de mantenimiento, realizar las correcciones oportunas y remuestreo a los 15 días
b. Revisar el programa de mantenimiento, limpieza y desinfección de acuerdo al anexo 4b del RD 865/2003, de 4 de julio, por el que se establecen los criterios higiénico-sanitarios para la prevención y control de la legionelosis y remuestreo a los 15 días
c. Revisar el programa de mantenimiento, limpieza y desinfección de acuerdo al anexo 4c del RD 865/2003, de 4 de julio, por el que se establecen los criterios higiénico-sanitarios para la prevención y control de la legionelosis y remuestreo a los 15 días

62. Sobre muestreo por cuotas, es FALSO:

a. Es un muestreo probabilístico
b. Se utiliza frecuentemente en las encuestas de opinión y de mercado
c. Se basa en el principio de forzar que la muestra contenga el mismo porcentaje de individuos con ciertas características prefijadas que la población entera

63. En relación al manejo de excretas y fluidos biológicos de los pacientes tratados con citotóxicos, es FALSO:

a. El personal deberá ir protegido con equipo de protección personal adecuado

b. Se recomienda su eliminación mediante sistema de evacuación independiente o dilución con abundante agua antes de su eliminación por la canalización sanitaria

c. Por regla general las excretas y fluidos biológicos de pacientes que han recibido tratamiento se consideran peligrosas durante al menos 24 h. tras finalizar el tratamiento

64. En una persona vacunada de la hepatitis B, ¿Qué marcador frente al virus debe detectarse?

a. HbsAg   b. HbcAc   c. HbsAc

65. Se pretende valorar dos tratamientos frente a la migraña infantil, A y B. A 50 pacientes con migraña se les repartió aleatoriamente en dos grupos, cada uno de los cuales recibió un tratamiento. Se dio instrucciones a los padres sobre la administración del tratamiento. El efecto se valoró mediante una entrevista estructurada a los 6 meses que incorporaba un cuestionario sobre la intensidad del dolor, su frecuencia y duración. ¿Cuál es el tipo de diseño de estudio empleado?

a. Casos y controles

b. Cohortes

c. Ensayo clínico

66. El RD 140/2003, de 7 de febrero, que establece los criterios sanitarios de la calidad del agua de consumo humano, establece un límite para el cobre:

a. 2 mg/l   b. 4 mg/l   c. 6 mg/l

67. Las neumonías por neumococo:

a. Requieren precauciones por gotas

b. Las precauciones deben mantenerse hasta 48 horas tras el inicio del tratamiento

c. Ninguna de las respuestas anteriores

68. Respecto a la higiene de manos prequirúrgica con preparados de base alcohólica, es FALSO:

a. El tiempo total de aplicación no debe ser inferior a 2 minutos y se requiere un mínimo de 2 aplicaciones

b. Los requisitos de la normativa EN solicitados para los productos de base alcohólica en la higiene prequirúrgica son EN 12054 y EN 12791

c. No se puede emplear como higiénica prequirúrgica de manos

69. Indique la FALSA en relación a las correctas prácticas de higiene que deben respetarse en el almacenamiento y conservación de las materias primas de alimentos congelados en los comedores colectivos:

a. Mantener la temperatura a – 18° C

b. Los recipientes con alimentos deben estar en buena estado de conservación

c. Los alimentos deben sobrepasar los límites de congelación en los arcones

70. ¿Cuál de las siguientes bacterias pueden crecer o liberar toxinas a temperaturas de refrigeración (4-6ºC)?

a. Campylobacter jejuni

b. Shigella

c. Yersinia enterocolítica

71. En relación las bacterias productoras de Metalo Beta lactamasa:

a. En Europa, Francia es el país en el que se han aislado un mayor numero de bacterias productoras de Metalo Beta lactamasa

b. Presentan una enzima que les confiere resistencia a carbapenemes

c. Se ha identificado más frecuentemente en cepas de Serratia marcescens y Proteus mirabilis

72. La varicela requiere precauciones tipo:

a. Estándar y contacto

b. Estándar, contacto y gotitas

c. Estándar, contacto y aéreas

73. Cuál de los siguientes pacientes presentan un menor riesgo de sufrir aspergilosis invasoras

a. Pacientes con enfermedades crónicas pulmonares sometidos a tratamiento inmunosupresor, en especial los que reciben corticosteroides a dosis elevadas

b. Pacientes sometidos a trasplante de órganos 6 meses después del mismo

c. Pacientes VIH positivos en estadios muy avanzados de su enfermedad y con mala respuesta al tratamiento antirretroviral

74. Precauciones aéreas en el caso de un paciente con tuberculosis respiratoria:

a. A pesar que el paciente esté estable y existe una mejoría clínica, es recomendable retrasar el alta del paciente hasta que no exista necesidad de aislamiento

b. Como mínimo deberán mantenerse durante 3 semanas después del inicio del tratamiento, ampliándose si es necesario hasta tener 3 esputos con baciloscopia negativa obtenidos en días distintos, siempre que exista además respuesta clínica

c. Si la expectoración ha desaparecido o si las baciloscopias iniciales fueron negativas pueden levantarse las precauciones aéreas antes de las 3 semanas después del inicio del tratamiento

75. Indique la relación INCORRECTA:

a. Estudio de cohortes prospectivo / Coste elevado

b. Estudio de cohortes/ enfermedades raras

c. Estudios de casos y controles / enfermedades de larga duración

76. En un estudio se emplea el término ciego por terceros cuando...

a. el observado, observador y persona que analiza los datos desconocen a qué sujetos se ha asignado la intervención

b. las características de la intervención hacen muy dificultoso o imposible que el observador no conozca el brazo asignado y la recogida de datos se realiza por una tercera persona ajena a la intervención

c. en ninguna de las opciones anteriores

77. Respecto a las condiciones higiénico-sanitarias del agua de piscinas de uso colectivo:

a. Es responsabilidad del titular de la piscina el mantenimiento de todos los parámetros dentro de los límites establecidos, para lo cual realizará los controles analíticos con una periodicidad mensual

b. En las determinaciones microbiológicas se admite como límite hasta un recuento total de aerobios a 37° C de 200UFC/ml

c. La concentración en el agua del vaso de los productos utilizados en su desinfección no deberá exceder de los límites establecidos, en el caso del cloro residual libre se situará entre 0,6-1,2 mg/l con un límite máximo de Cloro total de 0,6 mg/l sobre el nivel de cloro libre determinado

78. En qué diseño pueden emplearse técnicas de emparejamiento:

a.Casos y controles   b. Cohortes   c. Ambos

79. La Declaración de ORION es...

a. Un renovado compromiso con la atención primaria de salud, como estrategia para alcanzar un mejor nivel de salud de los pueblos adoptada como continuación y tras 25 años de la Declaración de Alma-Ata

b. Una lista de comprobación para mejorar la calidad de los informes de brotes y estudios de intervención en infección nosocomial

c. Recomendaciones europeas para la notificación de enfermedades de declaración obligatoria

80. En relación a la eliminación del vello previa a una cirugía:

a. Se debe realizar siempre

b. Puede realizarse con rasuradora o maquinilla eléctrica

c. Sólo cuando se considera imprescindible e interfiera con la cirugía

81. Sobre la tos ferina, es FALSO:

a. La transmisión es máxima antes de la aparición de los primeros síntomas, y se extiende al menos 2 semanas después del inicio de la tos

b. El periodo de incubación suele durar entre 7 y 10 días (rango 4-21 días)

c. El número básico de reproducción oscila entre 7 y 8

82. Sobre la limpieza general del hospital, ¿cuál de las siguientes áreas se considera de riesgo bajo de infección?

a. Lencería

b. Comedores

c. Salas de espera

83. En caso de un brote de legionelosis en torres de refrigeración o condensadores evaporativos se debe proceder a una limpieza y desinfección clorando el agua del sistema hasta conseguir al menos:

a. 10 mg/l de cloro libre residual

b. 15 mg/l de cloro libre residual

c. 20 mg/l de cloro libre residual

84. De acuerdo a las recomendaciones de la OMS, orden de retirada del equipo de protección personal:

a. Guantes, bata, gafas y mascarilla
b. Guantes, gafas, bata y mascarilla
c. Bata, guantes, gafas y mascarilla

85. ¿Qué morfología de una pirámide de población responde a una población joven con una alta natalidad?

a. Pagoda   b. Campana   c. Bulbo

86. Se consideran residuos Clase III:

a. Placas de Petri de cultivos de agentes infecciosos
b. Muestras de sangre de pacientes portadores de hepatitis B, hepatitis C o VIH
c. Todos los residuos procedentes de pacientes diagnosticados de tuberculosis respiratoria

87. Sobre la vacuna antineumocócica conjugada 13-valente, es FALSO:

a. Incluye los siete serotipos de la vacuna 7 valente y seis serotipos adicionales (1, 3, 5, 6A, 7F, y 19A)
b. Los 13 serotipos están conjugados al toxoide tetánico CRM197
c. Es una vacuna conjugada introducida en el año 2010 en el calendario de vacunación infantil de la Comunidad de Madrid

88. La tasa de mortalidad infantil es …

a. El número de defunciones de menores de 1 año de vida en un año dividido por el total de nacidos vivos del año por mil
b. El número de defunciones de menores de 1 año de vida en un año dividido por el total de nacidos vivos del año por cien mil
c. El número de defunciones de menores de 1 año de vida en un año dividido por el total de nacidos del año por mil

89. Según las recomendaciones de la Comunidad de Madrid, la dilución de hipoclorito sódico que debe emplearse para la limpieza de las áreas de riesgo bajo de infección es:

a. 1:10 (500 cc de lejía de 50 gramos/litros en 4,5 litros de agua)
b. 1:50 (100 cc de lejía de 50 gramos/litros en 4,9 litros de agua)
c. Ninguna de las anteriores

90. La utilización de mupirocina nasal en el tratamiento de los pacientes colonizados por SARM se ha visto comprometida por:

a. aparición de interacciones con la clorhexidina
b. importante numero de pacientes con colonización exclusivamente nasal
c. recaídas y recolonizaciones

GERIATRÍA

1 C	6 A	11 C	16 C	21 A	26 B	31 C	36 B	41 A	46 C	51 C	56 C	61 B	66 C	71 A	76 B	81 B	86 C
2 A	7 A	12 C	17 B	22 B	27 C	32 A	37 C	42 C	47 A	52 B	57 B	62 C	67 B	72 A	77 C	82 A	87 A
3 C	8 C	13 A	18 C	23 B	28 B	33 C	38 C	43 A	48 C	53 B	58 B	63 A	68 C	73 C	78 A	83 C	88 B
4 C	9 C	14 A	19 A	24 C	29 B	34 A	39 A	44 C	49 C	54 A	59 B	64 B	69 B	74 B	79 C	84 A	89 C
5 A	10 C	15 B	20 B	25 B	30 C	35 C	40 C	45 A	50 A	55 B	60 A	65 A	70 B	75 A	80 C	85 C	90 A

1. Mujer de 75 años con pérdida de orina cuando tose o carga objetos pesados. Cuando está sentada, es capaz de retener la orina 2 o más horas. En la exploración, tiene pérdida de orina involuntaria al realizar la maniobra de Valsalva cuando está de pie, pero no sentada. El residuo postmiccional es de 50 ml. ¿Cuál de las siguientes técnicas es más apropiado recomendar?

a. Entrenamiento vesical
b. Micción forzada
c. Ejercicios de fortalecimiento del suelo pélvico

2. En la evolución de la hepatitis C en el anciano:

a. La edad avanzada es factor de riesgo independiente asociado a progresión rápida a cronicidad
b. La cronicidad es más frecuente en el sexo femenino
c. Las pruebas serológicas para detección de virus C tienen dudosa utilidad en los ancianos

3. Con respecto al uso de inhibidores de la aldosterona en la insuficiencia cardiaca:

a. la espironolactona disminuye la morbilidad pero no la mortalidad en pacientes con insuficiencia cardíaca y FEVI < 35%
b. La eplerenona reduce la mortalidad y los reingresos por insuficiencia cardiaca en los casos de insuficiencia cardiaca de origen no isquémico
c. El estudio EPHESUS no demostró reducción de la mortalidad en el subgrupo de ancianos

4. Mujer de 72 años con bocio multinodular prominente, que presenta disnea y disfagia. En las exploraciones complementarias de laboratorio se encuentra tiroxina libre de 7,2 ng/dL y TSH de 2,0 µU/L, con captación normal de Yodo radiactivo. Tratamiento más correcto:

a. Radioterapia
b. Yodo radiactivo
c. Tiroidectomía

5. ¿Cuál de los siguientes mecanismos se ha descrito como implicado en la pérdida de fuerza muscular secundaria al envejecimiento?

a. Disminución en el número de terminales nerviosas en la unión neuromuscular
b. Disminución en la concentración de Calcio y potasio intracelular
c. Disminución en la velocidad de conducción de los nervios periféricos

6. NO es factor de riesgo de presbiacusia en los ancianos:

a. Sexo femenino
b. Historia familiar de presbiacusia
c. Factores ambientales y exposición a fármacos

7. Mujer de 69 años que consulta por debilidad. En radiografías de columna de hace 3 meses se objetiva osteopenia. No hay datos relevantes en la exploración física. En la analítica destaca un calcio iónico sérico de 1,25 mg/dL (intervalo entre 3,0-4,4 mg/dL) y un fósforo en orina normal. ¿Qué test de laboratorio adicional lo confirmaría?

a. 25(OH)D3 sérica
b. 1,25 (OH)D3 sérica
c. PTH sérica

8. Mujer de 74 años, con ACV hace una semana, presenta tos durante las comidas, babeo intermitente, precisando mucho tiempo para la ingesta y sin conseguir tomarse toda la comida preparada. Tuvo otro ACV hace un año y hay evidencia clínica de que ambos hemisferios cerebrales están dañados. ¿Cuál es la prueba diagnóstica más adecuada para diagnosticar el trastorno de la ingesta de esta paciente?

a. Manometría esofágica
b. Esofagoscopia
c. Videofluoroscopia de la deglución

9. Respecto al funcionamiento y valoración del páncreas del anciano:

a. El aumento de tamaño del conducto pancreático principal implica patología pancreática crónica
b. Se aumenta ligeramente la secreción exocrina del páncreas
c. Un aumento de densidad ecográfica se considera normal

10. Qué fármaco indicaría en un anciano con trastorno bipolar para prevenir las recurrencias del mismo, cuando el litio resulta de riesgo

a. Escitalopram
b. Trazodona
c. Ácido valproico

11. Son manifestaciones típicas de la parálisis supranuclear progresiva:

a. Parálisis pseudobulbar, rigidez articular y sequedad de piel
b. Oftalmoplegia supranuclear progresiva, corea y rigidez articular
c. Parálisis pseudobulbar, rigidez axial y deterioro cognitivo

12. En los ancianos diabéticos la retinopatía diabética:

a. Se produce por oclusión venosa
b. Se produce por la afectación exclusiva de la mácula
c. Se produce por oclusión capilar

13. Varón de 80 años con disfunción eréctil de dos meses de evolución tras ser hospitalizado por IAM. Previamente tomaba enalapril por HTA. Actualmente toma ácido acetil salicílico, atenolol, ranitidina, nitratos y enalapril. La hospitalización transcurrió sin incidencias y el test de esfuerzo submáximo, no mostró alteraciones sugerentes de angor. ¿Cuál de estos fármacos recomendaría retirar?

a. Ranitidina   b. Atenolol   c. Nitroglicerina

14. La metrorragia postmenopáusica:

a. Puede deberse a vaginitis atrófica, infecciones o tumores
b. El método de exploración más adecuado es la ecografía transvaginal
c. El tratamiento de elección es la histerectomía simple sin anexectomía

15. Respecto a la disfunción eréctil del anciano es FALSO que:

a. El tratamiento debe comenzar por tratar las causas que se consideren reversibles
b. El sidenafilo está contraindicado en mayores de 75 años que no toman nitratos
c. La enfermedad vascular es la causa más frecuente de disfunción eréctil

16. Mujer de 71 años con incontinencia urinaria, que ha empeorado en los últimos dos años. Refiere pérdida de orina con la tos y además a veces moja la cama por la noche, sin darse cuenta. Tiene HTA controlada con lisinopril y artrosis que trata con paracetamol. Exploración normal, EXCEPTO vaginitis atrófica y prolapso cervical. El test de provocación de incontinencia de estrés es positivo y el residuo postmiccional es de 35mL. Sedimento y cultivo de orina normales. ¿Siguiente paso?

a. Colocar pesario
b. Recomendar ejercicios de Kegel
c. Derivar a ginecología para cirugía

17. Con el envejecimiento las arterias coronarias:

a. Aumentan su luz
b. Incrementan los depósitos de calcio en la íntima
c. Aumentan su elasticidad

18. Un varón de 84 años con múltiples factores de riesgo vascular se presenta en Urgencias con un cuadro de inicio brusco consistente en: nauseas, vómitos, disfagia, disestesias en hemicara izquierda y brazo derecho, síndrome de Horner e inestabilidad de la marcha. El cuadro sugiere accidente cerebrovascular por afectación del territorio de:

a. arteria cerebral media izquierda
b. arteria cerebral posterior izquierda
c. arteria cerebelosa postero-inferior izq.

19. Mujer de 80 años con HTA, presenta incontinencia urinaria moderada de estrés. No ha podido realizar con éxito ejercicios de suelo pélvico ni ha tolerado conos vaginales. En el examen ginecológico se objetiva pequeño cistocele que no se considera subsidiario de corrección quirúrgica. ¿Cuál sería el tratamiento de elección?

a. Duloxetina
b. Estrógenos orales
c. Estrógenos tópicos

20. Con respecto a los audífonos utilizados por los ancianos en la pérdida de audición neurosensorial:

a. Las unidades retroauriculares son las menos potentes, las más caras y de menor tamaño del mercado
b. Las unidades intraauriculares tienen el control del volumen y la batería en la superficie externa de la ayuda auditiva
c. Las unidades intracanaliculares completas se colocan con facilidad y permiten mejor ajuste de volumen

21. La miopatía producida por estatinas:

a. Puede aparecer rabdomiolisis con mioglobinuria
b. La insuficiencia renal, la insuficiencia hepática, la obesidad o la masa muscular abundante son factores de riesgo para su aparición
c. El elelectromiograma está casi siempre alterado y aparecen ondas polifásicas características

22. Respecto al funcionamiento hepático del anciano, es FALSO:

a. Se reduce el metabolismo hepático de los fármacos que se metabolizan por la vía del citocromo P450
b. Aumenta la síntesis hepática de colesterol LDL
c. El flujo sanguíneo hepático está reducido y puede afectar al metabolismo de fármacos

23. En la polimialgia reumática del anciano:

a. La fiebre o la pérdida de peso son manifestaciones muy infrecuentes
b. Existe tenosinovitis de la articulación glenohumeral y de la inserción del bíceps, en el 60- 80% de los casos
c. Entre los hallazgos de laboratorio es normal la anemia normocítica normocrómica, con trombocitopenia y velocidad de sedimentación elevada

24. Varón de 83 años diagnosticado de EPOC, DM controlada con hipoglucemiantes orales. Hace ejercicio regularmente y no refiere síntomas. En electroforesis de orina: 0,5g/dL de proteína monoclonal tipo Ig G- Kappa. En análisis de sangre: Hb 14,0 g/dL; Hcto 41%; Leucocitos 7.400 µL, (fórmula normal); Creatinina 0,7mg/dL; electrolitos normales. Serie ósea: normal. Siguiente paso:

a. Iniciar tratamiento con melfalán y prednisona
b. Aspirado de médula y biopsia
c. Repetir inmunoelectroforesis proteica en 6 meses

25. El cribado del riesgo de caídas en los ancianos debe hacerse:

a. En todos los ancianos cada 6 meses
b. Una vez al año en los ancianos que ya se han caído una vez
c. En los ancianos que se han caído 3 veces en 6 meses

26. Mejor predictor para conseguir una buena recuperación funcional tras la cirugía por fractura de cadera:

a. Estado cognitivo
b. Estado funcional previo a la fractura
c. Depresión

27. La disminución de uno de los siguientes factores es el que más influye probablemente en la disminución de la ingesta calórica en el anciano:

a. Metabolismo basal
b. Masa magra
c. Actividad física

28. El subtipo fisiopatológico más frecuente de accidente cerebrovascular isquémico (ictus isquémico o AIT) en el anciano es:

a. Enfermedad aterotrombótica de una arteria cerebral principal

b. Mecanismo embólico (cardíaco, aorta ascendente u otros)

c. Afectación lacunar por enfermedad de pequeño vaso

29. Los pacientes ancianos hipertiroideos con fibrilación auricular secundaria al hipertiroidismo:

a. No deben de recibir antagonistas de la vitamina K

b. Tienen más riesgo de eventos tromboembólicos

c. No suelen revertir a ritmo sinusal al alcanzar el eutiroidismo

30. En un paciente de 80 años con estenosis aórtica severa sintomática, desestimada para cirugía, la colocación de una prótesis aórtica por vía percutánea (TAVI):

a. Prolonga la supervivencia una media de 2 años

b. La colocación de prótesis Edwards por vía transapical se asocia a alto riesgo de bloqueo auriculo-ventricular con necesidad de marcapasos secundariamente

c. Diminuye el riesgo de muerte y eventos cardiovasculares a costa de aumento en el riesgo de accidentes cerebrovasculares

31. En la formación de sangre en el anciano es FALSO que:

a. En mayores de 70 años la celularidad de la cresta ilíaca se reduce alrededor del 30% respecto al adulto joven

b. Aumentan las reservas de hierro en la médula ósea

c. Aumentan los normoblastos en el recuento absoluto medular

32. La medición del residuo vesical postmiccional en los ancianos:

a. Debe hacerse en todos los casos de incontinencia urinaria

b. Debe realizarse si se sospecha incontinencia significativa por rebosamiento

c. No está indicada en los ancianos

33. Mujer de 69 años con adenopatía axilar izquierda que se descubre en exploración física rutinaria, con mamografía negativa:

a. Repetir el examen físico en 6 meses

b. Repetir la mamografía en 6 meses

c. REalizar Biopsia del nódulo

34. Con respecto al uso de sonda nasogástrica para alimentación en pacientes con demencia severa:

a. No mejora la supervivencia

b. Protege contra la neumonía aspirativa

c. Acelera la curación de las úlceras por presión

35. Cuál de los siguientes factores no es un factor de riesgo en la escala de riesgo de sangrado para tratamiento anticoagulante HAS-BLED:

a. Antecedentes de accidente cerebrovascular

b. Alteración de la función renal

c. Diabetes Mellitus

36. Varón de 82 años sin antecedentes de interés hospitalizado por fractura de cadera. Fumador de 20 cig/día desde hace 40 años y con ingesta de dos bebidas alcohólicas dos veces/semana. Hb 12g/dL y VCM 90 fl. Extensión de sangre periférica: sin alteraciones. Rx de cadera y columna: osteopenia y múltiples fracturas vertebrales. Causa más probable de la osteopenia:

a. Tabaco   b. Hipogonadismo   c. Alcohol

37. Mujer de 76 años con historia de obesidad, HTA, DM, hiperlipidemia, cardiopatía hipertensiva, FA, disfunción diastólica e hipotiroidismo. Tuvo una fractura de muñeca hace 5 años. Toma atorvastatina, warfarina, furosemida, hidroclorotiazida y levotiroxina. ¿Cuál de las siguientes medicaciones es eficaz para aumentar la masa ósea y disminuir el riesgo de fractura?

a. Warfarina

b. Furosemida

c. Hidroclorotiazida

38. La linfadenopatía angioinmunoblástica:

a. Es la proliferación de linfocitos B más frecuente en el anciano

b. Cursa con hipergammaglobulinemia monoclonal

c. Puede transformarse en linfoma en un 20% de los casos

39. Qué porcentaje de depresiones en el anciano se convierten en crónicas, persistiendo síntomas moderados-severos incluso varios años después?

a. 15-30%   b. 45%   c. 50-60%

40. Un paciente varón de 74 años de edad tiene antecedentes de infarto de miocardio de localización anterior y disfunción ventricular secundaria con fracción de eyección del 30%. En un Holter reciente se objetivan rachas de taquicardia ventricular no sostenida. ¿Tratamiento más indicado?

a. Amiodarona

b. Flecainida

c. Desfibrilador automático implantable

41. Respecto al funcionamiento de la glándula corticosuprarrenal en el anciano:

a. La secreción de cortisol circadiana y estimulada permanece intacta

b. La secreción de aldosterona disminuye considerablemente

c. Aumenta la producción de andrógenos

42. Sobre la leucemia linfocítica crónica, frecuente en el paciente anciano:

a. El cromosoma Filadelfia está presente en más del 90% de los casos

b. La existencia de adenopatías indica peor pronóstico

c. Si coexiste trombocitopenia disminuye mucho la supervivencia media

43. ¿El estudio que demostró que el tratamiento con clopidogrel más dosis bajas de aspirina en pacientes con Fibrilación Auricular y contraindicación para acenocumarol, era superior al tratamiento con ácido acetil salicíloco solo, en cuanto a reducción del riesgo de accidente cerebrovascular, pero aumentando un 50% el riesgo de sangrado, fue?

a. Estudio ACTIVE

b. Estudio RELY

c. Estudio AVERROES

44. Varón de 73 años ingresado por neumonía, que presenta pérdida súbita de audición con tinnitus ocasionales y sin síntomas vestibulares. El test de Weber no muestra lateralización y el test de Rinne muestra mejor conducción aérea que ósea. Examen con otoscopio: normal. Audiometría: disminución bilateral de la agudeza auditiva de 40 decibelios en la franja de 1000400 Hz. Tratamiento habitual: aspirina 300mg/día, furosemida 40mg/día, atenolol 50 mg/día, eritromicina 250mg/día y nitrato de isosorbide 20mg tres veces al día. ¿Cuál de los siguientes fármacos es el que con mayor probabilidad contribuye a la pérdida auditiva?

a. Aspirina   b. Eritromicina   c. Furosemida

45. Con respecto a la polimiositis en el anciano es falso que:

a. Los reflejos se ven afectados desde las fases precoces

b. Es más frecuente en mujeres que en varones

c. La biopsia muscular muestra inflamación mediada por células T, CD8 positivas y macrófagos

46. Una mujer de 75 años tiene dificultad para caminar por presentar dolor mecánico asociado a osteoartrosis de cadera derecha. Se recomienda la utilización de un bastón con el mango a la altura de la muñeca. ¿Qué recomendaciones se deben de dar para la correcta utilización de este bastón?

a. Sostenerlo en la mano derecha y avanzarlo con la pierna derecha

b. Sostenerlo en la mano derecha y avanzarlo con la pierna izquierda

c. Sostenerlo en la mano izquierda y avanzarlo con la pierna derecha

47. Varón de 88 años independiente para las AVD, con HTA controlada con diurético e hipertrofia benigna de próstata. Los síntomas urinarios han progresado en el último año hasta el punto de hacerse muy molestos. TA 140/70 y próstata ligeramente aumentada de tamaño. ¿Cuál de las intervenciones farmacológicas propuestas considera que tiene más probabilidad de mejorar la sintomatología de este paciente a corto plazo?

a. Suspender el diurético e iniciar un alfa-bloqueante

b. Continuar el diurético e iniciar un alfa-bloqueante

c. Suspender el diurético e iniciar finasteride

48. Con respecto a la enzima telomerasa:

a. Una stem cell, que puede continuar dividiéndose, no tiene actividad de telomerasa

b. Su introducción en una célula no divisible la trasforma en célula neoplásica

c. Su introducción en una célula envejecida, restaura su actividad de replicarse sin producir una neoplasia

49. En cuanto al metabolismo de la vitamina D:

a. La 25 1 α hidroxilasa renal es inhibida por la PTH y estimulada por el fósforo

b. La 1,25 dihidroxivitamina D estimula la expresión de 24 hidroxilasa que la degrada convirtiéndola en ácido calcitroico, que es excretado via renal

c. El factor de crecimiento de los fibroblasto 23 (FGF-23) inhibe la 25 1 α hidroxilasa renal

50. Un anciano de 80 años es hospitalizado por EPOC reagudizado. Es incapaz de caminar sin ayuda tras una semana de encamamiento. Antes del ingreso caminaba sin ayuda, con un bastón que comenzó a utilizar tras un ACV hace 5 años. Actualmente está en tratamiento con broncodilatadores, azitromizina y metilprednisolona. Presenta una fuerza 4/5 en piernas, con pérdida de 10 grados en la extensión de la cadera izquierda. FC basal de 70 lpm que aumenta a 96 lpm cuando intenta deambular. ¿Cuál es la causa más probable de su dificultad actual para caminar?

a. Falta de entrenamiento (deconditioning)

b. Contractura de la cadera izquierda

c. Miopatía esteroidea

51. Una mujer de 80 años ingresa por sufrir una fractura de cadera tras una caída. ¿Cuál de estos fármacos es menos probable que haya influido en su caída?

a. Amitriptilina

b. Flurazepam

c. Hidroclorotiacida

52. Una mujer de 70 años con trastorno bipolar se está tratando con litio. La mujer está tratada además con IECA, tiazidas y AINEs. Las interacciones farmacológicas importantes con el litio incluyen todas, EXCEPTO:

a. Un aumento de la concentración sérica de litio con los IECA

b. Una disminución de la concentración sérica de litio con AINE

c. Un aumento de la concentración sérica de litio con diuréticos tiazidicos

53. El número de células sinusales en un corazón a los 70 años en relación con el que existía a los 20, se calcula que:

a. Es el mismo   b. Es el 10%   c. Es la mitad

54. Varón de 82 años diagnosticado de Enfermedad de Alzheimer en estadio moderado ingresa en el hospital por infección urinaria. Al ingreso le vemos desorientado, agitado, ansioso, pero colaborador con el personal sanitario. ¿Cuál es la mejor estrategia para el tratamiento del cuadro confusional?

a. Observación

b. Restringir las visitas de los familiares

c. Haloperidol 0.5 mg por vía oral 2 veces al día

55. Una enferma de 75 años padece un cáncer de ovario con metástasis hepáticas y peritoneales. Se ha controlado el dolor abdominal con 200 mg cada 12 horas de sulfato de morfina de liberación prolongada. En la actualidad refiere dolor abdominal severo cada 72 horas. ¿Cuál sería el analgésico de rescate más apropiado?

a. Fentanilo 25 microgramos transdérmico

b. Sulfato de morfina, 60 mg oral

c. Oxicodona de liberación retardada 30 mg oral

56. Mujer de 87 años con Alzheimer encamada desde hace 7 días una infección de vías respiratorias, tiene una úlcera por presión de estadio III de 10 x 12 x 2 cm de profundidad en el sacro, cubierta de tejido necrótico y exudado abundante amarillo verdoso y con mal olor. La piel circundante es eritematosa y caliente. ¿Cuál de estos es el tratamiento inicial más apropiado?

a. Cultivos, hemocultivos y antibióticos locales

b. Hemocultivos, debridación química y antibióticos intravenosos

c. Hemocultivos, debridación quirúrgica y antibióticos intravenosos

57. Los siguientes, EXCEPTO uno, son criterios menores de Duke para el diagnóstico de endocarditis infecciosa:

a. Fiebre mayor de 38°

b. Un solo resultado de hemocultivo positivo a Coxiella Burnetii o título de anticuerpo Ig G fase I > 1:800

c. Embolia arterial relevante

58. Una anciana de 85 años, diabética y con demencia avanzada es trasladada desde la residencia en la que vive al hospital por febrícula y deterioro del estado general. Presenta a nivel sacro una úlcera de 6 x 9 x 2 cm en sacro, con exudado verdoso. ¿Cuál sería el tratamiento más adecuado?

a. Parches hidrocoloides y antibioterapia sistémica

b. Apósitos de alginato y antibioterapia sistémica

c. Compresas de hidrofibra y antibiótico tópico

59. Varón de 83 años con artrosis y enfermedad de Parkinson en estadio leve acude a consulta para evaluación preventiva. No tiene HTA, DM o enfermedad cardiovascular, ni fuma. Su TA es 138/78. ¿Cuál de las siguientes intervenciones dirigidas a la prevención cardiovascular sería la más apropiada para este paciente?

a. Realizar un Electrocardiograma

b. Consejo sobre actividad física

c. Estudio de perfil lipídico

60. Referente al diagnóstico de Enfermedad de Creutzfeldt–Jackob:

a. En el líquido cefaloraquídeo suele haber un recuento celular normal

b. El EEG característico de la forma esporádica aparece en estadios precoces y tiene una alta sensibilidad

c. En la neuroimagen con resonancia magnética las secuencias de difusión y mapa ADC son menos sensibles en la detección de las anomalías propias de la forma esporádica que las secuencias FLAIR

61. En relación con las mutaciones que causan Enfermedad de Alzheimer monogénicas:

a. La mutaciones del gen de la proteina precursora de amiloide (APP) representa el 40% de los casos familiares de Enfermedad de Alzheimer de inicio precoz con herencia autosómico dominante

b. Las mutacioners del gen de la presenilina 1 son responsables del 30-70% de los casos familiares de Enfermedad de Alzheimer de inicio precoz con herencia autosómico dominante

c. Las mutaciones del gen de la presenilina 2 representan casi el 25% de los casos familiares de Enfermedad de Alzheimer de inicio precoz con herencia autosómico dominante

62. Una mujer de 71 años con historia de alcoholismo refiere que, a diferencia de lo que ocurría hace 20 años, actualmente siente sensación de borrachera incluso con cantidades muy pequeñas de alcohol. ¿A qué se de esta disminución de la tolerancia?

a. Disminución de la actividad de la alcohol deshidrogenasa gástrica

b. Disminución del metabolismo hepático

c. Menor volumen de distribución

63. Con el envejecimiento cardiaco se produce:

a. Un alargamiento de la sístole
b. Un alargamiento de la diástole
c. No se modifica la duración de los ciclos cardiacos, pero se reduce la frecuencia máxima con el ejercicio

64. El envejecimiento del paciente esquizofrénico con fármacos antipsicóticos suele acompañarse de:

a. Desarrollo de nuevos tipos de delirio
b. Remisión de la enfermedad en un tercio de los pacientes
c. Agravamiento de síntomas positivos

65. Un anciano de 79 años con cardiopatía isquémica e insuficiencia cardiaca, acude urgencias por un cuadro de 72 horas de evolución de nauseas, vómitos, cefalea y dolor abdominal. Su tratamieto desde hace 10 años incluye acenocumarol, furosemida, digoxina, y captopril. Hace 7 días aumentó la furosemida por más edemas¿Qué fármaco está más probablemente relacionado con la sintomatología actual del paciente?

a. Digoxina   b. Furosemida   c. Captopril

66. Durante 10 años, una mujer ha padecido un trastorno caracterizado por ideas delirantes no extrañas, alucinaciones visuales e ideas referenciales. ¿En qué porcentaje de pacientes con este trastorno se puede observar una remisión completa o parcial de los síntomas con el tratamiento?

a. 50%   b. 25%   c. 70%

67. De las siguientes aseveraciones en cuanto a los síntomas hipocondriacos:

a. Son más comunes en los ancianos
b. Frecuentemente se asocian a depresión
c. Rara vez tienen un sentido psicológico

68. En cuanto a la escala FIM (Functional Independence Measure):

a. Consta de dos áreas de valoración, una de autocuidado y otra de comunicación
b. La eficiencia del FIM tras un proceso rehabilitador se calcula según la fórmula: FIM al alta – FIM basal / FIM basal
c. Tiene una puntuación máxima de 126

69. Un anciano con arteriopatía periférica está en fase de convalecencia tras amputación infracondílea de la pierna izquierda. ¿Cuál es la estrategia rehabilitadora más apropiada para iniciar tras 24 horas de la amputación?

a. Elevación de la rodilla con una almohada mientras esté en la cama
b. Ejercicios de amplitud del movimiento articular
c. Probar una prótesis temporal

70. Mujer de 85 años, con Alzheimer leve, sin tratamiento, que vive en un piso tutelado con ayuda para las AIVD, ingresa por fiebre y confusión mental. Está letárgica, 38ºC, a 24 resp/min, con déficit atencional, bien hidratada y sin focalidad neurológica. 15.000 leucocitos, sat. 02 94% (FiO2 0.21). En Rx de tórax: infiltrado en base derecha. ¿Qué aseveración de las siguientes es la más precisa?

a. El delirio responderá rápidamente al tratamiento antibiótico apropiado
b. El delirio aumenta el riesgo de deterioro funcional
c. El delirio aumenta mucho el riesgo de que el paciente muera de neumonía

71. En la evaluación de la capacidad visual de un anciano, ¿cuál de las siguientes alteraciones no debe ser explicada sólo por envejecimiento?

a. Disminución del campo visual central
b. Dificultad para diferenciar entre colores oscuros
c. Disminución en la velocidad de lectura

72. En la nefropatía intersticial secundaria a fármacos:

a. En el sedimento de orina con frecuencia se objetivan proteinuria y eosinófilos
b. Los signos de hipersensibilidad (fiebre, rash, eosinofilia…) son más frecuentes cuando el fármaco causante es un antiinflamatorio no esteroideo que cuando es un antibiótico
c. El tratamiento de elección es la administración de bolos de esteroides

73. En cuanto a la afasia primaria progresiva y sus tres formas de presentación, es FALSO:

a. La afasia primaria progresiva no fluente se caracteriza por déficit de comprensión sintáctica y preservación de la comprensión del significado de palabras y objetos
b. En neuroimagen de la demencia semántica se observa una atrofia de la región anterior del lóbulo temporal
c. En la afasia primaria progresiva logopénica/fonológica la anatomía patológica encontrada con más frecuencia es una degeneración fronto-temporal con patología tau positiva

74. Sobre los biomarcadores en LCR de Enfermedad de Alzheimer es FALSO:

a. Existe una buena correlación entre los niveles de β 42 amiloide en LCR y la imagen PET marcado con el componete B de Pittsburg
b. El aumento de β 42 amiloide en el LCR muestra que en el periodo presintomático hay ya depósito cerebral de esta sustancia
c. El aumento de tau total y tau fosforilada en LCR es posterior a la alteración de la β 42 amiloide

75. Un granjero de 82 años presenta una lesión en la frente que se ha desarrollado rápidamente en las últimas 4 semanas. La lesión es un nódulo elevado, firme, de 1 cm de diámetro con un pequeño cráter central. Está bien delimitado, no hay edema alrededor ni existe exudación. Diagnóstico más probable:

a. Carcinoma basocelular
b. Keratoacantoma
c. Keratosis seborreica

76. Dos mujeres de 80 años que viven en la comunidad son ingresadas con el diagnóstico de neumonía en el lóbulo inferior derecho. Tienen una puntuación de severidad similar según la escala Apache II Acute Physiology Score (APS), y reciben el mismo tratamiento. Una vez ajustada la escala APS por edad, sexo y etnia, ¿cuál de las siguientes circunstancias está asociada de forma independiente con la mortalidad hospitalaria y con la probabilidad de desarrollo de complicaciones en estas dos pacientes?

a. Puntuación de 5 en la escala de depresión geriátrica (GDS, versión corta)
b. Incapacidad para realizar cuatro actividades de la vida diaria
c. Mini-mental test de 25/30

77. Un varón de 75 años de edad que tiene historia de hipertensión arterial y angor tiene un aneurisma de la aorta abdominal infrarrenal de 7cm. ¿Cuál de estas evoluciones adversas potenciales sería la razón para indicar cirugía del aneurisma en este paciente?

a. Embolia distal
b. Oclusión de la aorta abdominal
c. Muerte súbita

78. Mujer de 68 años con Enf. de Parkinson, HTA y artrosis, en tratamiento con: carbidopalevodopa 25/100 mg/8 horas, selegilina 5 mg/12 horas, losartán 50 mg/día, y celecoxib 200 mg/día. Desde hace 3 semanas toma difenhidramina al acostarse por insomnio. Ha comenzado con incontinencia urinaria. ¿Qué intervención de las siguientes consideraríamos más adecuada?

a. Suspender difenhidramina
b. Suspender losartán
c. Iniciar tolterodina

79. En los ancianos, ¿cuál de los siguientes trastornos se asocial a un riesgo máximo de complicaciones de la TEC (terapia electroconvulsiva)?

a. Un IAM las seis semanas previas
b. Un ictus en las seis semanas previas
c. Una presión intracraneal elevada

80. La recomendación de caminar como estrategia rehabilitadora no es efectiva en la siguiente patología:

a. Gonartrosis
b. Claudicación intermitente
c. Estenosis de canal

81. **Mujer de 82 años con HTA, artrosis y úlcera duodenal hace 10 años. Es independiente AVDB e I y está en tratamiento con tiazida, losartán, omeprazol e ibuprofeno a demanda. TA 150/80, PA 85 lpm irregular. EKG con FA con respuesta ventricular moderada, hipertrofia ventricular izquierda y alteraciones inespecíficas del ST. Hace un año EKG que fue normal. Ecocardiograma: hipertrofia ventricular izquierda con fracción de eyección normal, dilatación moderada de la aurícula izquierda. Función tiroidea: normal. Tratamiento indicado:**

a. Aspirina

b. Acenocumarol

c. Acenocumarol durante 3 o 4 semanas y luego cardioversión

---

82. **Sobre la rehabilitación tras un ictus:**

a. Si la hemianopsia persiste más de cuatro semanas, no suele desaparecer

b. La mejoría de la función del brazo depende de la gravedad global del ictus

c. En cuanto a la disfagia hasta un 30% de los pacientes están sintomáticos a las dos semanas

---

83. **Acude a consulta una mujer de 72 años, acompañada por su hermana, por pérdida de memoria. La enferma presenta pérdida de memoria progresiva durante los años previos, sin evidencia de ictus o AIT. La paciente atribuye su pérdida de memoria al envejecimiento. No toma fármacos ni alcohol. TA normal, marcha normal con disminución simétrica de los reflejos aquíleos, con sensibilidad táctil conservada en las extremidades. Analítica sin anemia, pero con leve macrocitosis de 103 fL, con folato normal**

y vitamina B12 de 200 pg/ml. La imagen de resonancia magnética cerebral es normal. Causa más probable de su dificultad de memoria:

a. Enfermedad de pequeño vaso

b. Déficit de vitamina B12

c. Enfermedad de Alzheimer

---

84. **Una mujer blanca de 69 años presenta una placa negra, endurecida en la región supraorbital izquierda. El examen cercano muestra una lesión bien delimitada, hiperquertósica, con pequeños puntos ligeramente elevados en su interior. A la palpación resulta ligeramente grasa y se fragmenta un poco con el rascado. ¿Cuál es el diagnóstico más probable?**

a. Keratosis seborreica

b. Melanoma

c. Keratosis actínica

---

85. **La clasificación de FINE es una escala que estratifica el riesgo asociado a la neumonía. Esta escala valora lo siguiente, EXCEPTO:**

a. Frecuencia respiratoria ≥ 30 rpm

b. Hematocrito < 30%

c. pCO2 > 45 mmHg

---

86. **En cuanto a los inhibidores de la acetilcolinesterasa aprobados para el tratamiento de la Enfermedad de Alzheimer:**

a. El donepezilo se elimina en un 20% por vía urinaria

b. La vida media de la galantamina son 36 horas

c. La rivastigmina se une en un 40% a proteínas

---

87. **Sobre el sueño en la enfermedad de Parkinson, es FALSO:**

a. El sueño REM se reduce considerablemente

b. Los síntomas motores no remiten completamente durante el sueño

c. El sueño NREM se reduce considerablemente

---

88. **En cuanto a la meningitis en los ancianos es FALSO:**

a. La listeria monocytogenes supone el 4-8% de la meningitis en los ancianos

b. Si se encuentra Haemophilus influenzae en el cultivo de líquido cefaloraquídeo, generalmente es del tipo B encapsulado

c. El Streptococcus pneumoniae es la causa más común de meningitis en el anciano

---

89. **En cuanto a los cambios de personalidad asociados al envejecimiento, ¿Cuál es el cambio que con más frecuencia se asocial con un envejecimiento normal?**

a. Mayor rigidez

b. Mayor irritabilidad

c. No cambios

---

90. **El cambio visual asociado al envejecimiento más marcado y predecible es:**

a. Un descenso en la velocidad de adaptación a la luz

b. Un descenso en la agudeza visual

c. Un aumento en la densidad de la lente

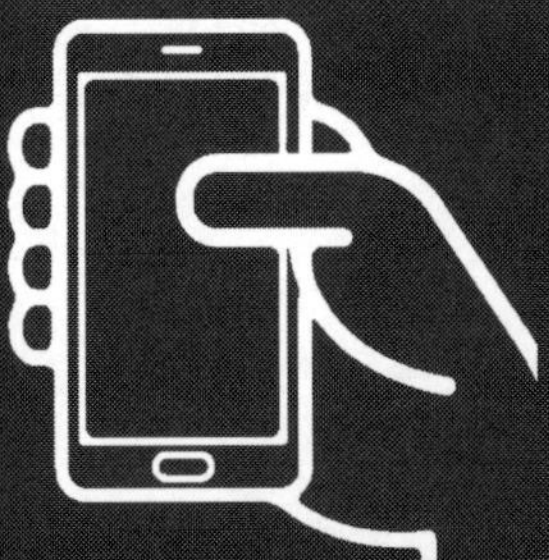